教育部高等学校生物医学工程类专业教学指导委员会"十四五"规划教材

康复科学与技术系列

康复医学

Rehabilitation Medicine

主　编　黄东锋

副主编　何成奇　李光林

主　审　王　珏　廖维靖　刘　鹏　毛玉瑢

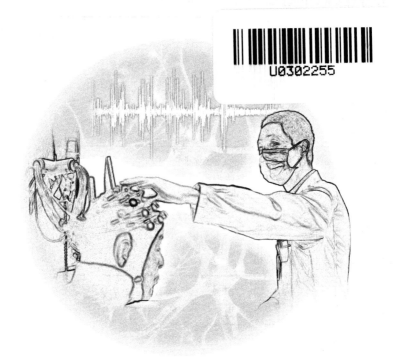

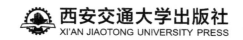
西安交通大学出版社
XI'AN JIAOTONG UNIVERSITY PRESS

内容简介

本教材系统介绍了康复医学,包括康复医学的基本理论、方法,以及国内外最新研究成果和发展动态。全书分四部分共 50 章,包括以下内容。总论:绪论、功能及康复学基础和专科发展;疾病康复篇:各常见多发专科疾病康复;康复治疗学导论:各现代康复技术专业及新兴专业;康复科技篇:人工智能、康复机器人、矫形器假肢和脑机接口技术等。

本书为高等院校生物医学工程专业、康复科学与技术专业、康复医学工程专业和精密仪器专业的教材和教学参考书,也可作为医学院校临床和康复各专业学生、教师、研究生及科研人员的教材和参考书。此外,本书还可作为从事临床和健康领域的医护人员、治疗师,从事康复领域研究、应用开发的科研人员,以及辅助技术服务人员的工具书。

图书在版编目(CIP)数据

康复医学 / 黄东锋主编.—西安:西安交通大学
出版社,2023.8
教育部高等学校生物医学工程类专业教学指导委员会
"十四五"规划教材.康复科学与技术系列
ISBN 978-7-5693-3038-0

Ⅰ.①康…　Ⅱ.①黄…　Ⅲ.①康复医学—高等学校—
教材　Ⅳ.①R49

中国国家版本馆 CIP 数据核字(2023)第 009457 号

KANGFUYIXUE

书　　名	康复医学
主　　编	黄东锋
责任编辑	赵文娟
责任校对	张静静

出版发行	西安交通大学出版社
	(西安市兴庆南路 1 号　邮政编码 710048)
网　　址	http://www.xjtupress.com
电　　话	(029)82668357　82667874(市场营销中心)
	(029)82668315(总编办)
传　　真	(029)82668280
印　　刷	西安五星印刷有限公司

开　　本	787mm×1092mm　1/16　印张　30　字数　688 千字
版次印次	2023 年 8 月第 1 版　2023 年 8 月第 1 次印刷
书　　号	ISBN 978-7-5693-3038-0
定　　价	89.80 元

如发现印装质量问题,请与本社市场营销中心联系。
订购热线:(029)82665248　(029)82667874
投稿热线:(029)82668803　(029)82668805

康复科学与技术系列教材

顾问委员会

编审委员会

序一

21 世纪最令人关注的领域就是健康。健康水平已经成为一个国家兴盛的标志,也是大健康产业发展的原动力。新的健康概念是指人与环境和谐统一的状态,即《黄帝内经》所说的"天人合一"。人和环境的不和谐就是功能障碍(失能),即非健康状态。失能是我们每个人或迟或早、或长或短都要经历的生存状态。影响健康的因素不仅有疾病、外伤、先天畸形、心理等病理因素,还包括衰老、妊娠/分娩、发育问题等生理因素,此外还受外因和内因的影响。外因主要包括医疗服务、硬件和环境、社会态度和习俗、政策等因素。内因主要是年龄、性别、人种、主观能动性等。健康的维度包括运动(行动)能力、生活自理能力、言语/吞咽能力、大小便处理能力、清洁自身能力、社会交往能力、工作能力、学习能力等。康复针对所有的失能及其关联因素,促使失能者功能改善和提升至最高可能的水平。康复与每个人都息息相关。

康复的路径包括功能改善(康复训练和治疗)、代偿(矫形器和辅助器具)、替代(假肢、轮椅、电动车等)和环境改造(无障碍设施、政策、习俗和态度等)。康复工程技术是所有康复路径的重要基础之一。随着 21 世纪科技的进步,许多新康复技术不断涌现,如神经调控技术、虚拟现实技术、康复机器人技术。这些新技术丰富了康复医疗的内涵,逐步凸显其特殊的临床价值。

信息与 5G 技术提供的高速信息通路结合,可以克服过去远程医疗装置可视可说不可动和信息时延长的弊端,使得远程功能评估、诊断(体检、超声等)、注射治疗(封闭、神经阻滞、穴位注射等)、手法(推拿、按摩、针灸等)、理疗、康复训练和指导等康复医疗可以有效进行。

以可穿戴式生理信息和设备信息采集、5G 传输、云平台、大数据和人工智能分析为特征的智慧康复机器人可以实现医院—家庭/个人的无缝连接,促使居家康复和机构康复有机地整合,实现康复功能评定—方案制订—任务分配—疗效评定—方案再调整的自动反馈闭环。

21 世纪是以健康与生命科学为中心的时代。健康是科技革命和社会发展最强大的推动力。康复工程技术作为人类大健康产业最重要的技术之一,无疑将为医学(包括预防医学、临床医学和康复医学)提供创新性的手段和路径,使得过去不可见的成为可见、不可能的成为可能，也将为医学体制改革、医学模式的更新和人类健康寿命的延长提供强劲的动力。

　　康复科学与技术系列教材是康复工程方向的基础教材，对于推动康复工程专业技术人员的教育起着不可低估的作用，对于康复医学和临床医学领域的专业技术人员也有重要的参考价值。

美国国家医学院国际院士

南京医科大学第一附属医院康复医学中心主任

2021 年 9 月

序二

　　《世界残疾报告》指出,全球超过 10 亿人或 15％的世界人口带有某种形式的残疾而生存,其中 1.1 亿～1.9 亿成人存在严重功能障碍,伴有慢性病者占整个伤残调整寿命年的 66.5％。到 2025 年,我国将进入深度老龄化社会,60岁以上老年人口将突破总人口数的 20％,达到 3 亿,其中失能老人将超过4000 万。我国现有残疾人 8500 万,而康复辅助器具服务率仅为 7.31％。这种状况向康复界的同仁们提出了严峻的挑战。

　　随着残疾人事业的发展,国际社会残疾和康复的理念发生了巨大的变化。根据联合国《残疾人权利公约》及世界卫生组织的要求,相关的残疾发展政策和重要文件,如《国际功能、残疾和健康分类》和《世界残疾报告》《增进获得辅助技术》相继公布。康复工程与辅助技术领域在理论、技术、方法以及相关的服务业方面,正发生着突飞猛进的变化。我国政府也陆续出台了《健康中国行动(2019—2030 年)》《国务院关于加快发展康复辅助器具产业的若干意见》(国发〔2016〕60 号)、国务院 24 个部委联合发文《关于印发支持国家康复辅具产业综合创新试点工作政策措施清单的通知》(简称"清单")等纲领性的文件,从战略层面,探索积极应对人口老龄化和残疾的"中国经验"。"清单"文件对教育部下达的唯一一条重要任务是"将康复辅助器具相关知识纳入相关专业教学内容"。为此,教育部生物医学工程教学指导委员会立项了康复科学与技术系列教材。这是一件非常令人兴奋的事。

　　康复科学与技术是一个年青而又充满生机的新兴学科。它以人为本,从系统工程的角度探讨促使功能障碍者身心全面康复、回归社会的路径以及所需要的知识。康复科学与技术又是一个跨学科的综合研究领域。它涉及康复辅具的设计、制造和适配服务,因而也涉及工程、材料、环境、心理和社会等多个方面的理论、技术和方法。康复科学与技术系列教材也是应此需求而设计。它参考康复领域一流大学康复科学与技术专业的课程体系设置,结合当今国际康复领域科技发展状况和国情,吸取了近 20 年国内高等院校在开设康复工程领域教学中的经验和精华,遴选和规划了《康复工程导论》《康复医学》《人体功能影像学》《运动生物力学》《软组织生物力学》《康复心理学》《康复器械设计与实现》《人因工程学与康复》等 20 余本教材,分别由西安交通大学出版社和电子工业出版社出版。

编写我国第一套康复科学与技术系列教材是一项艰苦而细致的工作。它需要传播国际康复科学与技术领域的新理念、新技术和新方法，又需要凝练出国内康复科学与技术发展的体系及领域内科研和教学中的精髓、知识点和经验。遵循"推荐最合适的人，撰写最合适的内容"的原则，该套教材由我国康复工程领域著名学者王珏教授、尧德中教授、李光林教授领衔，在全国范围内遴选了主编、副主编和编委会成员。我相信：通过康复领域专家们的协同努力，一定会为以康复工程为主导的专业体系编写出高质量、系统性的教材。它不仅可为高等院校的生物医学工程专业、康复科学与技术专业、康复医学工程专业和精密仪器专业的本科生/研究生提供教材和教学参考书，也可作为医科大学康复医学与理疗学专业的教师、研究生及临床科研人员、理疗师、作业治疗师的教学/临床研究参考书。此外，本书还可作为广大从事康复工程和辅助技术设计等专业技术人员的参考工具书。我期望康复科学与技术领域有所作为的人员通过阅读本套教材，吸收精华，促进我国以康复工程师与康复医生密切合作为基础的康复服务业的发展，并促进康复科学与技术多学科交叉知识、技能的传播和实践，同时充分思考康复工程，乃至康复科学与技术领域未来的发展方向，共同推动我国康复事业的进步。

中国工程院院士
西安交通大学教授
2021 年 9 月

编 写 说 明

康复科学与技术是生物医学工程领域的重要组成部分。"康复"概念的提出比生物医学工程概念的提出还要早。康复科学与技术是系统地应用工程学的方法去设计、开发、调整、测试、评估和应用技术方案,解决失能者或残疾人所面临的问题,帮助这些人最大限度地开发潜能,尽可能地恢复其独立生活、学习、工作、回归社会、参与社会的能力。康复科学与技术需要康复医学、机电一体化、生物力学、人体工程学、运动学、神经科学、心理学、仿生学、计算机科学与技术、大数据、人工智能、传感技术等相关领域的知识,需要康复医学与工程技术相结合的基本技能,需要在临床康复科学与技术领域从事现代康复器械、康复辅具、功能训练器等的设计和临床应用与管理的专门人才。为此,教育部高等学校生物医学工程类专业教学指导委员会(下简称"教指委")与出版社经过深入调研,精心设计,成立了规划教材编审委员会,启动了规划教材建设项目。项目汇集了一批兼具丰富教学和科研经验的专家学者,经深入研讨,规划出版符合《生物医学工程类专业教学质量国家标准》的数十部教材。其中,康复科学与技术系列教材比较全面地覆盖了康复科学与技术的各个方面。这套教材的出版,将充分满足康复科学与技术专业人才培养的迫切需要,推动我国康复事业的发展。

教指委和规划教材编审委员会感谢各位专家给予的支持和帮助!感谢所有参与编审的学者!希望这套教材能让学生热爱康复科学与技术,并扎根于此,做出贡献。

希望读者能对这套教材的不足之处提出宝贵意见和建议,以便再版时更正。

万遂人

生物医学工程学类专业

规划教材编审委员会

2021 年 9 月

前　言

　　康复医学是研究疾病与功能、残疾及健康之间关系和发生发展规律的医学科学，以医学及各种促进功能的技术为手段，针对患者和各类伴有不同程度功能障碍的人群，消除和减轻残疾的影响，最大限度地改善独立能力和生存质量，重返社会和家庭；主要涉及解剖学、生理学、神经科学、生物力学、辅助技术、心理学、临床医学、运动医学、物理治疗、作业治疗、言语语言病理学，以及假肢矫形器学等，是现代医学的重要组成部分和新兴学科。

　　党的二十大报告指出："推进健康中国建设。把保障人民健康放在优先发展的战略位置，完善人民健康促进政策。深入开展健康中国行动和爱国卫生运动，倡导文明健康生活方式。"随着社会、经济、文化、科学和技术迅猛发展，医学模式发生重大改变，从单纯生物医学模式转向"生物-心理-社会"模式，从治疗医学模式转向"预防-保健-临床-康复"医学模式。康复医学作为现代医学的重要组成部分，与保健医学、预防医学、临床医学一起，构成完整的医学体系。康复医学以解决医学中所遇到的各种功能问题为核心任务，以多学科、多专业结合，针对疾病病理过程出现的功能障碍及残疾病征，以功能促进为特色，近年来取得迅速发展，形成鲜明的以功能为主导的学科体系。

　　根据教育部生物医学工程教学指导委员会"康复科学与技术"教材编委会的指导意见，我们编写了这本以医工结合为特色的《康复医学》教材，并受到医学和生物医学工程界的关注。因为初次出版面对很多难题和诸多挑战，为此，编写组专家们也多次召开会议商讨编写事宜。本教材在参考各类本科教材的基础上，按照总论、疾病康复、康复治疗导论和康复科技的构架，编排了50章的内容，涵盖康复医学基本概念、理论与方法技术的基础知识，以构成系统的教学体系。本教材既适用于康复科学与技术专业、生物医学工程专业、康复医学工程专业和精密仪器专业高年级本科生、研究生和教师，也可作为医学院校医学类专业的大学学生、教师、研究生、科研人员的创新教改教材使用，还可为从事临床康复服务的辅助技术人员、辅助技术工程师和辅助技术提供者在教学、科研和临床康复方面提供参考。

　　世界卫生组织于2019年7月在日内瓦召开"康复2030"会议，并颁布《卫生健康体系的康复：行动指南》，在康复理论与实践方面显现新的转变和举措。

另一方面，由于社会、经济及科技的发展如此之快，变化如此之大，要全面完整体现当今康复领域的所有理论和科研成果是很难做到的。故本教材着重突出以下四个特点：①引入并介绍国际康复新理论，树立以患者（残疾人）为中心的康复服务发展理念；②建立以功能为导向的教学模式，贯通康复理论与临床应用，引导学生建立创新的思维模式；③展示多专业多学科交叉互动，充分体现现代医学工作方式，掌握康复医师、各类治疗师、护士和康复工程辅助技术专家等共同参与完成康复诊疗服务的过程；④反映国际和国内康复领域最新科研成果和前沿动态，将重点聚焦在与我国医学发展相适应的常见多发残疾病症的康复上，注重问题解决。本教材还配有学习要点、小结和思考题，供学生复习使用，同时也在努力争取实现线上线下教学资源相配套。

遵循"以人为本，教书育人"的原则，我们在全国范围邀请康复教育专家和相关生物医学工程专家参与编写工作。具体分工如下：黄东锋第1章；刘鹏第2章；吴文第3章；刘雅丽第4章；王月香第5章；王强、张永祥第6章；张皓第7章；潘钰第8章；邵明第9章；张盘德第10章；冷雁第11章；倪朝民第12章；王惠芳第13章；杨延砚第14章；马超第15章；刘震第16章；刘劲松第17章；贾杰第18章；杜青、周璇第19章；陈亚平第20章；唐久来、许晓燕第21章；邹小兵、李海第22章；常燕群第23章；石秀娥第24章；郭兰、李梅第25章；沈玉芹第26章；陶军、张婵娟第27章；魏全第28章；刘朝晖、焦卉朵第29章；于惠秋、宗敏茹第30章；许卓第31章；郭华、何成奇第32章；谢青第33章；兰月、潘钰、吴军发、吴欣桐、王宏图、欧海宁第34章；黄东锋第35章；刘浩、郭媛媛第36章；杨永红第37章；王南梅、何宏祥、李咏雪、谭茗丹第38章；陈健尔、梁康第39章；龙颖、谭杰文第40章；温蕴、吕志红第41章；蒋龙元、何志捷第42章；李光林第43章；范佳进、刘劲松、朱图陵第44章；李乐、卞瑞豪第45章；刘震第46章；王朴第47章；林强第48章；屈云第49章；李红玲第50章。本教材编写基于黄东锋及其所带领的中山大学康复教学团队在近20年来开设康复医学课程教学、教改和精品课程平台建设的经验，结合学科科研成果的转化应用，与各地专家一起编写书稿时，对教材内容做了反复的修正和整理工作。

本书在编写过程中得到了国内外康复医学及相关学科同仁的大力支持。西安交通大学王珏教授、上海交通大学蓝宁教授、中科院深圳先进科技分院李光林教授、复旦大学吴毅教授、武汉大学廖维靖教授、四川大学何成奇教授和中山大学刘鹏教授为本书提出了宝贵意见；中山大学附属第七医院毛玉瑢教授和广州医科大学附属第五医院林强副教授对教材进行了认真校阅。在此，对以上所有老师以及所有（或/和各种原因没有署名）为编辑、修改和审阅本教材做出努力和贡献的专家和年轻教师们表示衷心的感谢。

本教材编写得到了西安交通大学出版社的大力支持。西安交通大学出版社的赵文娟编辑为本书的编排、校正做了细致指导和勤力编审工作。此外，中山大学康复医学与临床转化工程技术研究中心、广州新华学院康复医学系以及正在迅速崛起的中山大学附属第七医院的教学团队老师们在教材素材和资料收集、整理、编辑、校对过程中做了大量工作。本教材的编写秘书李海、唐雁、陈颖、邓韵、张满霞、王程灵和徐菁菁在3年多的时间里薪火接力、精心工作。在大家的帮助和协同努力下，这本教材终于得以出版。我在此表示由衷的感谢！

康复医学是近年来发展迅速的领域，国际国内在康复的许多理念、概念、模式和方法上处在不断实践和更新的过程中，本教材力图能体现本领域最新进展。由于对新理论、措施的理解和学科争议的把握，以及诸多其他因素，本教材的内容和形式难免有不妥和尚待商榷之处，欢迎读者给予指正，以求今后在新版中予以修正和补充。

最后，编者借此机会，对教育部生物医学工程专业教学指导委员会、西安交通大学、中山大学和广州新华学院等单位在本教材编写过程中所给予的指导、支持和配套资助表示感谢！

黄东锋

2022 年 11 月 3 日

目　录

第一部分　总　论

第二部分　疾病康复

第三部分　康复治疗导论

第一部分

总　　论

第1章 绪 论

学习要点

了解疾病与功能和康复的相互关系;了解国际功能、残疾和健康分类理论基础及相关因素;掌握国际功能分类基本理论框架;熟悉在国际功能分类理论下,功能、残疾及康复的基本定义。

1.1 功能与康复

人的生命过程是功能的体现,从微观到宏观,从局部到整体,与环境和社会交织一起,展现多彩多姿的生命篇章。在人类生命进程中,在与周围环境和社会生活相互作用及影响下,会在功能上发生各种各样的障碍状态,出现短暂或持续的不适、衰退、失能和残疾现象。

在医院我们经常会看到,患者在罹患疾病的同时伴有各种不同程度的功能障碍,部分障碍严重影响个人自理并使患者需要他人照料。

病例:×××,男性,44 岁。

[**主诉**] 突发昏迷及右侧肢体活动不灵 4 天。

[**现病史**] 患者 4 天前因"突发昏迷 2 小时"急诊入院,检查诊断为"左侧丘脑脑出血破入脑室",行"左侧侧脑室钻孔引流术+右侧有创颅内压探头植入术"。现意识模糊,右侧肢体活动不灵,合并气管切开及肺部感染、右侧下肢深静脉血栓等病症。康复医学科会诊拟以脑出血后早期重症康复,进行床边综合干预。

[**既往史**] 有高血压病病史,不规律口服药物。

[**一般体检**] 体温、呼吸、心率在正常范围,血压 136/98 mmHg。发育营养正常。头部外包扎绷带及网罩,无明显渗血。呼吸音增粗,右肺可闻及啰音。腹部正常,脊柱及关节无异常。

[**神经系统检查**] 神志模糊,可被短暂唤醒。双侧瞳孔等大等圆,直径 3mm,对光反射存在。右侧上肢肌力 0 级,右侧下肢肌力 0 级;右侧肌张力稍低,右侧上肢及下肢腱反射(+);右下肢巴氏征阳性;左侧肢体对疼痛及刺激有主动回避动作。

[**实验室检查**] 血常规:白细胞9.64,中性粒细胞84.0;尿常规:尿蛋白(+);血液化验蛋白 36.4 g/L,白蛋白:球蛋白为 1:1;D-D二聚体 2.03 mg/L;降钙素原 0.08 ng/mL;C反应蛋白 58.29 mg/L;纤维蛋白原 4.78 g/L。

[**特殊检查**] 心电图检查:电轴右偏;左心室高电压;前壁 ST 段改变。超声心动图检查:二尖瓣轻度反流。四肢静脉超声检查:左侧胫后静脉血栓形成可能。颅脑 CT 检查:左侧丘脑出血,周围脑实质轻度水肿,临近中线轻度右移。双侧额叶、左侧放射冠区

及双侧额骨呈术后改变,部分脑实质软化。双肺下叶及右肺上叶后段炎症伴双肺下叶局部肺组织膨胀不全。心脏稍大,心包少量积液。

[临床诊断] 丘脑出血破入脑室术后并重度意识障碍,右侧肢体迟缓性瘫痪,言语交流障碍;高血压病3级(极高危),肺部感染、下肢静脉血栓。

从该病例可看到患者在病程中不但出现严重的大脑病理改变,还有明显的功能障碍,包括肢体活动、个体能力以及社会等方面的功能障碍。为了在临床解决这些问题,除进行临床诊断和治疗外,还应对其功能方面的问题进行检测并做出评定,确定近期目标和远期目标,制订个体化的综合治疗方案,采取针对性的康复治疗措施,促进大脑病灶的良性病理转化和功能的相应改善。

功能障碍随着疾病的治疗而逐渐减轻或消失,但是,有很多疾病和损伤造成的功能障碍会永久遗留,并导致患者身体结构(或/和精神心理)缺陷、个体生活能力和社会环境的适应能力降低,甚至完全丧失,也就是说出现不同程度的残疾。医疗康复的过程就是在治疗疾病和损伤的同时,通过医学手段有针对性地解决和处理这些问题的过程,而在不同的病理阶段和医疗环境运用不同的康复医疗方式和方法,目的是促进功能的改善,缩短住院时间,减轻残疾程度,提高生存质量。

康复是采取一切有效的措施,预防残疾的发生和减轻残疾的影响,使残疾者重返社会的过程。综合医院康复医学科,是在康复医学理论指导下,应用功能测评、物理治疗、作业治疗、传统康复治疗、言语治疗、心理治疗和康复工程等康复医学的诊断、治疗技术与相关临床科室密切协作,着重为病伤急性期和恢复早期的有关躯体或内脏器官功能障碍的患者,提供临床早期的康复医学专业诊疗服务,同时,也为其他有关疑难的功能障碍患者提供相应的后期康复医学诊疗服务,并为所在社区的残疾人康复工作提供康复医学培训和技术指导的临床科室。因此,康复医疗是临床医疗服务的基本内容之一。

1.2 功能分类理论及实践发展

随着健康及康复事业的发展以及国际范围对功能的认识不断深入,世界卫生组织(World Health Organization,WHO)从1993年起,在国际残疾分类基础上着手更新有关国际功能和残疾的分类标准。在2001年第54届世界卫生大会上将该标准正式命名为《国际功能、残疾和健康分类》(International Classification of Functioning,Disability and Health),简称《国际功能分类》(ICF),并在国际上推广使用。ICF为从生物、心理和社会角度认识损伤所造成的影响提供一种理论模式。为从身体健康状态、从个体活动和从个体的社会功能上探察发生的生命状态提供一种理论框架,并逐步成为卫生服务工作者的重要工具。

功能(functioning)是指所有的身体功能、活动和参与。功能正常,是健康和健康相关的状态。残疾(disability)是指身体损伤(impairment)、活动限制(activity limitation)和参与局限性(participation restriction)的总和。

ICF的基本内容,见表1-1。

表 1 - 1　ICF 的概况

项目	第 1 部分:功能和残疾		第 2 部分:背景性因素	
成分	身体功能和结构	活动和参与	环境因素	个人因素
领域	身体功能	生活领域 (任务、行动)	功能和残疾的外在影响	功能和残疾的内在影响
	身体结构			
结构	身体功能的改变 (生理的)	能力 在标准环境中完成任务 活动表现 在现实环境中完成任务	自然、社会和态度世界特征的积极或消极影响	个人特质的影响
	身体结构的改变 (解剖的)			
积极方面	功能和结构的结合	活动	有利因素	不适用
		参与		
消极方面	损伤	功能	障碍/不利因素	不适用
		参与局限性		
		活动受限		
		残疾		

注:参照世界卫生组织 2001 年《国际功能、残疾和健康分类》。

1.2.1　身体功能、结构及损伤

身体功能是身体各系统的生理功能(包括心理功能)。身体结构是身体的解剖部位,如器官、肢体及其组成成分。身体的基本结构,与身体的结构和机能有关。其可按两种方式分类:功能和结构。ICF 使用身体结构一词代替器官,是指现实存在的实体或存在于人体内的实体。

身体是人体整个机体,因此,包括脑及其功能(即精神活动)。功能包括人体基本感觉(如视觉和听觉)。其结构与眼和眼的亚结构,以及耳和耳的亚结构密切相关。

损伤(impairment)是指身体功能或结构出现问题,如显著的变异或缺失。结构损伤包括异常、缺失、丧失四肢或其他身体部分。根据生物学知识,损伤可在组织或细胞水平、亚细胞水平或分子水平进行分类,出于实际使用考虑,本书没有列出所有类目。

损伤是被他人或自己直接所能观察到的或从间接观察中推导出来的。损伤代表人体及其功能的生物医学状态与标准状态之间的差异。因此,要按照通常所接受的标准对身体和心理状态进行评定。损伤可以是暂时性的、永久性的,渐近性的、退行性的,或是静止性的、间断性的和连续性的;与标准的差异可大可小,也可以随时间发生变化。这些特征在 ICF 编制使用编码形式进行说明,并使用小数点加以标识。

损伤从病因学上讲不是偶发性的,其发展变化的状态也不是突发性的。例如,丧失视觉或肢体可能是由于遗传变异或损伤所造成。出现损伤可分析其原因,但仍不能充分

说明发病原因。损伤是健康状态的一部分,但并不显示个体有病或处于患病状态。

从范围上讲,损伤比障碍/疾病有更广泛的范围,包含更多内容。例如,丧失小腿是一种损伤,但不是一种失调或疾病。损伤可能还会导致其他的损伤。

1.2.2　活动及活动受限

活动(activity)是由个体执行的一项任务或行动。活动受限(activity limitations)是指个体在进行活动时可能遇到困难。活动包括个体水平上功能的性质和范围,活动可能有性质、持续时间、质量和限制。

活动与个体日常生活相关,这种日常活动是个体完成日常任务的作业。对活动的评估需提供个体功能状态和活动作业的状况,如行走、购物、完成工作。

活动类别中有一系列中性的活动。使用活动不仅要显示活动的限制,还用于记录积极或中性的作业,例如工作作业、评定与环境相匹配的活动能力等。活动类别也可运用质量指标说明活动的限制。

活动关注的是实际作业(完成任务或执行一种活动),不是个体所拥有的趋向或潜能。也就是说,实际活动的限制是可测量的日常生活活动,活动所关注的是实际发生的活动。

活动作业是与健康状态相关的在一定环境中的作业,有别于参与。参与是个体与外在因素交互作用的结果。活动回答的问题是个体怎样实际完成活动,而参与是受其健康状态限制和其他环境因素(环境和个体因素)限制的。

在完成活动时,如果发生定性或定量变化,就可能发生困难。使用辅助装置不能去除损伤,但可以消除个体的活动限制。如果没有辅助装置,个体就不能完成某项活动。

基本感觉和一些功能可看作是身体水平的也可看作是个体水平的:在身体水平上,可作为复杂的损伤;在个体水平上,可作为基本活动或行为。例如视觉是一种看的能力,在身体水平上是机体的机能,但看的活动也是个体活动的一部分。同样,执行功能的损伤(这是一种特殊损伤)可能引发计划、组织和序列化功能的缺损(复杂任务计划活动损伤)。

活动状态可用于自评、临床评定、功能检查或问卷调查。对活动的评定可在不同的情况下进行,如在个体、职业性、行为性、法律或其他情境下对活动进行评定。活动限制是通过困难度和是否需要辅助来进行评定的(用程度指标)。

1.2.3　参与及参与局限性

参与(participation)是投入一种生活情景中。参与局限性(participation restriction)是个体投入生活情景中可能经历的问题。

参与包括个体投入与损伤、活动、卫生条件和情境因素有关生活的性质和范围。参与可能有性质、持续时间和质量的限制。用参与或参与局限性可更全面、更积极地说明与损伤和活动有关的社会活动。

参与是与社会现象相关的。参与代表在社会水平上健康状态不同方面的结果,如个体的参与程度,社会是促进还是阻碍其参与等社会反应。这是与健康状态相关的在实际生活环境中得到的实际生活体验,这种情境包括身体的、社会的和态度上的环境性因素。

参与是一种复杂过程的结果。一方面,个体的健康状态以特定的方式与其所拥有的损伤或残疾之间交互作用;另一方面,个体与其所生活的环境也影响到参与。

参与最基本的性质在于其是个体与其损伤/残疾和情境因素之间交互作用的结果。例如,不同的环境对具有同样的损伤或残疾的个体会产生不同的影响。参与是基于生态/环境交互作用模式而提出的。

在分类中对参与局限性有一量化值,该值的确定要依文化环境标准而确定。某人在某一个地方处于不利,但在其他环境或状态下可能就不会有这种不利存在。不仅如此,其他情境性因素也影响到参与。这种参与的标准是比较在同样社会中具有同样文化背景的没有残疾的人的情况而确定。ICF 所说的参与是基于联合国制定的《残疾人机会均等标准规则》(United Nations' Standard Rules on the Equalization of Opportunities for Persons with Disabilities)。

参与局限性或称不利是相对于其他人而言的。人们也发现实际观察到的参与跟人们所期望的参与是不一致的,不同健康状态的个体均会出现这种情况。

参与局限性可能直接来自社会环境,即使没有损伤或残疾的个体也可能会出现参与局限性。例如精神病患者出院后没有其他病症,患某些疾病的人或有某种遗传性疾病的人可能没有损伤或活动限制,然而,却可能由于社会态度因素或不好的声誉而不能得到服务。

1.2.4　背景性因素

背景性因素(contextual factors)代表个体生活和生存的全部背景。背景性因素包括环境因素和个人因素,这些因素对具有健康问题的个体的健康和与健康有关的状况可能会产生影响。

个人的健康状况(疾病、障碍、损伤、创伤等),即功能和残疾情况,实际上是个人与背景性因素之间相互作用的动态的结果。

环境因素(environmental factors)是指构成人们生活和主导人们生活的自然、社会和态度环境,如社会的产品和技术、自然环境、家庭和社会支持、社会上各种人的态度、社会提供的服务、社会体制、政策等。环境因素有两个不同层面:一是个体层面,即个体所处的即刻环境,包括家庭、工作场所和学校等场景;二是社会层面,即正式或非正式的社会结构、服务机构和在社区或一种文化背景下总的体制均会对个体产生影响。

个人因素(personal factors)是指个体生活与生存的特殊背景,由不属于健康状况或健康状态的个人特征所构成。这些因素可包括性别、种族、年龄、其他健康情况、健康情况、生活方式、习惯、教养、应对方式、社会背景、教育、职业、过去与现在的经历、整体行为方式和性格类型、个体心理素质和其他特征等,所有这些因素或其中任何因素都可能在任何层次的残疾中起作用。

因此,对功能和残疾,必须从损伤、活动、参与等不同范畴去考虑。健康情况、功能和残疾情况及背景性因素之间,是一种综合的、双向互动的统一体系。健康及健康相关状态与功能和残疾之间的关系见图 1-1。

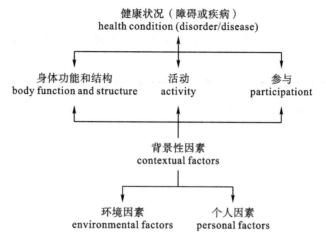

图 1-1 健康及健康相关状态与功能和残疾之间的关系

1.3 现代功能康复的发展及挑战

随着全球社会新的持续发展目标的建立,大众健康面临的功能问题成为社会发展的重大挑战,为此,世界卫生组织在《世界残疾报告》中认为,残疾(功能减弱、衰退、失能或丧失)是人类的一种生存状态,几乎每个人在生命的某一阶段都有暂时或永久的功能损伤,而步入老龄的人将经历不断增加的功能障碍。残疾是复杂的,为克服残疾带来的不利情况而采取的各种干预措施也是多样的和系统的,并随情境变化而变化。2016 年 8 月 19 日至 20 日的全国卫生与健康大会强调,要坚定不移贯彻预防为主方针,坚持防治结合、联防联控、群防群控,努力为人民群众提供全生命周期的卫生与健康服务。努力实现残疾人"人人享有康复服务"的目标。

所以说,康复(rehabilitation),是指"帮助经历着或可能经历残疾的个体,在与环境的相互作用中取得并维持最佳功能状态的一系列措施"(WHO,2011)。狭义的"康复"与"促能"(hibitation)有所区别,后者旨在帮助先天残疾或生命早期发生残疾的个体最大限度地发展功能;而康复,是帮助那些失去功能的个体最大限度地重获功能。一般广义的"康复"一词涵盖这两种干预。

小结

本章概述现代康复医学基本理论知识和发展;主要介绍 20 世纪康复理论框架:国际功能分类的基本定义和概念、疾病发生后功能的变化,以及残疾的结局发展等;重点介绍国际功能分类的理论框架和相互关系。

思考题

1. 疾病除导致人体的病理性损害外，还可导致各种不同程度的功能障碍，在病程不同时期如何进行治疗干预？

2. 按国际功能分类理论框架，L_2～L_3 不完全性脊髓损伤后的患者将面对什么功能问题？恢复这些功能需要考虑哪些影响因素？

（黄东锋）

第 2 章　临床康复检查与评定

学习要点

　　熟悉临床康复检查与评定的定义、作用、目的和特点；掌握临床康复检查与评定内容，包括病历资料采集和功能评定的内容；掌握肌张力评定、徒手肌力评定、关节活动度评定、平衡功能评定、疼痛评定、个体活动能力评定的方法；了解步态评定、认知功能评定、语言功能评定及社会参与能力评定的方法。

　　临床康复检查与评定是康复医学的主要工作内容之一，是临床对疾病和损伤后功能障碍和状况以及临床全部资料进行收集、量化、分析和比较的过程，从而对伤、病、残者的临床诊断、功能状况和潜在能力做出判断。

　　临床康复检查与评定的作用与目的包括：明确临床诊断及功能诊断；判断功能障碍程度以制订合适的康复方案；预测预后；评估治疗效果；比较不同治疗方法的优劣；判断康复效益。其是康复实施过程的重要环节，为制订康复目标和干预方案提供依据。

　　功能评定针对的是患者的功能，评测时应注意有关疾病、损伤、功能、活动、参与等方面的情况。功能评定是综合的，不仅着眼于原发疾病和损伤的局部系统，且关注患者整体，以及疾病影响功能的方式、家庭和社会环境、职业和经济状况、休闲娱乐、兴趣爱好、希望和理想等方面。功能评定是多专业的评定，涉及多个专业领域，由医生、治疗师和护士等医务人员和相关工作者组成康复团队对相关功能问题从不同角度进行评定。功能评定常使用临床通用的等级方法，也经常使用经过标准化检验的等级功能量表进行评测。标准化功能评估工具具有有效性（效度）、可信性（信度）、敏感性等测量学基本特性。随着科技和临床研究发展，越来越多的实验室检测技术和方法应用到功能评估，如运动分析系统、平衡测试系统、人体成分分析系统、膀胱功能及压力测试系统等。功能评定具有动态和周期的时空特性，也可同时作为康复干预的方法和技术。

　　临床康复检查与评定的内容包括病历资料采集（病史、体格检查、辅助检查）和功能评定（包括躯体结构与功能、个体活动、社会参与等方面）。

2.1　病历资料采集

2.1.1　病史采集

　　在临床康复评定过程中，医生一般通过与患者面谈来获得病史资料。对伴有交流和认知障碍的患者，可通过家属、照顾者或既往医疗资料等获取有相关信息。

　　病史的内容主要包括主诉、现病史、功能史、既往史、个人史和家族史。从这些资料中，可以得到有关患者症状及功能不良的器官和系统来源、可能原因、严重程度、预后，下一步体格检查及功能评估是否有禁忌,以及治疗线索等信息。

1. 主诉

主诉是用简单的一句话概括患者本次就诊最主要的困扰,以及自发生到就诊的时间;通常不超过 20 个字。常以一个系统形式的障碍提示某一疾病或疾病群或功能障碍,可初步反映病情轻重缓急,提供诊断线索。

2. 现病史

现病史记述患病后症状及受累功能的发生、发展、演变和诊治经过。内容包括起病情况与患病时间;主要症状特点如症状出现的部位、性质、持续时间和程度,加剧或缓解因素等;病因与诱因;病情发展与演变;伴随病状;诊治经过及效果;患病后精神、体力状态,食欲及食量改变,睡眠与大小便情况等;有鉴别意义的阴性症状。

3. 功能史

临床康复评定中功能史占有很重要的位置。通过了解功能史,可以区分疾病和损伤所导致功能障碍的状况和类型,以确定其残存能力。功能史主要是用叙述性的语言描述患者个体活动的独立水平,一般包括交流、进食、修饰、洗澡、如厕、穿衣、床上活动、转移和行动等内容。

4. 既往史

既往史包括患者既往健康状况,特别是与目前所患疾病有密切关系的情况,如过去曾经患过的疾病、外伤、手术、预防接种史、药物史或其他接触物过敏史。应注重可延续影响到目前功能状况的神经系统、肌肉骨骼系统或心肺系统疾病的病史,以及心理及精神病病史。

5. 个人史

个人史包括流行病学史(传染病疫区居留及患者接触史等)、社会经历(出生地、居留地及时间、教育程度、经济条件、宗教信仰、个人爱好等)、职业史(工种、劳动环境、工业毒物接触情况)、习惯(起居与卫生习惯、饮食习惯)、嗜好(香烟、酒精、药品、毒品及其他不良嗜好)、家居情况(家居属性、建筑障碍物、到康复服务机构的距离等)、婚育史和女性月经史,以及儿童患者的生长发育史。

6. 家族史

了解患者父母、兄弟姐妹及子女的健康与疾病情况,特别是有无与患者同样的疾病,有无与遗传有关的疾病,已死亡的直系亲属的死因与年龄。对某些遗传性疾病,还需要询问父母双方亲属情况。

2.1.2　体格检查

体格检查是客观了解和评估患者身体状况的基本检查方法,通过视、触、叩、听等常规医学检查可以支持和得出诊断,并可获得在患者病史中没有提示的其他疾病的线索。康复临床的体格检查除帮助建立医学诊断外,还有两个主要任务:①通过详细检查与评定所获得的结果,确定疾病引发的残疾和残障,即个体活动和参与能力受限情况。②确定残存的身体和心理能力,作为重建功能独立的基础。

在临床康复检查与评定中,应注重骨骼肌肉系统和神经系统检查,功能评定也为体格检查中的一部分。

体格检查的主要内容包括:重要的生命体征和一般情况,皮肤和淋巴、头、眼、耳、鼻、口腔和咽喉、颈、胸、心脏和外周血管系统、腹部、胃肠道和直肠、肌肉骨骼系统、神经系统检查和功能评定。

2.1.3　辅助检查

通过实验室检查、影像学检查及电生理检查所得到的信息和结果,有助于康复临床疾病预防、诊断、功能评估、治疗方案的制订和预后判断等。

1.实验室检查

实验室检查包括血液学检查、体液与排泄物检查、生化学检查、免疫学检查、病原学检查、细胞学及病理学检查和其他相关实验室检查。

2.影像学检查

影像学检查包括 X 线平片、计算机断层扫描(CT)、磁共振成像(MRI)、超声检查、放射性核素检查、数字减影血管造影等。

3.电生理检查

电生理检查包括心电图、脑电图、诱发电位、电诊断、肌电图和神经传导速度测定等。

根据上述病史和体格检查资料,以及辅助检查和功能评定结果,可对患者伴有功能障碍的疾病做出临床诊断,判断存在功能障碍的种类及程度,由此确定患者的康复目标,拟定其康复治疗方案及措施。

2.1.4　功能评定

功能评定是评估患者身体结构与功能、个体活动及社会参与能力(内容详见 2.2)。

2.2　康复专科功能评定

临床康复常用功能评定主要包括运动功能评定,如对肌张力、肌力、关节活动度、平衡、步态的评定,以及疼痛评定、认知和语言功能评定。

2.2.1　运动功能评定

1.肌张力评定

肌张力是指肌肉静息状态下的紧张度和被动运动时所遇到的阻力,是维持身体姿势和正常活动的基础。正常肌张力有赖于神经系统调节及肌肉本身特性维持,如肌肉的收缩能力、弹性、延展性等。根据身体所处的状态不同,肌张力可分为静止性肌张力、姿势性肌张力和运动性肌张力。

肌张力高于或低于正常静息水平均为肌张力异常。肌张力增高可表现为痉挛和强直,常见于中枢神经系统病变如脑卒中、脑外伤、脑性瘫痪、脊髓损伤、神经变性性疾病

（如帕金森病）、多系统硬化等；肌张力降低常见于下运动神经元疾病、小脑病变、脑卒中软瘫期、脊髓损伤的休克期等。

肌张力检查的方法包括观察静止和运动时肢体的异常姿态，触摸肌肉的紧张度，以及评估被动活动患肢时所受的阻力。临床上常用改良的 Ashworth 量表（modified Ashworth scale，MAS，1987）来评定痉挛程度，见表 2-1。

表 2-1　改良的 Ashworth 量表（1987）

等级	标准
0	肌张力无增高，被动活动受累肢体时，在全关节活动度（range of motion，ROM）内均无阻力
1	肌张力稍增高，被动活动受累肢体时，在 ROM 末端有轻微阻力或突然出现卡住和释放
1$^+$	肌张力轻度增高，在 ROM 后 50% 范围内出现突然卡住，并在此范围内有较小阻力
2	肌张力中度增高，在 ROM 大部分范围内均有阻力，但受累部分仍较易被动活动
3	肌张力显著增高，受累肢体被动活动困难
4	肌张力极度增高，受累肢体僵硬于屈曲或伸展位

MAS 评定痉挛程度操作简单、临床应用广泛，但效度、信度和敏感度等有一定局限性。评估过程中患者体位、配合程度、紧张情绪、疼痛以及评定者检查技术、牵张力度和次数等均对评定结果有影响。

2.肌力评定

肌力是指肌肉收缩时产生的最大力量。肌力评定是评测受试者在主动运动时肌肉或肌群的收缩力量，用以判断其功能状态。评定方法主要有徒手肌力评定及器械肌力测定。

（1）徒手肌力评定（manual muscle test，MMT）：由 K. W. Lovett 于 1916 年提出，方法简单易行，是临床上常用的肌力检查方法。根据受检查的肌群的功能状况，选择让受测试者在不同的体位下做标准的测试动作，观察其在减重、抗重力、抗阻力等条件下动作完成的情况，将肌力分为 6 级（0 级～5 级）。该方法分级标准较为粗略，受测试者及检查者主观因素对结果影响较大（表 2-2）。

表 2-2　Lovett 肌力分级标准

级别	名称	评定标准	相当于正常肌力的百分数
0	零（zero，O）	无可测知的肌肉收缩	0
1	微缩（trace，T）	触诊可摸到有肌肉收缩，但不能引起关节活动	10
2	差（poor，P）	不能对抗重力，减重状态下能进行全关节范围活动	25
3	可（fair，F）	能对抗重力进行全关节范围活动，但不能对抗阻力	50
4	良好（good，G）	能抗重力及部分阻力进行全范围关节活动	75
5	正常（normal，N）	能充分对抗的阻力进行全关节范围的活动	100

徒手肌力评定时应注意正确的体位、肢位，充分暴露检查部位，必要时对近端关节进行固定，并取得被检查者配合，避免在疲劳、运动后、饱餐或饥饿时检查。此外，中枢神经

系统疾患导致肌肉痉挛时不宜采用肌力检查判断运动功能。

（2）器械肌力测定：当肢体肌力超过3级，可应用专门的器械对肌力进行定量评定。其主要针对肌群进行检测，包括手握力、手指捏力、四肢拉力、背肌拉力及四肢主要关节（如肩、肘、腕、髋、膝、踝关节）的屈伸肌力等，方法如下。

等长肌力测试（isometric muscle test，IMMT）：用于测定肌肉等长收缩的力量。等长收缩指肌肉长度保持恒定（关节保持不动）而张力发生变化的肌肉收缩，常用于握力测试、捏力测试、背肌拉力、四肢肌群肌力测试等。

等张肌力测试（isotonic muscle test，ITMT）：用于测定肌肉等张收缩时能克服的最大阻力。等张收缩是指肌肉收缩时完成全关节活动范围的运动，所克服的阻力不变。测试1次全关节活动度运动过程中能抵抗的最大阻力值称为该关节运动的1次最大负荷，做10次连续运动能克服的最大阻力为10次最大负荷。

等速肌力测试（isokinetic muscle test，IKMT）：需借助特定的等速测试仪进行。等速运动是在整个运动过程中运动的角速度保持不变的肌肉收缩方式，肌肉收缩产生的力量始终与阻力相等。记录不同运动速度下某个关节周围拮抗肌的肌肉峰力矩、爆发力、耐力、功率和达到峰力矩的时间等数据。该方法优点是测试参数更全面、客观，但设备昂贵且操作比较复杂。

3.关节活动度评定

关节活动度（range of motion，ROM）是指关节活动时能达到的最大弧度，可分为主动关节活动度和被动关节活动度，分别指关节在主动随意运动时产生的活动范围和借助外力被动活动产生的关节活动范围。

ROM受限常见于骨关节和神经肌肉系统疾患，包括关节内和关节外因素。常见原因有骨关节退行疾病、创伤、疼痛、肌肉痉挛、软组织挛缩、长期制动、关节粘连、各种神经系统疾病导致的肌肉无力、运动控制障碍等。

临床上常采用量角器进行ROM测量，包括通用量角器、指关节量角器和方盘量角器。通用量角器由一个带有半圆形或圆形角度计的固定臂和一个长的移动臂组成，可根据关节选择不同规格的量角器。测量时量角器的轴心对准关节运动轴心，固定臂与构成关节的近端骨的长轴平行，移动臂与关节远端骨的长轴平行。关节活动时，量角器的轴心及两臂不得偏移。通常先测量关节的主动活动范围，后测量被动活动的范围，并且与健侧及正常值进行比较。测量时应根据所测量关节的运动方式，调整受检者的体位、肢位摆放。此外，测量时应充分暴露被检查部位，并取得受检者的配合。

4.平衡功能评定

平衡是指身体保持某种姿势以及在运动或受到外力作用时自动调整并维持姿势的能力，包括静态平衡和动态平衡。静态平衡是人体处于某种姿势，如坐、跪、站时保持稳定状态；而动态平衡是人体在进行各种随意运动时，重新获得稳定状态的能力（自动态平衡）和人体对外界干扰产生反应并恢复稳定的能力（他动态平衡）。平衡功能的维持依赖正常的感觉输入、中枢整合及控制、运动输出。平衡能力降低常见的原因有神经系统疾病、肌肉疾病、关节病损，以及前庭功能损害等。

平衡功能评定方法包括以下几种。

（1）观察法：通过观察测试对象能否在不同体位下（如跪位、坐位、站立位）维持姿势以及在活动状态下维持平衡的定性评定方法。该方法应用简便但较粗略。

常用的方法有龙贝格征（又称闭目难立征）检查（Romberg test）。检查时双足并拢直立，观察受试者在睁眼和闭眼时身体摇晃的情况，以评估站立平衡功能。强化的 Romberg 征则是要求受试者双足前后放置，后足足尖接触前足足跟，观察睁眼和闭眼状态下身体摇晃的情况。

此外，站立平衡功能还可以观察测试对象并足站、分足站立、跨步站立、前后足站、单足站立以及在泡沫塑料等不同平面上的站立情况，了解其维持平衡的能力。观察其跪位、坐位和站立位情况下推胸、拉肩测试对抗外界干扰维持平衡的能力。通过举臂测试、伸手及物测试、弯腰及物测试等判断自我运动维持平衡的能力。

（2）量表法：是采用不同的评定量表进行平衡功能评定的半定量评定方法。该法简单易行，不需要专门的设备，信度效度较好。临床常用的有 Berg 平衡量表（Berg balance scale，BBS）和 Fugl-Meyer 评定法中的平衡功能部分。

此外，"起立-行走"计时测试（the timed "Up&Go"test）、6 分钟步行测试、10m 步行测试、步速和步长测定、步态分析等，均可观察在功能性活动中保持平衡的能力。

（3）仪器法：是应用专门平衡测试设备对平衡功能各种参数进行量化的定量评测方法，包括静态平衡测试及动态平衡测试。这类仪器是由压力传感器、显示器、电子计算机及专用软件等部分构成，利用电子计算机技术精确地记录并分析受试者在静止或动态时的平衡情况。记录参数包括重心位置、重心移动路径及长度、重心移动速度、睁眼/闭眼重心参数比值、稳定极限等。可根据检测结果制订平衡训练程序，进行平衡训练。

5.步态分析

步态（gait）是指行走的运动形式与姿态，是人体结构与功能、运动控制、行为及心理活动在行走时的外在表现。步态分析（gait analysis，GA）是指通过生物力学、运动学、肌电生理等手段来研究步行规律的检查方法，用于评估步态异常，从而确定功能诊断、指导制订康复方案及假肢装配、评定治疗效果以及康复机制研究等。

1）步态参数　是步态分析时所获得的人体步行过程中的时空、运动学、力学和肌电生理学参数。

（1）时空参数：具体如下。

步长（step length）：步行时一侧足跟着地到对侧足跟着地所行进的距离，正常为50～80cm。

步幅（stride length）：步行时一侧足跟着地到该侧足跟再次着地所行进的距离。

步宽（walking base）：行走时双足中线间的距离。

步行周期（gait cycle）：步行时一足跟着地到同一足跟再次着地的时间，按步行时足的空间位置可分为支撑相（stance phase，占步行周期 60%）和摆动相（swing phase，占步行周期 40%）。

步频（cadence）：单位时间（1分钟）内行走的步数，正常为 95～125 步。

步速（velocity）：单位时间内（1分钟）行走的距离，正常为 65～95m/min。

足偏角（toe out angle）：足跟中点与第二趾连线和前进方向之间的夹角，正常约为 6.75°。

（2）运动学参数：主要评估步行周期中在不同时相受试者骨盆旋转、髋关节屈曲、膝关节屈伸和踝关节屈伸的角度变化,以及人体重心移动的曲线。

(3)动力学参数:主要评估步行作用力与地面反作用力的强度、时间和方向。

(4)肌电活动参数:应用动态肌电图检测步行周期不同时相肢体肌电信号,评估肌肉活动与步行的关系。

(5)能量代谢参数:耗氧量和代谢当量(metabolic eguivalent,MET)常用的人体能量代谢指标。平地上以每分钟 50～100m 的速度步行,能量消耗与速度呈线性关系。

正常的步态具有良好的对称性、节律性、协调性和平稳性,同时具有正常的步态参数。

2)步态评定方法　目前临床应用的步态评定方法包括观察法、足印法和运动分析系统技术。

(1)观察法:采用自然步态,从患者前面、侧面和后面,观察患者神态、表情、姿势和步态,包括步行周期、步行节律、速度、对称性、流畅性、稳定性、重心移动、手臂摆动情况及肢体各关节,包括肩部、躯干、骨盆、膝关节、踝关节、足的活动角度等。

(2)足印法:患者足底粘上颜料赤足在平地上以自然步态行走,测量患者的步行时空参数。

(3)运动分析系统技术:在运动实验室环境下应用运动分析系统设备观察采集步行时肢体身躯运动-时间的三维数据,包括重心移动曲线、步行时间-空间参数(步长、步幅、步频、步速、步宽、足偏角、关节角度的动态数据);应用测力平台研究步行作用力与反作用力的强度、方向、时间、力矩等参数变化;配合动态表面肌电图检测步行时肌肉活动与步行时相的关系。

3)常见异常步态　临床上神经、肌肉、骨关节病损均可导致步行障碍,使患者出现步态异常。常见异常步态有偏瘫步态、蹒跚步态、慌张步态、臀大肌步态、臀中肌步态、股四头肌步态、跨阈步态、短腿步态、疼痛步态等。

2.2.2　疼痛评定

疼痛是临床上最常见症状之一,是通过神经末梢上的痛觉感受器感受到的一种不愉快的感觉,也是一种较为复杂的生理心理活动和情绪体验。

在对疼痛进行评定时,应了解疼痛的部位、性质、强度、随时间的变化情况,伴随症状及疼痛行为等。临床上常用的疼痛评定方法有以下几点。

1.口述描绘评定

应用数个级别的描绘词对疼痛进行量化,也可用数字进行分级。常用的数字分级法,分为 0～10 十个等级,0 为无疼痛,10 为自我认为最强烈的疼痛。询问受试者疼痛为哪个数字级别。1～4 级为轻度疼痛,虽有痛感但可忍受,不影响正常生活;5～6 级为中度疼痛,疼痛明显,难以忍受,并影响睡眠;7～10 级为重度疼痛,疼痛剧烈,不能入睡。

2.视觉模拟评分法(visual analogue rating scale,VAS)

VAS 是用线段长度来匹配疼痛强度的评定方法,即在白纸上划出 10cm 长的直线,一端为无痛(0),另一端为无法忍受的疼痛(100);让患者根据自身的疼痛感受用笔在直线上划出与其疼痛强度相匹配的点;通过测量 0 到该点的长度(0～100mm),其数值用以表示疼痛的强度。该方法简单易行、灵敏度高、实用性强,是临床上常用的疼痛强度评定方法(图 2 - 1)。

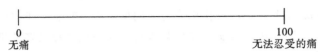

图 2 - 1　视觉模拟评分法(VAS)

3.疼痛调查问卷

应用通用的或疾病专用的疼痛调查表或问卷对疼痛进行评估。常用的通用疼痛问卷为莫克吉尔疼痛问卷(McGill pain questionnaire,MPQ),该问卷分为以下四个部分。①疼痛部位:请受试者在人体图上标出疼痛的部位,并标明是体表痛还是内脏痛;②疼痛情况:请受试者选择 20 个栏目共 78 个词汇描述自己感受的疼痛体验;③疼痛随时间变化的情况:选择相应的词描述疼痛的时间模式,选择可以减轻和加重疼痛的因素,疼痛的伴随症状以及对日常生活(睡眠、食欲、活动)的影响;④疼痛强度:在 5 个表示疼痛强度的词中选择合适的词来描述疼痛的强弱。该问卷是一个全面评价疼痛的量表,实用性强,但较为烦琐。

2.2.3　认知功能评定

认知是大脑接受外界信息,经过加工处理,转换成内在的心理活动,进而获取知识或运用知识支配行为的过程。认知功能包括记忆力、注意力、计算力、定向力、语言能力、抽象思维和判断、视觉空间技能和执行能力等方面。认知障碍是以上一项或多项能力受损,常由于中枢神经系统疾病和损伤导致。认知功能评定包括以下几个方面。

1.记忆力评定

记忆是识记、存储和再现信息的过程,一般分为瞬时记忆、短时记忆和长时记忆。记忆障碍可涉及一段时期或部分内容,其评定方法主要有以下三种。①瞬时记忆评定:可采用顺行性数字广度测验来检测注意力和瞬时记忆,采用逆行性数字广度测验则可进一步检测保存和处理信息的能力。②短时记忆评定:可让受试者先记忆一些简单的词条,如皮球、国旗、树木,约 5 分钟后再次询问,根据其对这些词条的回忆情况来判断信息的存储和提取情况。③长时记忆评定:需要询问包括既往学习的基础知识、当前信息及个人相关的信息等来了解并评定。临床上常用的测量工具有韦氏记忆量表(WMS)等。

2.计算力评定

计算力可通过简单的计算来评定,常用的方法是让受试者用 100 连续减 7,根据得数的正确情况判断其计算力。

3.定向力评定

定向力评定包括时间定向(询问年、月、日、季度、星期几等)、地点定向(询问所处的地方、医院和家的位置等)、人物定向(辨认家人、管床医生等)等方面。

4.失认症

失认症是指由于脑部损害,患者在某一感觉通路正常的情况下不能经由该感觉辨识某些事物。临床上常见身体失认、视觉失认、视觉空间失认和实体觉失认。半侧空间失认(单侧忽略)是视空间障碍的一种表现,常用的检查方法有平分直线法、画人试验、画钟试验、删字试验等。

5. 失用症

失用症是指由于脑部损害,患者在运动、感觉和反射均无异常的情况下,不能完成以往能完成的有目的的动作,丧失习得、惯常的技能活动。常见的有结构性失用、运动性失用、意念运动性失用和意念性失用。

认知障碍常涉及认知功能的多个方面,对患者的功能恢复、活动能力和参与能力有较大的影响,因此需重视对认知障碍的早期发现、早期诊断和早期干预。临床上常用量表来进行评定,常用的有用于筛查的简明精神状态检查表(mini-mental state examination,MMSE),以及专业评估量表,如蒙特利尔认知评估量表(montreal cognitive assessment scale,MoCA)和韦氏智力量表等。

MMSE 表简单易行,应用广泛,是痴呆筛查的首选量表,其内容包括时间定向力、地点定向力、即刻记忆、注意力及计算力、延迟记忆、语言和视空间 7 个方面,共 30 个题目,每个题回答正确得 1 分,回答错误或答不知道得 0 分。

2.2.4 语言功能评定

语言是指将抽象的词语按一定的逻辑排列以表达一种思维、理论、行动和需要的交流方式。语言包括口语、书面语、手势和表情等表达形式。临床上常见的语音障碍有失语症及构音障碍。

失语症是由于与语言相关的脑组织受损导致已习得的言语和语言功能损害或丧失,表现为对语言符号的感知、理解、组织运用或表达等某一方面或几个方面的功能障碍。其临床评定应包括口语表达、听觉理解、复述、命名、阅读和书写能力 6 个方面。临床上常用的失语症检查工具包括:波士顿诊断性失语症检查(Boston diagnostic aphasia examination,BDAE)是目前英语国家普遍应用的失语症检查;西方失语成套测验(Western aphasia battery,WAB)也是应用较广泛的失语症检查;汉语失语成套测验(aphasia battery of Chinese,ABC)是我国专家参考 WAB,结合我国语言特点和文化背景修订的失语症检查方法。

2.2.5 个体活动能力评定

活动是由个体执行一项任务或行动,涉及领域广泛,包括自理、家务、社交、娱乐、运动、交流、学习、职业活动等。活动受限是个体在进行活动时遇到的困难。临床主要用等级量化方式对日常生活活动(activities of daily living,ADL)能力及个体功能独立进行评定。

ADL 指个人为维持生存及适应生存环境而必须每天进行的,与衣、食、住、行、个人卫生、社会交往等相关的一系列最基本、最具共性的活动,可分为基本日常生活活动(basic activities of daily living,BADL)和工具性日常生活活动(instrumental activities of daily living,IADL)。BADL 指日常独立生活中需要掌握的穿衣、进食、洗漱、大小便管理、个人卫生等自理活动和站立、行走、转移等简单运动。IADL 指个体在家庭、社区独立生活和工作场所需要掌握的活动,如家务、购物、打电话、乘公共交通、骑车或驾车、财务管理、工作事务处理等。

　　BADL 主要通过量表评定,方法包括直接观察法(直接观察患者在实际生活环境或模拟生活环境中各项活动完成的情况进行评分)和间接询问法(对于某些不方便直接观察的项目,如如厕、洗澡等,可通过询问患者或家人了解情况进行评分)。

　　改良 Barthel 指数(modified Barthel index,MBI)是使用最为广泛的 ADL 评定方法。MBI 测量个体 10 项基本活动,每项根据活动完成情况、需要帮助的程度、花费的时间进行评分,总分 100 分。100 分表明生活自理,得分越少则越需要依赖别人。该评定量表简单易行,有较高的信度、效度和灵敏度。

2.2.6　社会参与能力评定

　　参与是投入一种生活情景中,代表功能的社会方面。参与局限性是个体投入生活情景中可能经历的问题。是否出现参与局限要通过比较个体的参与和在相同文化或社会中无残疾个体所期望的参与来评定。

　　社会参与能力的评定依据身体功能、个体活动和社会能力的健康状态所发生的变化来判断。生活质量(quality of life,QOL)是常用于判断生活社会参与能力的一个指标。QOL 是指生活于不同文化和价值体系中的个人对其目标、期望、标准以及所关注的事情、有关的生活状况的体验。QOL 是一种主观体验,涉及身体机能、心理功能、独立能力、社会关系、环境因素、文化和宗教背景等多个维度的内容。

　　常用评定方式包括以下两种。①访谈法:通过面谈或线上访谈,了解评定对象的心理特点、行为方式、健康状况、生活水平等;②观察法:通过观察评定对象的疾病特征和社会生活状态;③量表评定法:通过标准化量表进行评估。

　　SF - 36 健康调查量表和世界卫生组织生活质量评定表(WHOQOL)是常用于一般人群的普适性 QOL 量表;脑卒中 QOL 量表和糖尿病 QOL 量表则是疾病特异性量表。

小结

　　本章介绍临床康复检查与功能评定的定义、作用、目的和特点,以及临床康复检查与评定的内容(包括病历资料采集和功能评定等);并且介绍了功能评定的方法,特别是临床康复常用的运动功能(肌张力、肌力、关节活动度、平衡、步态)评定、疼痛评定、认知功能评定和语言功能评定,以及个体活动能力评定和社会参与能力评定的方法。

思考题

1. 临床康复检查与评定的作用、目的和特点是什么?
2. 以脑卒中偏瘫患者为例,试述如何进行运动功能评定?
3. 如何进行个体活动能力的评定?

(刘　鹏)

参考文献

[1]　DAVID X C, HENRY L L. Braddom's rehabilitation care: a clinical handbook[M]. Philadelphia,
　　PA: Elsevier,2018.

第 3 章　医学影像学技术的康复应用

学习要点

　　熟悉医学影像学技术的种类,了解其发展史与现状;了解功能性磁共振成像的基本原理及其在康复医学中的作用;熟悉不同种类医学影像学技术在疾病预防中的作用;学习并掌握医学影像学技术在康复评定中的应用;掌握 CT 和 MRI 在脑卒中和脊髓损伤预后判断中的作用;熟悉医学影像学技术协助制订康复策略。

　　医学影像包括放射成像(计算机 X 线成像、数字 X 线成像和数字减影血管造影)、计算机断层扫描 (computerized tomography, CT)、磁共振成像(magnetic resonance imaging, MRI)、超声成像、正电子发射断层扫描 (positron emission tomography, PET)、红外热成像、功能性近红外光谱技术(functional near-infrared spectroscopy, fNIRS)等。

　　1895 年,德国物理学教授伦琴发现 X 线。不久 X 线被用于医学检查,从此开创了医学影像学先河。随后,20 世纪 40 年代超声成像被用于人体疾病诊断;20 世纪 70 年代和80 年代相继出现 CT 和 MRI。近 40 年来,医学影像技术快速发展,在康复医学中的应用价值逐渐体现,如磁共振成像技术、经颅磁刺激技术和神经电生理技术在康复医学中被广泛应用。本章主要介绍磁共振成像、计算机断层扫描、放射成像(计算机 X 线成像、数字 X 线成像和数字减影血管造影)在康复医学中的应用,包括诊断、评估、预后判断及指导治疗等方面。

　　临床康复中的检查评定是收集病、伤、残患者的相关资料和功能状况,进行定性和(或)定量描述,以制订康复目标、选择干预方案、评估治疗效果和判断功能预后的过程。医学影像学技术在功能评定方面越来越受到重视,尤其在一些特殊功能评定中具有独特作用。

3.1　功能性磁共振成像技术

　　功能性磁共振成像(functional MRI, fMRI)为探索人脑高级功能活动提供新的方式,成为重要的无创活体脑功能检测手段之一。fMRI 指血氧水平依赖功能磁共振成像(blood oxygen-level dependent fMRI, BOLD – fMRI),其成像是基于神经元功能活动导致局部耗氧量和脑血流增加进而引发局部磁场变化的原理。fMRI 主要有两种应用模式,即任务态和静息态。任务态 fMRI 是利用各种刺激诱导局部脑组织血氧信号发生变化,间接反映神经元活动。静息态 fMRI 是指受试者在保持清醒,不接收任何外部刺激或执行任何任务的状态下,双侧大脑半球皮质的 BOLD 信号自发活动。静息态功能连接磁共振成像(functional connectivity MRI, fcMRI)能完整地揭示功能上密切联系的神经环路。由于功能影像学可同时对脑多个部位甚至全脑活动进行测量,因此非常适用于研究脑区间功能相关性。

MRI 结构和功能两种成像技术通常被联合应用,使皮质功能区和皮下传导束的研究融为一体,在神经解剖及神经功能之间架起桥梁。弥散张量成像(diffusion tensor imaging,DTI)是利用组织中水分子扩散运动存在的各向异性来显示组织微观结构的成像方法。白质纤维束病变受累可导致白质纤维束破坏、分解,而后再生和重组,最终表现为组织的各向异性分数(fractional anisotropy,FA)、表观扩散系数(apparent diffusion coefficient,ADC)等改变。两者联合应用可显示病灶、功能皮质及邻近白质纤维束三者之间的空间位置关系,可评价白质纤维束损伤程度对皮质功能的影响,据此评估预后。基于体素的形态测量学(voxel-based morphometry,VBM)为脑形态学研究提供重要手段。VBM 是一种在体素水平对脑 MR 影像进行分析的技术,可定量计算局部灰质密度和体积改变,分析脑结构的微小变化,发现隐匿性脑结构损伤。应用 fMRI 动态观察脑功能重组对患者的远期预后有意义。

任务态与静息态 fMRI 和 DTI 具有较强的互补性,联合应用这些先进成像技术,可取长补短,全方位、多角度地将解剖与功能、静息与激动、局部与整体相联系,无创评估各种原因引起的脑功能重塑过程、机制,为寻找及研发新的功能康复方法提供有效支持。

3.1.1 磁共振成像技术在脑功能评定中的应用

脑卒中的结构影像学可从卒中位置、大脑形态变化及大脑白质结构变化方面研究卒中引起的大脑微观结构变化及其与功能障碍之间的联系。脑卒中功能影像学研究主要采用任务态和静息态 fMRI,分别从脑激活模式改变、功能连接模式变化及静息态功能网络连接研究大脑功能。此外,磁共振波谱分析(MRS)技术从感兴趣区的代谢物浓度差异研究大脑功能变化。静息态 fMRI 和 MRS 技术可以反映脑区的基础状态功能,从脑能量代谢与活性的关系研究脑功能神经环路异常。静息态 fMRI 和 MRS 技术较任务态 fMRI 具有操作可重复性和实验结果可验证性的优点,研究结果不易受到受试者执行任务情况差异的影响。MRS、静息态 fMRI 和任务态 fMRI 均能反映脑功能障碍患者大脑功能的变化,可分析大脑结构的变化及其与大脑功能变化和行为变化之间的关系。

脑卒中后功能评定包括损伤部位结构层面及功能层面的评定,功能层面的评定主要判断神经功能网络的损伤性质与程度。在常规临床诊断和康复评定的基础上,辅以结构像及功能像,预测脑卒中患者可能出现的功能障碍类型及障碍程度,判断功能恢复的潜力和预后,指导康复治疗。

3.1.2 磁共振成像技术在脑卒中后功能恢复评定中的应用

MRI 是临床脑卒中的主要检测手段。MRI 在白质纤维检测上特有的优势,有助于评定脑卒中预后。当脑梗死灶累及皮质脊髓束,会使得运动功能难以恢复。因此,严重的白质损伤被认为是脑卒中预后不良的独立预测因素。MRI 中的 DTI 能够有效地使白质纤维束显像,因此可显示与运动功能恢复直接相关的皮质脊髓束损伤情况,可预测脑卒中患者的远期恢复效果。DTI 也可比较脑卒中不同康复治疗方法的疗效差异。因此，DTI 可预测脑卒中患者的预后，为康复医师针对不同患者选择最佳康复治疗方法提供参考。

3.1.3　磁共振功能成像对脑卒中预后判断的作用

一般认为脑卒中后运动功能变化与磁共振静息态功能连接增加明显有关，尤其是患侧运动区（M1 区）与健侧相应功能区之间的连接增加。卒中患者患侧 M1 与患侧顶下回、额中回、额上回中部、辅助运动区（SMA）、双侧额上回、对侧角回之间的功能连接增强，而与双侧 M1 之间的功能连接降低。常规治疗和运动想象治疗后，卒中患者患侧 M1 与对侧 M1 之间的功能连接增强，而患侧 M1 与患侧 SMA 和中央旁小叶之间的功能连接降低，且双侧 M1 之间的功能连接变化与患者运动功能评定（FMA）的变化呈显著正相关。这提示双侧 M1 之间的功能连接可作为卒中患者运动康复的重要生物学标记。

准确的预后判断有助于开展针对性的康复治疗。对判断预后差的患者，可将重点放在替代性康复治疗，使临床康复治疗有的放矢，患者能得到个体化治疗方法，也在很大程度上优化康复资源。脑卒中康复的精准评定，需有功能评定、卒中再发风险评定及预后（恢复潜能）评定。在这 3 个层面综合评定数据的基础上，结合科学的系统分析，找出脑卒中患者康复预防和治疗的特定靶点，制订个体化康复预防和治疗方案。

3.1.4　结构成像及功能评定的综合技术应用

脑病变的部位及大小与功能结局及训练程序选择有较大关系。当卒中病灶在脑皮质、内囊外侧、小病灶（1.5cm 以内），由于不是主要运动功能区或病变微小，因此可推测患者恢复较快，残存症状较轻，功能基本恢复正常。对内囊区病灶范围较大的患者则应尽早治疗，通过针对性康复治疗，患者有望在搀扶下行走或独立行走。在脑卒中恢复潜力的评定中，包括损伤部位结构层面及功能层面的评定。

结构层面的评定主要包括 CT 和 MRI；而功能层面的评定主要是判断神经功能网络的损伤程度，以及神经电生理层面的放电模式。

CT 作为脑卒中诊断的主要辅助检查，在脑卒中定位和定性诊断中有重要作用，CT 也可用于脑卒中后功能结局的预测。脑卒中早期计算机断层扫描评分系统（Alberta stroke program early CT score，ASPECTS）可对大脑中动脉供血区域内 10 个部位缺血性改变进行综合分析，是一种稳定可重复的评定方法，也可对脑卒中发病 3 个月后功能恢复进行辅助性预测，如将 ASPECTS 评定与患者年龄和神经功能缺损程度结合，明显提高脑卒中后 3 个月至 1 年内功能恢复预测的准确度，为制订康复治疗计划及指导患者和家属提供依据。

临床上影像学技术还需结合行为学、重复经颅磁刺激（rTMS）及神经电生理技术，选择不同时间点，综合评估患者预后。图 3-1 为脑卒中上肢功能预后判断流程。

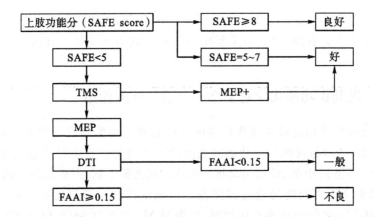

SAFE:shoulder abduction finger extension,肩关节外展与手指伸展范围,0～10分;TMS:transcranial magnetic stimulation,经颅磁刺激;MEP:motor evoked potentials,运动诱发电位;DTI:diffusion tensor imaging,弥散张量成像;FFAI:fractional anisotropy asymmetry index,各向异性非对称指数。

图 3-1　脑卒中上肢功能预后判断流程

3.1.5　磁共振成像技术在其他疾病中的应用

MRI 检查能显示无骨折脱位型颈脊髓损伤的病变部位及特征,为临床判定脊髓损伤程度、制订治疗方案提供依据,但早期 MRI 检查阴性并不能完全排除颈髓受损。早期 MRI 检查在临床上可提高成人无放射学影像异常颈髓损伤的诊断率、降低误诊率及漏诊率。随着发展,新的 MRI 检查技术,如 DTI、STIR 等序列,在急性期颈髓损伤方面应用于临床,为医生急性期及时诊断提供更好的帮助。

MRI 及 CT 两种影像学技术对脊柱外伤后功能恢复评价各有其优势,CT 对骨折线的现象较为敏感,能全面观察患者韧带损伤情况;MRI 对脊柱空间定位较为准确,对脊髓病变损伤情况显示更为精确,联合两种方法能更有效地对脊柱损伤病灶和功能变化进行评价,如 MRI 显示脊髓错位、断裂、空洞、囊性变、变性水肿等病变,则提示预后不良。

关节活动度、徒手肌力检查、肌张力及肢体周径长度等检测可用于评定关节、肌肉及软组织的损伤及功能,但损伤程度、性质、具体受伤组织及与康复治疗方法选择密切相关的因素很难直观确定。MRI 能显示关节、肌肉肌腱、韧带等运动相关组织多发运动损伤,急慢性损伤,并且能够对损伤程度进行判定,有助于指导运动过程中关节及软组织的功能保护和康复。

3.2　各类医学影像学技术在疾病评估和预后预测中的作用

对疾病最好的干预不是治疗,而是预防。医学影像学技术的进步,使其能在脑血管疾病发病前评估潜在危险因素,提供脑缺血事件潜在发生的预警。随着成像技术和后处理技术的发展,CT、MRI 及多普勒超声等血管成像方法可提供颈动脉、脑动脉及其分支的高分辨、高对比动态图像,可对管腔狭窄、管壁硬化及血管栓塞等情况做出准确判定;磁共振波谱成像能提供脑组织代谢情况。影像学技术还提供多种评估脑灌注的方法,使亚临床期脑低灌注状态得到精确显示,有利于发现潜在危险,为预防和早期治疗脑卒中打开更宽广的治疗时间窗,及早挽救更多高危患者,提高危险人群生存质量。随着影像学不断发展,分子影像学也将在评估脑血管恶性事件发生的预报方面发挥重要作用。另一方面,医学影像学技术对骨关节疾病防治也有重要作用,例如 CT、X 线片、磁共振检查及核医学骨扫描可及早发现骨质疏松。

3.2.1　吞咽功能检查

吞咽障碍严重影响患者生活质量,常导致营养不良及肺部感染等严重并发症。饮水吞咽实验及量表测试可在一定程度上评定吞咽功能,但不够直观,很难确定吞咽障碍具体责任部位。

吞咽造影检查(video fluorscopic swallowing examination,VFSE)又称电视 X 线透视吞咽功能检查 (video fluoroscopic swallowing study,VFSS)广泛用于对吞咽功能的生理学研究及对吞咽障碍的临床评价,是辨明吞咽中渗透与误吸最确切的方法。VFSS 采用吞钡造影观察食物通过口腔进入食道的过程,从生理角度关注患者的吞咽情况,客观性较强。通过检查可对患者吞咽障碍所在主要环节有直观清楚的认识,从而对问题采取相应的康复治疗方案,改善患者吞咽功能。

3.2.2　红外热成像在疼痛、神经功能与组织血液供应方面的评定

红外热成像通过遥测人体体表温度分布状态,摄取人体红外热辐射图像,提供临床分析,辅助诊断。MRI、CT、B 超、X 光片等是以结构诊断为主体的影像学技术。红外热成像提供的温度分布图,属功能影像范畴。应强调功能影像、结构影像综合分析,从功能障碍诊断评估入手,寻找病理性结构改变依据,以功能改善恢复为目的。

红外热成像高温分布图提示患者可能存在急/慢性充血性心力衰竭、低毒感染、结核、肿瘤早期等病变。低温分布图则提示可能存在神经性、交感性、肌肉劳损性、血管性、肿瘤晚期等病变。因急性无菌性炎症,充血等导致疼痛时,局部出现高温。随着无菌性炎症、充血状态及症状的改善,这种偏高温分布图则会逐渐恢复正常。疼痛消失时,其温度图亦恢复正常。神经性疼痛与缺血性疼痛为低温改变。

3.2.3　X 线检查在脊柱生理曲度方面的评定

X 线成像可作为颈椎病、腰椎间盘突出症和骨性关节炎诊断及疗效判断的辅助标准。颈椎病常有颈椎生理曲度变直、反弓,钩椎关节增生,椎间孔狭窄,椎管狭窄,椎体旋转错位,寰枢关节半脱位,后纵韧带钙化,小关节错位等影像学表现,治疗以恢复颈椎生理曲度、矫正半脱位为重要目标。腰椎间盘突出症可表现为腰椎生理曲度变直、腰骶角改变、椎间隙前后等宽、后纵韧带黄韧带钙化、椎间孔狭窄、小关节紊乱等改变。骨性关节炎表现为关节间隙狭窄、关节面骨质增生、韧带钙化等改变。

3.3　医学影像学技术在康复治疗方面的作用

医学影像学技术在康复治疗策略的制订、康复治疗方法的选择及精准康复方面具有

一定的作用。

3.3.1　医学影像学技术协助制订康复策略

康复的目的是最大限度地恢复患者日常生活自理能力。功能评估辅以医学影像学技术检测,可帮助医务人员确定主要康复策略。对结构保留度高的患者,如影像学检查提示局部小范围脑组织损伤、不完全脊髓损伤(ASIA 分级 C、D 级)、四肢的轻中度损伤等,通常采取挖掘潜力、功能重组的康复策略提高患者日常生活自理能力。

对影像学检查发现大面积脑损伤、完全性脊髓损伤、严重的肢体损伤致截肢患者,通常采取功能代偿的策略进行康复,通过强化健侧肢体或使用辅助器具等方式提高其日常生活自理能力,使其重返社会。结构保留度,即卒中后神经通路和连接所保留的程度。结构保留度的大小(如运动区、皮质脊髓束的保留度)决定半球间竞争模型和代偿模型哪一种占优势。结构保留度高,则半球间竞争模型较代偿模型更能促进恢复。代偿模型在结构保留度较低时占优势。脑功能康复通常以修复为主,即尽量恢复患侧大脑皮质功能以及提高患侧肢体的功能性活动,使患者的自理功能最大化。但对损伤特别严重或是已到康复后期的患者,仅仅通过修复患侧功能在大多数情况下难以达到康复目的。所以在提倡"修复"的同时,不能忽视机体"代偿"的功能,有时候甚至应以"代偿"为主导。

3.3.2　基于医学影像学技术的康复治疗

1. 基于医学影像学技术的重复经颅磁刺激个体化治疗

重复经颅磁刺激(rTMS)广泛用于脑病所致的功能障碍,基于脑功能成像的脑机制有针对性地对功能环路相关靶点及靶点间连接进行精确调节,能更有效地"再平衡"功能环路,提高 rTMS 治疗效果,体现个体化医学理念。

2. 基于医学影像学技术的"脑机接口"功能代偿与生物反馈治疗

脑机接口(brain-computer interface, BCI)可看成是一种康复训练设备,用于多种疾病的康复过程。其促进疾病康复的途径主要有两种:一是通过与环境的交互实现重症瘫痪患者多种功能的替代,如驱动轮椅、思想交流等;二是通过生物反馈促进大脑重塑实现功能代偿,最终减轻残疾、提高患者的生存质量。BCI 已应用于无创的生物反馈系统,依赖对大脑信号的快速处理,可从认知、情绪管理、运动学习训练中直接实时获取。实时 fMRI - BCI 通过调整扣带回前部皮质的节律,已被用于疼痛治疗。

3. 基于医学影像的动态特征指导卒中后康复治疗

脑卒中恢复期 CT 影像以病灶吸收、水肿逐渐消退为主要表现;CT 值降低、中线结构移位及脑室系统受压情况的恢复表明患者已度过急性期;受损组织开始得到修复,说明缺氧得到缓解,侧支循环建立较完善,组织间隙中蛋白被重新吸收,纤维组织开始增生。此时开始进行适度功能锻炼,包括肢体功能、语言锻炼等,其远期恢复将大大改善。因此,脑卒中患者应在恢复期根据实际情况,及早进行系统功能锻炼。在后遗症期,CT 影像以病灶软化、囊变、穿通畸形、脑萎缩为主要表现,如在此期才开始进行功能锻炼,其结果就只有局部肢体功能改善,而不能帮助脑组织恢复,因而收效甚微。

小结

　　本章主要介绍医学影像学技术在康复医学中的应用；着重讨论了医学影像学技术在疾病预防、康复评定、预后判断、康复治疗中的应用，包括 CT、功能性磁共振、结构性磁共振和经颅磁刺激技术；还介绍了基于医学影像学技术的脑机接口等生物反馈治疗技术的基本原理与应用。

思考题

1. 医学影像学技术在功能评定中的特点是什么？
2. 医学影像学技术和人工智能结合能否代替医生对疾病进行功能评定和预后判断？

（吴　文）

参考文献

[1]　MENDELSON S J，PRABHAKARAN S. Diagnosis and management of transient ischemic attack and acute ischemic stroke：a review[J]. JAMA，2021，325(11)：1088-1098.

[2]　ROLLNIK J D. Clinical neurophysiology of neurologic rehabilitation[J]. Handbook of clinical neurology，2019，161：187-194.

[3]　SUN C，LIU X H，BAO C P，et al. Advanced non-invasive MRI of neuroplasticity in ischemic stroke：techniques and applications[J]. Life Sciences，2020，261：118365.

第4章 电生理技术在康复医学中的应用

学习要点

　　了解神经传导检查、肌电图检查、诱发电位检查、表面肌电图检查及其在康复医学的应用；掌握运动神经传导、感觉神经传导、F波与H反射、肌电图、躯体感觉诱发电位、运动诱发电位、脑干听觉诱发电位、表面肌电图各检查的临床意义。

　　电生理技术即电诊断（electrodiagnosis）依据神经解剖学和神经电生理学的原理，通过记录神经肌肉组织的电活动，或观察神经受电或磁刺激时的电特性，对神经功能状态进行评估和分析。电生理学检查只是临床检查的一个延伸，所有检查结果必须结合临床方可得出正确结论。因此，电诊断的程序包括采集病史和体格检查，做出初步鉴别诊断后选择合适的神经电生理评估方法；根据神经电生理评估的结果得出合理的解释，以确定最可能的诊断，排除相关诊断。

4.1　神经传导检查

　　神经传导检查（nerve conduction studies，NCS）是研究周围神经感觉或运动兴奋传导功能的评估方法。常用的神经传导检查包括运动神经传导检查、感觉神经传导检查、F波和H反射检查等。

4.1.1　运动神经传导检查

　　运动神经传导检查是通过在运动神经干上远、近两点给予超强刺激后，在其支配的远端肌肉上记录到复合性肌肉动作电位（compound muscle action potentials，CMAPs），称为M波。对动作电位波幅、潜伏期和时限等参数的分析可有助于评价运动神经传导中轴索与髓鞘的功能状态。

　　1. 基本检查方法

　　进行运动神经传导检查时，可记录并分析以下参数。潜伏期是从刺激开始处至M波出现时所经过的时间，反映神经轴索快传导纤维到达肌肉的时间。波幅可为峰-峰值，亦可为从基线到负波波峰间的值，反映参与复合肌肉动作电位的肌纤维数量；当肌肉萎缩明显或神经轴索丢失时会出现波幅降低。时限指肌肉动作电位从开始偏转到最终回到基线所经历的时间，反映产生动作电位神经纤维传导冲动的同步性；当同步性较差时（如脱髓鞘病变），将会出现波幅下降和时限延长。传导速度是所测量的远、近刺激点间神经节段长度除以潜伏时差值所得到的计算值。

2.临床意义及注意事项

(1)临床意义:①运动神经传导检查可有助于确定神经受损范围及神经损害性质,通常脱髓鞘病变的典型改变是运动传导末端潜伏期延长、神经传导阻滞和神经传导速度减慢;轴索病变的典型改变是复合肌肉动作电位波幅降低。②对嵌压性周围神经局部损害,可通过运动神经传导检查来帮助明确局部节段性脱髓鞘的具体部位。

(2)注意事项:①记录主电极必须准确放置于肌腹的运动点上,参考电极置于肌腱上,当刺激运动轴索时,在支配肌上可记录到典型的先负后正的双相 M 波,如果 M 波前有一小正相波,需调整记录电极位置。②刺激强度采用超强刺激以确保所有神经纤维均被兴奋。③体内有植入心律转复设备或使用除颤器时,应十分慎重处理是否可行该项检查。

4.1.2　感觉神经传导检查

感觉神经传导检查反映神经冲动在感觉神经干上的传导过程,评估脊髓背根神经节节后神经纤维的功能状态。许多周围性神经疾患以感觉异常为首发症状,感觉神经传导检查常具有重要的诊断和鉴别诊断价值。

1.基本检查方法

感觉神经传导的操作是通过刺激一端感觉神经,在神经另一端记录神经冲动,记录到的电位为感觉神经动作电位(sensory nerve action potential,SNAP)。感觉神经传导检查与运动神经传导检查不同之处在于其不涉及神经-肌肉接头传导和肌肉去极化,因而只需在神经的某一点给予刺激,在另一点进行记录即可。感觉神经的顺向传导检查和逆向传导检查的结果和临床意义相同。

2.临床意义及注意事项

(1)临床意义:①感觉神经传导检查有助于确定仅感觉神经受累的疾病,如股外侧皮神经炎、桡神经浅支损伤和纯感觉性多发性神经病。②对于早期轻微的混合神经损害,感觉神经电位异常发生较早,如早期的以局部脱髓鞘损害为主的腕管综合征。③对于鉴别脊髓背根神经节的节前损害(如神经根病)和节后损害(如神经丛及其后周围神经损害)非常重要。感觉神经电位的形成有赖于背根神经节内胞体和周围感觉支的完整,任何神经根的损害,即使是严重损害,因损害位于背根神经节近端,故感觉神经电位仍然正常。所以节后病变时感觉神经电位通常出现异常,而节前病变时感觉神经电位正常。

(2)注意事项:①感觉神经检查很敏感,患者需完全放松以避免肌肉活动的干扰,检查前局部皮肤应清洁除去油脂,避免电噪声干扰等,以便获得更稳定的波形。②感觉神经兴奋阈值低,在检查时刺激量不宜过大。③感觉神经电位一般较小,较难记录,需要较高条件的放大器并采用信号平均技术。④当一侧感觉神经电位波幅在正常范围的低限时,需要和对侧进行比较。

4.1.3　F 波与 H 反射检查

F 波(F wave)与 H 反射(Hoffman reflex)对检查脱髓鞘病变和周围神经病变时近端神经的功能状态具有重要价值。

F 波是神经干在超强刺激下，在复合肌肉动作电位 M 波后出现的一个小动作电位。运动神经纤维在受到刺激产生兴奋时，其冲动会向近、远端双向传导。冲动逆向传至脊髓前角运动神经元使 1‰～5‰ 神经元逆行兴奋，该兴奋性冲动再顺向返回至远端肌肉，产生的迟发性反应即 F 波。产生 F 波时刺激强度必须足够大，否则其引起的逆向冲动不足以激活脊髓前角运动神经元。F 波不论是顺行兴奋还是逆行兴奋都是纯运动纤维，在选择性损害感觉神经的病变 F 波完全正常。

H 反射不同于 F 波，是真正的单突触性节段性反射。当刺激混合神经干，而强度尚不足以刺激运动神经引起复合肌肉动作电位 M 波时，即先刺激感觉神经，兴奋经后根传至脊髓前角细胞，引起前角细胞兴奋，在支配的肌肉上引出一迟发性复合性肌肉动作电位，即 H 反射。

H 反射与 F 波检测主要针对近端神经节段，但 F 波是同一运动神经的回返兴奋，而 H 反射涉及感觉和运动神经元的突触反射活动。在正常成人中，H 反射仅见于胫神经等少数神经，而 F 波几乎可见于任何神经。H 反射的阈刺激强度低于 M 波，而 F 波则需大于 M 波阈刺激的强度才能引出。随着刺激强度的增加，H 反射波幅开始渐增而后渐减，最强或超强刺激时 H 反射反而消失，而 M 及 F 反应波幅不断增高以至最大。H 反射的波幅可等于 M 反应的振幅，而 F 波波幅仅为 M 波波幅的 5%～10%。H 反射可用于研究近心段感觉与运动纤维传导的异常，困难在于难以区分这种异常源于感觉或运动纤维，除非与 F 反应配合应用。

1. 基本检查方法

(1) F 波检查方法：记录电极的放置同常规运动神经传导检查一样。一般需要连续刺激 10～20 次的超强刺激，以测量 F 波最短潜伏期、出现率和传导速度等。

(2) H 反射检查方法：记录电极置于腓肠肌内侧和外侧头之间的比目鱼肌体表，参考电极置于跟腱，接地电极置于记录电极与刺激电极之间，刺激电极置于腘窝横纹中点的胫神经体表，负极朝向身体的近端，用波宽为 0.5～1.0ms 的电脉冲进行刺激，刺激强度应由小到大缓慢调节至引出 H 波波幅达最大为止。H 波在引出后，其波幅随刺激强度增大而增加，在刺激强度接近引发 M 波阈强度时，波幅达最大，然后，随着刺激强度增大和 M 波振幅上升，H 反射的波幅反而减小并逐渐消失。

2. 临床意义及注意事项

(1) 临床意义：F 波检查可作为常规神经传导检查的一个补充，用于评估近心端运动神经节段的传导功能。在神经根、神经丛及周围神经近端病变的诊断中具有重要的临床价值。如吉兰-巴雷综合征时，脱髓鞘最早发生于神经根处，因此在疾病早期，当常规神经传导检查正常时，可发现 F 波潜伏期延长或 F 波消失。在神经根损害的病变中 F 波的出现率可降低，但当肌肉动作电位波幅很低时，F 波也很难引出，此时并不意味着近端神经根损害，而是轴索严重损害的表现。H 反射可用于研究近心段感觉与运动纤维传导异常，与 F 反应配合应用可有助于鉴别这种异常是源于感觉纤维还是运动纤维。单侧胫神经-腓肠肌 H 反射潜伏期延长或消失见于单侧坐骨神经病、近端胫神经病、腰骶神经丛病或 S_1 神经根受损；双侧胫神经-腓肠肌 H 反射异常则是多发性周围神经病的敏感指征。

（2）注意事项：①在神经根损害的病变中 F 波出现率可降低，但当肌肉动作电位波幅很低时，F 波也很难引出，此时并不意味着近端神经根损伤，而是轴索严重损伤的表现。②H 反射的潜伏期通常需要双侧对比，且双侧刺激点到记录点距离要相等，如两侧潜伏期差值超过 1.5ms 则视为有异常。

4.2　肌电图检查

肌电图（electromyography，EMG）是记录显示肌肉活动时产生的电位图形。运动神经细胞或纤维兴奋时，其兴奋向远端传导，通过运动终板而兴奋肌纤维，产生肌肉收缩运动，并有电位变化成为肌电图。肌电图检查的是下运动单位的电生理状态。下运动单位包括脊髓前角细胞、周围神经根、神经丛、神经干、神经支、神经肌肉接头和肌纤维。进行肌电图检查时，要求检查者掌握所检肌肉的体表定位、激活方式和神经支配，将其与病史、临床检查及其他辅助检查结合起来共同分析，才能选择性地、有目的地去进行检查，综合得到信息，对检查结果进行正确的解释和诊断。

4.2.1　基本检查方法

受检者可采取坐位或卧位，尽量保持放松状态。检查者将针电极快速插入被检肌肉的运动点即肌肉肌腹部位，可令患者收缩以激活受检肌肉，来确定电极是否在所要检查的肌肉内。每块受检肌肉肌电图检查分为以下四个步骤。

1. 插入时的电活动

正常情况下，针插入或移动时可诱发短于 300ms 的电活动。插入电位延长常见于神经源性和肌源性损害。插入电位减少则通常见于严重的肌肉萎缩或肌肉纤维化以及周期性瘫痪的发作期。

2. 放松时的自发性电活动（spontaneous activity）

正常情况下应呈电静息，但除外发生在终板区的自发电位。终板区通常在肌肉肌腹部位，如针尖刺激到肌肉终板区的神经末梢时，可见到终板噪音和终板电位。前者波幅为 $10\sim50\mu V$，时限为 $1\sim2ms$，后者波幅为 $100\sim200\mu V$，时限为 $3\sim4ms$。终板区电活动的声音似贝壳摩擦的杂音。当出现纤颤电位、正锋波、束颤电位、肌纤维抽搐放电、复合重复放电和肌强直放电等自发电位活动时，则为异常。临床上观察异常自发电位的分布，有助于判断神经损害是发生在神经根、神经丛、神经束或是周围神经。

3. 轻收缩时运动单位电位特性

让患者开始收缩肌肉，兴奋阈值最低的运动单位将首先被激活，随着用力程度升高，这些运动单位的放电频率将增快，随之出现新的其他阈值较高些的运动单位参与收缩。在第二个运动单位参与收缩前，第一个运动单位电位连续放电的间隔期，即称为募集间期（recruitment interval，RI）。在神经源性疾病时，RI 缩短，而在肌源性疾病时，RI 延长。

4. 中度与重度用力时的运动单位募集情况

当患者以最大力量收缩受检肌肉时，观察肌电募集形式及波幅。用最大力量收缩时,因参与的运动单位多,且运动单位的放电频率增快,运动单位将相互重叠而不再能区分开,正常情况下肌电图为干扰型,此时其最高波幅一般为 2～5mV。募集减少可见于各种神经源性损害,早期募集则常见于某些肌肉疾病中。

4.2.2　临床意义及注意事项

(1)临床意义:①可特征性地反映不同情况下肌电活动的改变,在疾病的早期或疾病严重程度比较轻时,肌电图可能是肌电活动异常的唯一客观证据。②可用于神经源性损害、肌源性损害的诊断和鉴别诊断。③可用于神经病变节段的定位诊断,包括前角细胞、神经根、神经丛、周围神经、神经肌肉接头和肌肉病变的诊断和鉴别诊断。④不仅能显示下运动神经元病变的证据,还能明确受累神经元的分布和相对数量,从而了解病变的程度和病变的分布,明确损害是否累及多个脊髓节段、神经根或神经束支,病变是局限性的或是弥散性的。⑤作为康复评定的指标。神经再支配的肌电图表现常常早于临床恢复几周出现,因此可作为治疗有效的指标。

(2)注意事项:①应由受过专门训练的临床医师进行。②要注意可能发生的误差,如针电极插入部位不当、电位活动识别与判断不准、患者合作程度不够等,均应尽力避免。③对存在出血倾向的患者,应仔细评估。血友病或其他遗传性凝血功能障碍疾病患者应避免进行肌电图检查(除已提前纠正凝血功能异常者)。④进行肋间神经、膈肌、前锯肌等肌电图检查时,要注意慎重选择,规范操作,避免气胸。⑤对疑诊断为克雅病的患者,应使用一次性电极,检查结束后所有与血液接触过的物品均要妥善处理。⑥对 HIV 和乙型肝炎病毒感染患者,建议使用一次性电极,对非一次性电极要按照要求进行消毒处理。

4.3　诱发电位检查

诱发电位是中枢神经系统在感受内在或外在刺激后产生的生物电活动,反映中枢神经系统各种传导通路功能的完整性。诱发电位包括与刺激有锁时关系的系列波形,通常单个刺激所产生的波幅极低,连续刺激后通过叠加技术及平均技术诱发电位曲线就能清晰地显示出来。由于其波形较稳定、重复性好,可为临床测定各种特定传导通路的功能提供可靠的评定手段。

4.3.1　躯体感觉诱发电位检查

躯体感觉诱发电位(somatosensory evoked potential,SEP)是指刺激躯体感觉系统外周神经部分后,所诱发的外周、脊髓到大脑皮层一系列感觉神经传导通路上的电位变化。

1.基本检查方法

临床常用的体感诱发电位主要是上肢正中神经体感诱发电位和下肢胫神经体感诱发电位。一般需要包括记录周围神经电位的记录电极、反映脊髓电位的记录电位和记录皮质电位的电极,以确保整个体感传导通路的不同部位上均可记录到相应的电位。

2.临床意义及注意事项

(1)临床意义:①可发现体感传导通路上外周神经的亚临床病灶(如多发性硬化),主要表现为潜伏期延长或波形消失。②证实中枢局限性损害,如脊髓病变影响到深感觉传导通路均可出现 SEP 异常,表现为峰间期延长或波幅明显降低。③作为脊柱及脊髓手术监测指标。④上肢术中感觉诱发电位(SSEP)有助于判断昏迷预后及脑死亡。⑤作为康复过程判断预后的指标。

(2)注意事项:①体感诱发电位有个体差异,性别、年龄、肢体长度、室温等因素对潜伏期都会产生影响。②由于 SEP 各峰潜伏期受周围神经传导速度的影响,峰间潜伏期更重要,其反映兴奋在中枢的传导时间。③躯体感觉诱发电位波幅的临床意义比较差,除与记录方法有关外,躯体感觉诱发电位波幅差值需 50% 以上才有较肯定的临床意义。

4.3.2　运动诱发电位检查

运动诱发电位(motor evoked potential,MEP)是应用电刺激或磁刺激皮质运动区或脊髓,产生的神经冲动经运动神经传导通路下行,使脊髓前角细胞或周围神经运动纤维兴奋,在肢体远端相应肌肉产生肌肉动作电位。

1.基本检查方法

磁刺激运动诱发电位为检查运动传导功能的一项常用方法。磁刺激线圈置于运动皮层的头皮投射区,记录电极置于兴奋的靶肌肉上记录诱发电位。目前分析运动诱发电位的主要指标有起始潜伏期、中枢运动传导时间、波幅及刺激阈值等。

2.临床意义及注意事项

(1)临床意义:①可发现外周运动传导通路上外周神经的变化,如外周神经运动传导各检测点之间传导延长或波幅降低甚至波形消失。②经颅磁刺激运动诱发电位与脊髓运动诱发电位结合可评价中枢运动传导功能。③可作为康复过程运动功能评价指标。

(2)注意事项:对于头内有金属异物(如动脉瘤夹)者,磁刺激可能使之移位造成危害。对安装心脏起搏器者及癫痫患者应慎用。

4.3.3　脑干听觉诱发电位

脑干听觉诱发电位(brainstem auditory evoked potential,BAEP)是指给予短声刺激时在头皮上记录到由听觉通路所产生的一连串电位活动,是一项检测脑干是否受损较为敏感的客观指标。BAEP 能客观反映听觉传导通路从耳蜗至脑干相关结构的功能状态,且不受意识变化及麻醉等因素影响,具有临床实用价值。

1.基本检查方法

患者完全放松,使用耳机给声,刺激声强通常是在听阈值基础上增加 60dB。短声刺激时,颅顶部位通常是记录 BAEP 的最佳部位。正常人在接受短声刺激 10ms 之内于头皮上可记录到波形。其中Ⅰ波起源于听神经,主要是听神经颅外段;Ⅱ波起源于耳蜗神经核及听神经颅内段;Ⅲ波主要起源于上橄榄复合体;Ⅳ波起源于外侧丘系;Ⅴ波主要起源于中脑的四叠体下丘核。

2.临床意义以及注意事项

(1)临床意义:①已广泛用于后颅窝肿瘤、多发性硬化、脑干血管病的辅助诊断。②可用于协助评估昏迷的预后及可能的损害部位。③对脑死亡的判断也有重要价值。④BAEP可用于监护后颅凹手术以确保听神经免受损害。

(2)注意事项:①检查时要求患者必须安静放松,而镇静剂对BAEP的影响很小,因此若患者无法放松或不能配合时可考虑应用镇静药物。②各波的绝对潜伏期随着年龄的增加逐渐延长,而波幅逐渐降低。

4.4　表面肌电图检查

表面肌电图(surface electromyography,sEMG)是通过表面电极从肌肉表面获取神经肌肉系统控制下随意或非随意性活动时产生的生物电变化。其主要用于运动学分析和肌肉功能的研究,了解运动训练中各个肌肉的启动和持续时间是否正常、各肌肉的运动是否协调、各肌肉的兴奋程度是否足够;继而用于生物反馈,增加运动的选择性和协调性。

1.基本检查方法

采用表面电极及多道肌电图记录仪所得的表面肌电信号是一种客观量化的评估手段。常用分析检查指标包括时域分析和频域分析、激活时间指标、协调性指标等。

(1)时域分析:将肌电信号以时间为函数的图形表示,横坐标为时间,纵坐标为幅值,用来刻画时间序列信号的振幅特征。

常用的时域分析指标:①平均肌电值(average electromyogram,AEMG)反映肌电信号的强度,是一段时间内瞬间肌电图振幅的平均,反映肌肉活动时运动单位激活的数量、参与活动的运动单位类型以及同步化程度。②积分肌电值(integrated electromyogram,iEMG)是指所得肌电信号经整流滤波后单位时间内曲线下面积的总和,可反映肌电信号随时间进行的强弱变化,积分肌电主要用于分析肌肉在单位时间内的收缩特性。③均方根值(root mean square,RMS)是反映神经放电的有效值,一般认为与运动单位募集和兴奋节律的同步化有关,常被应用于实时、无损伤地反映肌肉活动状态,其数值变化通常与肌肉收缩力大小等有关。

(2)频域分析:是通过对自相关函数做快速傅里叶变换(fast fourier transform,FFT),根据功率谱密度(power spectrum density,PSD)确定表面肌电中不同频段信号分布,能较好地在频率维度上反映表面肌电的变化情况。

常用频域分析指标:①中位频率值(median frequency,MF)是指骨骼肌收缩过程中肌纤维放电频率的中间值,在正常情况下人体不同部位骨骼肌之间的MF值高低差异较大,快肌纤维兴奋主要表现为高频放电,慢肌纤维兴奋主要表现为低频放电。②平均功率频率值(mean power frequency,MPF)是反映信号频率特征的生物物理指标,其数值与外周运动单位动作电位的传导速度、参与活动的运动单位类型以及同步化程度有关,也是反映局部肌肉疲劳的客观指标。

(3)激活时间:主要指电-机械延迟,是指肌肉开始出现电活动后到人体开始产生机械运动的这段时间,一般快肌纤维的电-机械延迟较慢肌纤维小,肌肉疲劳前要比疲劳后小。

(4)协调性指标:包括屈曲放松比(flexion-relaxation ratio,FRR)、协同收缩率(co-contraction ratio,CCR),主要反映肌肉运动时拮抗肌和主动肌的协调程度。

2.临床意义及注意事项

(1)临床意义:表面肌电图可有以下用途。①可用于进行疲劳分析,既提示运动训练的恰当剂量,也提示运动训练效果。②实时记录肌肉静止和活动状态下的表面肌电信号,并在显示屏幕上通过图像反映出来,用于康复训练中视觉生物反馈,增加运动选择性和协调性。③表面肌电信号积分肌电值可在一定程度上量化痉挛状态,作为痉挛治疗前后的评估手段。④评估患者的肌肉功能、激活时间和肌肉协调性,为运动障碍疾病(如偏瘫、帕金森等)的康复训练提供量化指标依据。⑤了解步行训练中各肌肉的启动和持续时间是否正常,各肌肉运动是否协调,各肌肉兴奋程度是否足够,治疗后肌肉功能是否有所改善。

(2)注意事项:表面肌电图检查是一种无创性的评估技术,是非常规的诊断工具或治疗工具;在不同疾病和功能障碍中需要个性化的表面肌电图来评估。

小结

本章介绍了电生理技术的定义、原理、检查程序以及神经传导检查、肌电图检查、诱发电位检查、表面肌电图检查的定义、特征与类型;讨论运动神经传导、感觉神经传导、F波与 H 反射、肌电图、躯体感觉诱发电位、运动诱发电位、脑干听觉诱发电位、表面肌电图等多种电诊断的基本检查方法、临床意义及其在康复医学中的应用。

思考题

1. 简述神经性异常的肌电图表现。
2. 诱发电位检查在康复医学中的应用有哪些?
3. 表面肌电图作为肌肉疲劳的指标的基本原理是什么?
4. 简述肌源性疾病的肌电图表现。
5. 通过查阅文献,调研电诊断技术在康复领域中的新进展。

(刘雅丽)

参考文献

[1] TANKISI H,BURKE D,CUI L Y,et al. Standards of instrumentation of EMG[J]. Clin Neurophysiol, 2020,131(1):243 - 258.

[2] RUBIN D I. Needle electromyography:basic concepts[J]. Handb Clin Neurol, 2019,160:243 - 256.

[3] STÅLBERG E,VAN D H,FALCK B,et al. Standards for quantification of EMG and neurography[J]. Clin Neurophysiol, 2019,130(9):1688 - 1729.

第5章　肌骨超声技术在康复医学中的应用

学习要点

　　掌握正常肌腱、肌肉、滑囊、韧带、周围神经等结构的正常超声表现;掌握肌腱、肌肉、滑囊、韧带、周围神经常见病变的超声表现;了解超声引导下介入操作的优势;掌握四肢关节腔、肌肉、肌腱、腱鞘等病变注药治疗的操作要点。

　　随着超声技术的飞速发展和人们对四肢肌肉骨骼超声认识的不断深入,四肢肌肉骨骼超声已逐渐得到越来越多临床医生的关注和重视,成为风湿病学、运动医学、创伤学、康复医学、疼痛医学、麻醉学、骨科学等学科的重要影像学手段,尤其是在康复医学,超声在很多疾病的诊断、功能评定和治疗干预中发挥越来越重要的作用。

5.1　肌骨超声技术在四肢肌骨病变诊断中的应用

　　高频超声由于具有较高的软组织分辨率,可清晰地显示四肢的肌腱、韧带、滑囊、滑膜、周围神经等结构的病变,因而成为四肢软组织病变诊断的重要影像学工具,可对四肢很多软组织病变做出明确诊断,如肌腱病、腱鞘炎、滑囊炎、周围神经损伤等。除诊断外,肌骨超声在评估临床治疗疗效、疾病进展等方面亦发挥重要作用。

5.1.1　肌腱常见病变超声诊断

1.肌腱正常超声表现

　　肌腱主要由平行的胶原纤维束组成,长轴切面上肌腱在超声上表现为束带状高回声,其内可见多条平行排列的细线状高回声(图5-1),短轴切面上肌腱可显示为圆形、椭圆形或三角形等高回声结构(图5-2)。对有腱鞘的肌腱,由于腱鞘内含有少量液体,横切面腱鞘显示为肌腱周围少量的无回声液体,或者未见明显液体。

　　超声检查肌腱时易出现各向异性伪像,表现为当声束不垂直于肌腱时,肌腱可显示为低回声。因此,不论在横切面或纵切面检查肌腱时,应随时注意调整探头方向,使声束尽可能垂直于肌腱,以避免出现各向异性伪像。

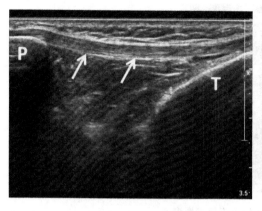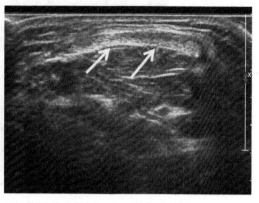

纵切面显示髌腱长轴切面(箭头所示)。　　　　　　横切面显示髌腱短轴切面(箭头所示)。

P—髌骨;T—胫骨粗隆。

图 5-1　肌腱正常超声表现 1　　　　　　　　**图 5-2　肌腱正常超声表现 2**

2.肌腱常见病变超声表现

　　肌腱的常见病变为肌腱病和腱鞘炎。肌腱病的主要病理改变为肌腱的非炎性退行性改变,主要由局部缺氧和黏液退行性改变所致。肌腱病在超声上表现为肌腱内局灶性或弥漫性增厚、回声减低,内部纤维状结构消失(图 5-3),有时可见钙化。彩色或能量多普勒超声有时于肌腱低回声病变内可见丰富血流信号(图 5-4)。较严重的肌腱病可出现肌腱部分撕裂或全层撕裂,表现为肌腱内出现无回声区,病变可累及肌腱的部分厚度或全层厚度。腱鞘炎可发生于有腱鞘的肌腱,炎症可继发于反复性微小创伤、劳损、骨性结构对肌腱的摩擦、异物、感染、关节炎等。急性浆液性腱鞘炎时,腱鞘内积液增加,横切面超声显示肌腱周围的腱鞘扩张,内无回声。亚急性和慢性腱鞘炎时,腱鞘内积液可不明显,常表现为腱鞘增厚(图 5-5、图 5-6)。

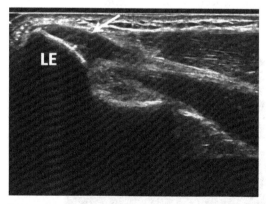

肘外侧纵切面显示伸肌总腱近止点处增厚、回声减低(箭头所示)。

LE—肱骨外上髁。

图 5-3　肌腱病超声表现 1

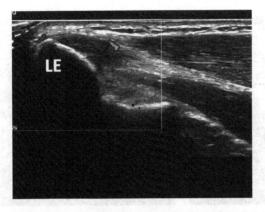

肘外侧纵切面显示伸肌总腱低回声病变处血流信号增多。

LE—肱骨外上髁。

图 5-4　肌腱病超声表现 2

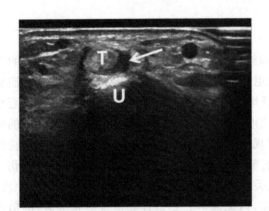

腕背侧横切面显示尺侧腕伸肌腱（T）腱鞘增厚、

回声减低（箭头所示）。U—尺骨远端。

图 5-5　腱鞘炎超声表现 1

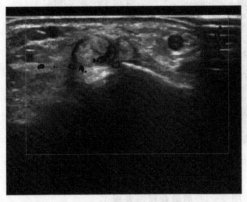

CDFI 显示尺侧腕伸肌腱腱鞘内可见较丰富血流信号。

图 5-6　腱鞘炎超声表现 2

5.1.2 肌肉常见病变超声诊断

1.肌肉正常超声表现

正常肌肉纵切面上表现为低回声,但其周围的肌外膜和其内部的肌束膜由于含有纤维脂肪组织等成分而呈线状或条状高回声(图 5-7);横切面上整个肌肉组织呈低回声,其内肌束膜表现为短线状高回声分隔。

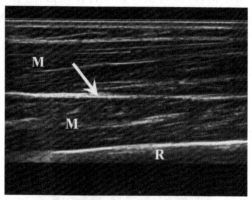

纵切面显示前臂屈肌(M)呈低回声,指浅屈肌与指深屈肌
之间的肌间隔呈线状高回声(箭头所示)。R—桡骨。

图 5-7 肌肉正常超声表现

2.肌肉常见病变超声表现

临床上肌肉常见的病变之一为肌肉损伤,根据损伤机制将肌肉损伤分为外源性损伤和内源性损伤。外源性损伤见于接触性运动、车祸、枪弹伤、锐器伤等,损伤部位多位于外力直接作用部位。内源性损伤是由肌肉在被牵拉状态下同时发生主动收缩所致,损伤部位多位于肌腹-肌腱移行处。根据损伤程度的不同,超声上肌肉损伤可分为以下三型。Ⅰ级:损伤范围较小,仅见局部低回声或高回声区,边界模糊(图 5-8),或可见腱膜水肿。Ⅱ级:为部分撕裂,未累及整个肌肉横断面,断裂处常填充血肿。Ⅲ级:为肌肉完全性断裂,表现为肌肉连续性完全中断,断端肌肉回缩成团状。

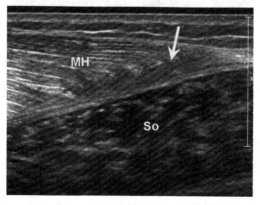

纵切面显示腓肠肌内侧头(MH)远端肌纤维连续中断,局部血肿
呈低回声(箭头所示)。So—比目鱼肌。

图 5-8 肌肉损伤超声表现

5.1.3　周围神经常见病变超声诊断

1.周围神经正常超声表现

横切面检查有助于对周围神经的快速定位。正常周围神经横切面呈特征性的筛网状结构,其中低回声的神经束呈圆形,而神经束膜呈高回声,包绕神经束(图5-9)。纵切面周围神经表现为条束状结构,内部可见多条平行排列的低回声带,并以线状高回声相间隔。低回声带为神经束,在神经内呈纵行排列,线状高回声为神经束之间的神经束膜(图5-10)。

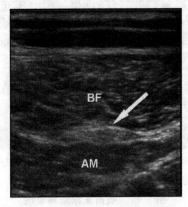

大腿后部中段横切面显示坐骨神经(箭头所示)位于股二头肌(BF)的深方。

图5-9　周围神经正常超声表现1

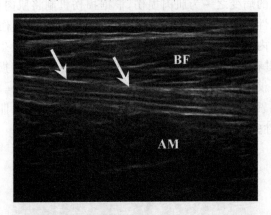

纵切面显示位于大腿后部的坐骨神经(箭头所示)。BF—股二头肌;AM—大收肌。

图5-10　周围神经正常超声表现2

2.周围神经损伤超声表现

周围神经损伤常见超声表现有以下类型。①周围神经完全断裂:表现为周围神经连续性中断,两断端增粗、回声减低,有时于神经近侧断端或近侧、远侧断端可见梭形或类圆形低回声结节,由创伤性神经瘤形成。周围神经完全断裂后,缺损区域有时可被瘢痕组织所代替,超声上显示为条形低回声区域,内部无神经纤维束结构。注意勿将瘢痕组织当作神经组织(图5-11)。②周围神经部分断裂:表现为神经的部分神经纤维束断裂,局部可见低回声区,为瘢痕组织或创伤性神经瘤形成(图 5 - 12)。③周围神经卡压:周围神经尚连续但神经局部可见受压变细,其周围可见异常组织,如骨折片、瘢痕组织、血肿、骨质增生等。受压近段神经常明显增粗,回声减低(图 5 - 13)。

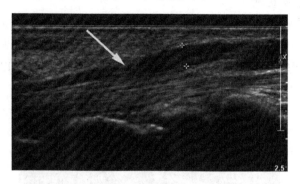

纵切面显示腕管内正中神经局部变细(箭头所示),其近侧神经增粗(标尺)。

图 5 - 11　周围神经损伤超声表现 1

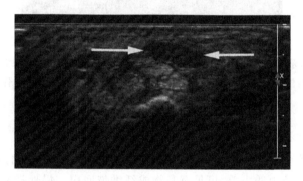

横切面显示腕管近段正中神经增粗(箭头所示),回声减低。

图 5 - 12　周围神经损伤超声表现 2

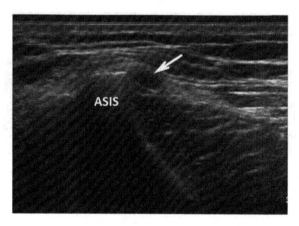

股外侧皮神经卡压。横切面于髂前上棘(ASIS)内侧可见股外侧皮神经增粗,回声减低(箭头所示)。

图 5 - 13　周围神经损伤超声表现 3

5.1.4　四肢滑囊常见病变超声诊断

1.正常滑囊超声表现

正常滑囊壁非常薄,超声难以分辨,但当滑囊内有少量生理性滑液时,超声可见滑囊内滑液呈无回声,一般不超过 2mm(图 5 - 14)。皮下滑囊由于位置非常表浅,因此超声检查时,探头一定要轻放,不要加压,且局部可涂一层较厚的耦合剂,以利于滑囊的显示。

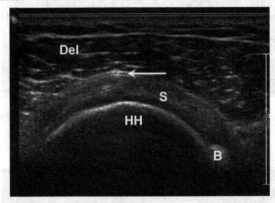

肩袖处横切面显示正常三角肌下滑囊呈细线状低回声(箭头所示),位于深方的冈上肌腱(S)
与浅侧的三角肌(Del)之间。B—肱二头肌长头肌腱;HH—肱骨头。

图 5 - 14　正常滑囊超声表现

2.滑囊炎超声表现

当患有急性滑囊炎时,超声可见滑囊增大,内可见多少不等的积液,一般无回声(图 5 - 15)。有时积液内透声差,可见沉积物或纤维带回声。慢性滑囊炎时,滑囊壁可见不规则增厚,部分囊内可见滑膜增生,多呈低回声,能量多普勒(PDI)有时于增生的滑膜内可见血流信号。

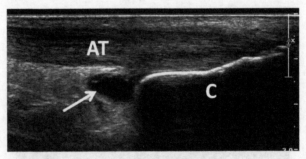

纵切面显示跟骨后滑囊内积液增多(箭头所示),滑囊壁稍增厚。AT—跟腱;C—跟骨结节。

图 5 - 15　滑囊炎超声表现

5.1.5　韧带常见病变超声诊断

1.正常韧带超声表现

韧带由致密的排列规则的纤维样结缔组织组成,超声上表现为连接相邻骨之间的均匀带状偏高回声(图 5-16)。同肌腱一样,韧带可以出现各向异性伪像,即当声束不垂直于韧带时,韧带可显示为低回声。

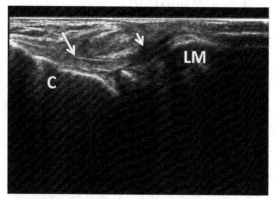

纵切面显示跟腓韧带(长箭头所示)位于跟骨(C)与外踝(LM)之间,
其上段因各向异性伪像而呈低回声(短箭头所示)。

图 5-16　正常韧带超声表现

2.常见韧带损伤超声表现

根据韧带损伤程度,超声表现上常将韧带损伤分为以下三型:Ⅰ型为韧带轻度拉伤而无明显撕裂;Ⅱ型为韧带部分撕裂;Ⅲ型为韧带完全撕裂(图 5-17)。如韧带撕裂发生在韧带于骨的附着处,有时可使韧带附着处的骨质发生撕脱骨折,韧带断端可见强回声骨折片。

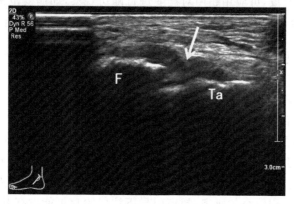

显示距腓前韧带连续中断(箭头所示)。Ta—距骨;F—腓骨。

图 5-17　韧带损伤超声表现

5.2　肌骨超声技术在超声引导下四肢肌骨病变介入治疗中的应用

肌骨超声由于使用较高频率的超声探头,因而具有较高的软组织分辨率,可清晰地显示四肢肌腱、韧带、滑囊、滑膜、周围神经、关节、血管等结构及其病变。另一方面,在介入操作中,由于超声能实时显示穿刺针尖的位置,因而能有效避免对血管、神经等重要结构的穿刺损伤,因此可显著增加介入操作的安全性,从而使超声逐渐成为四肢肌骨病变介入性操作的重要影像学引导工具。

5.2.1　超声引导下介入操作的优势

超声引导下介入操作的优势主要表现在以下几个方面。

1. 介入操作前

穿刺前可对穿刺部位进行全面超声检查，记录病变的位置、范围、血流丰富程度、病变与周围组织的位置关系等；通过观察病变与周围组织的位置关系，确定合适的进针路径，以避免损伤局部的重要血管、神经等重要结构。

2. 介入操作中

进针前，可再次对拟穿刺部位进行超声检查，观察进针路径上有无重要血管、神经等结构，以避免损伤重要血管、神经等重要结构；超声引导下穿刺多采用实时引导法，即操作者一手持探头显示靶目标，另一手进针，以实时显示穿刺针的位置；对较深部位的穿刺，根据操作技术的熟练程度，也可选用穿刺引导装置；当不能明确判断针尖是否位于关节腔内、腱鞘内等靶目标时，可首先注入少量生理盐水或局麻药，实时观察注入液体的扩散情况，以判断针尖的位置。当明确针尖确实位于关节腔或腱鞘内或神经周围时，再注入药物；注入药物时可实时观察药物的扩散情况。如穿刺部位准确，注入药物时应无明显阻力，且可使腱鞘、关节囊、滑囊等靶目标扩张。

3. 介入操作后

在穿刺后不同时段，可应用超声对病变进行随访观察，如病变范围的变化、局部血流的丰富程度等，结合患者临床症状的改善情况，综合判断治疗的疗效。

5.2.2　超声引导下四肢肌骨病变常见操作

1. 超声引导肉毒毒素注药治疗

肉毒毒素注射治疗是临床上治疗中枢神经系统损伤所致肌肉痉挛的有效方法之一。是否能将药物准确注射到痉挛肌肉内将直接影响到肉毒毒素注射的疗效。临床上常采用在体表标志结构引导或电刺激、肌电图等方法引导下进行。这些方法或准确性不高，或有创。近年来，超声引导下四肢肌肉肉毒毒素注射治疗已逐渐成为重要的方法，尤其是对于位置较深且体积较小的肌肉，超声引导下注射治疗更能发挥其技术优势。以小腿肌肉为例，超声可清晰显示小腿各个肌肉的位置和深度，从而能准确引导将穿刺针刺入靶目标肌肉内。

(1)超声显示腓肠肌、比目鱼肌：探头横切面放在小腿后部上段，可见浅层的腓肠肌内侧头和外侧头，其深方为比目鱼肌，再向深方则为小腿后部深层肌肉(图 5 - 18)。向下连续扫查可见腓肠肌移行为腱膜，并位于比目鱼肌腱膜的浅侧。再向下，比目鱼肌腱膜与腓肠肌腱膜一起移行为跟腱，向远侧止于跟骨结节。

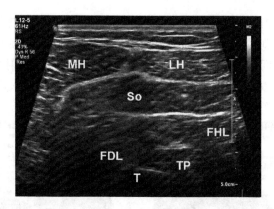

自浅向深可见腓肠肌内侧头（MH）、腓肠肌外侧头（LH）、比目鱼肌（So）、
拇长屈肌（FHL）、趾长屈肌（FDL）、胫骨后肌（TP）。T—胫骨。

图 5 - 18　超声示小腿后部上段横切面

（2）超声显示胫骨后肌、长屈肌、趾长屈肌：探头横切面放在小腿后部中下段，于比目
鱼肌深方可见胫骨后肌、长屈肌、趾长屈肌。长屈肌位于腓骨浅侧，趾长屈肌位于胫骨浅
侧，胫骨后肌位置较深，位于胫骨与腓骨之间（图 5 - 19）。于胫骨后肌内可见高回声的中
心腱。于小腿下段，上述三块肌肉分别移行为肌腱，并经踝管向足底部走行。

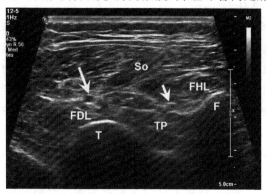

自浅向深可见比目鱼肌（So）、拇长屈肌（FHL）、趾长屈肌（FDL）、胫骨后肌（TP）。
另可见胫后动脉（长箭）、腓动脉（短箭）。T—胫骨；F—腓骨。

图 5 - 19　超声示小腿后部中下段横切面

2.肌腱病变的再生药物注射治疗

近 10 年来，再生医学在康复医学中的应用得到快速发展，其中应用的方法为将再生
药物（如高浓度葡萄糖、富血小板血浆）注入病变肌腱内，以到达促进局部组织的修复作
用。超声引导下能将药物准确注射至病变肌腱内，为提高疗效提供可靠技术保证。

3.四肢肌腱腱鞘内注药治疗

对无菌性腱鞘炎，超声引导下可将药物准确注射至腱鞘内，显著提高注射的精准性，
还能避免对肌腱周围重要血管和神经造成损伤。注射药物一般为类固醇皮质激素与麻
药的混合液。操作时应避免将药物注射至肌腱内，因类固醇激素有增加肌腱断裂的风
险。对怀疑局部皮肤有感染或怀疑为化脓性腱鞘炎的患者，激素注射治疗为禁忌证。

以下以腕桡侧拇长展肌腱、拇短伸肌腱腱鞘内注药为例。探头横切放置在桡骨远

端,显示拇长展肌腱、拇短伸肌腱短轴切面。进针前,应用彩色多普勒超声观察进针路径上有无重要血管。穿刺采用平面内进针法,将穿刺针自探头的一侧刺入拇长展肌腱或拇短伸肌腱与其腱鞘之间的间隙内(图 5-20)。注入药物前首先注射少量生理盐水有助于进一步确定针尖的位置。当明确针尖确实位于腱鞘内时,再注入药物。如显示腱鞘扩张,则证实操作成功(图 5-21)。

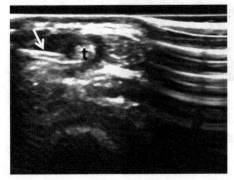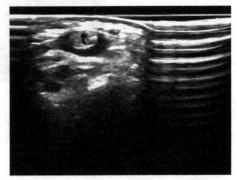

横切面显示穿刺针(箭头所示)刺入拇短伸肌腱(t)腱鞘内。　　横切面显示注射药物后肌腱(t)的腱鞘扩张。

图 5-20　超声引导下腱鞘内注药 1　　　　　图 5-21　超声引导下腱鞘内注药 2

4.关节腔内注药治疗

超声引导下可将穿刺针准确刺入四肢的关节腔内,从而显著提高注射的精准性,有助于临床疗效的提高。对骨性关节炎,关节腔内注射的常用药物包括类固醇皮质激素、玻璃酸钠、富血小板血浆等;对肩关节的粘连性关节囊炎,常用药物包括类固醇皮质激素与局麻药,或通过注射大量的生理盐水对关节囊进行松解治疗。当关节腔积液较多时,超声引导下可对关节腔内的积液进行穿刺抽吸,通过对穿刺积液的化验及细菌、真菌培养进一步明确诊断。

以下以肩关节腔穿刺注药为例。肩关节腔穿刺注药常采用肩关节后部路径。探头横切放在肩后部。此切面可见肱骨头呈圆形强回声,肱骨头表面为关节软骨,呈带状低回声。关节盂与肱骨头之间为后盂唇,超声上呈三角形高回声。穿刺采用平面内进针法,穿刺针自外向内进针,靶目标为肱骨头与后盂唇之间的关节腔内(图 5-22)。注入药物前,可首先注入少量生理盐水,以进一步明确针尖位置。注药时实时观察可见关节囊逐渐扩张。

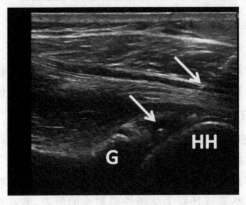

于肩后部显示穿刺针(箭头所示)刺入肩关节腔内。G—关节盂;HH—肱骨头。

图 5-22　超声引导下肩关节腔穿刺注药

小结

　　高频超声由于具有较高的软组织分辨率,可清晰地显示四肢的肌腱、韧带、滑囊、滑膜、周围神经等结构的病变,成为四肢软组织病变的重要影像学诊断工具,可对四肢很多软组织病变做出明确诊断;在介入操作中,由于超声能清晰显示关节、软组织等靶目标,能实时显示穿刺针尖的位置,显著提高穿刺的准确性和安全性,因而超声逐渐成为四肢肌骨病变介入性操作的重要影像学引导工具。

思考题

1. 为什么肌腱、肌肉、周围神经在超声上会出现各向异性伪像?
2. 如何将超声上显示的四肢肌骨病变与患者的症状密切结合起来?
3. 如何将超声引导下注射治疗与康复治疗密切结合起来?

(王月香)

参考文献

[1] STRAKOWSKI J A, VISCO C J. Diagnostic and therapeutic musculoskeletal ultrasound applications of the shoulder [J]. Muscle Nerve,2019;60(1):1-6.

[2] SARI A, EROGLU A. Comparison of ultrasound-guided platelet-rich plasma, prolotherapy, and corticosteroid injections in rotator cuff lesions [J]. J Back Musculoskelet Rehabil,2020,33(3):387-396.

第二部分

疾 病 康 复

第6章 脑卒中康复

学习要点

了解脑卒中的定义、临床表现与分型，导致的功能障碍与恢复机制；掌握脑卒中康复的适应证和禁忌证；了解脑卒中功能障碍的评估方法；掌握脑卒中患者在急性期和恢复期的康复治疗技术；了解脑卒中后常见并发症，掌握常见并发症的康复治疗策略。

6.1 概 述

脑卒中又称脑血管意外、中风，是指由各种原因造成的急性脑血管循环障碍导致大脑半球或脑干、小脑局灶型神经功能缺损。脑卒中不是一种单一的疾病，是包括一组具有共同特征的临床综合征。脑卒中具有高发病率、高致残率的特点。我国每年新发脑卒中患者约 200 万人，其中 70%~80% 的脑卒中患者因残疾不能独立生活。

脑卒中分为出血性脑卒中和缺血性脑卒中两类。出血性脑卒中包括脑实质内出血、蛛网膜下腔出血；缺血性脑卒中，也称脑梗死，包括动脉粥样硬化血栓形成性脑梗死和脑栓塞两种。

脑卒中后常见的功能损伤是运动功能障碍，80% 患者出现不同程度偏瘫。脑卒中康复侧重恢复运动功能、降低残疾、改善日常生活功能。非运动功能损害包括意识障碍、认知功能障碍、失语、构音障碍、吞咽障碍、感觉障碍、大小便功能障碍、情感障碍等。

6.1.1 脑卒中后恢复机制

脑卒中后恢复机制包括局部机制和中枢神经功能重组两部分。脑卒中后的早期恢复主要是利用局部机制。局部机制主要包括脑水肿消退、脑缺血半暗带再灌注、神经机能联系失能恢复等。中枢神经系统功能重组是指未受损的脑组织通过功能重组，以新的方式恢复已丧失的功能，是脑卒中后期恢复的机制，其疗效受康复训练的影响。

6.1.2 脑卒中康复治疗的适应证和禁忌证

1. 脑卒中康复治疗的适应证

患者病情稳定，所有临床病情和/或并发症（如气短、充血性心力衰竭等）均已进行评估，生命体征稳定，尽管发病机制早期并不一定清楚，但不影响康复介入；患者至少有最低功能，有体力参加相应的康复治疗项目；至少在辅助交流下能完成一步指令；具有一定认知功能，可完成学习活动。患者有主动参与康复治疗项目的意愿，患者及家属同意康复治疗方案。患者没有限制康复训练的行为问题。

2.脑卒中康复治疗的禁忌证

患者病情过于严重或在进行性加重中,如深度昏迷、颅压过高、严重的精神障碍、血压过高等;有严重临床并发症及伴发疾病,如严重心、肝、肾疾患,深静脉血栓形成,严重肺炎或阻塞性肺病,糖尿病酮症等;存在严重认知功能障碍影响患者参与学习及参与治疗;行为异常,有可能伤及患者自身或他人(如激越状态);处于疾病终末期,生存期短;没有康复意愿。

6.1.3　脑卒中康复治疗团队及康复管理

脑卒中康复治疗需要多学科团队(multidisciplinary team,MDT)来进行。脑卒中单元(stroke unit,SU)管理对减轻残疾具有重要作用。SU的重要特点是多学科团队,适用于不同程度脑卒中的所有时期。急性期康复时间和地点因患者病情不同而不同,包括患者疾病严重程度、伴发疾病等。脑卒中患者离开SU后如果遗留神经功能损害,可在综合医院康复医学科或专科康复中心住院进行康复治疗,也可进行门诊康复(包括门诊或家庭)。

6.2　临床早期康复

脑卒中的临床早期康复一般在发病后1~2周,此时患者病情稳定,偏瘫侧肢体主要表现为弛缓性瘫痪。早期康复的目的主要是预防并发症,争取功能得到尽早康复。

1.预防并发症

在脑卒中后第1周,早期康复的目的在于预防呼吸道感染、泌尿系感染、压疮、关节肿胀、下肢深静脉血栓形成等。因此,应该尽早评估患者的意识水平、吞咽功能、大小便功能及日常生活活动(activities of daily living,ADL)能力的辅助程度,一旦患者病情允许,就应尽早活动。

(1)正确体位:正确体位是为防止或对抗痉挛姿势出现、保护肩关节及早期诱发分离运动而设计的治疗体位。早期注意并保持床上的正确体位,有助于预防或减轻痉挛姿势。

(2)床上定时翻身:脑卒中后偏瘫患者无法随意活动时,翻身很困难。如在床上固定一个姿势过久,容易导致压疮,也不利于排痰,或/和造成肺部感染。因此应每隔2~3h翻身变换体位。体位变换还可使肢体的伸屈肌张力得到平衡,预防痉挛。

(3)肢体的被动活动:患者肢体瘫痪后,肌肉不收缩可导致淋巴、血液回流不畅,长期制动导致关节周围组织发生粘连,肌肉、韧带、肌腱挛缩,引起关节强直和变形。因此应在早期进行关节被动活动,以维持关节活动度和避免关节挛缩。

2.适时引导主动运动,促进功能恢复

(1)上肢随意运动的诱发:仰卧位,治疗者支持患者上肢前屈90°,让患者上抬上肢,使手伸向天花板,或让患者的手随治疗者的手在一定范围内活动,让患者用手触摸自己的前额、嘴等。

(2)下肢随意运动的诱发:仰卧位,治疗者握住患者的足,使之背屈外翻,膝关节屈曲,指导患者伸直下肢,注意髋关节不外展外旋。治疗者将下肢摆放屈髋屈膝、足支撑在床上,保持这一体位,随着患者控制力的增加,指导患者将患肢移动,并保持稳定。

(3)下肢桥式运动:可缓解躯干及下肢的痉挛,促进下肢正常运动,训练核心肌群力量,提高患者床上生活自理能力,如易于放置尿便器、穿脱裤子等。

(4)从仰卧位到床边坐起训练:部分患者可能卧床时间长,须注意预防体位性低血压,此类患者先将床头逐步抬起,从30°～45°开始,逐渐达到60°,直到90°,在此基础上训练坐起。坐起训练包括患者在帮助下坐起训练和独立坐起训练。

(5)坐位平衡训练:首先正确坐姿,床边坐位平衡训练包括前、后、左、右各个方向,包括在帮助下的坐位平衡训练和自己独立坐位平衡训练。

(6)转移训练:包括从床转移到轮椅上、从轮椅转移到床上、帮助患者向椅子或床转移等。

6.3 康复评定

6.3.1 脑卒中严重程度整体评估

美国国立卫生研究院卒中量表(National Institute of Health Stroke Scale,NIHSS)是效度好、标准化的评估神经损伤严重程度的量表,可以评估出所有脑卒中患者的功能异常。NIHSS共有11个项目,包括意识与定向力、凝视功能、视野、面瘫、上肢运动、下肢运动、肢体共济失调、感觉、语言、构音障碍、忽视。得分越低,神经功能损害越严重。

6.3.2 运动功能评定

运动功能的评定主要有Brunnstrom运动功能评定法(简称Brunnstrom评定法)、简化Fugl-Meyer评定法等。

Brunnstrom评定法将脑卒中偏瘫运动功能分为6期,根据肌肉张力和运动的变化来评定其运动模式和功能,如表6-1所示。

表6-1 偏瘫肢体运动功能评定法(Brunnstrom评定法)

级别	上肢	手	下肢
1期	弛缓,无随意运动	弛缓,无随意运动	弛缓,无随意运动
2期	开始出现共同运动或其成分,不一定引起关节运动	仅有极细微屈曲	可最小限度地随意运动,开始出现共同运动或其成分
3期	痉挛加剧,可随意引起共同运动,并有一定的关节运动	能全指屈曲、钩状抓握,但不能伸指	①可随意引起共同运动或其成分;②坐位和立位时,髋、膝、踝可屈曲

续表

级别	上肢	手	下肢
4 期	痉挛开始减弱,出现一些脱离共同运动模式的运动:①手能置于腰后部;②上肢能屈曲 90°(肘伸展);③能屈肘 90°,前臂能旋前、旋后	能侧捏及松开拇指,手指能半随意地小范围伸展	①坐位,足跟能触地,踝能背屈;②坐位,足可向后滑动,使屈膝大于 90°
5 期	痉挛减弱,基本脱离共同运动,出现分离运动:①上肢能外展 90°(肘伸展,前臂旋前);②上肢能前平举及上举过头(肘伸展);③肘伸展位,前臂能旋前旋后	①用手抓握,能捏圆柱状及球状物,但不熟练;②能随意全指伸开,但不能单独伸展	①健腿站立,患腿可先屈膝,后伸髋;②立位,膝伸直,踝能背屈
6 期	运动协调近于正常,手指指鼻无明显辨距不良,但速度比健侧慢(≤5 秒)	①能进行各种抓握;②能全范围伸展;③可进行单个指活动,但比健侧稍差	协调动作大致正常:①立位,髋能外展超过该侧骨盆所能达到的范围;②坐位下,伸直膝可内外旋下肢,同时能完成足的内翻和外翻

简化 Fugl-Meyer 评定法是目前使用较多的运动功能评定量表,其特点是内容全面详细、科学性强,广泛应用于临床和科研工作。其内容包括 5 个方面,共 50 项,每一项分三级评定。0 分:表示不能做某一动作;1 分:表示部分能做;2 分:表示能充分完成。总计 226 分,其中运动 100 分,平衡 14 分,感觉 24 分,被动关节活动度 88 分(其中运动和疼痛各 44 分)。简化 Fugl-Meyer 评定积分如表 6-2 所示。

表 6-2　Fugl-Meyer 评定积分总表

项目				最大积分	
运动					
总运动积分	上肢	上肢总积分	100	36	60
	腕和手			30	
	下肢总积分			34	
平衡总积分			14		
感觉总积分			24		
被动关节活动度					
运动总积分			44		
疼痛总积分			44		
Fugl-Meyer 总积分			226		

6.3.3　其他功能障碍评定

除上述两种运动功能评定法外,还有肌肉无力评定、肌肉痉挛评定、平衡功能评定、日常生活活动能力的评定、语言功能障碍评定、认知功能障碍评定、吞咽功能评定等,根据临床专科康复需要选定。

6.4　恢复期康复

6.4.1　上肢运动功能康复

针对上肢运动功能受损的康复治疗主要有神经发育技术、强制性使用运动疗法、双上肢同时训练、强化上肢训练、肌力训练、任务特异性训练技术、限制躯干训练、运动想象疗法、镜像疗法、虚拟现实技术、功能性电刺激、康复机器人、重复经颅磁刺激技术等方法和手段。

(1)经典的神经学技术:如神经发育技术(neurodevelopmental techniques,NDT)和神经反射技术,包括 Bobath 技术、Brunnstrom 技术及 PNF 技术等,其中 Bobath 技术在国内应用广泛。神经发育技术侧重于抑制异常肌张力,促通正常运动模式及功能活动。

(2)强制性使用运动疗法(constraint-induced movement therapy,CIMT):是指采用物理手段限制使用健侧上肢,强迫患者使用患侧上肢完成功能活动,从而使"习得性废用"(learned nonuse)得到逆转。常规 CIMT 治疗是每天限制使用健侧上肢 14 天,只用患侧上肢进行功能活动,共治疗 14 天;同时对患侧肢体进行康复训练,每日进行 6 小时"shaping"训练,每周 5 次,为期 2 周。现在改良 CIMT 将每日患侧上肢的训练时间缩短,治疗疗程延长。尽管 CIMT 的疗效已得到研究证实,但不是所有患者均适合进行CIMT治疗。CIMT 干预的入选标准:腕伸展 20°,掌指关节伸展 10°,改良 Ashworth 分级<2 级。

(3)双上肢同步训练(bilateral arm training):是针对脑损伤后,损伤侧脑半球对健侧脑半球的抑制减弱,而健侧脑半球对损伤侧脑半球的抑制增强的问题。临床发现健侧上肢应用越多,对患侧上肢的恢复抑制越大。而双上肢同步训练可使半球间抑制正常化,使健侧半球通过胼胝体促进患侧半球的激活。

(4)强化上肢训练(intensive arm training,enhanced upper extremity therapy):常被描述为增加训练时间和加大训练强度两种方式,前者指"额外工作量"和"训练的时间总量",后者通常是指"运动频率"。目前采用的方式多是增加训练时间。

(5)肌力训练(strength training):肌力减退是脑卒中后常见功能损害,肌无力和肌痉挛是影响脑卒中后患者运动功能恢复的主要因素。可采用握力计、有弹性的握力装置及抗阻训练器械进行肌力训练,也可通过肌电生物反馈技术训练肌力。

(6)任务特异性训练技术(task specific training techniques):是根据患者功能障碍状况,客观分析影响功能障碍的因素,然后针对性改善或改变这些影响因素,使患者在获得功能重组的同时能更好地适应卒中后的新环境,以改善日常生活活动能力和提高生存质量为最终目标。

(7)限制躯干训练(trunk restraint)：可促进患侧上肢正常运动模式的恢复。在上肢运动功能受损的情况下，偏瘫患者常使用躯干过度运动作为代偿策略以完成最终目标。尽管躯干代偿会使患者完成某一活动，但这种代偿运动可能会伴有疼痛或长期的功能受限，限制躯干代偿则可改善这些不利。

(8)运动想象疗法(mental imagery)：是指为提高运动功能而反复进行相关运动动作的想象，根据运动记忆在大脑中激活某一活动的特定区域。神经科学研究表明，运动想象疗法激活脑部区域与实际进行同一运动所激活区域类似。与实际运动相比，运动想象更多激活额叶前部及顶叶后部。运动想象与实际运动在激活皮质区域及神经生理存在相似性，因此运动想象可影响实际运动。

(9)镜像疗法(mirror therapy)：是采用运动视觉反馈提高患者功能，最早用于幻肢痛治疗。在进行治疗时，将一面镜子矢状位放置在患者正前方，非瘫痪侧上肢放在镜子前面，患侧上肢放在镜子后面，非瘫痪侧上肢进行运动，患者同时看镜子，观察非瘫痪上肢的镜像，瘫痪侧上肢做非瘫痪侧上肢同样的动作。镜像疗法可促进损伤侧半球神经活动及运动区域功能重组。

(10)虚拟现实技术(virtual reality,VR)：是利用计算机生成一种模拟真实事物的虚拟环境，通过多种传感设备使用户"投入"该环境中，实现用户与该虚拟环境直接进行自然交互的技术。

(11)功能性电刺激(functional electrical stimulation)：为神经肌肉电刺激的一种，属于低频脉冲电疗法，由预先设定程序刺激特定肌肉，引发肌肉收缩，诱导形成正常运动模式，从而促进患肢运动功能恢复。肌电诱发伸腕和伸指肌的神经肌肉电刺激可增加关节活动度、运动功能及上肢活动。

(12)康复机器人(robotic rehabilitation)：可为瘫痪上肢提供高强度、重复、任务特异性、互动式治疗(被动或辅助主动运动训练)。康复机器人与常规训练的不同点是：可提供反馈治疗；可提供客观运动功能恢复的评价方法；可测量运动学及运动力学改变。

(13)重复经颅磁刺激技术(repetitive transcranial magnetic stimulation,rTMS)：是一种利用脉冲磁场作用于中枢神经系统(主要是大脑)，再通过感应电流调节神经细胞的动作电位，从而影响神经电生理活动的磁刺激技术。高频 rTMS 作用于患侧半球可改善上肢运动功能。相反，低频 rTMS 作用于健侧脑半球，进而间接地兴奋受损伤侧半球。

6.4.2　下肢运动功能康复

针对下肢运动功能的康复治疗，可采用与上肢运动功能相同的康复技术，包括神经发育技术、任务特异性训练技术、肌力训练、机器人辅助训练、虚拟现实技术、强化训练、运动想象疗法等。此外，下肢运动康复还可采取以下方法。

(1)部分减重平板训练(partial body weight support and treadmill training,PBWS)：是用减重吊带将患者身体部分悬吊，使患者步行时下肢负重减少，配合电动跑步机来带动患者产生重复与有节律的步行活动，使支撑能力不足的患者早期进行锻炼。但该训练技术需要治疗师和助手多人辅助，应用受限。

(2)平衡功能训练：其原则是支撑面由大变小、从静态平衡到动态平衡、从睁眼到闭眼、从硬的支撑面到软的支撑面。先训练踝调节(这种调节最重要),再训练髋调节和跨步调节。可采用平衡训练仪进行训练。

(3)踝足矫形器(ankle-foot orthosis,AFO):脑卒中出现足下垂的患者常使用 AFO,在负重时稳定踝关节,在摆动时抬高足趾。AFO 可改善脑卒中患者站立步行和平衡功能,建议早期使用,针对不同时期和踝足体位选择不同类型 AFO。

(4)功能性电刺激(functional electrical stimulation,FES):能诱发偏瘫侧肢体产生重复任务导向性运动,增强神经输入刺激,提高大脑可塑性,改善偏瘫侧下肢摆动相由于足下垂所引起的足廓清不足,不影响足离地时踝跖屈动作,能模拟正常运动模式,提高步行效率,有助于患者恢复治疗信心,增强康复训练积极性,促其早日获得独立步行能力。

6.4.3　失语症康复

失语不但影响患者交流和生活质量,而且使患者与治疗师交流困难,不利于其他功能恢复,因此积极进行失语症康复治疗是必要的。失语症康复治疗主要目的是采取各种方法改善患者听、说、读、写等能力,使患者能尽可能正常交流。

常规失语症康复治疗方法包括 Schuell 刺激疗法、交流结果促进法(PACE 技术)、阻断去除法、功能重组法及各种针刺疗法等。

新的治疗形式和方法包括强化训练、小组训练、对患者家属进行训练、计算机辅助治疗技术、改良旋律音调治疗法、强制性诱导言语治疗、语音语义治疗、经颅磁刺激、经颅电刺激等。

6.4.4　认知功能障碍

脑卒中后常常出现认知功能障碍,发病后 3 个月、1 年、2 年和 3 年认知功能障碍的发生率分别为 39%、35%、30% 和 32%。临床根据认知功能障碍评估,展开包括药物治疗、感知觉认知疗法、作业治疗等内容的综合性康复治疗。

6.4.5　脑卒中并发症康复

1. 脑卒中后痉挛的康复治疗

脑卒中后 3~12 个月痉挛状态发生率在 17%~43%。上肢痉挛常见部位是肩内旋、内收肌以及屈肘、屈腕、屈指肌,下肢痉挛常见部位是伸膝肌和踝跖屈肌。脑卒中后痉挛状态在导致患者主动运动障碍、影响日常生活活动能力、引起疼痛及不适等影响康复进程时,要积极加以干预。

脑卒中后抗痉挛康复治疗包括非药物治疗和药物治疗两部分。

(1)非药物治疗:肌肉牵张(muscle stretching)是常用的痉挛康复治疗方法。牵张方法包括良肢位摆放、被动及主动牵张、等张牵张(患侧肢体处于关节活动度最大位置)、等速牵张(肢体持续运动)。牵张时可使用辅助设施,如石膏、夹板、矫形器等。

肌力训练(muscle strength training)一般不会增加痉挛程度或降低关节活动度。渐进性抗阻训练广泛应用于脑卒中后痉挛的治疗。通过视觉或听觉控制特定肌肉或肌群的生物反馈可缓解痉挛。

其他的非药物疗法也用于痉挛治疗,这些非药物治疗方法的疗效需要进一步研究证实,包括冲击波、温热疗法、冷疗、经皮神经电刺激、功能性电刺激、电针、机器人治疗等。

(2)药物治疗:抗痉挛药物治疗需要根据患者痉挛状况及药物特点进行选择。抗痉挛药物治疗包括口服药物治疗(如巴氯芬、替扎尼定、加巴喷丁、丹曲林钠等)、注射药物治疗(如神经溶解技术及肉毒毒素注射技术)和鞘内注射药物治疗。

2.吞咽障碍的康复及营养管理

吞咽障碍是脑卒中后常见并发症,研究报道在急性脑卒中发生率为 29%～67%。脑卒中患者伴发吞咽障碍,患者可出现各种并发症,如营养不良、脱水、肺炎等,导致死亡率增加,住院时间延长。

1)康复治疗　常用的方法有代偿技术、间接训练和直接训练。

(1)代偿的目的是让患者安全经口进食,但不能改善患者吞咽功能,可作为吞咽功能恢复前的短期治疗措施,也被称为行为策略,引起行为可塑性。代偿技术包括体位调整、进食行为调整、口腔卫生改善等。

(2)间接训练是不使用食物的基础训练,包括感觉训练和感觉运动训练。感觉训练针对脑卒中后吞咽障碍患者常出现的感觉异常,使用多种感觉刺激技术,包括食团改变、温度-触觉刺激、口咽部气脉冲感觉刺激。感觉运动训练的目的是改善口咽部组织的运动范围及肌力,不需要患者吞咽食团,因此这些训练方法比较安全,包括舌肌力量训练、Shaker 训练、改良球囊扩张技术等。

(3)直接训练是伴有吞咽的感觉运动训练。吞咽时进行运动功能训练可增加肌肉力量及活动范围,是任务导向训练。直接训练包括 Mendelsohn 手法、声门上及超声门上吞咽、生物反馈技术、伴有吞咽的感觉运动训练等。

吞咽障碍的其他治疗技术还有神经肌肉电刺激、针灸、经颅磁刺激和经颅电刺激等。

2)营养管理　脑卒中患者常由于热量和蛋白质摄入不足造成营养不良。脑卒中对消化道的直接影响是吞咽障碍,脑卒中后营养状态不良不利于患者功能恢复并导致死亡率升高。患者营养不良导致功能恢复差,需要与营养师会诊对吞咽障碍患者的食物和进食方式进行适当调整,必要时进行管饲营养。

3.偏瘫肩痛的康复

偏瘫肩痛是脑卒中后常见临床表现,脑卒中后 2 周即可出现,2～3 个月发生率最高。偏瘫肩痛明显影响脑卒中康复。

(1)偏瘫肩痛的原因:尽管偏瘫肩痛的原因很多,目前倾向于由痉挛及持续偏瘫姿势所致,如肩关节半脱位、痉挛肌肉失衡及冻结肩、肩-手综合征等。

(2)偏瘫肩痛的防治:偏瘫肩周围肌肉瘫痪,早期表现为弛缓性瘫痪,后期出现痉挛。肩关节正确放置可减少肩关节半脱位及后期挛缩,促进功能恢复。肩关节放置不正确可影响身体对称性、平衡及体像。

肩吊带一般在脑卒中早期用来支持患侧上肢。通常使用的三角肩吊带有不利的一面,会加重上肢屈肌模式、妨碍上肢摆动、易使患者发生挛缩及体像障碍等,在功能上限制患者不能使用患侧上肢。所以,目前采用改良肩吊带使患者偏瘫上肢弛缓性瘫痪的肩关节在站立和转移时得到支持,既避免不利影响,又保持功能康复活动。

运动疗法针对痉挛、肌肉失衡及冻结肩与肩痛的关系,增加肩关节活动度的运动措施缓解肩痛。治疗师在帮患者活动上肢时,应注意肩部运动生物力学特点保护肩关节,避免肱骨头对喙突肩峰弓的撞击引起疼痛。

用于肩痛的电刺激疗法主要有功能性电刺激和经皮神经电刺激,前者主要产生肌肉收缩改善活动,后者以止痛作用为主。电刺激可增加肌力、改善肌肉张力及感觉障碍、减轻疼痛。刺激的靶肌肉通常是冈上肌和三角肌后部,这两块肌肉在维持盂肱关节良好对线方面起到重要作用。功能性电刺激可代偿或促通肩关节周围弛缓瘫痪肌肉功能,减少或减轻肩关节半脱位的风险。

偏瘫肩痛的其他治疗方法还包括口服非甾体消炎药、关节腔内注射激素、A 型肉毒毒素注射(主要注射肩胛下肌)、超声波疗法、冷疗,以及传统疗法,如芳香疗法、针灸等。

4.预防深静脉血栓形成

深静脉血栓形成(deep vein thrombosis,DVT)是脑卒中后常见并发症之一,其发生和继发性肺栓塞是导致脑卒中患者病情加重和死亡的重要因素。脑卒中后 50% ～75% 患者伴发深静脉血栓形成,其中 9%～15% 继发肺栓塞。抗凝剂可降低深静脉血栓形成的发生率。早期离床活动是预防下肢静脉血栓形成的重要措施,临床还可使用梯度加压弹力袜或间歇性充气加压装置作为辅助预防手段。

5.大小便功能障碍的康复

脑卒中后尿失禁发生率在 30%～79%,发生率因尿失禁定义解读不同、评估时间不同及评估人群不同而有差异。脑卒中患者尿失禁多见于额叶或脑桥排尿中枢病灶损害。尿失禁治疗方法有促进膀胱排空、生物反馈辅助盆底肌肉训练、行为疗法、以功能为导向的康复方法等。

脑卒中后大便失禁及便秘均可出现。大便失禁发生率在 7%～56%,脑卒中早期意识水平是大便失禁的重要预测指标。可对大便失禁患者进行教育及制订详细的排便计划。便秘的原因有饮水量不足、药物副作用、食物中纤维缺乏、活动减少等。便秘患者的治疗措施,包括充足水分和纤维摄入、规律大便、口服通便药物等。

6.脑卒中后抑郁的康复

脑卒中后抑郁(post-stroke depression,PSD)是指脑血管疾病发生后出现以情绪低落、活动机能减退、思维功能迟缓为特征的情感障碍性疾病,是脑卒中常见并发症之一,大约 1/3 脑卒中患者会出现抑郁。脑卒中后抑郁影响患者功能恢复、认知功能及社会参与,使其死亡率增加。脑卒中后抑郁的治疗包括药物治疗和非药物治疗两个方面。

(1)药物治疗:抗抑郁药是当前预防和治疗 PSD 的主要药物,可缓解抑郁心境及伴随的焦虑、紧张和躯体症状,有效率在 60%～80%。目前选择性 5-羟色胺再摄取抑制剂和去甲肾上腺素再摄取抑制剂为抗抑郁治疗的一线药,临床上常用的选择性 5-羟色胺再摄取抑制剂有氟西汀、帕罗西汀、舍曲林、氟伏沙明和西酞普兰。常用的去甲肾上腺素再摄取抑制剂有文拉法辛和度洛西汀。

(2)非药物治疗:非药物治疗包括心理治疗、社会支持、功能康复训练、音乐疗法、经颅磁刺激等,均可用于脑卒中后抑郁的治疗。

7.压疮的康复

压疮(pressure ulcers)是局部组织长期受压后血液循环出现障碍,持续缺血、缺氧、营养不良而导致的软组织溃疡和坏死。脑卒中后压疮发生率约 1%,压疮发生的危险因素有高龄、严重脑卒中、制动、大小便失禁、营养不良、糖尿病等。

预防压疮的方法,包括定时翻身(每 2 小时 1 次),使用压力减缓用具(如气垫床等),清洁床面和加强皮肤护理,减少摩擦力和剪切力产生,以及加强营养等。对已出现压疮的患者应及时根据不同压疮分期,解除局部压迫,进行创面处理,采用物理因子疗法,如紫外线、磁疗、激光等疗法,必要时行负压封闭引流技术(vacuum sealing drainage,VSD)。

6.4.6 脑卒中患者的功能结局

脑卒中后功能恢复高峰期出现在发病后 1~3 个月内。3~6 个月功能恢复速度变缓,严重脑卒中患者恢复时间长且功能改善水平低。脑卒中可在恢复的不同阶段出现平台期,中度及重度脑卒中患者仅大约 10% 可恢复"正常"。运动功能恢复并不能代表整体功能恢复,日常功能活动还受失用、感觉丧失、失语及认知功能的影响。研究证实虽然受损害的神经细胞及组织不可恢复,但是功能上可通过神经可塑性重建机制得到恢复。临床不但要积极推进脑卒中早期康复,而且要强调对各种慢性期脑卒中残余的功能问题进行必要的针对性专科康复治疗。

小结

本章介绍了脑卒中的定义、临床表现与分型,导致的功能障碍与恢复机制,脑卒中康复适应证和禁忌证;介绍了脑卒中康复评定方法及脑卒中患者在急性期和恢复期的康复治疗方法;阐述了脑卒中后常见并发症及康复治疗策略。

思考题

1. 简述近年来脑卒中功能恢复的神经科学机制的新研究。
2. 列举脑卒中康复科技转化的最新治疗方法和技术。

(王 强 张永祥)

参考文献

[1] 《中国脑卒中防治报告 2019》编写组.《中国脑卒中防治报告 2019》概要[J]. 中国脑血管病杂志,2020,17(5):272-281.

[2] POWERS W J, RABINSTEIN A A, ACKERSON T, et al. Guidelines for the early management of patients with acute ischemic stroke:2019 update to the 2018 guidelines for the early management of acute ischemic stroke:a guideline for healthcare professionals from the American Heart Association/American Stroke Association[J]. Stroke,2019,50(12):344-418.

[3] KLEINDORFER D O, TOWFIGHI A, CHATURVEDI S, et al. 2021 guideline for the prevention of stroke in patients with stroke and transient ischemic attack:a guideline from the American Heart Association/American Stroke Association[J]. Stroke,2021,52(7):364-467.

第 7 章　脑外伤康复

学习要点

了解脑外伤的定义、发病机制与分型、临床表现和诊断、预后；掌握急性期的康复治疗原则和并发症的防治；了解脑外伤后功能障碍的常用评定方法，掌握常用的康复方法；了解脑外伤后预后评价方法和长期预后影响因素。

7.1　概　述

脑外伤(traumatic brain injury, TBI)是由于头部受到钝力或锐器作用力后出现脑部功能改变，如思维混乱、意识水平改变、癫痫发作、昏迷、局部感觉或运动神经功能缺损。其占全身各部位创伤的 9%～21%，致死率和致残率居于创伤的首位。交通事故、跌倒、暴力冲突是其主要原因。近年来总体死亡率有所下降，存活患者中，轻、中和重度损伤患者分别有 10%、60%、100%，会遗留永久残疾。脑外伤后存活的患者伴各种严重功能障碍，给个人、家庭和社会造成负担，治疗费用巨大。

7.1.1　发病机制

原发性损伤是由直接暴力所致神经细胞、胶质细胞、血管及轴索损害，包括引起挫伤、撕裂伤以及颅内出血的接触性损伤，导致脑组织局部破坏；或者加速/减速运动引起弥漫性轴索损伤或脑水肿，从而导致弥漫性脑组织破坏。原发性损伤可激活一系列有害反应，从而引起继发性损伤。继发性损伤包括脑水肿、颅内压增高和出血，系统性损伤和细胞损伤，持续时间可能为数小时到数周。

7.1.2　恢复机制

神经重塑理论是脑损伤康复的理论基础，认为发育成熟的神经细胞功能和结构在某些条件下能以某些方式进行调整和改变，重塑过程也可通过某些手段加以促进或放大，从而影响神经功能恢复速度和程度。丰富的环境促使损伤大脑神经重塑更加活跃，增加神经细胞体积和密度、树突分枝以及树突棘密度、突触密度和体积等。此外，神经重塑与神经递质、炎症反应、内分泌和药物等相关。

7.1.3　脑外伤分型

1.按严重程度分

(1)格拉斯哥昏迷量表(Glasgow coma scale, GCS)评分。GCS 根据患者对不同刺激表现出的睁眼、口头表达及运动反应能力来分级。13～15 分为轻度，9～12 分为中度，

<9分为重度。距离外伤的时间、血液动力学参数指标及镇静剂或兴奋类药物会影响GCS得分。

表 7-1　格拉斯哥昏迷量表

活动	评分
睁眼	
自发	4
语言反应	3
疼痛	2
无反应	1
最佳运动反应	
跟随运动指令	6
定位	5
回缩	4
异常屈曲	3
伸肌反应	2
无反应	1
语言反应	
切题	5
不切题	4
不适当语言	3
无法理解的声音	2
无反应	1

（2）根据记忆缺失持续时间分型。在奥姆斯特德研究中，结合意识丧失和颅内病变的情况来判定损伤的严重程度：意识丧失或记忆缺失时间少于 30 分钟为轻度；30 分钟～24 小时为中度；超过 24 小时或出现颅内血肿、挫裂伤、死亡为重度。

（3）根据昏迷时间、阳性体征和生命体征分型。我国于 1960 年首次制定了急性闭合性脑外伤的分型标准，经两次修订后已较为完善，已成为国内公认的标准。轻型：伤后昏迷时间 0～30 分钟，有轻微头痛、头晕等自觉症状，神经系统和脑脊液检查无明显改变；中型：伤后昏迷时间 12 小时以内，有轻微的神经系统阳性体征，体温、呼吸、血压、脉搏有轻微改变；重型：伤后昏迷 12 小时以上，意识障碍逐渐加重或再次出现昏迷，有明显神经系统阳性体征，体温、呼吸、血压、脉搏有明显改变；特重型：原发性脑损伤严重，伤后昏迷深，有去大脑强直或伴有其他部位的脏器损伤、休克等。

2.按损伤性质分

脑外伤根据伤后脑组织是否与外界相通，分为闭合性损伤和开放性损伤。前者常由钝器打击或间接暴力所致，硬脑膜完整，无脑脊液漏；后者多由锐器或火器直接暴力所致，常伴有头皮裂伤、颅骨骨折、硬脑膜破裂，导致脑脊液漏，并易造成颅内感染。

3.按损伤部位分

损伤部位包括头皮、颅骨和脑组织。头皮损伤又分为头皮血肿、头皮裂伤和头皮撕脱伤;颅骨损伤包括颅盖骨折和颅底骨折。脑组织损伤根据病理机制又分为原发性损伤和继发性损伤,前者包括脑震荡、弥漫性轴索损伤、脑挫裂伤、原发性脑干损伤等,后者包括脑水肿、脑肿胀和颅内血肿等。另外复合伤在临床中十分常见,脑外伤常常合并其他组织器官的损伤,包括四肢和脊柱的骨折、胸腹部脏器损伤、周围神经损伤等。

7.1.4　临床表现和诊断

1.脑震荡

患者受伤后出现一过性脑功能障碍,经过短暂的时间后可自行恢复。患者昏迷不超过 30 分钟;可出现近事遗忘,不同程度的头痛、头晕、疲劳等;可出现一定程度精神状态的改变。

2.弥漫性轴索损伤

头部产生旋转加速度或角加速度,脑组织内部产生剪应力作用。患者伤后大多即刻昏迷,昏迷程度深,持续时间长,极少出现中间清醒期;无明确的神经系统定位体征。

3.脑挫裂伤

患者存在意识障碍,可伴有不同程度脑水肿和外伤性蛛网膜下腔出血,头痛常较严重。

4.原发性脑干损伤

患者伤后立即出现昏迷,持续时间长,恢复慢;出现生命体征与自主神经功能紊乱;中脑损伤:眼球固定、瞳孔大小、形态变化无常;脑桥损伤:双侧瞳孔极度缩小,眼球同向偏斜;延髓损伤:呼吸循环功能紊乱;去大脑强直或交叉性瘫痪、锥体束征阳性、脑神经功能障碍等。

5.丘脑下部损伤

患者可出现嗜睡症状,心脑血管功能可有各种不同变化,体温调节异常,糖代谢紊乱,水代谢紊乱。

7.1.5　病程和预后

由于脑外伤的病因、严重程度及个体因素不同,其病程和预后的差异非常大,所以目前尚无公认的病程划分标准。主要针对重型脑外伤,有学者将病程分为急性期(3 天以内)、亚急性期(3 天～3 周)和慢性期(3 周以上);也有学者将病程划分为急性期、恢复期和后遗症期。一般来说,成年脑外伤患者在发病 6 个月内开始恢复,1～2 年逐渐稳定,进入"平台期"。儿童患者通常恢复期更长,预后也更好。脑外伤的预后与很多因素密切相关,伤前因素、损伤因素和伤后因素都可能影响到患者的长期预后,如年龄、病因、严重程度、损伤部位、损伤性质和范围、其他器官组织损伤情况、并发症、伤后是否救治及时得当、康复治疗情况、家庭和环境支持等。

7.2　临床早期康复

7.2.1　急性期治疗

脑外伤急性期治疗包括一般治疗、手术治疗和脑保护治疗等。具体措施如下。

（1）抗脑水肿治疗：临床常用 20％甘露醇，可在以下情况，如血肿诊断明确，手术前应用；血肿诊断尚未明确，但有颅高压症状也可使用，需密切观察病情变化。

（2）伴有意识障碍者需输液：输液量和速度应根据患者具体情况而定。如果 48～72 小时仍然意识不清，不能进食，可应用人工鼻饲。

（3）加强脑营养疗法：辅酶 A、ATP、能量合剂等在临床较为常用。

（4）为防止肺炎、尿路感染或预防颅内感染或伤口感染需应用抗生素治疗，尤其对于开放性脑损伤或合并脑脊液漏者。

（5）目前手术治疗的指征、时机和方法还存在一定的争议，具体可参考《脑外伤外科治疗指南》及《脑外伤患者外科手术专家共识》。

（6）适当选用脑保护治疗：目前针对脑保护基础和临床研究成果较多，主要使用的药物有激素、钙离子拮抗剂、白蛋白、镁离子、谷氨酸拮抗剂、自由基清除剂、缓激肽拮抗剂、线粒体功能保护剂等，但疗效还有待循证医学研究提供证据。

7.2.2　急性期康复

脑外伤患者一旦生命体征稳定，特别是颅内压持续 24 小时稳定在 2.7kPa 以内，即可介入康复治疗，包括定时变换体位、保持良肢位、关节被动活动、呼吸道的管理、合并症的治疗等。脑外伤患者常见的继发损害和合并损伤包括深静脉血栓、异位骨化、压疮、肺炎、慢性疼痛、挛缩、肌肉萎缩、骨折、周围神经损害等，需要早期及时防治。对于中度、重度患者，即使意识不清也要进行一定的床旁康复治疗，以预防压疮形成、关节挛缩、下肢静脉血栓等。要保持每天进行 1 次或 2 次全身肢体每个关节 3～5 次的被动活动，定时变换体位、体位引流、震动排痰、叩击背部等均是保持呼吸道通畅、防止肺部感染的有效措施。

7.2.3　常见并发症防治

1. 外伤后癫痫

外伤后癫痫发作又通常分为三种类型：急性癫痫发作（发病 24 小时以内）、早期癫痫发作（24 小时～1 周）和晚期癫痫发作（1 周以后）。对明确的外伤后癫痫应合理使用抗癫痫药物治疗。对难治性癫痫药物治疗无效时，可考虑手术治疗。

2. 外伤性脑积水

创伤后脑积水有急性、慢性之分，伤后 2 周之内发生者为急性脑积水，伤后 3 周～1 年内发生者为慢性脑积水。急性脑积水表现为脑外伤后持续昏迷或意识一度好转又转差,骨窗外膨、张力增高,患者出现头痛、喷射性呕吐、视物模糊等症状。慢性脑积水表现为三联征,即认知障碍、步行困难及括约肌功能障碍,这些症状起病隐袭,并呈渐进性加重。急性脑积水应及时进行干预,部分轻症患者可不需任何治疗。对明显影响患者功能和预后的慢性脑积水,应积极进行分流手术。

3.脑外伤后综合征

脑外伤后综合征是脑外伤患者进入恢复期以后,长期存在的一组自主神经功能失调或精神性症状,包括头痛、神经过敏、易怒、注意力集中障碍、记忆力障碍、头晕、失眠、疲劳等症状。其神经系统检查并无异常,神经影像学检查亦无阳性发现。如果这一组症状在脑外伤后3个月以上仍持续存在而无好转时,则可诊断为脑外伤后综合征。对于头痛、头晕、焦虑、抑郁等症状可适当给予药物治疗,改善睡眠、生活规律,调节自主神经功能,并适当参加工作和体育锻炼。

7.3　功能评定

7.3.1　全身状况评估

要注意评估患者的全身状况,包括生命体征、心肺功能、皮肤情况、营养情况、大小便情况;了解是否存在并发症,如癫痫、脑积水、压疮、下肢深静脉血栓等;了解既往病史,是否有高血压、冠心病、糖尿病等以及目前用药情况;要了解患者是否有骨折等其他创伤,以及创伤愈合情况等。

7.3.2　损伤严重程度综合评定

可根据意识丧失、意识改变、创伤后健忘时间及 GCS 评分和神经影像学改变综合评定患者的损伤严重程度(表7-2)。

表7-2　轻度、中度、重度脑外伤的特征

特征	轻度 TBI	中度 TBI	重度 TBI
意识丧失	0~30min	>30min 和<24h	>24h
意识改变	>24h	>24h	>24h
创伤后健忘	0~1d	>1d 和<7d	>7d
GCS 评分	13~15	9~12	<9
神经影像	正常	正常或者异常	正常或者异常

7.3.3　功能障碍评价

1.意识障碍评价

推荐使用昏迷恢复量表修订版(coma recovery scale-revised,CRS-R)评估患者的异常意识状态。该量表共有 6 个分项及 23 项测量指标：听觉、视觉、运动、言语反应、交流和唤醒度，可用来区分不同意识状态（植物人、最小意识状态及苏醒），明确预后并指导治疗方案。

2.精神行为反应评定

Rancho Los Amigos 认知功能分级（Rancho Los Amigos levels of cognitive functioning，LOCF）是用来评估脑外伤患者从昏迷到苏醒过程中认知和行为恢复的描述性评分方法。

3.认知功能评定

简易智能状态检查（mini-mental state examination，MMSE）和蒙特利尔认知评估（Montreal cognitive assessment，MoCA）是目前常用的两种认知功能障碍筛查量表，都是综合性认知功能评定量表，操作简单，临床使用较广。

标准化成套测验可用于认知某一领域的系统评定，如洛文斯顿作业疗法认知评定成套测验（Loewenstein occupational therapy cognitive assessment，LOTCA）主要用于知觉功能检查。韦氏成人记忆量表、Rivermead 行为记忆测验用于记忆功能的检查。

4.言语和交流能力评定

研究发现脑外伤患者的语言问题主要包括对话、叙述和"语用学"障碍，而很少出现典型的失语症。La Trobe 交流问卷作为交流能力评估已被认可，社会融入意识检查（awareness of social inference test，TASIT）也用于脑外伤后社会感知能力评估。失语症评定可采用临床较为通用的汉语标准失语症检查表。

5.吞咽功能评定

吞咽功能临床检查包括患者主观上吞咽异常的详细描述、相关既往史，有关临床观察和物理检查。吞咽造影检查（video fluoroscopic swallowing examination，VFSE），又称电视 X 线透视吞咽功能检查（video fluoroscopic swallowing study，VFSS）被认为是诊断吞咽障碍、评定吞咽功能的"金标准"。

6.运动和平衡功能评定

脑外伤后运动障碍的临床表现多种多样，患者常出现痉挛性偏瘫或双侧偏瘫及平衡障碍，且可合并几乎所有锥体外系损伤引起的运动障碍，包括肌张力障碍、舞蹈样动作、震颤麻痹、静止性、姿势性或意向性震颤，其中以震颤和肌张力障碍最为常见。临床可在神经运动系统检查基础上，选用运动和平衡功能评估量表和检测方法。

7.3.4　ADL 能力评价

一般用国际上公认的改良 Barthel 指数评估个体自理能力，也可选择北美地区广泛应用的 FIM（functional independence measure），其优点是不仅评估躯体功能，还评价语言、认知、社会功能，比 Barthel 指数更客观全面。

7.3.5　家庭和社会环境评价

要评估患者家庭及其他赡养者的情况、经济和保险情况、住房或环境状况及就业状况等社会问题。

7.3.6 预后结局评定

格拉斯哥预后量表(Glasgow outcome scale,GOS)根据患者能否恢复工作、学习、生活自理能力等指标,将预后结局分为 5 个等级:死亡、植物状态、重度残疾、中度残疾、恢复良好。

7.3.7 生活质量评定

生活质量(quality of life,QOL)涵盖内容较广,主要包括躯体方面的功能活动和表现情况、社会活动能力、执行角色能力、心理困扰、健康问题感受、躯体疼痛、精力和疲劳情况、心理上愉悦情况、睡眠、认知能力等。常用的评定方法有世界卫生组织生活质量测定量表(WHO quality of life,WHOQOL)、生活质量指数(quality of life index,QLI)、安康生活质量量表(quality of well being,QWB)、医学结局研究-简明调查 36 条(MOS - SF36)、生活满意度量表(satisfaction with life scale,SWLS)等。

7.4 康复治疗

7.4.1 意识障碍的康复

脑外伤后意识障碍的患者经急性期治疗后,部分患者可完全恢复意识,但重度损伤者可持续昏迷,或成为植物状态,或转为最小意识状态。临床应针对意识障碍患者开展综合性康复措施。

1. 常规基本治疗

(1)继续针对病因及并发症的治疗。对外伤性损伤患者,应及时实施止血、脱水、抗感染等治疗,必要时行手术清除血肿、去骨瓣减压等处理;对脑积水患者,应及时行脑脊液分流术,预防和治疗呼吸道感染、尿路感染、褥疮,防止关节挛缩、肌肉痉挛、肢体静脉血栓形成等,保证营养摄入,维持水电解质平衡;对合并有其他器官外伤或原发性高血压、糖尿病、冠心病者,需积极采取措施予以控制。

(2)在药物治疗上,伤后可予以增加脑血流量药物、促进中枢神经细胞代谢药物及神经功能恢复药物等,同时慎用有碍神经恢复的药物,如苯妥英钠。

(3)康复治疗包括运动治疗、作业治疗、日常生活活动等训练,可有效预防并发症,增加与环境接触,促进意识恢复。

(4)传统治疗包括中药、针灸和按摩等治疗,协助促醒、改善肢体运动、抑制痉挛等。

(5)在护理方面,加强对患者皮肤、呼吸道、营养、二便等全面管理,提供感觉刺激,达到促进恢复的目的。康复护理是维持患者生存的关键。

2. 特殊辅助治疗

针对促醒和脑功能恢复,临床尝试运用一些方法和技术来达到更好的结局。

（1）环境刺激法：尽管缺乏有效的报告，但仍然广泛应用于临床。具体方法是让患者有计划地接受自然环境刺激，如阳光、空气等，有助于促进皮质与皮质下联系。

（2）操作刺激法：是一种条件反射法，也是一种行为治疗方法，即对患者某一行为做出反应，使患者从中吸取教训，调节其行为。

（3）感觉刺激法：可让患者接受声、光、言语、面孔等刺激，改变大脑皮质抑制状态，达到自身调节而加快意识恢复。

（4）药物治疗方面：一些特殊的药物对脑损伤可起到促进恢复的作用，如金刚烷胺等，但目前仍在深入研究中。

（5）神经调控治疗：如丘脑电刺激、脑干电刺激、小脑电刺激、高颈髓后索电刺激及周围神经刺激等，但确切的疗效证据尚在研究中。

3.高压氧治疗

高压氧使大脑内毛细血管血氧增加，改善缺血半暗区的缺氧状态，促进侧支循环生成，使神经细胞功能得以恢复。高压氧治疗开始要早，疗程也可能较长，同时要注意高压氧治疗的禁忌证和副作用。

7.4.2　精神心理障碍康复

脑外伤后精神心理障碍的康复治疗以控制症状为主，药物选择要恰当，并结合心理和认知行为治疗。对急性期谵妄给予肌肉注射氟哌啶醇或口服非典型抗精神病药物，一般控制良好。慢性期精神病症状若对患者的康复治疗和日常生活造成影响，可给予非典型抗精神病药物治疗。

急性激越患者需要医务人员及陪护人员严密观察，减少刺激性诱因。对持续激越或有进行性攻击行为的患者，需要更积极主动的治疗方法，包括药物、行为矫正技术等。对慢性激越患者多采用传统的行为治疗技术，以减少不合作行为。

创伤后抑郁通常需要持久的综合治疗，包括药物治疗和心理治疗等。临床上常用三环类抗抑郁药和选择性5-羟色胺性再摄取抑制剂，但三环类抗抑郁药物可能会增加癫痫发作风险。对脑外伤后焦虑障碍首选认知行为治疗，对严重焦虑的患者，可选用选择性5-羟色胺再摄取抑制剂以减轻症状。对躁狂发作者可考虑给予丙戊酸盐或锂制剂治疗。

7.4.3　认知障碍康复

脑外伤后常见认知障碍表现为信息处理的速度和效率降低，注意力和专注力容易分散，学习和记忆障碍，知觉混乱和自我意识丧失，交流障碍，执行功能障碍等。

认知康复是针对脑外伤患者的认知障碍的一种有效康复治疗方法。认知康复训练对脑外伤患者提高定向力、视觉空间分辨力，掌握特定的技巧与技术，发挥代偿记忆，加强分析处理问题的能力，促进功能活动有明显作用。目前开展的认知康复方法主要有作业疗法、内隐记忆康复、无错性学习、认知行为训练、电脑辅助和虚拟认知康复、通过互联网进行远程控制的认知康复，以及电磁刺激等。

药物治疗对脑外伤后认知障碍的康复也具有重要意义。目前主要用于改善脑外伤后认知障碍药物,有作用于多巴胺能系统的药物(如溴隐亭、左旋多巴等),作用于儿茶酚胺能系统的药物(如盐酸金刚烷胺和盐酸美金刚等),作用于胆碱能系统的药物(如多奈哌齐、利凡斯的明、加兰他敏等),脑代谢激活剂(如胞磷胆碱等),以及激素替代治疗(如生长激素、甲状腺激素和雌激素等)。

7.4.4　言语和交流障碍康复

目前临床工作中,脑外伤后语言障碍的康复方法仍主要沿用卒中后失语和构音障碍等相关的经典治疗方法。可尝试对患者日常会话进行录音,结合听者反馈,对患者说话的内容进行分析、指导,让其逐渐形成逻辑性会话方式。脑外伤患者还可通过模仿其他人说话而提高自身交流能力。应用一些特定的技巧,如手势、书写等方法,也有助于提高这些患者的语言交流能力。

7.4.5　吞咽功能障碍康复

针对脑外伤吞咽障碍目前还没有特殊治疗方法,主要沿用脑卒中后吞咽障碍的康复治疗方法,可能需要更多进行口腔肌训练。需要注意,患者认知障碍对吞咽功能影响较大,最明显的例子是当患者注意力不集中的时候,很容易发生误吸。所以,强化一些与进食有关的认知训练可能会有助于患者吞咽障碍恢复。

7.4.6　运动功能障碍康复

单纯锥体束损伤造成偏瘫的康复治疗与卒中后偏瘫的康复治疗类似,急性期注意良肢位摆放和关键被动活动,预防肩关节半脱位、肩手综合征、下肢静脉血栓等并发症,恢复期以诱发主动运动、控制肌张力、增强肌力训练为主。针对中枢性瘫痪造成的广泛性痉挛,临床上可使用盐酸替扎尼定,而巴氯芬或乙哌立松也可选择应用,针对局部痉挛或痉挛性疼痛可选择肉毒毒素注射。双侧瘫痪的康复治疗较为困难,而且往往平衡问题突出,严重者可影响呼吸肌,所以需要强调平衡功能训练和呼吸训练。

脑外伤后锥体外系损伤较为多见,除采用适当的运动疗法、按摩或放松性训练降低肌张力,目前仍以药物对症治疗为主。症状以肌张力增高为主时,可选用降张力药物进行治疗;而肌张力多变时则不适合药物治疗。针对药物治疗效果不佳的某些顽固性锥体外系症状,也有外科手术治疗的报道,如丘脑切开术、齿状核定向切开术、小脑齿状核损毁术、小脑前庭电刺激等。但以上药物或手术治疗缺乏大样本随机对照研究和循证医学证据。

脑外伤后平衡障碍康复治疗前需要分析造成平衡障碍的因素,针对这些因素进行单独治疗和整合治疗。如通过下肢负重训练提高身体支撑能力,纠正异常协同运动模式,进行正常姿势的控制训练,躯干与肢体协调功能的训练,前庭-视觉、躯体感觉功能训练,以及提高信息综合加工及反馈能力,必要时可应用辅助器具。

脑外伤患者还可能存在感觉障碍,自主神经功能障碍,废用/误用/过用综合征,各种并发症和继发损害,其他组织器官的损伤,既往的疾病,以及家庭、职业、保险、法律等相关问题,因此脑外伤的康复治疗是个长期的、多学科合作的过程,要有整体的理念,也需要患者、家属、陪护人员的积极参与,而且要持之以恒。

小结

本章简要介绍了脑外伤的定义、发病机制与分型、临床表现和诊断、预后;介绍了急性期康复治疗原则和并发症防治,包括癫痫、脑积水、脑外伤后综合征;重点介绍了脑外伤后功能障碍的特点、常用评定和康复方法,包括意识障碍、精神心理障碍、认知障碍、言语和交流障碍、吞咽障碍、运动障碍和平衡障碍,并列举常用评定量表和康复治疗方法。

思考题

1. 脑外伤急性期影像学检查有哪些?
2. 脑外伤后不同阶段可能有哪些常见并发症?
3. 脑外伤后认知障碍康复干预有什么新技术?

（张　皓）

参考文献

［1］ CARNEY N, TOTTEN A M, O'REILLY C, et al. Guidelines for the management of severe traumatic brain injury[J]. Neurosurgery, 2017,80(1)：6－15.

［2］ 中华医学会神经外科学分会颅脑创伤专业组，中华医学会创伤学分会神经损伤专业组. 颅脑创伤患者脑监测技术中国专家共识[J]. 中华神经外科杂志,2020,36(12)：1189－1194.

第8章　脊髓损伤康复

学习要点

掌握脊髓损伤的定义；了解脊髓损伤的发病原因、分类；掌握脊髓损伤 ASIA 评价量表的使用方法；掌握脊髓损伤的运动、感觉功能评定；掌握脊髓损伤的康复治疗方法；掌握不同损伤平面的预后；了解脊髓损伤的各类并发症及处理原则。

8.1　概　述

脊髓损伤(spinal cord injury,SCI)是临床常见疾病之一,是指由于各种原因引起脊髓结构、功能损害,造成损伤水平以下运动、感觉、自主神经功能障碍。脊髓损伤可引起全身性生理功能变化及许多并发症,这些并发症对患者功能和生活质量的影响甚至重于神经功能障碍本身。

尽管对脊髓损伤发病机制的研究取得了一些进展,早期诊断和治疗也有所改善,但脊髓损伤仍属于灾难性临床疾患之一,造成患者重度和永久性残疾。脊髓损伤后患者 1 年内再住院率为 55%,泌尿生殖系统和呼吸系统并发症及压疮是最常见的住院原因,此外,患者年龄和脊髓病变严重程度也影响再入院并发症的发生率。

目前国际针对脊髓损伤后功能恢复有相当多的研究,动物实验也取得一定进展,但临床上尚未取得有效结果。因此,在脊髓损伤患者诊疗过程中康复治疗就显得尤为重要。康复治疗能使患者在尽可能短的时间内,用较少的治疗费用得到最大限度的功能恢复,提高患者生活质量,减轻家庭、社会负担,为患者回归家庭及社会奠定重要基础。

8.1.1　脊髓损伤的分类

脊髓损伤是由各种致病因素(外伤、炎症、肿瘤等)引起的脊髓横贯性损害,造成损害平面以下脊髓神经功能(运动、感觉、括约肌及自主神经功能)障碍。脊髓损伤可根据致病因素及神经功能障碍情况进行分类,脊髓损伤分类对患者的诊断、治疗、康复及预后评定有重要意义。

1. 病因分类

(1)外伤性脊髓损伤的病因:机动车辆事故,占 48%;跌落,占 16%;暴力,占 12%;体育运动事故,占 10%;其他,占 14%。潜在脊柱疾病可使一些患者更易发生脊髓损伤,这些疾病包括颈椎病、寰枢椎不稳定、先天性疾病(如脊髓栓系)、骨质疏松及脊柱关节病,包括强直性脊柱炎或类风湿关节炎等。

(2)非外伤性脊髓损伤原因:分为两类,包括发育性病因及获得性病因。发育性病因包括脊柱侧弯、脊椎裂、脊椎滑脱等。脊柱侧弯中主要是先天性脊柱后凸易引起脊髓损伤,而脊椎裂主要引起脊髓栓系综合征。获得性病因包括感染(脊柱结核、脊柱化脓性感染、横贯性脊髓炎等),肿瘤(脊柱或脊髓肿瘤),脊柱退化性疾病(脊髓型颈椎病、胸椎管狭窄及间盘突出等),代谢性疾病及医源性疾病等。脊柱结核曾是造成脊髓损伤的重要原因之一,即 Potts 病。我国统计脊柱结核中 10% 的患者合并截瘫,其中胸椎结核 24% 合并脊髓损伤。脊柱、脊髓原发肿瘤均可造成脊髓损伤。近年来,由于诊断及治疗方法的进步,恶性肿瘤患者生存期延长,因而转移瘤发生率有增加趋势,脊柱是转移瘤的好发部位,90% 癌症患者病理检查可见脊柱转移。

2. 损伤部位分类

颈部脊髓损伤造成上肢、躯干、下肢及盆腔脏器的功能障碍时称为四肢瘫;胸段以下脊髓损伤造成躯干、下肢及盆腔脏器功能障碍,而未累及上肢时称为截瘫。其中截瘫包括马尾和圆锥损伤,但不包括骶丛病变和椎管外的周围神经损伤。

3. 损伤程度分类

脊髓损伤根据损伤的程度,分为完全性脊髓损伤和不完全性脊髓损伤。其判定方法主要以最低骶节区($S_4 \sim S_5$)有无残留功能为准。感觉功能残留时,刺激肛门皮肤与黏膜交界处或肛门深部时,应有反应存在。运动功能残留时,肛门外括约肌有自主收缩。当脊髓休克期结束后,最低骶节既无感觉也无运动功能,则称为完全性脊髓损伤;感觉和/或运动存在时,称为不完全脊髓损伤。

8.1.2　脊髓损伤的病理生理

脊髓损伤机制包括原发性损伤和继发性损伤。原发性损伤是指脊髓组织受到机械性外力损伤后瞬间引起的损坏。脊髓损伤继发性、进展性机制往往紧随原发性损伤,在损伤后数分钟内开始并在伤后数小时进展,由此产生一系列进行性、自毁性破坏过程,称为继发性损伤。促成这一现象的过程较为复杂,可能的机制包括缺血、缺氧、炎症、水肿、兴奋性毒性、离子稳态失衡和细胞凋亡。

脊髓损伤在伤后 3 小时脊髓灰质呈多灶性出血,白质尚正常;伤后 6 小时灰质中出血增多,白质水肿;12 小时后白质出现出血灶,神经轴突开始变性,灰质中神经细胞变性坏死;24 小时后灰质中心出现坏死,白质中多处轴突变性。脊髓损伤病变呈进行性加重,因此其急救治疗十分重要,通常伤后 6 小时是抢救的黄金时间。

8.1.3　脊髓损伤的临床表现及功能障碍

根据脊髓损伤部位、程度和并发症的不同,脊髓损伤的临床表现不同。常见的临床症状包括脊髓休克、运动和感觉功能障碍、体温控制障碍、痉挛、二便功能障碍、性功能障碍等,部分患者可有异常疼痛和幻觉痛。对脊髓损伤患者进行查体,可发现肌力减弱或消失、肌张力异常、腱反射异常、病理征阳性、感觉异常(感觉消失、感觉减退、感觉过敏)等。

对不完全性脊髓损伤患者,损伤平面以下运动功能有不同程度保留,且由于感觉功能传导束位于脊髓外侧较不容易受到损伤的区域,所以感觉功能的保留程度通常大于运动功能。临床上主要有以下几种特殊类型。

（1）中央脊髓综合征：常见于颈脊髓血管损伤。其特征为上肢运动功能受损较下肢不相称更严重，膀胱功能障碍及损伤平面以下不同程度感觉丧失。患者有可能可以步行，但上肢部分或完全麻痹。

（2）半切综合征：又名 Brown-Sequard 征，常见于刀伤或者枪伤。脊髓半侧损伤，损伤平面以下同侧肢体运动及深感觉消失，对侧肢体痛温觉消失。

（3）前束综合征：病变累及脊髓前侧时，造成损伤平面以下运动和痛温觉丧失，而本体感觉存在。

（4）后束综合征：病变累及脊髓后侧时，造成损伤平面以下本体感觉丧失，而运动和痛觉、温觉存在。

（5）脊髓圆锥综合征：主要为脊髓骶段圆锥损伤，可引起膀胱、肠道功能障碍和下肢反射消失。

（6）马尾综合征：椎管内腰骶神经根损伤，可引起膀胱、肠道功能障碍和下肢反射消失，表现为外周神经损伤特点（迟缓型瘫痪）。因马尾神经实际上是周围神经，因此可能出现神经再生，进而功能逐步恢复。

8.2　临床早期康复

8.2.1　脊髓损伤临床处理

脊髓损伤的临床处理原则是抢救患者生命，预防并减少功能丧失和各种并发症发生，最大限度地利用所有残存功能，尽可能在较短时间内使患者重新开始自理的生活，重返家庭和社会。

1.脊髓损伤急救处理

急救阶段处理对脊柱脊髓损伤患者来说至关重要。外伤性 SCI 治疗应从事故现场开始，对所有受伤者都应注意保持脊柱稳定，在排除脊髓损伤前，患者均应制动固定后再行移动。制动位置有两种选择，一种是保持受伤后的体位，另一种是中立位制动。在无制动情况下，应采取正确搬运方法保持脊柱稳定。经过初步诊断可能有脊柱脊髓损伤的患者，在可靠的制动固定和移离现场后，院外急救的最后一步就是将患者转运至医院。患者到达医院后，医务人员应了解受伤过程及现场急救情况，取得有关记录资料，开始急诊救治工作。早期急诊处理重点是基本生命支持，对重症患者或高位脊髓损伤患者，应包括开放气道、维持呼吸循环稳定，保证脊髓正常血流灌注，同时兼顾多器官系统评估，并注意保持脊柱正常对线。对颈部损伤患者，在取下颈托之前需完成全套颈椎影像学检查，以评估脊柱的稳定性。对于胸部或腰部疼痛的患者，尤其是伴有相应神经功能障碍的患者，需要对胸椎、腰椎采集侧位、前后位和斜位的 X 线平片。

2.脊髓损伤药物治疗

研究证实对完全性脊髓损伤和较重的不完全性损伤患者，早期大剂量应用甲泼尼龙（methylprednisolone，MP）可使患者达到更好的功能恢复，为脊髓损伤康复建立良好基础。MP 治疗方案已作为急性脊髓损伤治疗方案应用于临床。

在脊髓损伤治疗中,兴奋性氨基酸受体拮抗剂、抗凋亡药物、一氧化氮合成酶抑制剂等药物目前均已应用于动物实验研究或临床实验研究,但仍缺少临床双盲随机对照多中心研究证实其疗效,因此未成为脊髓损伤常规治疗方法。

3.脊髓损伤外科治疗

外科手术治疗可达到早期复位、椎管减压、重建脊柱稳定性,防止晚期畸形和慢性不稳定的目标,从而明显缩短卧床制动时间,利于患者早期开展康复治疗,也明显减少长期卧床引起的各种并发症,缩短住院治疗时间和经费。外科治疗必须以避免脊髓损伤加重为首要原则。

8.2.2　急性期康复

急性期康复是指在患者伤后于外科住院期间,当患者生命体征和病情基本平稳且脊柱稳定后开始进行的康复训练。在患者病情稳定后尽早开始康复治疗,可最大程度提高患者后期生存质量。康复训练包括卧床期和轮椅活动适应期训练,主要采用床边训练方法,以达到及时处理并发症、防止废用综合征的目的,如预防肌肉萎缩、骨质疏松、关节挛缩等,为后期康复治疗奠定坚实基础。具体包括以下几个方面。

1.体位摆放

患者卧床时应注意保持肢体处于功能位置。注意保持关节伸展,肢体间可使用软垫帮助维持位置。必要时可使用夹板或康复支具来保持肢体处于功能位。

2.呼吸功能训练

对高位脊髓损伤患者,其损伤平面以下呼吸肌麻痹,胸廓活动能力及肺活量降低。在急性期,呼吸道分泌物增多而无法排出容易造成肺部感染及肺不张。因此,患者应每日进行 2 次以上呼吸和排痰训练,包括腹式呼吸,咳嗽、咳痰训练,以及体位排痰训练等。

3.关节被动活动

脊髓损伤后,因迟缓性瘫痪关节丧失主动运动,结缔组织失去弹性和伸缩性能而影响关节活动。早期应在不影响脊柱稳定性的基础上,对所有关节进行关节活动范围内被动活动。手法应轻柔,避免躯体活动。对残存肌力的部位,应指导或协助其进行主动活动。

4.体位变化

对卧床患者应定时变化体位,防止某一部位长时间持续受压。一般采用交替变换仰卧、侧卧、俯卧等。对骨突出部位,可采用软枕、海绵等将骨突出部位垫高。

5.早期坐起训练和站立训练

脊柱稳定性良好者,应早期开始坐起训练。开始时可将床头摇起 30°,逐步提高角度。一般情况下,从平卧位到直立位需要一周左右的适应时间,其长短与损伤平面及程度相关。经过坐起训练后,如无体位性低血压等不良反应,即可尝试进行站立训练。在训练过程中应注意维持脊柱稳定性,必要时需佩戴支具进行锻炼。

6.二便处理

泌尿系统的处理应尽早开展以预防并发症。通常推荐在患者病情平稳且伤后 48 小时后尽早停止留置尿管,必要时可实行间歇导尿治疗。指导患者每日控制饮水,采用手法刺激排尿,同时记录出入量,注意维持电解质平衡。早期患者因肠道功能异常,多存在大便潴留,可予药物辅助排便,另外应多食富含纤维素的食物与水果。

8.3　康复评定

8.3.1　脊柱稳定性评估

脊柱的韧带、周围肌肉和关节构成的三维结构稳定性是其完成生理功能的前提条件。外伤导致脊柱骨折可能出现脊柱不稳,进而影响其功能。目前临床应用最广泛的为Denis 三柱理论,即当脊柱两柱受损时,即会出现脊柱机械性不稳。但对临床患者,还需结合患者症状(如有无活动性疼痛),以及受损部位、影像检查结果等综合判断。

8.3.2　神经功能分类标准

如何对脊髓神经功能障碍进行评价,即对脊髓损伤本身进行分类评价有重要的临床意义。1992 年美国脊柱损伤协会(America Spinal Injury Association,ASIA)制定了脊髓损伤神经功能分类标准。1994 年国际截瘫医学会正式推荐该标准为国际应用标准。二十余年来,ASIA 在临床应用基础上做了修正,此标准成为目前国际广泛应用的脊髓损伤分类标准。脊髓神经解剖结构的节段性特点决定脊髓损伤的节段性表现。脊髓损伤水平的确定反映了脊髓损伤的严重性,也是确定患者康复目标的主要依据。对完全性脊髓损伤患者来说,脊髓损伤水平一旦确定,其康复目标基本确定。对不完全性脊髓损伤患者来说,应具体确定脊髓损伤水平以下的肌力评分。脊髓损伤水平对选择康复治疗方法、制订护理方案和评价疗效有重要意义。神经平面指脊髓保留双侧正常感觉、运动功能的最低节段,可用感觉平面和运动平面来表示,采用关键肌和关键点的评定方法。

1.运动平面(motor level,ML)

采用关键肌确定法。脊髓损伤后,保持运动功能(肌力 3 级或以上)的最低脊髓神经节段(肌节)。运动水平左、右可以不同。肌节分布应参照脊神经解剖学运动神经的肌肉节段分布。运动平面上的肌力评分应为 5 级。运动评分(motor score):ASIA 标准确定人体左、右各有 10 组关键肌(key muscle),根据 MMT 肌力评分法肌力分为 0 级~5 级,正常运动功能总评分为 100 分(表 8-1)。

表 8-1　运动评分

右侧评分	关键肌肉	左侧评分
5	1　C_5 肱二头肌	5
5	2　C_6 桡侧伸腕肌	5
5	3　C_7 肱三头肌	5

续表

右侧评分	关键肌肉	左侧评分
5	4　C_8 中指末节屈肌	5
5	5　T_1 小指外展肌	5
5	6　L_2 髂腰肌	5
5	7　L_3 股四头肌	5
5	8　L_4 胫前肌	5
5	9　L_5 拇长伸肌	5
5	10　S_1 腓肠肌	5

2. 感觉平面(sensory level,SL)

采用关键点法。脊髓损伤后,保持正常感觉功能(痛温觉、触觉及本体感觉)的最低脊髓节段(皮节)。皮节分布应参照脊神经皮肤感觉节段分布。感觉水平确定是依据对 ASIA 标准确定 28 个感觉位点的体格检查来确定,包括针刺觉和轻触觉。脊髓损伤后,左、右侧感觉平面可有不同,感觉平面以下的皮肤感觉可减退或消失,也可有感觉异常。感觉评分(sensory score):正常感觉功能(痛觉、触觉)评 2 分,异常评 1 分,消失评 0 分。每一脊髓节段一侧正常共 4 分。ASIA 标准确定人体左、右各有 28 个感觉关键点(key point),正常感觉功能总评分为 224 分。

3. 脊髓功能部分保留区(partial preservation zone,PPZ)

完全性脊髓损伤患者在脊髓损伤水平以下 1~3 个脊髓节段中仍有可能保留部分感觉或运动功能,脊髓损伤水平与脊髓功能完全消失水平之间的脊髓节段,称为脊髓功能部分保留区。

4. ASIA 残损分级

根据神经功能检查结果进行 ASIA 残损分级。ASIA 残损指数反应脊髓损伤功能障碍的程度,是一个定性指标,同时应用运动评分及感觉评分。

完全损伤:骶段 S_4~S_5 无任何运动、感觉功能保留。

不完全损伤:脊髓功能损伤平面以下至骶段 S_4~S_5,无运动功能而有感觉的残留。

不完全损伤:脊髓损伤平面以下有运动功能保留,但一半以下关键肌的肌力在 3 级以下。

不完全损伤:脊髓损伤平面以下有运动功能保留,且至少一半关键肌的肌力大于或等于 3 级。

正常:运动、感觉功能正常。

5. 脊髓休克的评定

当脊髓与高位中枢断离时,脊髓暂时丧失反射活动能力,进入无反应状态的现象称为脊髓休克。脊髓休克时,横断面以下节段支配的肌肉紧张性降低或消失。脊髓休克为一种暂时现象，以后各种反射可逐渐恢复。临床上常用球海绵体反射是否出现，判断脊髓休克是否结束。此反射消失即为休克期，反射再次出现提示休克期结束。

8.3.3　自主神经功能评估

脊髓损伤除导致运动及感觉功能障碍外，还会出现自主神经功能障碍，主要包括血压、心率异常，呼吸功能障碍，排汗和体温调节异常，以及肠道、膀胱、性功能障碍等。目前美国脊柱损伤协会、国际脊髓协会推荐使用《脊髓损伤后残存自主神经功能载录国际标准》对患者进行评估。其中排尿功能可采用尿动力试验，对膀胱充盈期感觉、逼尿肌活动和尿道括约肌功能进行评估。

8.3.4　生活能力评定

对于截瘫患者，可采用改良 Barthel 指数进行评估；对于四肢瘫患者，可采用四肢瘫功能指数（QIF）来评定。评定主要内容包括转移、洗漱、洗澡、进食、穿衣、床上活动、二便功能等，也可用脊髓损伤独立性测量（spinal cord lesion independence measure，SCIM）进行评定。社会参与方面包括就业能力评定、独立能力评定（FIM）等，也可使用 WHO 国际功能、残疾和健康分类，简称国际功能分类（ICF）方法，对患者进行生理功能、解剖结构、行动、生活领域等方面进行评估。

8.3.5　其他

对脊髓损伤患者的躯体功能评定还包括关节功能评定、自助具与步行矫形器评定、泌尿与性功能评定、心肺功能评定等方面，也可对患者心理功能进行评定。

8.4　康复治疗

8.4.1　恢复期康复训练

恢复期康复主要针对未完全丧失的肌肉力量进行增强训练，同时联合耐力训练、体位转移训练、站立及行走训练、辅助器具使用等，以帮助患者最大限度恢复生活自理能力，回归家庭和社会。

1. 肌力训练

完全性脊髓损伤患者主要采取针对损伤平面以上及躯干肌的力量训练。不完全损伤患者则采取残留肌力训练。训练方式可采用手法治疗、被动运动、助力运动、主动运动等多种方式，同时可使用卧位、坐位、俯卧位、四点位等多种体位，综合提高患者肌力功能。

2. 转移训练

转移是 SCI 患者必须掌握的技能，包括辅助下转移和独立转移。转移训练应包括床与轮椅间、轮椅与坐便间、轮椅与地间的多种场景下活动，可借助一些辅助器具，如滑板、腰托等。

　3. 步行能力训练

对完全性脊髓损伤患者,步行的基本条件是上肢有足够的支撑力和控制力。不完全性损伤患者则要根据残留肌力的情况确定步行能力。步行训练可在平行杠内进行,对肌力较差者,可应用减重设备进行步态训练。减重步态训练系统可使支撑能力不足的患者早期进行步行训练,能有效地激活运动皮质和脊髓节律性运动中枢。由于 SCI 的再生和修复能力较低,康复疗效与 SCI 水平、损伤时间、合理的减重幅度、运动训练频率和时间有关。近年来,机器人模式减重活动平板训练已部分应用到临床训练中,可有效帮助患者早期进行步行训练。

　4. 物理因子辅助

功能性电刺激(functional electrical stimulation,FES)技术是使用电刺激的手段,以精确的刺激顺序和强度激活瘫痪或轻瘫的肌肉,使患者恢复一定的运动功能。大部分 SCI 患者进行 FES 训练后,即可达到明显疗效。FES 对不完全性 SCI 患者意义更大,更易于实现 FES 辅助社区步行的目标。同时 FES 还可应用于脊髓损伤患者心血管系统训练、呼吸训练、直肠和膀胱功能训练。

　5. 矫形器的使用

配用适当的矫形器是很多患者站立、步行所必需的,除传统矫形器外,还有动力矫形器及与 FES 联合的混合矫形器,可帮助患者维持躯干及下肢功能稳定,以便于尽早恢复步行能力。

　6. 辅助技术设备

辅助技术设备可作为控制中心来控制患者生活环境中的电器用具,包括电视、床、计算机、灯等。恰当的辅助技术设备可给予患者控制感、安全感和独立感,提高日常生活质量。

　7. 日常生活能力训练

日常生活能力包括吃饭、梳洗、穿衣、翻身、转移、二便等。针对损伤较完全患者,可借助一些自助器具,以利于动作的完成。环境改造和护理机器人可极大地帮助四肢瘫痪患者生活自理。此外,ADL 训练应与手功能训练相结合,包括采用手功能重建手术等治疗方式。

8.4.2　常见并发症及治疗

　1. 深静脉血栓

深静脉血栓(DVT)形成是 SCI 的常见并发症,发生于 50% 以上未经治疗的患者,损伤后 72 小时至 14 日内发病率最高。SCI 损伤平面和严重程度对 DVT 风险并无明确影响,因此所有患者都应接受预防性治疗。低分子(low-molecular-weight,LMW)肝素是首选疗法。目前认为,单独应用低剂量普通肝素或气压助动所产生的保护作用均不充分,但可考虑联合应用这两种方法来替代低分子量肝素。对于有抗凝禁忌的患者应置入下腔静脉滤器。

　2. 异位骨化

异位骨化是指在关节周围的软组织内见层状骨形成,发生率在 13%～57%。通常在脊髓损伤后 6 个月内发现,其发病机制尚未完全明确。异位骨化多发生在损伤平面以下,局部有炎症反应并可伴全身低热,超声检查早期即可发现异常。治疗方法包括急性炎症期后进行温和牵伸关节治疗。无禁忌证时,可应用消炎止痛药和磷酸盐类药物。如骨化严重,限制关节活动,可采用手术方法切除。

3.压疮

压疮最常见的发生部位是臀部和足跟部。脊柱稳定后,应该每 2～3 小时将患者从一侧翻身至另一侧(滚木式侧翻法),以避免压疮发生。如果有条件,其间应采用为脊髓损伤患者设计的翻身床。

4.循环系统并发症

脊髓内自主神经通路受到破坏导致血管阻力降低引起的低血压,通常伴有心动过缓。SCI 患者也可能发生与失血和其他并发症有关的血流动力性休克。适当的血压对于维持受损脊髓组织充足的灌注,从而限制继发性缺血性损伤至关重要。指南目前推荐将平均动脉压至少维持在 85～90mmHg。

5.自主神经反射障碍

自主神经反射障碍常于 SCI 晚期发生,需要紧急处理。该并发症的特征是发作性阵发性高血压伴头痛、心动过缓、潮红和出汗。

6.呼吸系统并发症

呼吸系统并发症包括呼吸衰竭、肺水肿、肺炎等肺部并发症,是 SCI 后急性期住院期间最常见的并发症,也是早期并发症致死的常见原因之一,常发生于颈脊髓损伤患者中,其病因是膈肌和胸壁肌无力导致分泌物清除受损、无效咳嗽、肺不张和通气不足。若出现呼吸衰竭倾向的征象,如呼吸频率增加、用力肺活量下降、PCO_2 升高或 PO_2 下降,提示应行紧急气管插管和给予正压通气支持。为预防肺不张和肺炎,应尽快给予胸部物理疗法及气道吸痰护理。

7.泌尿系感染

泌尿系感染主要原因是排尿障碍导致残余尿量过多,或是持续性导尿引流引起逆行感染。因此要教育患者认识到间歇导尿及定期监测残余尿量的重要意义。另外坚持站立训练,保持会阴部卫生,定时适量饮水,保持每日尿量不少于 1000mL,养成规律作息的习惯,均衡饮食,都有利于预防泌尿系感染的发生。每月或每月数次定期尿常规检查和尿培养检查,有助于早期发现泌尿系感染。泌尿系感染一旦发生,首要的处理措施是留置导尿管,开放导尿,持续引流;适当输液并增加饮水量,利用尿液对膀胱的冲洗作用排出菌尿。抗生素应根据尿培养药敏的结果选择。发生泌尿系感染时,还可利用超短波和短波治疗,有助于消除炎症。

8.4.3　预后

脊髓损伤恢复的因素主要包括神经损伤平面、运动功能及神经功能损伤的程度。早期完全性四肢瘫痪的患者中,有 30%～80% 患者可恢复一个神经根平面的功能。不完全性脊髓损伤预后较好。对早期保留部分感觉功能的患者,针刺觉保留患者的预后可能更好。ASIA 评分情况可简单预测患者步行能力(见表 8-2)。

表 8-2　脊髓损伤患者 1 年后的社区内行走情况

ASIA 标准下肢运动功能 积分(损伤后 30 天)	完全性截瘫/%	不完全性 截瘫/%	不完全性 四肢瘫/%
0	<1	33	0
1～9	45	70	2
10～19	—	100	63
≥20	—	100	100
总百分比	5	76	46

日常生活动作主要依赖上肢功能。损伤平面越低,保留的上肢功能越完整。C_8 及其以下水平损伤的患者可独立完成日常生活活动。对完全性脊髓损伤患者,可根据其损伤平面预测其功能恢复情况(见表 8-3)。

表 8-3　脊髓损伤水平与功能恢复的关系

	活动	C_5	C_6	C_7	T_1	T_6	T_{12}	L_4
自理 活动	进食	—	±	+	+	+	+	+
	穿衣	—	—	±	+	+	+	+
	如厕	—	—	±	+	+	+	+
床上 活动	翻身、坐起	—	±	+	+	+	+	+
	床上移动、仰卧、坐起	—	—	±	+	+	+	+
	轮椅操作独立性 (包括上/下轮椅转移)	—	±	±	+	+	+	+
	功能性步行 (包括到站立位)	—	—	—	—	±	+	+
陪护	抬举	+	+	±	—	—	—	—
	扶助	+	+	+	±	±	—	—
在家工作(利用上肢)		—	—	+	+	+	+	+
户外工作		—	—	—	±	±	+	+
私人工作		—	—	—	±	+	+	+
公共交通		—	—	—	—	—	±	+

注:"—"指不能完成;"+"指能完成;"±"指有时能完成,有时不能完成。

小结

　　本章简要介绍了脊髓损伤的特点、临床表现和治疗;重点介绍了脊髓损伤后功能障碍的康复评定及方法,针对脊髓损伤恢复不同时期的康复干预及措施,以及各种并发症的康复治疗。

思考题

1. 作为一名院外急救人员,你会如何处理怀疑存在脊柱损伤的伤员?
2. 根据不同临床表现特点,脊髓损伤患者还有哪些特殊损伤综合征?
3. 目前脊髓损伤神经功能分类的方法是什么? 是否还有不完备的方面?

　　　　　　　　　　　　　　　　　　　　　　　　　　　　　　　　　　　　(潘　钰)

参考文献

[1] 向小娜,欧毅,宗慧燕,等.外骨骼辅助步行在脊髓损伤康复中的应用[J].中国康复医学杂志,2021,36(12):1597-1601.

[2] 高馨,李伦兰,戴晴,等.脊髓损伤患者居家康复体验的质性研究[J].中华护理杂志,2021,56(11):1691-1697.

[3] 李向哲,王子昱,吴勤峰.2016年《加拿大脊髓损伤神经病理性疼痛康复治疗临床实践指南》解读[J].反射疗法与康复医学,2022,3(1):1-4,11.

第9章 帕金森病康复

学习要点

了解帕金森病康复的原理,掌握帕金森病功能障碍的特点及评估方法,掌握帕金森病康复技术的基本要点和方法。

9.1 概 述

帕金森病(Parkinson disease,PD)是一种常见于中老年人的神经变性疾病,临床表现以运动迟缓、肌肉僵直、肢体震颤等运动功能障碍为主,同时伴嗅觉减退、便秘等非运动功能障碍症状。主要病理改变是中脑黑质多巴胺(dopamine,DA)能神经元变性死亡、纹状体 DA 含量显著减少以及黑质残存神经元细胞质内出现嗜酸性路易小体(Lewy body)。病因尚不明,药物和手术治疗可使患者在数年内保持较好的状况,但整个病程呈进行性衰退趋势,尤其是平衡障碍、冻结步态、前倾屈曲姿势等中轴症状的治疗效果均不理想。大量研究显示康复治疗可以改善 PD 患者的运动能力和生活质量。越来越多的 PD 治疗指南均推荐在治疗方案中增加康复治疗。

9.1.1 帕金森病的康复理论基础

1. 完整的注意力控制系统

皮层和皮质下多个神经核团构成数个神经环路,共同参与计划、启动、执行和终止运动等控制过程。其中基底节区(BG)与运动辅助区(SMA)协同,称为随意运动控制系统。大脑皮质运动前区和前扣带回组成注意力控制系统,该系统应用感官刺激引导运动程序执行。这两种系统交互联系。SMA 前区预设运动计划及幅度,BG 协同维持预设幅度并产生适当的程序使子运动连起来。再由运动皮层发出指令,将一系列运动信号传递到 BG,SMA 消化这些信号使运动连贯,直至大脑皮层调整运动预设值。PD 患者黑质纹状体 DA 能神经元减少,BG - SMA 交互作用受损,使维持运动的功能产生障碍。维持的运动幅度和预设值不匹配,标记信号减弱则进一步降低运动幅度,随意运动更慢、更小。同时 BG - SMA 执行多重任务的能力受损,患者甚至察觉不到自身运动障碍,但其完整的注意力控制系统可以代偿 BG - SMA 作用的不足。因此 PD 康复就是充分强化使用注意力控制系统,正确的运动启动后,注意力负责执行运动,运动可按正常幅度运行下去。

2. 神经可塑性

康复训练可促进突触突起再生,增强突触强度和神经环路功能,从而修复神经元使其再生。许多研究发现运动可诱导大脑基底神经节-丘脑-皮质回路、SMA,以及小脑、丘脑和中脑边缘 DA 能通路神经功能重塑。

3.神经保护作用

大量研究表明康复训练对 PD 动物模式的 DA 能神经元有保护作用,包括上调 DA 能神经递质及其受体表达,促进非 DA 能神经递质释放,增加神经保护因子、抑制氧自由基的生产,促进免疫系统激活。

9.1.2　帕金森病的功能障碍

1.运动症状

1)运动功能障碍　主要有以下几类。

(1)运动迟缓:为 PD 的主要症状。患者早期精细动作存在困难,如解系鞋带等动作变得缓慢或不能顺利完成。笔迹弯曲且字越写越小,称为"小写症"。表情呆板瞬目少,称为"面具脸"。因口舌、咽腭部肌肉运动障碍导致流涎。晚期患者床上翻身、坐立行走困难,生活不能自理。

(2)肌肉僵直:为 PD 主要症状之一。患者主动肌和拮抗肌均衡性张力增高,称为"铅管样强直";若被动运动时伴震颤,可有齿轮样感觉,称为"齿轮样强直"。继发性骨关节挛缩变形,掌指关节屈曲、伸直困难,头和躯干前屈,上肢、下肢半屈,膝髋关节过度弯曲,踝关节跖屈,呈现特有的 PD 前倾前屈姿势。

(3)震颤:静止性、节律性,频率为 4～7Hz,紧张时加剧,睡眠后消失。严重时患者穿衣进食等日常生活困难。

(4)姿势反射障碍:多出现在中晚期,患者站立、行走或转身时不能保持平衡,易跌倒,严重可致骨折。

2)步行功能障碍　踝关节跖屈使脚跟着地困难,患者通过屈曲膝髋关节代偿而致步态异常,肌肉运动幅度减小而致步行障碍。主要表现为起步困难、步幅减小;行进中患侧上肢协同摆动减少、消失;转身困难,需连续数个小碎步才能转身。身体前冲,不能随意止步,称为"慌张步态"。一半以上的患者随疾病进展出现"冻结步态",其双脚似乎粘在地上,不能抬腿迈步。患者因姿势和步态障碍常跌倒,甚至长期卧床,易发生肺炎、褥疮等严重并发症。

3)语言功能障碍　约半数 PD 患者有语言障碍。①发音障碍:声颤、沙哑、音量降低、声音单调、吐词不清、发音模糊;②自发语言障碍:言语流畅性障碍,说话开始时犹豫不决,启动困难,说话时常出现无意识重复;③语速异常:语速缓慢,但也常出现语速加快、无停顿的现象。

4)吞咽功能障碍　发生率高,早期症状较轻,随病情发展而渐重。据不同临床研究报道有 35%～82% 的 PD 患者存在吞咽困难。

2.非运动症状

国外研究显示 PD 认知功能障碍发生率约为 31.3%。早期为近期记忆障碍、注意力缺乏、执行功能障碍等,晚期可出现痴呆。许多 PD 患者有自主神经功能障碍,如尿急、尿频和夜尿等,晚期可出现尿潴留。便秘是 PD 另一常见症状,很多患者在运动障碍出现数年之前就已存在。直立性低血压则严重影响患者生活质量,严重者卧床不起。PD 的精神症状并不少见,早期常伴有焦虑抑郁,中晚期可出现易激惹、冲动控制障碍;严重者有幻觉,少数患者有被害妄想。

3.继发性功能障碍

(1)肌肉萎缩与挛缩:通常发生在旋转肌和屈肌群。

(2)心肺功能变化:心肺功能大多减退,表现为心排血量减少、心动过速,肺活量降低、运动时呼吸急促。

(3)周围循环障碍。

(4)营养不良与骨骼疏松。

(5)生活质量降低:随病情发展,从早期阶段平均减少 33% 到后期平均减少 85%,甚至更差。晚期患者的生活质量受到严重影响。非运动障碍可能是其主要决定因素。其他重要的决定因素有中轴症状、运动并发症、翻身困难和经常跌倒等。

9.2　康复评定

通过全面综合评估可了解患者全身状况及功能障碍的种类和程度,并明确原因。在此基础上确定目标,制订个体化康复方案。

9.2.1　内容

康复评定的内容包括认知功能、心理状况、日常生活能力、身体功能、治疗状况、社会状况六个方面。

9.2.2　方法

1.综合评分

(1)Hoeh&Yahr 分期评定法:评定疾病分期。

(2)国际统一帕金森病量表(UPDRS):评定疾病严重程度。

2.认知功能

(1)简明精神状态检查法(MMSE)。

(2)蒙特利尔认知评估量表(MOCA)。

(3)LOTCA 洛文斯顿认知评估量表。

3.心理状况

(1)汉密顿抑郁量表(HRS)。

(2)自评抑郁量表(SDS)。

(3)焦虑自评量表(SAS)。

(4)汉密顿焦虑量表(HAMA)。

(5)贝克抑郁自评量表(BECK)。

4.日常生活能力

(1)改良 Barthel/Barthel 指数评估法(MBI/BI)。

(2)功能独立性评定量表(FIM)。

(3)6 分钟步行试验。

5. 身体功能

(1)肌力评估:MMT 法评估/等速肌力测试。

(2)张力评估:改良 Ashworth 评估。

(3)关节活动度:用关节量角尺进行测量。

(4)运动执行能力评估:用秒表测量由坐到站立的时间。

(5)运动心肺功能检测。

6. 平衡能力

(1)量表测评:①Berg 平衡量表(Berg balance scale,BBS);②"站起-走"计时测试(timed get-up & go,TUG);③后拉实验(retropulsion test);④跌倒史问卷(history of falling);⑤跌倒日记(falls diary);⑥改良跌倒风险评估[(modified)falls efficacy scale,FES]。

(2)平衡测试仪:精确测量人体重心位置、重心轨迹、移动面积和形态,评定平衡功能障碍或病变部位及程度。

7. 步态

(1)冻结步态问卷(freezing of gait questionnaire,FOGQ)。

(2)十米步行测速。

(3)三维步态分析。

8. 吞咽功能

(1)反复唾液吞咽测试(RSST)。

(2)洼田饮水试验。

9.3　康复治疗

9.3.1　目标

1. 短期

(1)改善关节活动度,预防发生畸形。

(2)改善躯干肌肉运动、姿势控制、平衡能力和手的灵活性。

(3)增强安全意识,防止跌倒的继发性损伤。

2. 长期

维持或提高生活能力和生存质量。

9.3.2　方法

1. 锻炼

锻炼可增强肌肉耐力和柔韧性,确保患者体力充足以防二次损伤;诱导神经保护作用,促进脑内 DA 分泌。

(1)方式:康复医师应根据患者喜好、功能障碍的实际情况制订家庭锻炼计划,鼓励他们参加社区 PD 运动组。推荐中速行走、爬楼梯、太极拳、舞蹈和骑自行车。

(2)强度:多数患者的锻炼强度在中等或高等强度。适度活动指采取适度的体力活动,使人呼吸稍困难,心率稍高,但仍可谈话;而剧烈活动使人呼吸困难、谈话困难或不能进行谈话。运动量应依据患者体能、功能障碍和活动受限情况来定。其运动强度与同龄健康人比可能更高,即对常人来讲是中度的运动,对 PD 患者而言就是重度。

2. 物理疗法(physical therapy,PT)

1)理论基础　假定基底神经节疾病导致内部(无意识)行为的形成缺陷。外部导引和关注使人们补偿特定的运动障碍,如步态障碍(步幅长度、起步、冻结和转身)、日常生活活动能力以及转移等。

2)康复策略　主要包括以下几类。

(1)导引:以外部刺激启动运动作为导引,注意(和自我指导)提供内部导引。外部导引包括空间导引(视觉,如地面上的线)、节奏导引(听觉,如节拍器)、感觉刺激(如触摸,振动)、注意/认知策略(如内部焦点的移动)和言语自我导引。外部导引优先激活补偿性途径,即小脑-顶-前运动通路(外部运动生成),避开基底节辅助运动环路。导引还可增强运动学习。

(2)避免双重任务:分解复杂运动后逐个执行,通过额叶皮层通路来控制运动执行。避免多重任务,如穿过繁忙的交叉路口。

(3)改造环境:使患者便于在四周走动。

3)运动疗法原则　抑制异常运动模式,学会正常运动模式;充分利用视听反馈;让患者积极主动参与治疗;避免疲劳。

4)物理疗法　包括以下内容。

(1)振动或转动法:刺激患者前庭神经,改善肌肉僵直。患者坐在振动的椅子上反复振动,可明显降低肌张力。旋转运动可放松肌肉,如仰卧时屈膝,双足立于床面,头缓慢向一侧转动,双下肢则反向转动,反复交替。

(2)本体感觉神经肌肉促进法(PNF):通过应用其节律性起始-稳定、保持-放松的技术使患者逐渐由主动到被动、由小范围到全范围有节奏运动。

(3)深呼吸法:腹式呼吸,深吸细呼。尽可能深地吸入气体扩张胸廓,放松躯干。

(4)意念放松法:采用美国医生雅可布松的渐进性放松法。先逐步放松以下四组肌肉,即手、前臂、二头肌;头、脸、喉、肩,包括额、颊、鼻、眼、颚、唇、舌、颈;胸、腹、后背;股、臀、小腿、脚。练习方法是躺着或坐着练。每块肌肉收缩 $5\sim7s$ 后,放松 $20\sim30s$。做完全程后可重复一遍,如仍有紧张的部位可反复练习 $2\sim5$ 次。2 次/天,每次 20 分钟,1~2 周即可掌握该方法。练习时微微闭眼,注意力逐渐从一条肌肉移向另一条。放松时想象:紧张从我身体里离开了,我感到平静和安逸,肌肉已经开始松弛、柔软。

(5)关节活动度训练:中晚期患者许多关节活动都受到影响,严重者有关节强直或关节周围韧带挛缩,需每日做主动和被动关节运动训练。治疗师需根据运动学原理设计关节被动运动方案。通过适当被动运动保持肌肉的生理长度和张力以及关节活动范围,特别是对轻度关节粘连或肌痉挛的患者,被动运动非常有利。还可利用杠杆原理,以器械为辅促进受限关节活动,如各种关节练习器及体操棒等。嘱轻症患者主动运动,学习徒手体操。主动运动可促进血液循环,松解粘连组织,牵拉挛缩组织。

(6)肌力训练:PD患者近心端肌群较远心端肌群更易受累、程度更重。远心端肌群常在晚期受累。因此训练重点是核心肌群及近心端大肌群。躯干前屈、后伸、侧屈及旋转可训练躯干肌群;仰卧起坐训练腹肌;飞燕训练、四点或三点支撑训练锻炼腰背肌;俯卧位伸膝交替向上抬起下肢。核心肌群训练可增强患者协调平衡能力,扩大躯干活动范围,改善异常姿势,减少异常运动模式。

(7)平衡训练:PD患者在Hoeh&Yahr分期Ⅲ期时平衡功能减退,主要表现为动态平衡障碍,行走转弯或遇障碍时易跌倒。康复训练师主要指导患者如何在坐位和站位缓慢转移重心,体操球运动可帮助增进姿势反应,改善骨盆及躯干的移动能力。减小支撑面,让患者独自站立并逐渐减小双足间的距离,由分足站立过渡到并足站立,再到脚尖对脚跟的前后站立,最后到单足站立。患者能很好地完成地面单足站立后,可将支撑面由硬质换成软质,如在地面逐渐转移到软垫上进行。也可让患者练习闭目站立,并视其平衡能力逐渐改变支撑面的大小和硬度,强化躯体平衡力。

PD-WEBB(Parkinson disease-weight bearing exercise for better balance)方案经国外循证医学证实安全有效,适用于老年PD患者。中南大学谷绍娟等参照国外PD-WEBB设计的方案如下:①热身运动:高抬腿原地踏步5分钟;②站立:双脚并拢、一字步站立、单腿站立、长时间站立、闭眼站立和在泡沫橡胶垫上站立;③站立时手持不同物体、转身、增加物体质量、站在泡沫橡胶垫上、蹲下和让患者踏一步去拿;④前后踏步;⑤行走训练;⑥坐立运动;⑦踮脚运动;⑧单脚侧踏板运动;⑨正向踏板运动;⑩背靠墙下蹲。

(8)步态训练:通常应用视听觉刺激引导建立新的步行模式。如伴音乐或节拍器节奏行走,也可让患者或其他人唱歌或喊如"一二一"这样的口令来引导步行。视觉引导对冻结步态效果较好,如运动开始时跨过某人的脚;在地板上画类似斑马线的彩色线条或设置5cm高的物体,各线条或障碍物的间距按成人步幅设计,让患者练习跨步。需注意患者前后及左右重心的转移,控制步幅、步速,避免小碎步和慌张步态。带激光线条或"L"形的特殊拐杖也可帮助患者克服起步困难。减重步行训练近年来颇受关注,采用电动减重悬吊装置和电动活动平板组合进行,通过刺激患者的脊髓步行发生部位和大脑步行中枢,激活受累大脑半球感觉区和运动区。治疗时予患者先减轻体重的30%,步行功能改善后酌情减至20%～10%,最终脱离减重状态。训练时活动平板速度以患者能保持正常步态为宜。每天1次,每次30分钟,4周为1个疗程。有研究报道应用Lokomat机器人步态训练系统可明显改善PD患者步速、步长、步态节律性和协调性,甚至是冻结步态,还可同时配合低频脉冲电刺激、弹力绷带等手段进行治疗。

3. 作业疗法(ocupation therapy,OT)

以PD患者及其陪护人员的需要为基础,通过提高患者自身能力、重建其生活模式、改造其生活环境等,促使患者参与到日常活动中去。OT治疗师应根据Bathl指数评估法及PD患者特殊抱怨问题问卷、IADL测试结果所列问题进行分析,明确造成患者生活障碍的主要因素。针对性地制订训练计划和选择适当的辅具,如特殊餐具;和家属讨论如何进行家庭无障碍化改造,以最大程度提升患者的独立性,降低家属的照顾负担。PD患者动作迟缓,能量消耗大于常人,需以最节省能量、最适合操作、最贴近习惯的原则重建生活模式。如改造患者的衣服,将纽扣改为粘贴材料;选没有鞋带的鞋子,教会患者使用长把手的鞋拔。为避免由坐位转为立位时的困难,建议患者使用双边有扶手的硬椅。为克服翻身和起床困难,可在床旁安装绳带;为便于进食可选用特制餐具。改造患者家居环境也很重要:如在门框上加装合适的扶手,让患者拉着扶手开门;浴室和坐厕旁加装防滑垫及合适的扶手,训练患者坐在椅子上沐浴。

4.语言和吞咽训练

(1)Lee Silverman 嗓音治疗(Lee Silverman voice treatment,LSVT):目前被认为是PD 最有效的特异性嗓音治疗技术。LSVT 可显著提高患者发音音量,延长发音时间,改善音质、音调和清晰度。另外歌唱或合唱用于言语治疗,可改善患者言语清晰度和音调、声强、韵律。

(2)吞咽训练:根据患者吞咽功能评估结果,有针对性地制订训练计划,主要是以下三个方面。

舌部训练:嘱患者舌头外伸,遂向左、上、右、下四个方向旋转,若自己不能完成,康复师可用消毒纱布包裹患者舌头进行协助运动,完成后嘱患者尽量缩舌,坚持训练,保持舌体可进行不同方向运动。

脸部肌肉训练:轻抬患者下颌做磨牙及咀嚼动作,每次 3 分钟;或吸气后屏气,做鼓腮动作,将气体缓慢释放,一日 1 次或 2 次。

吞咽反射强化:用冰冻过的棉签棒蘸取少量冷水,嘱患者张口,轻触患者腭弓、软腭、舌后根及咽后壁,还可使患者做吞咽动作,加强吞咽反射。

5.其他

(1)水疗:几个小规模研究发现水疗可改善 PD 患者步态、减少跌倒风险、提高生活质量。其机理一方面可能跟水的折射有关:折射干扰视力,使平衡功能的视觉反馈减弱,患者通过提高本体感觉在水中保持平衡;另一方面,水的浮力和流体静压力可给患者提供支撑。水中的环境可增强患者平衡能力,改善冻结步态,减弱对跌倒的恐惧心理,增加运动速度和幅度。同时患者通过额叶传导通路提高注意力,绕过有缺陷的基底节环路来执行各项复杂任务。

(2)太极拳等:一项发表于《新英格兰医学杂志》的有关太极拳训练的研究表明,太极拳训练可减少平衡损害,降低 PD 患者跌倒风险。

(3)音乐治疗:多个小样本研究发现音乐训练可显著改善步态障碍。M. Satoh 等的一项研究纳入 8 例 PD 患者,患者经历 7 阶段的进阶训练以达到行走时内心唱歌的状态,通过录像分析行走时间与步伐数,发现训练后行走状态(直线、转弯)明显改善。

(4)舞蹈:舞蹈是视听觉刺激、社交、记忆力、运动学习和情感表达的全方位运动,其动作复杂,包括姿势稳定性、大幅度运动、肢体间协调、起步转身、单腿站立、重心位转移;步行方向多变,如退步走、各个方向走、在狭小空间中走等复杂的运动序列。针对 PD 的主要舞蹈形式包括探戈、华尔兹等。每周至少 2 次或 3 次训练且持续 4~12 周,方可有效。

(5)步歌疗法(ambulosono):通过音乐和主动步行之间的神经可塑性及强化性学习来激活脑奖励神经网络重组,促进患者步态和步幅控制自主化程序重塑,明显改善患者步行功能,尤其对于冻结步态。

(6)经颅重复磁刺激(rTMS):rTMS 是一种无痛无创、安全可靠的神经电生理新技术,已有研究显示 rTMS 刺激辅助运动皮层或运动皮层可改善 PD 运动症状;高频刺激左背外侧前额叶皮层(DLPFC)治疗对 PD 合并的抑郁症有效。

9.3.3　社区康复

社区康复将是慢性病,尤其是 PD 康复的主战场。奥塔戈运动锻炼项目(Otago exercise programme,OEP)是新西兰奥塔戈医学院 Campbell 等以预防老年人跌倒为目的制订的方法,特点是居家个体化、循序渐进。OEP 已在多个地区和国家得到有效应用和良好开展。国内也有少数社区和单位在推广和研究 PD 的 OEP 康复。唐浪娟等将 OEP 应用到社区康复中,研究发现经过 6 个月训练,PD 患者平衡能力和跌倒效能评分均显著改善。

上述方法大都适合在医院或诊所进行,大部分患者近期效果良好,远期疗效需长期坚持训练方可达到。临床医生应为 PD 患者制订长期的运动训练计划,并监护其训练完成质量和情况。PD 的全程管理日益受到重视,患者从被确诊起就应加入一个有效的管理团队中。此团队应由 PD 专科医生、专科护士、药师、神经外科医生、心理学医生、营养师、康复治疗师、性学专家及社会工作者组成,患者需定期得到评估和指导。运动康复治疗在延缓病情和改善生活质量方面的作用不可替代,未来其地位将与药物治疗和手术治疗同等重要,并伴随患者整个病程。物联网和虚拟现实技术的快速发展将为康复技术的普及治疗起到巨大的推动作用,未来社区和居家康复将成为 PD 患者重要的治疗手段。

小结

本章介绍 PD 康复的基本原理、PD 功能障碍的特征与评定方法,以及目前临床 PD 的康复原则和治疗方法。

思考题

1. 通过查阅文献,试探究帕金森病的康复技术有哪些新进展?
2. 请思考帕金森病患者的康复训练方法有哪些优缺点?
3. 根据本章所学内容,为早期帕金森病患者制订一套居家康复计划。

(邵　明)

参考文献

[1]　石曼欣好,孟德涛,方伯言.帕金森病康复研究进展的可视化分析[J].中国康复理论与实践,2022,28(9):1060-1064.

[2]　李笑冰,白雅,刘学东.虚拟现实技术在帕金森病康复治疗中的应用[J].中华物理医学与康复杂志,2022,44(7):645-648.

[3]　丁文娟,梁成盼,苏敏.下肢康复机器人对帕金森病患者平衡功能影响的研究[J].中国康复医学杂志,2022,37(4):494-500.

第 10 章　周围神经疾病康复

学习要点

掌握周围神经病损的常见原因和分类，周围神经损伤后的组织工程治疗、康复治疗方法；复习周围神经的解剖结构、周围神经损伤后的病理改变和临床表现；了解周围神经病损的康复评定、手术治疗、药物治疗、中医中药治疗方法。

10.1　概　述

周围神经病损是指周围运动、感觉和自主神经的结构和功能障碍，临床上相当多见。许多因素，如感染、缺血、外伤、代谢障碍、中毒、营养缺乏、医源性损伤（如化疗、放射治疗等），均可引起周围神经病变，所致的功能障碍常常很严重。周围神经损伤的治疗手段包括手术治疗、药物治疗、康复治疗、组织工程及基因治疗等。康复治疗不仅能预防或减轻并发症，而且能促进神经修复与再生，恢复功能，减少残疾的发生。

10.1.1　周围神经的结构

周围神经是指脑和脊髓以外的所有神经，根据连于中枢部位的不同分为脑神经和脊神经，其中脑神经 12 对，脊神经 31 对。周围神经还可根据分布的对象不同分为躯体神经和内脏神经。

周围神经由神经细胞、施万细胞（Schwann's cell，也称许旺细胞、雪旺细胞）、结缔组织、血管、淋巴管及特殊支持细胞组成。神经细胞（神经元）又是由胞体部分和突起部分构成，轴突是其中最重要的一个胞突，其末端反复分支后或与其他神经元接触，或远至其他器官参与构成效应器。神经纤维根据有无髓鞘分为有髓神经纤维和无髓神经纤维。上万条神经纤维集中在一起形成神经束，一个或数个神经束由结缔组织联系在一起，就组成了周围神经。从功能上看，周围神经多为混合性神经，即含有感觉纤维、运动纤维、自主神经纤维。施万细胞作为神经的支持细胞，在神经再生过程中至关重要，周围神经的再生主要依赖于施万细胞所提供适宜的微环境。

10.1.2　周围神经病损后的病理改变

周围神经损伤后神经元的轴突和胞体会出现变性，其中轴突的瓦勒氏变性（Wallerian degeneration）起主导作用。其主要发生在损伤的远端神经轴突，在神经离断后远端轴突开始退化，随后坏死，无法传递神经冲动，几天内轴突完全破碎消失。髓鞘破坏较慢，逐渐变为磷脂颗粒，髓鞘病变导致神经传导减慢或阻断（传导阻滞）。近侧轴突也发生逆向变性至随后轴索再生长的部位。

周围神经损伤后其所支配的组织也发生相应的病理改变。其支配的肌肉即失去收缩功能，肌张力消失，肌肉逐渐萎缩。神经损伤后，其感觉神经纤维分布区域的各种感觉均减退或消失，皮肤皱纹萎缩甚至消失，容易受伤而不易愈合，常形成慢性溃疡。

10.1.3　周围神经损伤后的修复和再生

周围神经损伤后经过初期的反应阶段，即开始再生。在很长一段时间内，再生和变性是同时进行的。周围神经损伤后，大量巨噬细胞聚集，吞噬变性轴突、崩解髓鞘碎片和死亡的施万细胞，形成空的神经内膜管，以便再生轴芽沿神经内膜管到达靶器官。该区域的巨噬细胞释放生长因子，刺激施万细胞和成纤维细胞增生。施万细胞纵向填补神经内膜管形成宾格尔带(Büngner zone)。轴突再生发生于郎飞节点，新生轴索通过神经损伤处，到达远端空的神经内膜管，向远端靶器官延伸，重新建立神经支配，而未进入神经内膜管的轴芽将逐渐退化。

轴突再生的速度受多种因素影响且影响很大。进入损伤区生长速度约为 1 天 0.25mm，通过神经吻合口需 10～14 天；进入远端后，生长速度大大加快，大多数每天达 2mm 左右，但若远端神经内膜管受压，则会导致轴突再生速度很大程度减慢。

10.1.4　周围神经病损的常见原因和分类

造成周围神经病损的原因很多，其中开放性损伤、牵拉伤和骨折脱位造成的损伤是临床最为常见的神经致伤原因。糖尿病合并周围神经病、肿瘤放疗化疗引起的周围神经病、急慢性髓鞘病(吉兰-巴雷综合征)、病毒感染(如带状疱疹)也较为常见。习惯上将属于炎症性质的称为周围神经炎，将受外力作用而发生损伤的称为周围神经损伤，将由于营养缺乏、代谢障碍、中毒等所致的称为周围神经病。

吉兰-巴雷综合征(Guillain-Barré Syndrome，GBS)是免疫介导的急性炎性周围神经病。其临床特征为急性起病，在 2 周左右达到高峰，表现为多发神经根及周围神经损害，常有脑脊液蛋白-细胞分离现象。急性炎性脱髓鞘性多发神经根神经病和急性运动轴索性神经病是 GBS 中最为常见的两个亚型。

目前临床常用的周围神经损伤程度分级方法为 Sunderland 分型：Ⅰ型神经失用症，神经结构无明显变化，神经连续性存在，可完全修复；Ⅱ型轴突损伤，轴膜完整，可完全修复；Ⅲ型轴突损伤，轴膜完整性破坏，由于自发的瘢痕愈合，不能完全修复；Ⅳ型神经束膜损伤，通常需要外科手术以恢复神经的连续性；Ⅴ型神经断裂，神经外膜损伤，需要外科手术治疗。

10.1.5　周围神经病损后的临床表现

周围神经病损后，临床上主要表现为不同程度的运动、感觉障碍，同时可有肢体营养障碍和自主神经功能障碍等表现。

运动障碍表现为弛缓性瘫痪、肌张力降低、肌肉萎缩、抽搐。感觉障碍包括主观感觉障碍和客观感觉障碍。主观感觉障碍是在没有任何外界刺激的情况下出现的感觉障碍，包括：①感觉异常，如局部麻木、冷热感、潮湿感、震动感，其中以麻木感多见；②自发疼痛,是周围神经病损后最突出的症状之一。客观感觉障碍包括:①感觉丧失;②感觉减退;③感觉过敏,即感觉阈值降低,小刺激出现强反应,以痛觉过敏最多见,其次是温度觉过敏;④感觉倒错,如将热觉误认为冷觉。自主神经功能障碍可表现为不同的症状,如躁动、多汗、高热、高血压或体位性低血压、心动过速、呼吸频促,以及出现心悸、胸闷、气短、心前区压迫感、头痛、头晕、恶心,也可出现大小便功能障碍、睡眠障碍。

10.1.6　周围神经病损的临床治疗

周围神经病损的治疗始终是一个综合性治疗,对创伤引起的损伤大多选择手术缝合,而对于周围神经炎、周围神经病则以药物和康复治疗为主。国内外学者针对周围神经损伤的再生,从手术方式、药物、细胞因子、基因转移、生物材料的应用及中医中药等多方面开展研究。

1.手术治疗

对于开放性损伤伴周围神经损伤及闭合性损伤经综合治疗 1~3 个月症状无明显好转者,应及时手术治疗。手术方法包括神经松解术、神经缝合术、神经移植术及神经移位术。随着科技的不断发展,缝合方法由最初的手术吻合发展到现代的光化学组织结合、热激光焊接、胶修复等新兴技术。

2.组织工程治疗

采用组织工程学的基本原理和方法,以具有良好生物相容性的载体物质作为神经导管修复周围神经损伤已成为研究热点。20 世纪 70 年代后期开始逐渐使用生物材料神经导管(nerve conduit)修复周围神经缺损。神经导管也叫神经再生室,是由天然或人工合成材料制成的具有特定三维结构和生物活性的复合体,用于桥接神经断端,具有引导轴突再生、防止结缔组织浸润形成瘢痕、黏附支持细胞、保持轴突再生所需的神经营养生长因子浓度等优点。对缺损长度大于神经直径 4 倍以上难以神经缝合的损伤,应用神经导管可取得很好效果。

神经导管已经发展到第三代。制作神经导管的材料,主要分生物型和非生物型 2 大类:其中生物型主要包括肌肉、羊膜、静脉、小肠黏膜下层等;非生物型材料包括壳聚糖、胶原蛋白、丝素蛋白、聚乳酸、聚己内酯、聚苯胺及硅胶管等。目前部分新材料已被批准进入临床阶段。新一代的导管由多种材料制成,并含有神经生长因子,而最新的神经导管制作方法是 3D 打印,在动物实验中使用 3D 打印的神经导管治疗坐骨神经缺损已取得成功。但神经导管在修复周围神经损伤的应用中还存在或多或少的问题,相信随着各种新材料、新技术、新方法的不断出现,神经导管的性能将会显著提高,将在周围神经损伤修复中发挥举足轻重的作用。

3.药物治疗

对于无手术适应证的周围神经损伤或术后患者,药物治疗是必不可少的。神经生长因子、重组促红细胞生成素、人组织激肽释放酶、B 族维生素及其衍生物、中药制剂、免疫抑制剂等在神经损伤修复的研究中均有促进神经再生修复的作用。抗氧化应激药物(如 α - 硫辛酸)可增加体内抗氧化物质、清除自由基并抑制氧化应激反应,促进受损神经细胞恢复。改善微循环药物通过扩张末梢循环的微血管,增加血流量,促进神经组织修复。

4.基因和干细胞治疗

在周围神经病损的治疗手段中,基因治疗随着基因工程的研究进展得到广泛的重视。基因治疗是应用基因工程和细胞生物学技术,将具有正常功能的基因导入患者体内并发挥作用,纠正患者体内缺乏的蛋白质或抑制体内某些基因过度表达,从而促使损伤神经的再生。多个研究发现基因治疗能够提高神经修复的效果。但目前该技术还存在很多问题,如目的基因在宿主体内的稳定表达、目的基因的选择等。此外,还涉及伦理问题。

干细胞是指具有无限或较长期的自我更新能力,并能产生至少一种高度分化子代细胞的细胞。神经干细胞移植为治疗周围神经损伤带来新的希望,采用外源性神经干细胞和神经营养因子基因修饰移植细胞具有良好的前景。随着研究不断深入,这项技术有望成为临床修复周围神经损伤的重要手段。

5.中医治疗

周围神经损伤在中医学中属"痿证""伤筋"范畴,病因多为外伤所致。外伤造成气血瘀阻、荣卫不通、经络阻塞,以致组织失去濡养,机体功能发生异常,从而产生一系列的病理变化。故在治疗时,必须行气消瘀、舒筋活络,以纠正瘀血作为病理产物又可成为致病因素所形成的恶性循环。临床资料表明电针具有促进损伤后神经再生的作用,多取损伤神经干两端、邻近穴位及手足阳明经穴位。如前臂正中神经损伤选曲泽、外关透内关、三阳络、四渎;胫神经损伤选委中、承山,腓神经损伤取阳陵泉、足三里、绝骨、解溪、太冲。

10.2　康复评定

通过详细的病史采集和体格检查,可初步判断神经受损的部位和程度。为进一步确定神经受损的性质、做出预后判断、确定康复目标、制订康复计划、评价康复效果,还必须进行一系列的功能检查和评定。

10.2.1　运动功能评定

观察畸形、肌肉萎缩、肿胀的程度及范围,必须评定肌力和关节活动范围,必要时也应对耐力、速度、肌张力予以评定。

10.2.2　感觉功能评定

除用棉花、大头针测定触觉痛觉外,还应做温度觉试验,Weber 二点辨别觉试验,皮肤图形辨别觉、实体觉、运动觉和位置觉试验,Tinel 征检查等。

10.2.3　ADL 能力评定

一般采用国际上公认的改良 Barthel 指数评估个体自理能力,也可选择北美地区广泛应用的功能独立量表(functional independence measure,FIM),其优点是不仅评估躯体功能,还评价语言、认知、社会功能,比 Barthel 指数更客观全面。

10.2.4　神经电生理评定

神经传导检查、肌电图检查是周围神经病损诊断、预后判断的一项非常重要的检查方法。周围神经病损后神经电生理改变有以下几个方面。①运动神经传导：远端潜伏期延长、传导速度下降、F 波潜伏期延长，F 波异常往往是最早出现的电生理改变；复合肌肉动作电位负相波波幅下降、时限增宽。②感觉神经传导：传导速度明显减慢，常伴有感觉神经动作电位波幅下降。③针电极肌电图：单纯脱髓鞘病变肌电图通常正常，如果继发轴索损害，在发病 10 天至 2 周后肌电图可出现异常自发电位。随着神经再生则出现运动单位电位时限增宽、高波幅、多相波增多，大力收缩时运动单位募集减少。

10.3　康复治疗

随着康复医学的发展，康复治疗周围神经损伤的优越性逐渐显示出来。周围神经损伤后，局部水肿、无菌性炎症反应、神经粘连和瘢痕压迫，影响神经的修复和再生。物理治疗可通过改善神经和周围组织的血液循环及营养代谢提高局部组织免疫细胞吞噬功能，有助于促进水肿消散和炎症产物的吸收，促进神经的再生，延缓肌肉失用性萎缩（也称废用性萎缩）。电刺激能加速轴索及髓鞘再生，加速神经传导速度恢复。

康复治疗方法包括物理因子疗法、运动训练、作业训练、使用支具等一系列康复治疗措施。物理因子疗法如超短波、微波、超声波、低频电流、激光治疗，可消炎消肿、改善循环、促进神经再生。运动训练早期主要为向心性按摩和关节被动运动，当肌肉出现主动收缩时，开始进行肌电生物反馈肌力训练和助力运动，当肌力达到 4 级时给予抗阻练习。作业治疗则根据损伤神经功能的不同而选用不同的训练方法。支具固定肢体于功能位，保持修复后神经处于松弛位。

10.3.1　病损早期康复

病损早期的康复主要是除去病因，消除炎症、水肿，预防挛缩畸形的发生。

1. 运动疗法

运动疗法包括保持功能位、被动运动、主动运动。被动运动时应注意：①只在无痛范围内进行；②在关节正常活动范围内进行，不能过度牵拉麻痹肌肉；③运动速度要慢；④周围神经和肌腱缝合术后早期，要在支具固定所允许的范围内进行。神经病损程度较轻、肌力 3 级以上者，在早期也可进行主动运动。同时运动过程中应注意肌肉易疲劳，运动量不能过大。

2. 物理因子疗法

早期应用短波、微波透热疗法（无热或微热量，每日 1 次或 2 次），应用热敷、蜡疗、红外线、低能量激光照射病损等，可消除炎症、促进水肿吸收、缓解疼痛、松解粘连。治疗时注意温度适宜，尤其对于存在感觉障碍和局部血液循环较差的患者，温度过高易发生烫伤。

10.3.2　恢复期康复

此期康复的重点在于促进神经再生、保持肌肉质量、增强肌力和促进感觉功能恢复。

1. 促进神经再生

低频脉冲电流（如经皮神经电刺激、神经肌肉电刺激）或直流电、脉冲电磁场法、低强度超声波可促进周围神经的再生和功能恢复。

2. 增强肌力、减慢肌肉萎缩

增强肌力、减慢肌肉萎缩可采用神经肌肉电刺激、按摩、被动运动、抗阻肌力训练等康复措施。研究表明，神经损伤早期给予神经肌肉电刺激，配合肌肉的运动练习，能加快神经轴突生长，促进运动功能恢复。同时，应根据病损神经和肌肉瘫痪程度制订训练方法，运动量按助力运动—主动运动—抗阻运动顺序渐进，动作应缓慢，范围应尽量大。此外，运动疗法与温热疗法、水疗配合效果更佳。

水疗法，如温水浸浴、漩涡浴，可缓解肌肉紧张，促进局部循环，松解粘连。在水中进行被动运动和主动运动，可防止肌肉挛缩。水的浮力有助于瘫痪肌肉的运动，水的阻力使在水中的运动速度较慢，防止运动损伤发生。

作业治疗可预防受伤肢体的失用性改变，通过各种训练和治疗，促进受损神经的再生和功能的恢复；提供夹板和辅助用具，可最大限度地恢复患者的日常生活活动能力及一定的工作能力，使其早日回归社会。可根据功能障碍的部位及程度进行有关的作业治疗，如日常生活活动能力训练、编织、打字、木工、雕刻、缝纫、刺绣、泥塑、文艺娱乐活动等。在治疗中不断增加训练的难度与时间，以增强肌肉的灵活性和耐力。

3. 促进感觉功能的恢复

对局部麻木、灼痛，采用药物、交感神经节封闭、物理疗法（经皮神经电刺激、干扰电疗法、超声波疗法、激光照射、电针等）；对感觉过敏采用脱敏疗法；对感觉丧失采用感觉重建方法（感觉再训练）。

4. 积极解除心理障碍

周围神经病损患者，往往伴有心理问题，主要表现有急躁、焦虑、忧郁、躁狂等，可采用心理咨询、集体治疗、患者示范等方式来消除或减轻患者的心理障碍。

5. 加强患者的再教育

周围神经病损患者常有感觉丧失，从而失去对疼痛的保护机制。由于无感觉区易被灼伤、刺伤，因此必须指导患者不要用无感觉的部位去接触危险的物体。对有感觉丧失的手部，应经常保持清洁并戴手套保护。若坐骨神经或腓总神经损伤，应保护足底，特别是在穿鞋时，注意防止足磨损。无感觉区也容易发生压迫溃疡，在夹板或石膏固定时应注意皮肤是否发红或破损。

6. 社区和居家康复

已建立社区康复网络的地区，患者应充分利用社区资源进行康复治疗。随着无线网络技术和可穿戴式康复设备的发展，移动医疗和远程居家康复也越来越多，医生可远程指导患者在家康复治疗，评估康复效果。

10.3.3　对症治疗和并发症的康复

有神经痛的患者,可应用药物、低频电刺激和针灸等缓解疼痛。患者如出现尿潴留,可留置尿管以帮助排尿,行膀胱功能康复治疗。如出现肺部感染、泌尿系感染、压疮、下肢深静脉血栓,注意给予相应的积极处理,以防病情加重。对于自主神经损伤明显患者,应监测心率和血压的变化,尽早给予必要的处理。重症吉兰-巴雷综合征可导致延髓支配肌肉麻痹,患者出现吞咽困难,需给予鼻饲、吞咽功能评估和康复治疗。对呼吸肌受累者,应严密观察病情,必要时行气管插管或气管切开,机械辅助通气,行肺功能康复治疗。

小结

本章介绍了周围神经损伤的基础知识,如周围神经的结构、损伤后的病理改变和再生过程;介绍了周围神经损伤后的临床表现、康复评定、治疗方法;重点阐述了损伤后不同时期的康复治疗方法。

思考题

1. 周围神经损伤后的电生理检查有何表现?
2. 周围神经损伤后应进行哪些康复评定?
3. 周围神经损伤后的物理治疗有何新进展?

(张盘德)

参考文献

[1] 宋凯凯,张锴,贾龙. 周围神经系统损伤的微环境与修复方式[J]. 中国组织工程研究,2021,25(4):651-656.
[2] 郑前进,韩先顺,段勇. 低频电刺激促进周围神经损伤后再生和修复的研究[J]. 中华实验外科杂志,2020,37(3):517-519.
[3] 章明星,郭义,石田寅夫,等. 电针干预周围神经损伤效应及机制的研究[J].世界中医药,2020,15(7):1003-1007.

第11章 肌萎缩侧索硬化康复

学习要点

了解肌萎缩侧索硬化的定义、病因与发病机制、临床表现及辅助检查；掌握肌萎缩侧索硬化患者的功能评定内容，基于功能评定的结果制订康复治疗方案；了解针对肌萎缩侧索硬化的最新的前沿康复治疗技术的开展和应用。

11.1 概　述

肌萎缩侧索硬化（amyotrophic lateral sclerosis；ALS），也叫运动神经细胞病，是运动神经元病（motor neuron disease，MND）的一种，累及上运动神经元（大脑、脑干、脊髓）和下运动神经元（颅神经核、脊髓前角细胞）及支配的躯干、四肢和头面部肌肉的一种慢性进行性变性疾病。通常发病率约十万分之二，40岁以上的中老年多发，患者男女之比约3∶2。本病临床上常表现为上、下运动神经元合并受损的混合性瘫痪，较少累及感觉神经，俗称渐冻人症。患者常在病后3～5年内死亡，最常见的死因是呼吸肌衰竭。

11.1.1　病因与发病机制

肌萎缩侧索硬化确切致病原因迄今不明，可能有关的因素有以下几种。

1.遗传因素

家族型患者占全部运动神经元疾病患者数的5%～10%，其他多数为后天散发性。部分有家族史的病例，呈常染色体显性或隐性遗传，研究证明15%的家族型ALS存在铜锌超氧化物歧化酶SOD-1的基因突变，目前已将基因定位于21号染色体长臂。散发性ALS可能与22号染色体长臂上的基因连锁有关。

2.环境因素

ALS在部分民族或地区高发，提示环境因素可能是一个重要的致病因素。如微量元素的缺乏或堆积及某些植物毒素与发病有关；也有研究认为ALS与重金属中毒有关，比如铅、锰等重金属中毒。

3.免疫因素

研究表明ALS患者血液及脑脊液中存在抗神经的IgG、IgM抗体及抗甲状腺抗体等，不明因子激活的人体免疫反应去对抗运动神经元，造成运动神经元的死亡。病理上也发现变性的皮质脊髓束及脊髓前角有T淋巴细胞浸润。

4.病毒感染

病毒方面的研究发现，一些病毒（HIV、HTLV1）的感染确实可引起运动神经元改变,这可能与发病有关,有研究者提出可能机制类似于脊髓灰质炎病毒侵犯运动神经元的结果。

5.神经营养因子或激素的缺乏

目前体外实验结果表明运动元的存活必须依赖某些神经营养因子或激素,比如BDNF、FGF、NT3、NT4、NT5 等。它们是一类特殊多肽或蛋白质,是维持神经细胞功能活动的重要物质,与神经细胞分化成熟、死亡等密切相关。

11.1.2　临床表现

ALS 缓慢起病,呈进行性发展,随病程发展出现上、下运动神经元混合损害症状,预后不佳。

ALS 以上、下运动神经元混合性损害的症状并存为特点。ALS 常以肢体末端无力、萎缩为首发症状,一般从一侧上肢开始,表现为手指活动笨拙、无力,随后出现手部小肌肉萎缩,以大小鱼际肌、骨间肌为主,双手可呈鹰爪状,逐渐延及下肢、颜面及躯干肌,随病程发展出现上、下运动神经元混合损害症状。一般上肢的下运动神经元损害较重,受累部位有明显的肌束颤动,肌张力不高,腱反射减低,合并上运动神经元损害时,病理反射可呈阳性。

晚期可发生延髓麻痹(球麻痹)症状,后组颅神经受损出现构音不清、吞咽困难、饮水呛咳等,可有舌肌萎缩、舌肌纤颤、强哭强笑、情绪不稳等。呼吸肌受累则出现呼吸困难。其他症状还包括关节疼痛、僵硬、挛缩、恶病质等。

患者大多无感觉障碍及大小便障碍。

11.1.3　辅助检查

血清磷酸肌酸激酶和乙酰胆碱酯酶正常,少数病例可增高,提示病变广泛且进展。脑脊液检查压力及成分多正常。神经肌肉电生理检查是重要的诊疗手段,肌电图呈神经源性损害,可见插入电位延长、纤颤电位,运动单位时限增宽、波幅增高,出现巨大电位,大力收缩提示单纯性。感觉神经传导速度多正常。肌活检呈神经性肌萎缩病理改变。部分 MRI 检查可见与临床受损肌肉相应部位的脊髓或脑干出现萎缩变性等。

11.2　功能评定

评定是 ALS 患者康复的重要环节,通过评定可以全面了解患者生理、心理及社会功能,分析其运动功能状况及潜在能力,为制订合理的综合康复治疗方案、判定康复治疗效果提供依据。

11.2.1　评定目的及原则

评定目的是通过收集患者的身体状况、家庭和社会环境资料,了解患者目前所具有的能力,分析和量化功能障碍的程度及特点,设定近期、中期及远期目标,为制订合理的康复训练计划及治疗方案提供依据。

评定原则是要根据疾病的类型与分期,强调功能全面评定的重要性,在进行运动功能评定的同时,判断是否有言语、吞咽、情绪等障碍,遵循循证医学的要求,重视量化指标及客观依据,以评定为前提,将评定贯穿康复治疗过程的不同阶段。

11.2.2　功能评定

ALS 患者功能评定内容包括肌力评定、肌张力评定、关节活动度评定、平衡功能评定、言语及吞咽功能评定、疼痛评估、情绪量表评估和 ADL 评估等。常用的评估工具是肌肉萎缩性侧索硬化症功能评估量表修订版(ALSFRS-R),可对患者的延髓功能、上下肢功能与呼吸功能进行评估,共分为语言、唾液、吞咽、写字、切割食物及使用餐具、穿着衣裤与个人卫生、床上翻身与调整床单、步行、上下楼梯及呼吸等十二项,每项根据轻重程度分值为 0 至 4 分。

11.3　治　疗

ALS 目前尚无特殊有效的治疗方法,以对症和支持治疗为主,疾病早期开始积极进行康复治疗。

11.3.1　一般治疗

(1)对症和支持治疗:适当锻炼,注意保证充足营养,合理进行呼吸道管理。如合并严重吞咽困难,给予鼻饲或经皮胃造瘘。呼吸肌无力者,可用经鼻正压通气;严重呼吸困难者,需行气管切开,人工辅助通气。若口水多,可给予少量抗组胺药;如出现情绪低落,可予以抗抑郁治疗等。

(2)药物治疗:目前国际承认且唯一通过美国食品药物监督局(FDA)批准治疗肌萎缩侧索硬化的药物为力如太(rilutek),可通过减少中枢神经系统内谷氨酸的释放,减低兴奋毒性作用,延长患者存活期。其他可选用的神经营养代谢药物包括能量合剂、大剂量 B 族维生素及维生素 C、胞磷胆碱、三磷酸腺苷等。另外,神经生长因子可能对特异性神经元有保护效应,减少其变性及死亡。目前也在尝试以神经营养因子、抗氧化剂,如维生素 E、维生素 C 及肌酸、辅酶 Q10 等,与力如太联合应用,对肌萎缩侧索硬化症患者进行保护性治疗。

11.3.2　康复治疗

康复治疗主要目标是维持肢体正常关节活动度及柔软性,保持肌力与耐力,尽量维持日常生活能力,减少疼痛及其他并发症,提高生存质量。治疗策略是早期强调预防性与修复性,中期代偿性与预防性并重,晚期偏向预防性与代偿性,重视患者心理支持,加强家属或照顾者的教育与指导。

根据 ALS 患者的临床表现及功能评定结果进行分期,患者早期出现轻中度肌无力时,主要是动作笨拙,精细活动欠佳,一般可独立行走。此期主要给予患者肢体牵拉运动、低阻力肌力训练、精细活动训练、全身性关节运动,避免关节挛缩,使其日常生活尽量自理。若患者重度肌无力但可行走时,尽量鼓励其坚持自主性活动,避免运动疲乏,可进行水中运动,进行深呼吸及扩胸运动,采取适当的辅具支持,改造家居环境。患者中期需依赖轮椅移动时,可协助关节进行被动活动,鼓励坚持等长收缩,合理使用辅具,教导翻身与体位转移,改造家居环境,采取心理精神支持,必要时使用呼吸器,防治疼痛、感染及褥疮等并发症。晚期完全卧床的患者,需要进行床上活动训练及使用呼吸器;合并吞咽功能障碍者,可进行吞咽与构音训练,协助拍背、排痰等。晚期以加强护理照顾为主,针对出现的并发症采取合理有效的医疗措施,如呼吸困难时可进行气管切开、呼吸机辅助呼吸,肺部感染时积极进行抗感染治疗,严重吞咽困难时留置鼻饲管或经皮胃造瘘。

随着电子信息技术及人工智能的高速发展,智能设备越来越多地应用于 ASL 患者的康复评定与治疗,如虚拟现实技术、康复机器人、智能家居等。人工智能设备通过采集患者的肌电信息、关节活动、运动速度等参数,个体化设计患者的康复训练强度及方案,达到个性化的精准医疗目的。患者也可以依靠智能机器进行转移或移动,与外界交流、进行写作等,使患者参与一定的社会活动,提高患者的生存质量。

随着生物领域技术的发展,干细胞和基因治疗已成为运动神经元疾病治疗的重要研究方向。理论上干细胞有分化为神经元的潜能,可替代受损的运动神经元,而且干细胞可产生多种神经营养因子保护神经元。但神经干细胞移植存在不少问题,还有待于进一步研究证实。

小结

本章介绍了肌萎缩侧索硬化的定义、病因与发病机制、临床表现等基本知识;阐述了康复评定的目的、原则和具体评定内容;讨论了治疗的方法和意义,包括支持治疗、药物治疗和康复治疗方案;展望肌萎缩侧索硬化的最新前沿康复治疗技术开展和应用。

思考题

1. 举例说明人工智能技术在肌萎缩侧索硬化康复治疗中的应用。
2. 针对早期的肌萎缩侧索硬化患者,设计一个合适的防治功能障碍恶化的运动治疗康复方案。
3. 通过查阅文献,调研肌萎缩侧索硬化的康复治疗的新进展。

(冷　雁)

参考文献

[1] ORSINI M, OLIVEIRA A B, NASCIMENTO O J, et al. Amyotrophic lateral sclerosis: new perpectives and update[J]. Neurol Int, 2015, 7(2): 5885.

[2] LISLE S, TENNISON M. Amyotrophic lateral sclerosis: the role of exercise[J]. Curr Sports Med Rep, 2015, 14(1): 45 - 46.

第12章　骨折与关节脱位康复

学习要点

了解骨折与关节脱位的临床特征与临床处理原则；掌握骨折与关节脱位康复评定和康复治疗的基本方法；通过学习康复评定和康复治疗技术在骨折与关节脱位康复中的应用实例，掌握骨折与关节脱位康复的工作思路，运用相关康复诊疗技术和手段，解决骨折与关节脱位康复诊疗中的问题。

12.1　概　述

骨折与关节脱位是临床常见的创伤，平时和战时都很常见，骨折与关节脱位发生后如处理不当（包括术前康复干预、术后早期康复及出院后的康复功能训练等），会导致功能障碍发生率及致残率增高，同时也可影响患者日常生活活动能力和社会生活参与能力。

12.1.1　骨折与关节脱位的临床特征

1.外伤史

骨折与关节脱位均有外伤史。尽管引起骨折的暴力可能性较小，但外伤也是引起病理性骨折的重要因素。

2.疼痛与压痛

骨折与关节脱位发生后均有不同程度的疼痛与压痛。

3.局部肿胀

骨折时确定骨组织与周围软组织血管破裂出血、局部肿胀、出现瘀斑、血肿的部位及大小对判断骨折的部位及严重程度很有帮助。

4.畸形

骨折移位大及关节脱位者可出现肢体或关节畸形。如两端重叠移位可出现短缩畸形；骨折远端由于失去正常的骨连续性，在重力和肌肉牵拉的作用下，可出现旋转畸形和成角畸形。

5.功能障碍

骨折与关节脱位后由于疼痛、肌肉反射性痉挛、肌肉失去骨应用的杠杆作用，特别是合并神经损伤时，会丧失正常功能。

6.异常活动及骨擦音

在检查或移动患肢时会出现异常活动及骨折断端摩擦而产生的骨擦音，且畸形会更加明显。

7. X 线检查

X 线检查是确定骨折与关节脱位的部位、程度及骨折类型的可靠方法。

12.1.2　骨折与关节脱位的临床处理原则

骨折临床处理的三大原则是复位、固定和康复治疗,三者有机结合、互相配合。复位是骨折与关节脱位治疗的基础;复位后需要固定,只有固定牢靠,才能保持骨折不再移位,并有利于骨折愈合及功能恢复,固定是骨折与关节脱位治疗的关键;骨折与关节脱位的治疗不仅仅需要愈合坚固,恢复原有的解剖形态及力学性能,而且要求患者早日恢复功能,重返社会。因此,康复治疗是患者恢复功能的保证。

早期正确的康复治疗可促进骨折愈合及关节脱位的修复,缩短疗程,减少粘连,预防肌肉萎缩,改善关节活动范围,促进伤肢运动功能的恢复。

12.2　康复评定

12.2.1　一般评定

临床检查时常用的功能评定方法。

1. 疼痛评定

疼痛评定可采用视觉模拟评分(VAS)等。

2. 感觉功能评定

感觉功能评定包括浅感觉、深感觉及复合感觉的评定。

3. 关节功能评定

关节功能评定即关节活动度评定,了解四肢关节及脊柱的活动范围。各关节功能评定量表常用的包括 Harris 髋关节评分、纽约特种外科医院(Hospital for Special Surgery,HSS)膝关节量表等。

4. 肌肉力量评定

肌肉力量评定有徒手肌力检查、等速肌力测试等。

5. 肢体长度及围度测量

骨折后,肢体的长度和周径可发生变化,必要时测量肢体长度和周径。

6. 下肢功能及步态评定

下肢功能评定及步态评定有计时起立步行试验、五次坐-起试验(FTSST)等。步态评定有徒手步态检查、步态分析系统。

7. 平衡功能检查

平衡功能检查可通过 Berg 平衡量表、平衡测定仪进行。

8. 日常生活活动能力评定

日常生活活动能力评定包括应用改良巴氏指数评定表(modified Barthel index,MBI)、PULSES评定、功能独立性评定(functional indenpendence measure,FIM)等。

9. 生活质量评定

生活质量评定可通过健康调查简表(SF－36)、世界卫生组织生存质量测定量表(WHOQOL－100)等。

12.2.2　特殊评定

通常采用特殊检查(如X检查、CT检查、MRI检查及超声检查等)方法,以确定骨折固定的稳定性及骨折愈合的程度。

12.3　康复治疗

12.3.1　康复治疗作用

骨折愈合是骨连续性的恢复,最后完全恢复原有的骨结构和性能,是骨再生的过程。骨折愈合期间要求患肢制动,但长时间制动会造成患者的心血管、呼吸、消化、泌尿等系统的功能下降和制动肢体的肿胀、肌肉萎缩、肌力和耐力的下降、组织粘连、关节囊挛缩、关节僵硬等诸多并发症。康复治疗的作用是协调骨折长期制动与运动之间的矛盾,预防或减少上述并发症的产生,控制或减轻组织肿胀,减轻肌肉萎缩,防止关节粘连僵硬,促进骨折愈合,有利于患者的功能恢复,并早日重返社会。

12.3.2　康复治疗方法

康复治疗是在骨折整复和固定的基础上及充分考虑确保骨折愈合的情况下,针对可能引起关节功能障碍的因素,例如肿胀、粘连、关节僵硬、肌肉萎缩等,采取相应的物理治疗、作业治疗及矫形器等手段,使肢体损伤部位恢复最大功能,以适应日常生活、工作的需要。骨折术后康复分以下三阶段。

1. 早期康复

纤维骨痂形成期(第0~4周):①急性期(术后48小时内)康复目标是消除肿胀;缓解疼痛;预防并发症的发生。康复内容:保护患肢、局部制动、冰敷、加压包扎和抬高患肢。训练的主要形式是伤肢肌肉的等长收缩。非损伤部位开展早期康复预防继发性功能障碍。②亚急性期康复(术后48小时~4周):患处肿胀和疼痛较前明显好转,是开展康复的重要时期。康复目标是逐步恢复关节活动范围、增加肌力训练、重建神经-肌肉控制及心肺功能。康复内容:患肢抬高,保持正确的体位;等长收缩训练;受伤部位远侧及邻近关节的活动范围训练;物理治疗可选用脉冲电磁疗、低强度脉冲超声、电刺激治疗。

2. 中期康复

骨痂形成期(第5~12周):康复目标是消除残存肿胀;软化和牵伸挛缩的纤维组织;

增加关节活动范围和肌力;恢复肌肉的协调性。康复内容:①继续加强 ROM 训练,直至恢复全关节活动范围;②骨折愈合后关节出现伸直或屈曲挛缩,可做伸直或屈曲牵引,在患者可忍受范围内由治疗师进行持续被动终末牵伸;③继续进行肌力和耐力训练,从等长肌肉练习可逐步过渡到抗阻练习(由手术医生判定骨折完全愈合后开始),加大肌肉锻炼强度;④临床诊断骨折愈合后,可进行所有肌群渐进性抗阻练习,并加强有氧耐力训练,鼓励进行日常生活活动、工作和娱乐活动。

3.后期康复

骨折愈合期(第 12 周以后):康复目标是全功能活动范围;全功能性肌力和耐力;正常参与所有功能活动、工作和休闲。康复内容:①关节活动范围:除继续以前的锻炼,关节松动术可采用三级、四级松动技术。在肘、腕、手部及踝关节周围骨折术后对僵硬患者,给予佩戴动态或静态渐进支具以增加关节活动范围。关节出现挛缩和僵硬,可做恢复性的关节牵引,也可在患者可耐受范围内由治疗师进行持续被动终末牵伸。②继续前期训练,避免肌肉疲劳。③全身有氧耐力训练,恢复身体体能。④本体感觉神经肌肉强化。⑤功能恢复:鼓励进行日常生活活动、工作和娱乐活动。

12.3.3　常见骨折与关节脱位康复

1.锁骨骨折

锁骨骨折复位后,站立时宜双手后叉于腰部,保持抬头挺胸体位;睡眠时宜仰卧于硬板床上,背部两肩之间稍加垫高,保持与站立时相似的姿势。伤后 1～3 周,肩部固定,主要进行肘、腕、前臂、手的功能性训练。伤后 4～8 周,可进行肩部的全方位主动功能练习,配合一些器械进行训练,逐步增加抗阻力训练。伤后 8 周后,增加训练强度,可使用关节松动术,治疗前可配合蜡疗等局部热疗,改善局部血液循环和紧张性,增加关节松动术的效果。

2.肩关节脱位

肩关节脱位复位后应当吊带制动,在肩关节固定的姿势下,早期进行肘、前臂、腕、手的功能性训练,肩关节局部可使用冷疗,防止肿胀、出血、减轻疼痛。绷带去除后的第 1～2 周内,仍需以三角巾悬吊保护;第 3 周可进行肩关节的前屈后伸、内收、外展运动,动作要轻柔、慢速、不能用力过猛;第 4～6 周,去除固定物,并进行肩关节各个方向的运动及肩周肌群的肌力训练。关节活动受限时可应用关节松动术。

3.肱骨干骨折

骨折复位内固定后,1 周内可以进行手和腕部的主动活动,逐渐过渡到上臂肌群的等长收缩,疼痛减轻后可在健肢的帮助下开始肩和肘关节的被动活动,逐步增加至全范围活动度。术后 1 周可以开始上肢肌群的主动等张训练,有条件时可做等速训练,以及肩和肘关节的主动运动。术后 2～3 周在站立位开始主动耸肩练习、背阔肌收缩训练、三角肌保护性的无阻力收缩训练、肩部摆动训练、肘关节屈伸训练、前臂内外旋训练等。3～4周后,患肢的功能即可接近完全恢复。4～6 周后可增加肩、肘、腕的抗阻力训练,加强前臂的旋转功能训练。6～8 周后,患侧上肢自然放松,以肩关节为轴心,做主动全旋练习,同时可借助肋木、高吊、滑轮、墙拉力器、橡皮带及体操棒等进行功能训练。如出现肩肘关节功能障碍,可进行关节松动术。

未经手术内固定,采取手法复位外固定的肱骨干骨折,相对制动时间稍长。伤后2周可做手、腕的屈伸训练。伤后4～8周后,可做三角肌、背阔肌、胸大肌、肱二头肌、肱三头肌的无阻力自主活动练习,手、腕可做抗阻训练。伤后8～12周可进行全关节活动练习和肌力恢复练习。

合并桡神经损伤,应加强伸指、伸腕肌的功能训练,辅助腕、手功能位支具佩戴和神经肌肉电刺激疗法。

4.肱骨髁上骨折

肱骨髁上骨折常发生于儿童,预后良好,但常容易合并血管、神经损伤及肘内翻畸形。伸展型骨折复位后,用石膏托固定患肢于90°肘屈曲功能位4～8周。屈曲型则固定于肘关节伸直位。治疗中应严密观察有无血运障碍,其早期表现为剧痛、桡动脉搏动消失、皮肤苍白、麻木及感觉异常;若处理不及时,可发生前臂肌肉缺血性坏死,造成严重残疾。外固定解除后,主动做肘关节屈伸练习,伸直型骨折主要练习屈肘的肌肉等张收缩,屈曲型骨折主要练习伸肘的肌肉等张收缩。训练前进行X线检查,了解骨折愈合情况,防止因骨愈合不佳而产生的移位或骨不连。禁止暴力被动屈伸活动,以避免骨化性肌炎的发生。伤后8～12周可进行患肢的全方位功能训练,辅助吊轮、墙拉力器、肋木、肩腕关节训练器及橡皮带等器械进行训练。

5.肘关节脱位

复位后1～2天,可开始肩、腕及手部主动运动,逐步增加肩与指的抗阻训练。疼痛减轻后,立即开始肱二头肌和肱三头肌的等长收缩训练。复位3天～1周,肘关节制动,肩、腕、手关节主动练习;复位2～3周,可进行肩、腕、手的抗阻练习,肱二头肌、肱三头肌静力性收缩练习,可辅以物理因子疗法、作业治疗,提高日常生活活动能力。复位3～6周后去除外固定,可进行肘关节主动屈伸训练、前臂旋转练习、器械训练、关节松动术;合并神经损伤时,可进行神经肌肉电刺激治疗。

6.前臂双骨折

手法复位或手术内固定后1周内,以制动为主,特别是手法复位患者,要加强检查,防止松动。手、腕可行主动屈、伸活动,不可做旋转练习,同时须注意手指血液循环及感觉变化,防止骨筋膜室综合征的发生。伤后2～3周可进行肩关节主动屈伸、外展、内收功能训练,肘关节及腕手关节、手关节的主动功能练习(手法复位的功能练习可适当延后进行),前臂的旋内、旋外训练,需轻柔进行。伤后4～6周,可增加肩关节和腕、手关节的抗阻力训练,自主的前臂内外旋功能练习;行内固定手术的,可去除外固定,通过器械进行训练。伤后7～9周,去除外固定后可进行肩、肘、腕、手关节的功能练习,着重训练前臂的内外旋功能。

7.桡骨远端骨折

手法复位或术后1周内局部制动,肩、肘关节主动功能训练。伤后2～4周,增加肩、肘关节抗阻训练,手屈、伸功能训练。伤后4～6周,去除外固定,增加肩、肘关节抗阻训练,开始腕关节的屈伸功能训练。伤后6～8周,增加前臂旋转功能训练,并逐步增加抗阻训练。有严重腕关节功能障碍的需进行关节松动术。

8.股骨颈骨折

股骨颈骨折牵引状态下可利用上吊环进行双上肢、健侧下肢主动活动及患侧下肢牵引状态下的抬臀运动。

内固定术后患者患肢可穿丁字鞋,并利用沙袋固定患侧下肢两侧,防止患肢旋转及内收。术后第 1 天开始进行呼吸训练、患肢股四头肌等长收缩训练、足趾及踝的背伸跖屈运动,以及双上肢及健侧下肢的主动活动。术后第 2 天,重复第 1 天内容,鼓励患者患肢足、踝、膝关节主动运动,其间可用 CPM 做髋膝关节被动运动,从 30°开始逐渐增加到90°。腘绳肌、臀大肌伸髋、伸膝位等长收缩,还可进行抬臀运动、扩胸运动。术后第 3～5天,仰卧位主动屈伸髋膝关节,避免屈髋>90°;髋外展位进行髋内收及外展肌的等长收缩训练;坐位水平移动(始终应保持患肢髋外展位,避免屈曲>90°)。术后 6～7 天,髋外展训练,避免髋内旋;屈髋屈膝训练,避免屈髋>90°;髋后伸训练,注意身体直立,避免髋内旋。术后第 2 周,助行器辅助步行训练(避免患肢负重),渐进式进行,避免久站,下肢可使用弹力绷带包扎。术后 3 个月逐渐负重,可增加下肢内收、外展的主动活动,股四头肌抗阻训练,本体感觉和功率自行车训练。术后 3 个月至半年,视骨折愈合情况,从部分负重至大部分负重,待 X 线显示骨折已愈合、无股骨头坏死,方可弃拐行走。

9.股骨干骨折

治疗中易出现各种并发症,可影响下肢负重及关节活动。康复重点是预防膝关节伸膝装置粘连,应尽早开始股四头肌肌力练习和膝关节功能练习。伤后 3 周内,可进行股四头肌的等长收缩训练、膝关节活动度训练、髌骨松动、足趾及踝关节主动屈伸训练,以及健肢和躯干的正常活动。伤后 3～10 周,在早期活动的基础上,可适当增加运动量,增加运动时间,同时进行适当的日常生活活动训练。此期重点应为关节活动度训练,可在医务人员保护下开始直腿抬高训练,注意在进行肌力训练时,不可在股骨远端施加压力,以免骨折处应力过高。伤后 2 年,康复重点在于骨折后并发症的处理,如防治瘢痕增生、组织粘连等,并最大限度地恢复关节活动范围、肌肉收缩力量,以及关节本体感觉,提高日常生活活动能力和工作能力。

10.胫骨平台骨折

术后第 1 天进行股四头肌等长收缩训练及 CPM 训练。术后 1 周去除 CPM,进行主动屈膝训练。手术切口愈合后可根据情况加用关节功能牵引。在膝关节运动训练的同时,进行股四头肌、髋关节周围肌力的训练。患肢肿胀消退后,可在双拐辅助下患肢不负重行走。术后 6～8 周内患肢不负重,6～8 周后根据 X 线片检查骨折愈合的情况决定患侧下肢负重量程度,在双拐的辅助下,患肢可逐渐负重 30%～50%。术后 3～6 月根据影像学检查结果,可逐步负重 50%～100%。

非手术治疗患者:伤后 2～3 周内使用外固定装置,进行股四头肌等长收缩训练及患肢抬高。伤后 4 周可取下外固定,进行膝关节不负重的主动运动和股四头肌肌力训练。伤后 8 周在双拐辅助下患肢可逐渐负重 25%～50%。伤后 12～14 周根据骨折愈合情况,可逐步完全负重。

11. 胫腓骨骨折

　　治疗目的是恢复小腿长度及纠正骨折断端间的成角与旋转移位,以免影响日后膝、踝关节的负重功能和发生创伤性关节炎。为保证下肢功能不受影响,成人患肢缩短应小于1cm,成角畸形应小于15°,两骨折端对位至少应在2/3以上。膝关节保持伸直中立位,防止旋转。骨折固定早期开始股四头肌、胫前肌、腓骨长短肌和腓肠肌的等长收缩训练,膝关节和踝关节的被动活动,以及跖趾关节和趾间关节的活动。避免平卧位练习直腿抬高,或者屈膝位练习主动伸膝,否则会产生骨折端剪切力、成角、扭转应力,从而影响骨折愈合。伤后2周至骨折临床愈合,除继续进行患肢肌肉的等长收缩和未固定关节的屈伸活动外,可在内外固定稳妥保护下,扶拐下床适当进行逐渐负重训练。

小结

　　本章介绍了骨折与关节脱位的临床特征与临床处理原则;描述了骨折与关节脱位康复评定和康复治疗的基本方法。通过具体的应用实例,介绍了骨折与关节脱位康复的工作思路,如何运用相关康复诊疗技术和手段,解决骨折与关节脱位康复诊疗中的问题。

思考题

1. 骨折与关节脱位的康复评定的临床意义和常用方法是什么?
2. 查阅文献,调研骨折与关节脱位康复领域的新进展。

(倪朝民)

参考文献

[1]　MARCANO - FERNANDEZ F A, BALAGUER - CASTRO M, FILLAT - GOMA F, et al. Teaching patients how to reduce a shoulder dislocation: a randomized clinical trial comparing the boss - holzach - matter self - assisted technique and the spaso method[J]. J Bone Joint Surg Am, 2018,100(5): 375 - 380.

[2]　HULSMANS M, FERREE S, HOUWERT M, et al. Development of the Utrecht Score for clavicle fractures: a short and complete clavicle score with patient-reported and objective measures[J]. Eur J Trauma Emerg Surg, 2019,45(6): 1045 - 1052.

[3]　BIRINCI T, RAZAK O A, ALTUN S, et al. A structured exercise programme combined with proprioceptive neuromuscular facilitation stretching or static stretching in posttraumatic stiffness of the elbow: a randomized controlled trial[J]. Clin Rehabil, 2019,33(2): 241 - 252.

第13章　软组织损伤康复

学习要点

掌握软组织损伤的定义、临床分类、临床表现、康复评定方法及康复治疗基本原则；了解常见软组织损伤，如肌筋膜疼痛综合征、肌腱末端病、韧带损伤和挤压伤康复的基本概念、临床特点、康复评定及治疗。

13.1　概　述

软组织损伤是指包括皮肤、皮下组织、肌肉、肌腱、筋膜、腱鞘、韧带、滑囊、滑膜、神经、血管、淋巴组织和内脏器官等组织的损伤。另一定义：因直接或间接外伤或长期过度使用而致部分组织或器官解剖结构的破坏和生理机能的紊乱称为软组织损伤。

创伤常常伴有各种软组织损伤，是导致死亡的主要原因。我国每年约20万人死于严重创伤。急性期有效的医疗救治和康复的早期介入，与创伤预后有直接关系。长期慢性损伤导致软组织疼痛，成为降低工作效率、影响生活质量的常见问题。

软组织愈合过程共分为三个阶段：Ⅰ炎症期、Ⅱ修复再生期、Ⅲ瘢痕重塑期，其中损伤的类型、部位、年龄、局部组织的血供、全身营养状况、机体代谢水平及活动能力是影响软组织愈合的重要因素。

13.1.1　主要致伤因素

诸多因素都可造成人体各种不同程度损害，严重者将导致患者残疾甚至死亡。其中主要致伤因素有以下几类。①机械因素：如交通伤、职业损伤；②物理因素：如冻伤、电灼伤；③化学因素：如化学性烧伤；④生物性因素：如蛇咬伤等。

13.1.2　软组织损伤的分类

1. 按照发病原因分类

软组织损伤可分为扭伤、挫伤、刺伤、火器伤、放射损伤及挤压伤等。

2. 按照损伤部位分类

软组织损伤可分为关节韧带损伤，棘上、棘间韧带损伤，以及肌腱损伤等。

3. 按照创伤时间分类

(1)急性损伤(acute injury)：指在运动瞬间遭受直接或间接暴力。

(2)慢性损伤(chronic injury)：多由肌腱、肌肉、腱鞘、关节囊、韧带及滑囊等组织过度负荷及反复轻微损伤所致，或因急性损伤处理不当转化而成的陈旧性损伤。

4. 按照创伤皮肤的完整性分类

(1)开放性损伤(open injury):指皮肤、黏膜的完整性受到破坏,深部组织与外界相通。

(2)闭合性损伤(closed injury):指受伤后皮肤仍然完整,无伤口与外界相通。

5. 按照生活自理障碍分类

(1)生活自理范围:鉴定依据中华人民共和国国家标准 GB/T 2014—3,代替 GB/T 16180—2006。①进食:完全不能自主进食,需依赖他人帮助;②翻身:不能自主翻身;③大、小便:不能自主行动,排大、小便需依赖他人帮助;④穿衣、洗漱:不能自己穿衣、洗漱,完全依赖他人帮助;⑤自主行动:不能自主走动。

(2)生活自理障碍程度分三级。①完全生活自理障碍:生活完全不能自理,上述五项均需要护理;②大部分生活自理障碍:大部分生活不能自理,上述五项中三项或者四项需要护理;③部分生活自理障碍:上述五项中一项或者两项需要护理。

6. 按照韧带损伤分级

按照韧带损伤,软组织损伤共分为三级。Ⅰ级:轻微疼痛、肿胀,无韧带松弛;Ⅱ级:明显疼痛和肿胀,轻微结构不稳;Ⅲ级:严重肿胀和关节出血,结构不稳。

7. 按照肌腱损伤分级

按照肌腱损伤,软组织损伤共分为五级。Ⅰ级:运动后疼痛,24 小时消失;Ⅱ级:运动轻度不适,无活动受限;Ⅲ级:疼痛明显,活动受限;Ⅳ级:疼痛明显,日常生活活动受限;Ⅴ级:静息疼痛影响睡眠。

13.1.3　临床表现

1. 急性损伤

急性损伤起病突然,伤后即出现疼痛、活动功能障碍。特点:①闭合性损伤常有小血管破裂,组织内出血、血肿、局部肿胀、炎症反应、粘连、组织纤维化、瘢痕形成、关节挛缩,从而导致关节功能障碍;②开放性损伤局部呈开放性伤口,愈合后往往留有瘢痕;③扭伤多为韧带损伤,是急性创伤或反复拉伸负荷的结果;④拉伤多是肌肉-肌腱单元的损伤,与急性过载或反复极限运动有关。

2. 慢性损伤

慢性损伤指在特定部位出现长期疼痛,与长期不良姿势或职业性劳损有关。

3. 全身反应

创伤性全身反应包括神经应激反应、内分泌系统反应、循环及代谢系统反应等。特点:①严重创伤将对机体造成强烈刺激,作用于高级神经中枢,产生原发性和神经源性休克、低血容量性休克。重度损伤后出现休克,表现为神志淡漠、面色苍白、四肢厥冷、虚汗、脱水、烦躁不安、嗜睡、不思饮食、口干、尿少、脉搏细弱及血压下降等。②发热:创伤所致发热常低于 38.5℃,3～5 天后体温可恢复正常。③代谢变化:重伤后糖原、蛋白质及脂肪分解加速。严重损伤时,可伴有肝肾功能改变。

4. 局部表现

(1)疼痛:疼痛程度越低不代表损伤程度越轻。对创伤后不呼喊的患者应不予忽略。

（2）出血与肿胀：血管破裂致血液在组织疏松部位积聚，形成血肿和瘀斑，出血与组织液外渗至局部肿胀。

（3）功能障碍：因疼痛致活动受限，组织毁损影响导致运动形式与功能障碍。

13.2　临床早期康复

软组织损伤康复首要目标是获得生命体征平稳，再则是保持肢体关节活动度和恢复运动功能。

1.早期治疗特点

紧急处理危及患者生命的损伤，如创伤失血性休克、重要脏器出血、血气胸等，应采用紧急措施，必要时建立通道补充血容量。应遵循先重后轻、边救边诊的原则，提高患者救治成功率；创伤处理原则是在保护生命的前提下，最大限度地保全组织和器官的完整性，使组织器官修复和愈合，恢复生理功能和运动能力。早期应彻底清创，预防感染，防止组织粘连，同时尽早进行功能训练。

2.处理原则

（1）损伤早期：损伤后 48 小时内，即刻加压包扎，抬高患肢；冰敷局部。控制水肿与疼痛、控制炎症反应。

（2）损伤中期：损伤 48 小时后，急性症状基本控制，疼痛和急性炎症反应有所缓解。处理原则：改善局部血液循环、继续控制疼痛与炎症、促进组织水肿消退、防止感染；开始运动功能训练，防止功能障碍。

（3）损伤后期：疼痛与肿胀症状基本消失。处理原则：继续控制瘢痕增生，完全恢复关节活动度；增强肌肉力量，恢复运动能力。

慢性软组织损伤主要通过纠正非生理性姿势不良习惯、职业防护康复教育等综合方法进行。软组织愈合过程不同阶段的病理生理学、组织学概念是临床早期康复介入和康复技术实施原则的基础知识。同时，临床上也需依据软组织损伤三个不同阶段组织学变化机制调整和实施康复训练。

13.3　康复评定

软组织损伤的康复评定包括：记录生命体征及全身情况、局部皮肤与组织损伤情况、并发症；组织肿胀程度评定；疼痛评分、关节活动度、肌力、肌张力、平衡功能的评定；神经、感觉功能评定；X 线、超声波、电生理等辅助检查。

13.4　康复治疗

13.4.1　运动治疗

创伤早期的运动功能训练可促进血液循环与组织代谢功能，防止肌肉萎缩、关节粘连。

1. 急性软组织损伤

急性软组织损伤的运动治疗原则是控制疼痛、避免出血和肿胀。在控制下进行早期肌肉等长收缩；伴有骨折者需要保证骨折端稳定状态下做早期活动；防止关节粘连和功能障碍；给予适当应力下负重训练。

2. 慢性软组织损伤

鼓励患者主动进行肌力训练，纠正不良姿势，防止非生理性错误姿势造成的慢性软组织劳损。

13.4.2　物理治疗

选择多种物理治疗方法，如短波、超短波、磁疗、激光疗法、低中频电疗、冲击波、蜡疗等，可改善局部组织血液循环和代谢，加速损伤组织的修复。

13.5　常见软组织损伤的临床康复治疗

13.5.1　肌筋膜疼痛综合征

肌筋膜疼痛综合征(myofascial pain syndrome, MPS)是以骨骼肌和筋膜鞘疼痛及触发点痛为临床特征的疾病，通常与不良因素有关，如不良姿势、长期反复过用劳损、系统性疾病等。肌筋膜疼痛综合征又称肌纤维组织炎、肌筋膜炎、肌疲劳综合征等。

1. 临床特点

(1)病因：本病与急性创伤、疲劳、长期过度使用、受寒等因素相关。急性损伤多发生在肌肉、筋膜、韧带、关节囊及骨膜等骨骼附着处的软组织，由于反复持续牵拉和劳损产生疼痛、水肿、炎症反应或转为慢性症状。

(2)临床表现：本病主要表现为躯体疼痛、僵硬感或肌肉紧张、疼痛或无力。受累肌肉常存在固定疼痛点，而压痛点邻近区基本正常。本病特征为触发点存在固定触发牵涉痛区域，疼痛部位为较深的肌肉与筋膜。

2. 康复评定

通常对肌肉收缩、慢性疼痛症状和程度加以描述和记录，也可采用用电生理和实验室检查提供评估依据。

3. 康复治疗

(1)康复目标：明确病因，纠正不良姿势。通过主动与被动运动治疗解除肌肉痉挛和疼痛。

(2)物理治疗：采用高频电疗法、激光疗法、超声疗法、低频电疗法、中频电疗法、蜡疗、红外线疗法、局部压力治疗等方法增加肌肉血液循环，缓解疼痛有明显效果。

(3)运动疗法：是对该病有效的积极治疗方法。有针对性进行肌力和放松训练、规律的有氧训练，游泳、瑜伽、太极等运动都有利于肌肉舒缩协调性，改善不适症状。

(4)传统医学：推拿、手法治疗、针灸、拔罐等针对肌肉筋膜疼痛有较好疗效。

13.5.2　肌腱末端病

肌腱末端病(enthesiopathy)是指肌腱或韧带止点部位因反复负荷劳损而引起局部组织变性的损伤性疾病,常见于运动训练和职业性创伤,包括肌腱、韧带止点及部分软骨病变。

1.临床特点

本病具有肌腱及韧带止点的特点,包括 5 类组织:腱纤维、纤维软骨层、潮线、钙化软骨、骨。肌肉与韧带均为高密度结缔组织,尽管外围结构、骨骼附着点结构相似,但功能不同。韧带在骨与骨连接中承担更大张力和抗外力作用;肌腱连接肌肉传导力至骨骼,由此产生运动。应力强度与肌腱末端有直接关系;与载荷方向取向一致的纤维数量越多,其耐受应力的强度越大。跳跃运动的肌腱和韧带末端所承受牵拉应力超过体重 2～5 倍。

2.临床表现

当患有肱骨外上髁炎时,肱骨外上髁部前臂伸肌总腱附着处和桡侧伸腕肌止点处反复牵拉产生慢性损伤,常有诱发因素。主要临床症状为肘关节外侧疼痛,握拳、旋转前臂时疼痛加重,可向前臂外侧远端放射。查体肱骨外上髁部伸肌腱附着处局部有压痛,Mills 征阳性,即前臂伸肌腱牵拉试验阳性。检查方法:屈肘、握拳、屈腕,后将前臂主动旋前伸肘时引发肘外侧疼痛。通常局部无肿胀,关节活动度正常。

髌腱末端病是髌腱附着点、髌腱和腱围组织的疼痛性病变,常见于跳跃、球类运动员,临床症状多为跳跑、上下阶梯痛和下蹲时膝部疼痛,重者行走时疼痛。查体可见髌尖及髌腱部触压痛,膝部屈曲 90°抗阻力伸展膝部出现明显疼痛。

跟腱末端病多见于反复牵拉或外力损伤导致局部病变,腱止点部压痛,踝关节背屈 20°站立斜踏板时出现疼痛。

3.康复评定

采用规范化查体、等速肌力测定仪、平衡功能仪、通用的评分体系对患者特定部位状况做出量化评价。测评疼痛分值、阳性体征、步态、关节是否畸形、力线、关节活动范围与疼痛关系,必要时行 B 超、CT、MRI 检查。

4.康复治疗

肌腱末端病的康复目标是保护损伤组织,缓解疼痛和肿胀,保持最大范围的关节活动度,增强肌力。

肱骨外上髁炎在急性期治疗期间,局部依具体情况采取制动。重要治疗措施为找到致病原因。运动训练包括伸肌训练、屈腕屈肘、前臂旋前训练、伸腕肌等长收缩、肘腕部肌肉向心及离心收缩运动,以及物理因子疗法。

髌腱末端病在急性期可膝部冷敷。控制膝关节过度屈曲,不做负重深蹲或诱发疼痛症状的动作;进行股四头肌等长收缩、髌腱末端伸展训练、控制下微蹲训练;采取短波治疗、超声波治疗及电磁治疗等。

患跟腱末端病时须暂停剧烈运动,选穿合适的鞋。可采取超短波、短波、微波、毫米波、电磁疗、蜡疗、半导体激光、超声治疗等治疗,也可进行踝部肌肉肌腱力量训练和踝部神经肌肉控制能力训练。

13.5.3　韧带损伤

1.韧带损伤分类

韧带分为两类,一类为连接骨与骨之间的致密结缔组织束;另一类指固定内脏的悬韧带。运动损伤的韧带主要指骨骼韧带。韧带和肌腱主要含有胶原组织,不产生主动运动。韧带的重要功能是以间接的方式限制关节在正常范围内活动。韧带断裂后的组织愈合分为三个阶段:炎症期、修复期和重塑期。以膝前交叉韧带重建术后康复为例。

前交叉韧带(anterior cruciate ligament,ACL)是稳定膝关节的重要结构,在维持膝关节与周围组织的运动及静态协调起重要作用。前交叉韧带断裂后,容易导致关节不稳定,故临床多主张尽可能修复和重建。目前 ACL 重建手术,依据重建材料划分为自体组织重建、异体组织重建及人工韧带重建。依据不同的手术方式制订术后康复计划。

从解剖与生物力学上 ACL 起于胫骨髁间隆突前内侧,止于股骨外髁内侧。其主要力学稳定功能特点是限制胫骨过度前移、限制胫骨旋转、内外旋转和膝关节内收、外展。ACL 根据纤维走向分为前内束和后外束,前内束在屈膝时紧张,后外束在伸膝时紧张。ACL 在直接暴力和膝关节过伸、过度外展时容易损伤。

2.康复评定

韧带损伤的康复评定包括病史与体格检查,以及疼痛评分、前抽屉试验、Lachman 试验和轴移试验、关节功能评定量表、影像学检查、韧带松弛度检查、肌力、步态分析等。

3.康复治疗

韧带损伤的术后康复目标是恢复完全范围关节活动度,恢复正常运动功能。康复治疗依据不同手术方式制订康复治疗计划。控制疼痛、缓解水肿,防止深静脉血栓,恢复关节活动度、基本正常步态,进行本体感觉训练、肌肉力量及耐力训练;逐渐恢复到最佳运动水平,进行职业相关的专业运动项目训练,恢复膝关节正常功能。

13.5.4　挤压伤

挤压伤主要指人体肌肉组织丰富部位被重物砸、挤压后,筋膜间隔内肌肉出血、缺血、变性、坏死、肿胀、筋膜腔内压力升高,导致局部肿胀、感觉与运动障碍及一过性肌红蛋白尿等症状。当受压部位解除压力后,出现急性肾功能不全或衰竭为主的症候群称为挤压综合征。

1.临床特点

临床患者出现全身反应。创伤性全身反应包括神经应激反应、内分泌系统反应和循环、代谢系统反应等。严重创伤可导致原发性和神经源性休克、低血容量性休克及创伤所致的发热。

局部表现有疼痛、出血与肿胀、合并骨折、感染,多见于开放性软组织损伤、运动功能障碍,损伤后期形成瘢痕、粘连、失用性萎缩或骨化性肌炎,从而影响运动功能。

2.康复评定

康复评定包括检查及记录生命体征、全身反应、局部创伤的评定、疼痛、肿胀程度、神经损伤情况、肌力和关节活动范围、肢体运动功能评定,以及实验室检查和影像学检查。

3.康复治疗

紧急处理危及生命的损伤,如创伤失血性休克、重要脏器出血、血气胸等。应遵循先重后轻、边救边诊的原则,提高救治成功率。尽早进行主被动和辅助功能训练。采取物理因子疗法加速组织愈合。挤压伤处理:立刻松解和解除外部挤压;局部组织缺血、疼痛明显、大量组织液渗出水肿者,采用冷疗缓解疼痛,将肢体抬高与平放交替。挤压伤局部瘀血同时又存在组织内缺血缺氧,应早期行筋膜腔切开减压术,严禁损伤处按摩和热疗。绝对无热量超短波、短波、低能量的激光、紫外线、磁疗均可促进局部血液循环、加速消肿、镇痛、控制感染。依据骨折不同类型、手术方式、内固定方式等情况选择负荷时间、方式和负荷量,从而恢复日常生活活动能力和运动能力。

小结

本章介绍了软组织损伤的定义、临床分类、临床表现、康复评定方法及康复治疗基本原则。通过阐述常见软组织损伤(如肌筋膜疼痛综合征、腱末端病、韧带损伤和挤压伤)康复的基本概念、临床特点、康复评定及治疗,期望解决软组织损伤康复诊疗中的相关问题。

思考题

1. 软组织损伤不同阶段组织学特点是什么?
2. 急性损伤和慢性损伤的康复治疗特点有什么区别?

(王惠芳)

参考文献

[1]　黄诗雅,王筱玥,徐开寿.儿童运动性软组织损伤的预防与干预进展[J].中国康复,2021,36(11):695-699.
[2]　王予彬,王惠芳.运动损伤康复治疗学[M].2版.北京:科学出版社,2019.

第14章　颈椎病康复

学习要点

　　了解颈椎病的定义、流行病学,颈椎病的临床表现、诊断、康复评定;掌握颈椎的应用解剖、运动特点,颈椎病的病因、发病机制、保守治疗及预防、手术治疗及围手术期康复;思考生物医学工程在颈椎病防治领域中的应用前景。

14.1　概　　述

14.1.1　颈椎的解剖

　　颈椎是人体脊柱中体积最小、活动度最大的部分,共有7节。第1颈椎为寰椎,由前弓、后弓和侧块构成环形结构(图14-1);第2颈椎为枢椎,从其椎体向上伸出一指状突起——齿突(图14-2)。寰椎的上关节凹与枕骨髁形成椭圆形的寰枕关节,作用是使头部在其他颈椎不参与的情况下做20°以内的屈伸及10°以内的侧屈;寰椎的齿突凹则与枢椎的齿突构成寰枢关节,可使寰椎带动头部围绕齿突做50°以内的旋转运动(图14-3)。

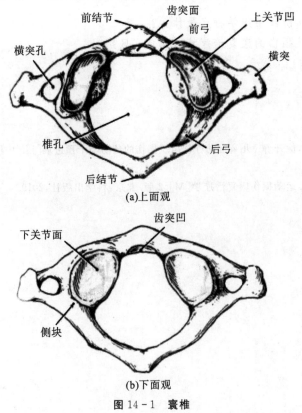

(a)上面观

(b)下面观

图14-1　寰椎

鉴于寰椎和枢椎在形态、结构及功能方面的特殊性,此二者被称为上位颈椎。第 3 至第 7
颈椎的结构大致相同,统称为下位颈椎(图 14 - 4)。下位颈椎中,每个上位椎体下面侧方
的斜坡和下位椎体上面两侧缘的向上突起(钩突)构成钩椎关节(图 14 - 5),亦称"Lusch-
ka 关节",一方面可限制椎体的侧弯运动,另一方面构成椎间孔的前壁,与椎动脉毗邻。
颈椎各节椎骨后部的椎孔上、下相连而成三角形的椎管,前壁为椎体、椎间盘及后纵韧
带,后壁为椎板及黄韧带,侧壁为椎弓根,后外侧为关节突关节,内容脊髓、神经根、动脉、
静脉、脑脊液以及脂肪等疏松组织。椎间盘位于上、下两个椎体之间,由软骨板、纤维环
和髓核组成(图 14 - 6),其含水性及弹性一方面能够对脊柱的轴向负荷起到缓冲作用,另
一方面也可使椎体表面在各个方向活动中保持均衡的压力。人体脊柱从正面看为一条
直线,侧面观则有 4 个生理弯曲,其中在颈段前凸,人体自然站立时,颈段重心处于颈部
前 2/3 与后 1/3 的交界处。由于现代生活及工作模式的转变,很多年轻人的颈段生理曲
度变小、消失甚至反弓(图 14 - 7),局部的活动范围减小,应力增加,这也是颈椎发生退行
性改变的原因之一。

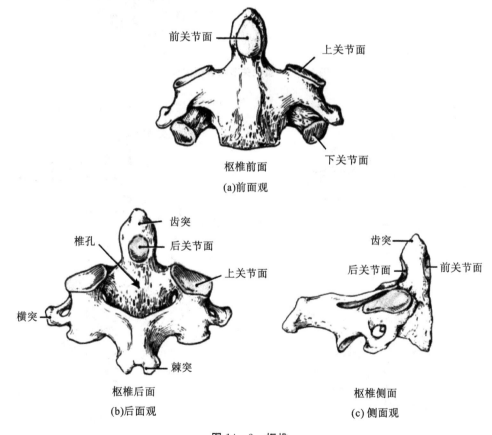

图 14 - 2　枢椎

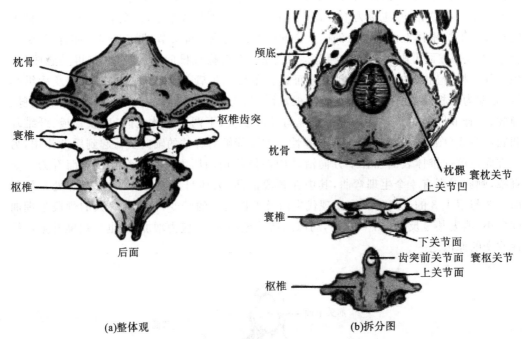

(a)整体观　　　　　　　　　　(b)拆分图

图 14 - 3　寰枕关节及寰枢关节

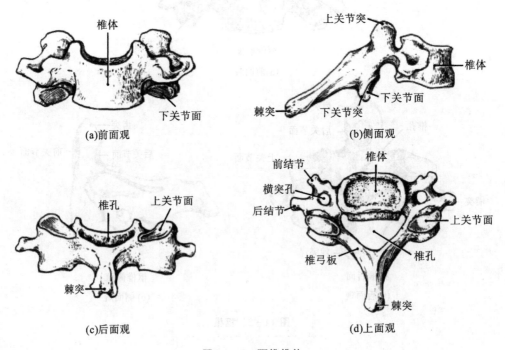

(a)前面观　　　　　　　　　　(b)侧面观

(c)后面观　　　　　　　　　　(d)上面观

图 14 - 4　颈椎椎体

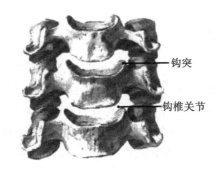

图 14 - 5　钩椎关节

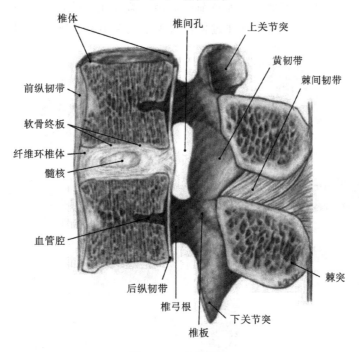

图 14 - 6　颈椎椎管

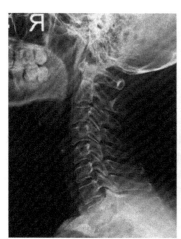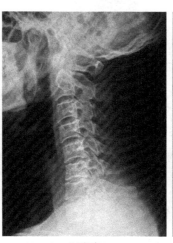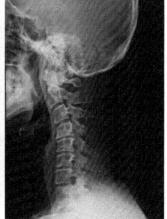

(a)正常　　　　　　　　　　　(b)变直　　　　　　　　　　(c)反弓

图 14 - 7　颈椎生理曲度

14.1.2　颈椎的运动

颈椎的运动分为相邻节段的节段运动及几个相邻运动节段的联合运动,即颈椎的功能运动。颈椎有 6 个自由度,可以做屈伸、左右侧屈、左右旋转运动,还可做复合的环转运动。为减少测量误差,临床中推荐应用皮尺或直尺测量某两点间的距离来表现其各部分的关节活动范围(图 14 - 8)。各个方向活动范围的个体差异很大,可受关节突关节的方向和形状、椎间盘的厚度、脊柱韧带位置及厚薄,以及个体年龄、性别和既往运动经历等影响。所有运动都会增加脊柱载荷,除了体重和肌肉收缩产生的拉力之外,额外负重、不同方向的剪切力、惯性等都是增加负荷的原因。需要注意的是,不同运动中脊柱各个部分所受负荷并不均衡。例如,脊柱过伸位时关节突关节载荷增加,脊柱屈曲和旋转时椎间盘所受压力和剪切力均显著增加。

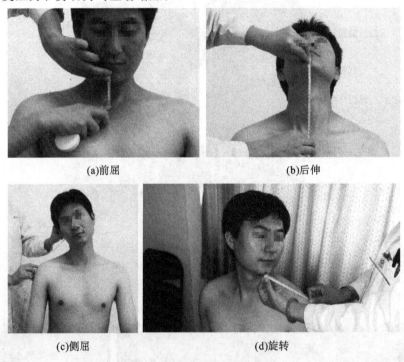

(a)前屈　　　　　　　　　　　　(b)后伸

(c)侧屈　　　　　　　　　　　　(d)旋转

图 14 - 8　颈椎活动范围测量

14.1.3　颈椎病的定义

颈椎病是由颈椎间盘、椎间关节、韧带、肌肉、筋膜等组织的退行性变或继发病理改变导致脊髓、神经根、椎动脉和/或交感神经受到刺激和/或压迫而出现的一系列临床症状和体征。

14.1.4　颈椎病的流行病学

颈椎病是一种常见病及多发病,总体人群患病率为 3.8%～17.6%,高发年龄为30～50 岁,我国 40 岁以上人群患病率为 11.6%～34.9%,男女患病比例无显著差异。随着现代人生活、工作模式的转变，"低头族""手机族"与日俱增，导致颈椎病的患病率逐年增加，患者群亦逐渐年轻化。

14.1.5　颈椎病的病因及发病机制

颈椎病的病因既有骨关节结构畸形、颈椎管狭窄等先天性原因，也有增龄、颈部外伤、长期伏案学习/工作或颈椎长期处于其他非生理性体位等诸多导致颈部骨骼及肌肉系统退行性变及慢性劳损的后天因素。椎间盘退变表现为含水量及蛋白多糖减少，细胞、基质纤维异变、结构紊乱，椎间盘承载、传递应力的功能异常，椎间隙逐渐变窄。骨骼结构的退变表现为在韧带附着部的骨膜发生牵伸性骨膜下血肿，血肿经软骨化继而骨化形成骨赘。钩椎关节、关节突关节的退变可表现为局部骨赘增生、间隙变窄，继而导致椎体间活动失调、异常活动增加，进一步加重局部组织的退行性改变。各种骨骼及软组织退变导致的骨性结构狭窄都可直接对硬脊膜、脊髓前动脉、脊髓及神经根、根动脉、椎动脉及其伴行的交感神经产生机械性压迫，而节段性不稳则可使椎间关节产生创伤性关节炎，不但可加重已有的骨性压迫，还可能对局部组织产生炎性刺激。

14.1.6　颈椎病的临床表现及诊断

根据病变部位、受压组织和程度，以及临床表现的不同，通常将颈椎病分为颈型颈椎病、神经根型颈椎病、脊髓型颈椎病、交感神经型颈椎病、椎动脉型颈椎病及混合型颈椎病。

1. 颈型脊椎病

颈型脊椎病也称软组织型颈椎病，颈椎病症状较轻，主要表现为颈肩背部疼痛、僵硬，头部屈伸、旋转活动受限。查体颈肩背部肌肉张力增加伴压痛，颈椎活动受限，但 Spurling 征、臂丛牵拉试验均呈阴性。X 线片一般无异常或可有颈椎曲度改变。

2. 神经根型脊椎病

神经根型脊椎病是临床上最常见的类型，占总患者数的 $60\%\sim70\%$，好发于颈椎第 5 至第 6 节段和颈椎第 6 至第 7 节段。主要表现为颈痛伴上肢放射，头、颈伸展体位时加重，咳嗽、深呼吸时加重。查体颈肩背部肌肉张力增加伴压痛，颈椎活动受限，受压神经根相应皮肤支配区感觉减退，相应支配肌肉肌力下降。Spurling 征（椎间孔压迫试验）阳性（检查方法：患者颈部向患侧旋转并侧屈，在头顶施加压力，症状加重为阳性）。臂丛牵拉试验阳性。

检查方法：患者坐位，头稍前屈并转向健侧，检查者立于患侧，一手抵于颈部上段并将其推向健侧，另一手握住上肢腕部向反方向牵拉，出现上肢窜麻或放射痛为阳性）。肩外展缓解征阳性（检查方法：将患者疼痛侧上肢外展并将手掌置于头顶，疼痛缓解为阳性）。X 线片可有颈椎生理曲度异常、椎间隙或椎间孔狭窄、钩椎关节增生等表现。

3. 脊髓型颈椎病

脊髓型颈椎病是致残率最高的一型，主要表现为步行有踩棉花感，手持物不稳、灵活性差，四肢麻木或有烧灼、冰冻等异常感觉，躯干或下肢有"束带感"，大小便控制障碍，性功能减退等。查体颈部多无体征,受累节段及以下皮肤浅感觉减退、肌力下降、四肢肌张力增高、腱反射活跃,Hoffmann 征、Rossolimo 征、Babinski 征、髌阵挛、踝阵挛等病理征阳性。X线片可见颈椎间盘突出,椎管有效矢状径变窄,后纵韧带、黄韧带骨化等征象。MRI 可见硬膜囊或脊髓受压。

4.椎动脉型颈椎病

椎动脉型颈椎病主要表现为与颈部运动相关的发作性眩晕,可伴头痛、恶心、呕吐、四肢无力,甚至可猝倒或一过性意识丧失,但卧床休息后多数可以缓解。查体颈部运动可诱发症状。X线片可见钩椎关节增生、椎间孔变窄及颈椎节段性不稳等表现。

5.交感神经型颈椎病

此型主要表现为交感神经兴奋症状,特点为主观症状多而客观症状少,可表现为头晕、头痛、颈部无力、睡眠差、记忆力减退、注意力不集中、眼胀、眼涩、视物不清、耳鸣、耳聋、心悸、胸闷、心率变化、心律失常、心前区疼痛、恶心、呕吐、腹胀、腹泻、消化不良、嗳气、多汗、无汗、畏寒、发热等。查体颈部活动大多正常,可有颈肩背部软组织压痛,也可查及心率、心律、血压变化。

6.混合颈椎病

同时具有上述两种或两种以上类型颈椎病的表现,即可诊断为混合型颈椎病。

14.2　康复评定

针对颈椎病常见功能障碍的康复评定包括:①疼痛评定,推荐应用传统的视觉模拟评分(visual analogous scale,VAS)、数字分级评分(numerical rating scale,NRS)等;②关节活动范围、肌力评定,可进行徒手测量,亦可借助仪器,如多功能颈椎测试系统(multi cervial unie,MCU)等(图 14-9)进行;③日常生活活动能力、生活质量及颈椎特异性功能,多半应用各种量表/问卷进行评定,如巴氏指数评定表(Barthel index,BI)、健康调查简表(the MOS item short from health survey,SF-36)、日本骨科学会(Japanese Orthopaedic Association,JOA)推荐使用的 JOA100 分法、17 分法、中华医学会骨科分会推荐使用的 COA40 分法,以及近几年广泛应用的颈椎功能障碍指数(neck disability index)等。

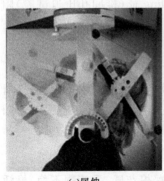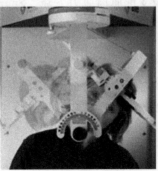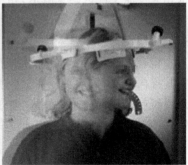

　　(a)屈伸　　　　　　　　　　(b)侧屈　　　　　　　　　　(c)旋转

图 14-9　多功能颈椎测试系统

14.3　保守治疗及预防

颈椎病属于脊柱的退行性疾病,根据病变程度及临床表现的不同可采取不同的临床治疗方法,其中很多保守治疗本身即属颈椎病一级康复预防措施。

14.3.1　药物治疗

药物治疗主要在急性期应用,可根据患者的临床表现选用消炎镇痛、解痉、神经营养药物等,必要时可应用脱水剂。

14.3.2　物理治疗

1.颈椎牵引治疗

颈椎牵引是借助沿一定方向牵拉产生的拉力及椎间韧带和关节囊本身的弹力,使椎间隙轻微增宽、关节对位恢复正常,从而缓解局部组织的机械性压迫及炎性刺激的治疗方法,亦能通过对肌肉、筋膜等软组织的慢性牵拉而缓解痉挛、减轻疼痛。颈椎牵引治疗可在坐位或卧位下进行,根据病情不同采取间断牵引或持续牵引。牵引治疗时必须调整好三要素,即牵引力的方向(角度)、重量和牵引时间。目前临床应用的颈椎牵引椅、牵引床(图 14 - 10)有多种,大多可借助微电脑调整牵引治疗的三要素,有些仪

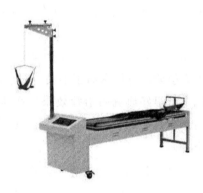

图 14 - 10　颈椎牵引床

器还具有记忆功能,能保存患者的牵引处方,从而缩短每次治疗调整处方的时间。

(1)颈椎牵引的角度:颈椎牵引时,牵引力的角度与其作用到的位置直接相关。颈椎前倾角度较小时,牵引力主要作用于上段颈椎,随着颈椎前倾角度加大,作用力的位置也逐渐下移。临床中以下颈段发病居多,牵引角度一般控制在 15°～30°。但是要注意,每位患者的颈椎生理曲度不同,因此调整角度时一定要注意结合患者的生理曲度及主观感受。

(2)颈椎牵引的重量:应根据患者的年龄、病情、身体状况、牵引方式等进行调整。理论上讲,坐位牵引的重量应以超过头颅重量为宜。一般临床首次治疗时,会选择较轻的初始重量,如 6kg,此后逐渐增加重量,间歇牵引的重量可达到患者自身体重的 10%～20%,而持续牵引则应适当减轻重量。

(3)颈椎牵引的时间:不同的牵引椅/牵引床有不同的处方模式。一般而言,连续牵引时间为 15～20 分钟,间歇牵引时间为 20～30 分钟,每天 1 次,10～15 天为一个疗程。

4)颈椎牵引的禁忌证:牵引后有明显不适或症状加重,经调整牵引参数后仍无改善;严重的脊髓受压、节段不稳、颈椎管狭窄。

2. 颈椎病的手法治疗

颈椎病的手法治疗包括中医正骨推拿、按摩治疗，以及各类正脊手法和小关节松动手法等。这里主要介绍中医正骨推拿。

中医正骨推拿多以放松手法开始，以拇指揉法或掌揉法为主，结合㨰法、拿法及按法，放松颈部软组织；之后选用摇正法、搬按法、推正法或反向运动法进行复位；再根据患者的病情梳理椎旁软组织硬结，调理气血；疼痛明显的区域还可以按摩手法辅助，缓解症状。目前市面上各种颈部按摩仪/枕/披肩等，大多基于穴位取点，模拟人工揉捏、按压、拍打、震动等手法进行治疗，虽不能达到中医正骨的效果，但对局部软组织的放松、镇痛等还是能起到一定作用的。也曾有研究者尝试将牵引椅和正骨推拿技术结合起来，在牵引状态下进行手法治疗，能达到更好的疗效。

3. 行为学治疗

行为学治疗是颈椎病防治中的重要环节之一。在急性期，必须严格限制连续低头伏案的时间，防止颈椎过度伸/屈/侧屈/旋转等不当动作导致症状进一步加重，必要时可应用矫形器（颈托）进行颈部固定（图 14 - 11）。尤其是在颈椎牵引或正骨推拿纠正小关节对位之后，给予 2～4 周颈托固定可很好地巩固治疗效果。在非急性期，适当的行为学治疗亦可有效预防症状复发。具体而言，主要包括以下几个方面。

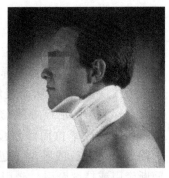

图 14 - 11　颈托

（1）调整姿势：无论在生活或工作中，都应尽量保证颈部处于中立位，避免长时间低头，这有赖于对环境的改造，如调整桌椅的位置、电脑屏幕的高度，选用合适的睡枕/司机头枕、手机支架、电脑支架等。为强化对姿势的控制，研究者们也在尝试应用重力感应、红外线等即时监控颈部位置，以便使用者调整姿势，不过直至目前，还没有被大众广泛接受的产品面世。

（2）正确休息：由于颈椎生理曲度的存在，人们在卧位休息的时候必须应用适当质地及高度的枕头，以保证颈椎无论在仰卧或侧卧位都能够处于中立位，从而在生理状态下真正得以休息。除姿势之外，正确休息还包括时间因素，严格控制持续及累积伏案时间是预防颈椎病的重要措施之一。

（3）调整运动习惯：多做对颈椎有利的运动，详见下文。

（4）避免颈部外伤：在日常生活中养成良好的安全习惯，如乘车时系好安全带、乘飞机时固定好头颈部等，以避免颈部遭受暴力损伤，加剧颈椎退行性变。

（5）避免颈部着凉：着凉是项背部肌筋膜炎的常见诱因，反复软组织痉挛及炎性反应也会加重颈椎的退行性变。

4. 运动治疗

运动治疗能有效增强颈部肌肉肌力、改善颈部不良姿势或脊柱畸形、增强颈椎稳定性,从而预防颈椎退行性改变。颈椎病的运动治疗分为局部运动及全身运动。颈椎局部运动治疗即各项针对颈部肌肉肌力、关节活动范围的运动训练,又称颈椎"医疗体操"(图 14-12),需要在治疗师的指导下,开具针对特定患者的个体化处方。能有效预防颈椎病的全身性运动主要指各类包含颈椎后伸活动在内的运动,如放风筝、游泳、打羽毛球等。

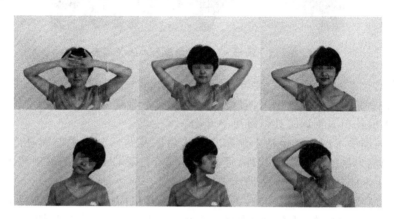

图 14-12　颈椎医疗体操常用动作

14.4　手术治疗及围手术期康复

颈椎病手术治疗的目的是解除突出的椎间盘、骨赘或钙化的韧带对脊髓或血管的严重压迫,以及重建颈椎稳定性。手术适应证包括:①神经根型颈椎病经保守治疗后根性疼痛未得到缓解或继续加重,或反复发作,严重影响生活及工作。②上肢某些肌肉,尤其是手内在肌无力、萎缩,经保守治疗 4～6 周后仍无好转。③颈椎病引起多次颈性眩晕、晕厥或猝倒,经非手术治疗无效。④椎体前方骨赘引起食管或喉返神经受压症状。颈椎病手术术式有很多,入路有前路、后路、前后路、侧前方入路等;减压方式包括前路椎间盘切除、环锯法和椎体次全切除、后路椎板切除、椎管成形术等;重建方法包括植骨融合(图 14-13)和人工椎间盘置入(图 14-14)等。

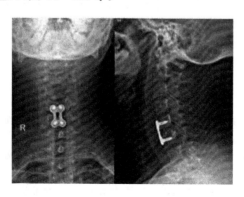

图 14-13　颈椎间盘切除、椎间植骨融合及内固定术后 X 线表现

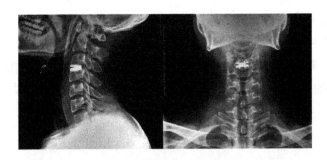

图 14 - 14　颈椎人工椎间盘置入术后 X 线表现

　　随着手术技术的进步及材料学等的不断发展,如 3D 打印技术在颈椎手术中的应用等,颈椎术后局部稳定性逐渐增加,对活动性的影响逐渐减少,对术后颈部外固定的需求逐渐减少,术后各项康复训练亦可以更早开始。

　　颈椎病的围手术期康复包括术前康复及术后康复两部分。术前康复治疗除以缓解症状、改善功能为目的的康复治疗外,还要进行气管推移训练、颈托佩戴等术前教育,以使患者适应手术体位,为术后康复训练做好准备。

　　颈椎病术后康复旨在于手术治疗的基础上,进一步巩固手术疗效,弥补手术不足,缓解手术所致局部及全身创伤,从而达到恢复患者身心健康的目的。术后早期应以静力性练习为主,配合应用激光照射、石蜡疗法、直流电药物离子导入疗法,以及低、中、高频电疗和超声波等物理因子疗法。随着患者症状的改善,逐渐增加动力性肌力训练、关节活动度训练及节段稳定性训练等,必要时可借助现代康复辅助技术,若多节段固定使患者损失部分颈椎的活动范围,可针对患者的需求进行环境改造,如为旋转受限的司机加装广角观后镜等。

小结

　　本章介绍了颈椎的应用解剖、运动特点及颈椎病的相关临床知识,着重说明生物医学工程在颈椎病的康复评定、预防及治疗中的应用,包括颈椎活动范围/肌力评定、颈椎牵引、行为学治疗、手术治疗、康复治疗中现代康复辅助技术的应用等。

思考题

1. 颈椎的解剖学特点是什么? 上颈椎和下颈椎各包括第几节颈椎? 颈椎运动的自由度有多大?
2. 通过查阅文献,调研生物医学工程技术在颈椎病防治中的应用。
3. 根据本章所学内容,思考自己在日常生活/学习中可以应用哪些康复辅助技术或环境改造技术来防治颈椎病。

(杨延砚)

参考文献

[1] 余谨,林生.CT 扫描在颈椎病患者康复治疗中应用的临床效果分析[J].影像研究与医学应用,2021,5(13):154 - 155.
[2] 邓娇,李晗,陈赟琪,等.项痹病(神经根型颈椎病)中医康复诊疗方案疗效分析[J].颈腰痛杂志,2021,42(2):199 - 202.
[3] 章薇,李金香,娄必丹,等.中医康复临床实践指南·项痹(颈椎病)[J].康复学报,2020,30(5):337 - 342.

第15章 腰椎间盘突出症康复

学习要点

掌握腰椎间盘突出症的定义、临床诊断标准;了解腰椎间盘突出症的流行病学和临床分型;掌握腰椎间盘突出症康复评估的主要内容,熟悉腰椎功能情况评定的常用量表;熟悉腰椎间盘突出症康复治疗的基本内容,掌握腰椎间盘突出症物理治疗的主要内容。

15.1 概 述

腰椎间盘突出症是临床常见疾患,易转为慢性腰痛,反复发作,严重影响患者的生活和工作。急性期综合、系统的治疗可让大部分患者缓解疼痛,改善功能和恢复日常工作能力。

15.1.1 定义

腰椎间盘突出症(lumbar disc herniation,LDH)是因腰椎间盘变性、纤维环破裂,髓核组织突出,压迫和刺激神经根、马尾神经所引起的一种综合征,是导致腰腿痛的常见原因之一。在腰椎间盘突出症患者中,$L_4 \sim L_5$、$L_5 \sim S_1$ 椎间盘突出占 90% 以上,多发于 20~50 岁。腰椎间盘突出症的发病基础是椎间盘退行性变,腰部外伤或工作、生活中反复轻微损伤导致髓核突出产生症状。职业、体育运动、遗传与腰椎间盘突出症的发生相关;肥胖、吸烟等是易发因素。

15.1.2 临床分型

根据髓核突出的位置、程度、方向、退变程度与神经根的关系,不同的影像学表现,腰椎间盘突出症分型有多种分类方法,但多是病理分型的演变。从病理上,腰椎间盘突出症可分为退变型、膨出型、突出型、脱出后纵韧带下型、脱出后纵韧带后型和游离型。前三型为未破裂型,约占 73%;后三型为破裂型,约占 27%。根据以上分型,前四型通过非手术治疗可取得满意疗效,后两型应以手术治疗为主。掌握腰椎间盘突出症的分型,对选择治疗方法至关重要,特别是在非手术治疗中正确应用分型能提高治疗效果,防止发生意外损伤。

15.1.3 临床诊断

腰椎间盘突出症患者常伴有不同程度的功能障碍,如腰痛、腰椎活动受限和下肢疼痛等,影响日常生活活动能力。患侧下肢肌肉萎缩和麻木影响行走能力和工作能力,突出巨大可影响排便和排尿。应根据患者的临床症状、体征和影像学综合分析和诊断。

1.腰椎间盘突出症的症状

(1)局部疼痛:腰椎间盘突出症患者多表现为下背痛,疼痛涉及腰背部及患侧臀部,腰痛是最早的症状。由于腰椎间盘突出是在腰椎间盘退行性变的基础上发展而来,所以在突出以前椎间盘退行性变阶段即可出现腰腿痛。

(2)下肢疼痛:是神经根受刺激,放射至患侧下肢引起。下肢放射性疼痛,站立、行走、打喷嚏或咳嗽时症状加重,卧床休息可缓解,严重者可伴相应神经分布区域感觉异常或麻木。大部分 LDH 发生在 $L_4 \sim L_5$ 和 $L_5 \sim S_1$,可导致坐骨神经痛,出现下肢后外侧放射性疼痛。少数高位 LDH,使 $L_2 \sim L_4$ 神经根受累,引起股神经痛,出现腹股沟区或下肢前内侧疼痛。肢体放射痛多为一侧,极少数患者可表现为双下肢症状。

(3)马尾神经症状:中央型椎间盘巨大突出、脱垂或游离椎间盘组织可压迫马尾神经,出现双下肢及会阴部疼痛、感觉减退或麻木,甚至大小便功能障碍。

2.腰椎间盘突出症的体征

(1)一般体征:腰椎侧凸,跛行;腰部活动受限,前屈受限为主;病变椎间盘的患侧椎旁常有压痛,压迫时可诱发远端放射性不适。

(2)特殊体征。①直腿抬高试验及加强试验: $L_4 \sim L_5$ 和 $L_5 \sim S_1$ 椎间盘突出压迫坐骨神经,直腿抬高试验常阳性。如直腿抬高加强试验阳性,通常可进一步排除椎管外病因。若健侧直腿抬高试验阳性常为椎管内突出严重的表现;②股神经牵拉试验:股神经牵拉试验阳性常提示 $L_2 \sim L_4$ 神经根受累。

(3)神经系统体征。①感觉障碍:受累脊神经根出现相应支配区感觉异常。早期多表现为皮肤感觉过敏,继而出现麻木、刺痛及感觉减退。②肌力下降:受累神经根支配的肌肉可有不同程度肌力减退,病程长者可出现肌萎缩。 L_5 神经根受累时,踝及趾背伸力下降; S_1 神经根受累时,趾及足跖屈力下降。③反射异常:患侧腱反射减弱或消失。膝腱反射异常多见于 L_4 神经根受压,跟腱反射减弱或消失常见于 S_1 神经根受压。提睾反射和肛门反射减弱以及肛门括约肌张力下降常见于马尾神经受累。

在 LDH 患者体格检查中,对椎间盘突出明显的根性压迫诊断敏感性较高的体征包括直腿抬高试验(92%)、典型的根性分布模式(89%)和下肢痛较腰痛严重(82%),诊断特异性最高的是腱反射障碍(93%)、肌肉无力(93%)及健侧直腿抬高试验(90%)。

3.腰椎间盘突出症的影像学检查

(1)腰椎 X 线平片:腰椎正侧位 X 线平片检查操作简便、价格低廉,患者易于接受。其不仅能为腰椎间盘突出症诊断提供依据,更重要的是作为腰椎感染、骨肿瘤、强直性脊柱炎、椎弓崩裂及脊椎滑脱等许多能引起腰腿痛的其他疾病的鉴别诊断依据。

腰椎间盘突出症 X 线片征象有以下特点。①脊柱腰段外形改变:正位片上可见腰椎侧弯,椎体偏歪、旋转,小关节对合不良;侧位片可见腰椎生理前凸明显减小、消失,甚至反常后凸,腰骶角小。②椎体外形改变:椎体下缘后半部出现浅弧形压迹。③椎间隙改变:正位片可见椎间隙左右不等宽;侧位片可见椎间隙前后等宽,或前窄后宽。

(2)CT 扫描:CT 分辨率高,能清楚显示椎管内软组织结构,在诊断腰椎间盘突出症及椎管其他病变中应用普遍。腰椎间盘突出症 CT 征象包括:①突出物征象显示突出的椎间盘超出椎体边缘,或见与椎间盘密度相同或稍低的结节或不规则块。当碎块较小且外面有后缘韧带包裹时,软组织块影与椎间盘影相连续;当突出的块较大时,在椎间盘平面以外的层面也可显示软组织密度影;当碎块已穿破后纵韧带,与椎间盘失去连续性时,除在一个层面移动外,还可上下迁移。②压迫征象显示硬膜囊和神经根受压变形、移位、消失。③伴发征象有黄韧带肥厚、椎体后缘骨赘、小关节突增生、中央椎管及侧隐窝狭窄。

(3)MRI 检查:矢状位、冠状位、横断位 MRI 直观显示突出物形态、位置、大小及与神经根压迫的关系,对病灶诊断与鉴别诊断更有价值。椎间盘突出的 MRI 有以下表现:①椎间盘突出物与原髓核在几个相邻矢状层面上能显示分离影像;②突出物超过椎体后缘重者呈游离状;③突出物顶端缺乏纤维环形成的线条状信号区,与硬膜及其外方脂肪界限不清;④突出物脱离原椎间盘移位到椎体后缘上方或下方。

在对 LDH 患者的临床检查上,推荐优先考虑 MRI 检查,如患者不能做 MRI,可考虑 CT 检查。

(4)肌电图与神经电生理检查:脊旁肌和相应节段肢体肌电图检查发现失神经电位能确诊该节段神经根受累,胫神经 H 反射异常提示 L_5 神经根受累,趾短伸肌 F 波异常提示 S_1 神经根受累。

4.腰椎间盘突出症的诊断

临床诊断标准包括:①下肢放射性疼痛,疼痛位置与相应受累神经支配区域相符;②下肢感觉异常,相应受累神经支配区域皮肤浅感觉减弱;③直腿抬高试验、直腿抬高加强试验、健侧直腿抬高试验或股神经牵拉试验阳性;④腱反射较健侧减弱;⑤肌力下降;⑥腰椎 MRI 或 CT 显示椎间盘突出,压迫神经与症状、体征受累神经相符。前 5 项标准中,符合其中 3 项,结合第 6 项,即可诊断为 LDH。

15.2　康复评定

腰椎间盘突出症的康复评定包括疼痛评定、腰椎活动度评定、肌力和感觉评定、腰椎功能障碍评定、步态分析、日常生活活动能力评定和生活质量评定。慢性期或疼痛反复发作患者应进行抑郁或焦虑评估。

15.2.1　疼痛评定

常选用视觉模拟评分量表(visual analogue scale,VAS)和数字评分量表(numerical rating scale,NRS)评定疼痛程度。有条件者可测定腰椎局部痛点的压力疼痛感觉阈(pressure pain threshold,PPTs)进行客观评定。

15.2.2　腰椎关节活动度评定

采用通用量角器或专门脊柱关节活动度测量仪测定腰椎主动和被动活动度,包括前屈、后伸、左/右侧屈与左/右旋转角度。

15.2.3　肌力评定

肌力评定主要包括腰腹部肌肉力量和下肢肌肉力量评定,常用徒手肌力评定法;有条件可进行等长或等速肌力评定。

15.2.4　感觉功能评估

感觉功能评估包括腰臀部、会阴部和双下肢浅感觉、深感觉和复合感觉,需双侧对比进行评定。

15.2.5　腰椎功能情况评定

进行腰椎功能情况评定,国际常用 Oswestry 功能障碍指数(Oswestry disability index,ODI),共 10 个条目,包括疼痛(疼痛程度、疼痛对睡眠的影响)、单项功能(提物、坐、站立、行走)和个人综合功能(日常活动能力、性生活、社会活动和郊游)3 大领域的评定。每个条目最低得分为 0 分,最高得分为 5 分;将 10 个条目答案相应得分累加后,计算其占 10 个条目最高分合计(50 分)的百分比,即为 Oswestry 功能障碍指数,得分越高说明患者功能障碍越严重。

15.3　康复治疗

非手术治疗是大多数 LDH 患者的一线治疗,一般保守治疗至少 4～6 周。多数 LDH 患者症状会随时间推移而缓解,因而治疗应根据病程、临床表现、椎间盘突出的位置及相应神经根受压严重程度,采取个体化治疗方案,包括一般治疗、药物治疗、物理治疗、注射治疗、微创治疗及手术治疗等。

15.3.1　健康教育和卧床休息

急性发作期,患者应短时间卧床休息;首选中等硬度的床垫。绝对卧床最好不超过 3 天。卧位可减轻腰椎间盘压力;制动可减轻肌肉收缩力与椎间盘韧带紧张力对椎间盘所造成的挤压,使椎间盘处于休息状态,有利于椎间盘周围静脉回流,消除水肿,促进炎症消退。急性期可合理使用腰围,以限制腰椎活动,减轻腰椎周围韧带负担,在一定程度上缓解和改善椎间隙内压力,但佩戴时间不宜超过 1 个月。应向患者强调在耐受范围内维持规律的日常活动、进行一定强度锻炼的重要性。适当运动可帮助缓解肌肉痉挛,防止肌力下降。

15.3.2　药物治疗

常用药物有非甾体抗炎药(nonsteroidal antiinflammatory drug,NSAID)、神经营养药物(如谷维素、维生素 B_1、维生素 B_{12})、肌肉松弛剂、血管扩张药物及各类中成药、外用贴膏等。对乙酰氨基酚及 NSAIDs 类药物是大多数腰痛患者的一线药物选择。糖皮质激素和甘露醇也常用于治疗急性椎间盘突出,缓解腰痛症状。在缓解根性下肢疼痛方面,加巴喷丁、普瑞巴林等有一定疗效,三环类抗抑郁药物也有一定的短期疗效。临床数据尚不支持长期应用阿片类药物。

15.3.3　物理治疗

1. 牵引治疗

腰椎牵引是腰痛常用保守治疗手段之一,可减轻椎间盘内压、牵伸粘连组织、松弛韧带、解除肌肉痉挛、改善局部血液循环并纠正小关节紊乱。临床上常用的牵引方式包括持续牵引和间歇牵引,根据牵引器械方式也分为手法牵引、自体牵引和机械牵引。

持续牵引和间歇牵引均可有效改善腰椎间盘突出症患者的腰痛和腰腿活动,临床显示持续牵引效果较好。

2. 物理因子疗法

高频电疗(如超短波治疗)对腰痛有很好的临床疗效。中低频电疗在一定程度上可有效缓解腰椎间盘突出症患者腰痛症状,临床上常用经皮神经电刺激(transcutaneous electrical nerve stimulation,TENS)和干扰电疗法。其他物理因子疗法,如磁疗、热疗、激光疗法和超声波疗法等,在临床也应用广泛。

3. 运动疗法

在康复医学专业人员指导下,进行康复功能评定并判断结果,按照运动处方实施运动疗法。中等强度运动可对脊柱起到保护作用。运动过程产生的脊柱动力载荷可促进营养物质弥散,改善椎间盘基质代谢,减缓基质退变,因此运动疗法可缓解疼痛并改善功能。

运动疗法介入时机根据病程和症状判定。因急性腰骶神经根病和急性腰痛有良好的自然转归,症状较轻的患者大部分可自愈,而症状过重的患者又无法耐受,故不推荐在发病最初 1～2 周内进行运动疗法干预,尤其是腰部运动和牵伸不应在发病初期进行。如症状逐步缓解,或腰腿痛症状反复持续 3 周,此时开始运动疗法是较合理的安排。对亚急性或慢性病程患者,如没有危险信号,应鼓励其尽早开始运动疗法。运动方案包括个体化治疗、监督下运动、牵伸及肌力训练。

(1)核心肌力训练:可通过协调的方式训练核心肌群,以促进腰椎稳定性。核心肌力训练可减少腰椎间盘突出症患者的疼痛,改善功能。

(2)方向特异性训练与麦肯基(Mckenzie)疗法:指根据患者个体情况,在特定方向的关节活动范围末端进行反复屈伸牵拉,其中常用的是麦肯基疗法。在腰痛患者干预中,麦肯基疗法可在短期内缓解疼痛和改善失能。

(3)身心训练:可改善患者肌力、柔韧性及平衡能力。各种放松技术应用能达到多个腰痛康复目标,常见的身心训练方法包括瑜伽、普拉提和太极等。

(4)腰痛学校:通常以小组方式进行授课,在职业机构进行高强度方案(基于原始瑞典腰痛学校方案)可获得更好效果。这类方案为患者提供解剖学、生物力学、最佳姿势及人体工学的相关信息,进行超过 2 周的连续腰部运动训练。

4.手法治疗

(1)脊柱松动术:是脊柱松动术是临床针对急性、亚急性和慢性腰痛常用的干预措施。有证据显示,脊柱松动术能缓解腰痛患者部分症状,可作为治疗方案的组成部分。脊柱松动术在纤维环完整的急性患者中,短期缓解腰痛和放射痛的效果好,复发率低。

(2)下肢神经松动术:是一种通过多关节摆放及运动,将力直接施加在神经组织的徒手治疗方法。神经松动术可改善血液循环,减少粘连,降低神经张力及轴向传输,恢复神经正常生理功能,达到临床治疗效果。

(3)按摩:是放松软组织的手法治疗。在急性腰痛中,按摩结合运动疗法及健康教育治疗效果有优势。

15.3.4　注射治疗

对经上述保守治疗效果不佳的患者,特别是腰痛合并神经根受压患者,可考虑行注射治疗,包括硬膜外腔阻滞、选择性腰神经根阻滞等,可根据条件选择在超声、X线、CT等影像引导下进行操作。

硬膜外腔注射有3种注射途径,经椎间孔穿刺、经椎板间穿刺、经骶裂孔穿刺,使药物到达受累神经根周围。硬膜外激素注射治疗(ESI)可在短期内缓解伴有神经痛的腰痛患者的症状。行ESI治疗时,应使用小剂量糖皮质激素,剂量增加并不增加疗效;ESI仍存在严重并发症,特别是由颗粒性糖皮质激素引起的脊髓损伤等,发生率在腰部区域比在颈部区域低。因经椎间孔穿刺途径具有更接近靶点、用药量最少和短期疗效佳等特点,较多学者认为经椎间孔穿刺途径的综合效果要优于后两种途径,但其血管内注射及神经损伤等风险则相应增加。

在大多数情况下,对LDH患者行选择性神经根注射糖皮质激素,可减少受压神经根及周围组织炎症,较快缓解疼痛,部分患者可实现长期控制疼痛。

15.3.5　心理治疗及认知行为疗法

对慢性疼痛患者,针对存在的抑郁、焦虑问题进行药物治疗、心理辅导及康复知识教育,有助于缓解疼痛和改善心理状况。亚急性和慢性腰痛患者接受认知行为疗法治疗,可在短期内改善腰痛,在12个月时疼痛缓解和功能改善仍持续存在。

15.3.6　中医治疗

针灸对慢性腰痛有效,但对急性腰痛治疗效果不明确。针灸常作为慢性疼痛的辅助治疗。针灸时针刺局部组织可麻醉阻断疼痛传导,有即时止痛作用。针刺可减少脑干、皮质下及边缘系统内源性阿片肽释放而起镇痛作用。

对腰椎间盘突出症,预防重于治疗,预防措施包括良好的姿势、减少背负重物、避免腰椎及附近承受过多重力压迫等。临床上多数LDH患者经系统康复治疗可缓解疼痛、改善功能。如患者存在持续性功能障碍且生存质量严重受损、经3~6个月非手术治疗无改善,可考虑手术治疗。如腰椎间盘突出症患者出现马尾综合征的症状和体征,或出现严重的或进行性肌肉无力,应由骨科医生进行紧急评估,急诊手术治疗。 如不存在严重的或进行性神经功能障碍,尚无证据表明早期进行手术可改善结果。

小结

本章介绍了腰椎间盘突出症的定义和分型,重点介绍了腰椎间盘突出症的临床表现、检查、诊断和康复治疗。

思考题

1. 对临床诊断考虑为腰椎间盘突出症患者的影像学检查应该如何选择?
2. 腰椎间盘突出症康复评估包括哪些基本内容?
3. 腰椎间盘突出症患者的运动疗法主要包括哪些内容? 在病程哪个阶段开始运动训练?

（马　超）

参考文献

[1] 怀娟,岳寿伟. 腰椎间盘突出症康复治疗进展[J]. 华西医学, 2018,33(10): 1311 - 1315.
[2] CUNHA C, SILVA A J, PEREIRA P, et al. The inflammatory response in the regression of lumbar disc herniation[J]. Arthritis Res Ther, 2018,20(1): 251.
[3] 中华医学会疼痛分会脊柱源性疼痛学组.腰椎间盘突出症诊疗中国疼痛专家共识[J]. 中国疼痛医学杂志, 2020,26(1): 2 - 6.
[4] 周谋望,岳寿伟,何成奇,等. 腰椎间盘突出症的康复治疗中国专家共识[J]. 中国康复医学杂志, 2017,32(2): 129 - 135.

第16章　人工关节置换术患者的康复

学习要点

　　掌握预防髋关节脱位的注意事项,术后康复治疗的基本内容,包括肌力和耐力训练、关节活动度训练、转移能力训练、日常生活活动能力训练等;熟悉个体化、全面性、循序渐进的原则,以及如何根据患者个体情况(原发疾病、有无全身合并症、软组织状况等)和手术情况(假体类型、固定方式、术中有无特殊处理等)实施康复;了解人工关节置换围手术期康复的意义。

　　人工关节置换术已成为治疗各类中晚期关节疾病的标准手术之一。目前全世界每年接受髋、膝关节置换手术的患者超过数百万,且接受关节置换的人数每年在不断增长。术前和术后采取科学、有效地康复治疗,对实现手术目的、改善患者功能有重要意义。

16.1　人工髋关节置换术患者的康复

16.1.1　概述

　　自从1891年德国的 Gluck 首次尝试使用象牙材料进行全髋关节置换术以来,经过不断地演进与发展,人工髋关节置换术已成为老年患者治疗髋部疾患、重建髋功能常用的手段之一。髋关节由股骨头和髋臼组成,根据疾病和治疗需要,可单独置换股骨头或同时置换股骨头与髋臼,也可仅置换髋臼与股骨头的表面,分别称为股骨头置换术(图16-1)、全髋关节置换术(图16-2)和髋关节表面置换术。假体按照固定方式,可分为骨水泥固定型假体、非骨水泥固定型假体和混合型假体。

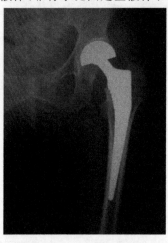

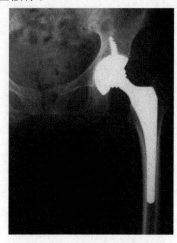

图16-1　股骨头置换术　　　　　　图16-2　全髋关节置换术

目前随着人工关节科学的飞速发展,全髋关节置换术(total hip arthroplasty)已成为外科领域中应用广泛而成熟的手术之一。国内外大量临床实践证实,全髋关节置换术前和术后进行科学系统的康复治疗,能有效改善术后人工关节的活动范围,增强关节周围的肌力,加快日常生活活动能力恢复,提高患者生存和生活质量。

16.1.2 影响早期康复治疗效果的因素

1.假体固定方式对康复治疗方案制订的影响

目前假体固定主要有两种方式,骨水泥固定和非骨水泥固定(又称生物学固定)。骨水泥固定置换术后可早期利用助行架完全负重(在患者耐受范围内)。由于存在一个生物学固定的过程,主张非骨水泥固定术后应避免过早负重,建议术后 6 周内不负重或者仅少量负重,6 周后开始负重训练,12 周开始完全负重。

2.患者的全身状况和合并症

老年人尤其是全身合并症较多的高龄患者,手术风险较大。当术后出现意识障碍或严重认知障碍、精神障碍,不能有效配合和完成治疗时,或者术后有较严重的合并症(如血压不稳定、恶性心律失常、心力衰竭、血糖波动明显、肝肾功能衰竭等),不宜或不能耐受早期康复练习。

3.植入假体的初始稳定性

临床出现假体安放位置不合理,假体选用不合理(假体过细或其他原因致使假体与髓腔不匹配,假体与骨接受床不能紧密接触),术中有特殊处理(如大粗隆截骨、自体骨或异体骨植入)或股骨干骨裂或骨折等情况,均提示假体初始稳定性差,患肢不能早期负重训练,肌力及关节活动训练均受影响,需要严格按照骨科常规处理。

4.髋关节周围软组织平衡

髋关节周围软组织张力对稳定关节、预防术后脱位有重要意义。既往有髋部手术史、类风湿性关节炎、强直性脊柱炎、先天性髋关节脱位、股骨头坏死,以及脑卒中后股骨颈骨折等需要行髋关节置换的患者,术前大多有髋关节周围肌肉萎缩、关节囊松弛,手术中软组织破坏过多、假体安放不当可导致股骨颈有效长度缩短、粗隆截骨术后移位、神经性病变引起的外展肌萎缩、下肢短缩等原因均可造成髋周软组织不平衡,关节不稳。因此术前术后要详细评定软组织平衡情况,尤其是髋外展能力,加强针对性治疗和保护性措施,避免脱位等并发症发生。

5.翻修手术

随着人工关节长期使用,晚期发生骨溶解、骨缺损、假体松动可导致假体固定失败,翻修术是解决这一问题的最后手段。翻修手术需要暴露更广泛的手术切口,术中往往需要进行自体骨或异体骨移植尤其是结构性植骨。康复治疗之前,必须了解术中的特殊处理,根据植骨愈合、假体稳定所需的负重限制,制订合理安全的肌力、关节活动度训练方案。

6. 肿瘤保肢术

髋部恶性肿瘤、骨盆恶性肿瘤的部分患者可进行肿瘤切除保肢手术,肿瘤切除后最重要的重建手术就是人工全髋关节置换或人工半骨盆置换加全髋关节置换,甚至包括全膝置换。该类手术的特点是切除的骨组织较多、缺损大,往往需要特制的假体,术中有时需要大块的骨移植;术中要求进行广泛的软组织切除,软组织修复有时靠游离肌皮瓣移植,往往需要臀大肌和外展肌的重建;术后关节和假体的受力与平衡机制有所改变,假体的稳定性降低,术后不能早期负重。为保证假体的稳定以及软组织、移植骨的充分愈合,术后 6 周内不主动做髋外展和直腿抬高运动,甚至术后制动或使用支具。10～12 周后考虑患肢逐渐负重训练。

16.1.3　人工髋关节置换术的康复评定

按照《国际功能、残疾和健康分类》(ICF)的要求,应从身体功能和结构(损伤)、活动(活动受限)和参与(参与局限)的不同层次进行康复评定,同时也要考虑背景性因素。评定的内容应包括临床康复评定、功能评定和放射学评定等。

1. 临床康复评定

首先要对患者的一般情况、手术情况和术后情况进行了解和记录。治疗前要详细了解患者原发疾病的特点及全身合并症情况等。对手术情况的记录要包括麻醉方式、手术入路、假体安放情况,注意术中有无特殊处理及意外,包括有无大粗隆截骨、骨移植、股骨劈裂或骨折、肌肉软组织的特殊处理,要注意有无术后并发症的发生。假体安置的正确与否直接影响手术预后,术后必须详细了解假体位置。

2. 影像学检查及评定

定期复查 X 线片动态观察股骨假体骨结合情况、髋臼杯固定情况,以及观察有无松动、骨溶解、异位骨化等。假体放射学分区:股骨侧参照 Gruen 法,骨盆侧参照 DeLee 和 Charnley 法。按照 Engh 标准,非骨水泥股骨假体骨结合或骨固定(osseointegration or fixation)的主要征象,指假体多孔表面或 HA 涂层表面周围无反应线(reactive lines)或透亮线(radiolucent lines),假体多孔表面或 HA 涂层周围出现"点焊"现象(spot welding or buttress sign)。未发生骨结合或固定的主要征象,指假体多孔表面或 HA 涂层表面周围有广泛的反应线形成;假体多孔表面或 HA 涂层表面周围无"点焊"现象,但这只是一种次要征象,少数情况下也有骨结合发生。假体稳定的征象,包括假体无移位,假体远端光滑表面周围无反应线或透亮线,假体-骨界面无退变,假体末端无骨性底座(pedestal)并不伴有远端透光线形成,出现股骨距萎缩(calcar atrophy)。反应线(与透亮线或透亮区对应),大于 Gruen 分区长度的 1/2 时称为广泛存在,或透亮线宽度＞2mm 是骨结合失败、松动的征象,而反应线小于分区长度的 1/2 时不作为一种判断征象。

3. 功能评定

Harris 髋关节评分(Harris hip score)和 WOMAC 量表(The Western Ontario and McMaster University osteoarthritis index)是国内外应用广泛的量表。Harris 评分由美

国 Harris 在 1969 年提出,用于各种髋部疾病的治疗效果尤其是髋关节置换术的评定,内容包括疼痛(pain)、功能(function)、关节活动度 (range of motion) 及畸形(deformity)4 个方面,最高得分为 100 分,得分 90~100 分为优,80~89 分为良,70~79 分为中,70 分以下为差。WOMAC 量表内容分为疼痛(pain)、僵硬(stiff)、关节功能(physical function) 3 项,各自有 5 个、2 个、17 个条目。该表有 2 种评分标准,一种是 Likert 标准,即每条的得分为 0~4 分,3 项内容的各自最高得分为 20 分、8 分、68 分,总分最高为 96 分。得分越低表明症状或功能障碍越轻,相反则症状或功能障碍越重。

16.1.4 人工髋关节置换术的康复治疗

人工髋关节置换术的康复治疗分为两个阶段,即术前康复阶段和术后康复阶段。

1. 术前康复阶段

术前康复阶段包括卫生宣教和术前康复治疗。卫生宣教内容包括向患者介绍疾病发展过程及预后、手术原则和收益、手术和麻醉过程、术后常规处理、术后可能的并发症及其预防、康复治疗的方法、日常注意事项以及日常生活活动的指导等。术前宣教时要注意突出预防术后关节脱位的注意事项,尤其是警惕易引起术后髋关节脱位的危险位置。术前康复功能训练内容,主要包括肌力训练、关节活动度训练、转移及步行训练、日常生活活动能力训练和呼吸功能训练,目的是最大限度地提高患者的术前功能状况,为术后早日康复提供条件。

2. 术后康复阶段

术后康复阶段应遵循个体化、全面性、循序渐进的原则,根据患者个体情况和手术情况,听取骨科医生的建议,在患者耐受范围内循序渐进地进行。

(1)肌力和耐力训练:主要针对患肢臀肌、股四头肌及外展肌群进行训练(见图 16 - 3、图 16 - 4、图 16 - 5)。术后早期阶段采取静力性收缩(等长收缩)形式,随后可通过手力、沙袋或其他仪器设备等进行抗阻肌力、耐力训练;也要兼顾上肢、躯干及对侧下肢的肌力、耐力训练;注意加强膝伸直和髋外展肌力的训练。肌力和耐力训练要求坚持 1 年以上或终身。

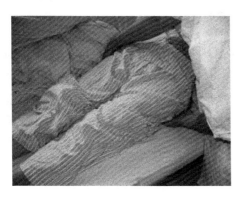
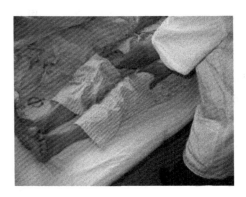

图 16 - 3 臀肌收缩训练　　　　　　　图 16 - 4 股四头肌训练

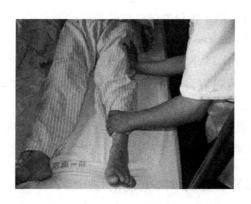

图 16-5　髋外展训练

（2）关节活动度训练：术后即可开始床上双上肢及健侧下肢关节主动练习，早期开始患髋被动活动，逐渐过渡到助力或主动屈髋及髋外展、后伸练习。进行主动踝泵练习（见图 16-6），好转后可进行站立位关节活动度锻炼。术后关节活动范围，一般情况下允许患侧屈髋 80°～90°，可完全后伸，允许缓和的内旋、外旋，在耐受的情况下可早期被动外展训练。对外侧入路患者 6 周内主动外展训练应缓和。为避免脱位，注意患髋屈曲＜90°，内收不超过身体中线，避免患髋过度屈曲、内收及内旋，或者避免伸直位外旋，这种活动范围的限制至少坚持 3 月。

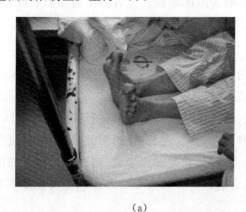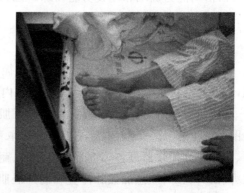

（a）　　　　　　　　　　　　　　　　（b）

图 16-6　踝泵

（3）加强全面康复及持续康复：针对全身及局部恢复情况，进行肌力、耐力训练和关节活动度训练，以及转移能力训练，从卧-坐、坐-站，到站立和步行训练（见图 16-7）。要重视呼吸功能训练，包括腹式呼吸训练、咳嗽训练等，以及心理指导，积极控制全身合并症和并发症。出院时进行出院后指导，包括家居环境改造、家庭康复方案及复诊计划等。

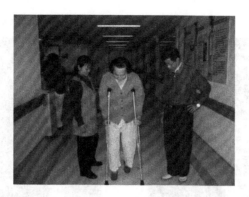

图 16 - 7　步行训练

16.2　人工膝关节置换术患者的康复

16.2.1　概述

人工全膝关节置换手术(total knee arthroplasty)(见图 16 - 8),已成为大多数晚期膝关节骨性关节炎及类风湿关节炎的最终治疗手段,10 年以上临床优良率在 90% 以上,其较高的治疗满意度也使之成为改善患者功能的成功的外科手术之一。人工膝关节置换术按照置换范围可分为单髁膝关节置换术和全膝关节置换术;按照假体固定方式分为骨水泥固定型与非骨水泥固定型两类,目前较多采用骨水泥方式固定。

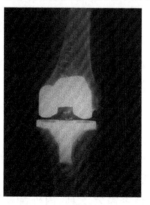
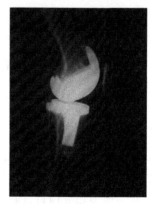

(a)正位片　　　　　　　　　　　(b)侧位片

图 16 - 8　膝关节置换术后

16.2.2　影响早期康复治疗的因素

在治疗过程中,认真评估患者全身状况、合并症和原发疾病情况,注意评估假体安放情况和术中有无特殊处理。肿瘤保肢手术切除骨组织较多,往往需要大块的骨移植,要求广泛的软组织手术处理,假体的稳定性明显降低,术后不能早期负重。为保证假体的稳定及软组织、移植骨的充分愈合,术后 6 周内不做主动直腿抬高,膝关节活动度训练放缓,必要时术后制动或使用支具,10~12周后再考虑患肢逐渐开始负重训练(见图16-9)。

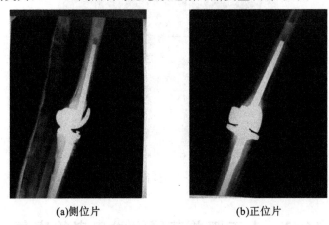

(a)侧位片　　　　　　　　　　(b)正位片

图16-9　肿瘤保肢置换术后

16.2.3　人工膝关节置换术的康复评定

临床康复评定要详细了解患者原发疾病的特点及全身合并症情况,对手术情况的记录要包括麻醉方式、手术入路、假体固定方式,尤其要注意术中有无特殊处理及意外,包括有无自体骨或异体骨移植、骨劈裂或骨折、肌肉软组织的特殊处理。术后情况的记录要注意有无术后并发症的发生(如深静脉血栓形成、伤口感染、骨劈裂或骨折、神经血管损伤等)。假体安置的正确与否直接影响手术预后,根据下肢力线正确安放假体是手术成功的关键。

1. 影像学检查及评定

下肢对线情况通常用胫股角描述,膝关节置换术后的正确胫股对线应为5°~10°外翻。术后必须了解假体位置,判断有无植骨、骨折等特殊情况,也要注意动态观察假体固定情况,观察有无松动、骨溶解等。

2. 功能评定

目前常用HSS膝关节评分系统和KSS评分系统。HSS膝关节评分系统总分为100分,考评内容有7项,其中6项为得分项目,包括疼痛、功能、关节活动度、肌力、屈膝畸形和关节稳定性,另有一项为扣分项目,内容涉及是否需要支具、内外翻畸形和伸直滞缺程度。根据这一评分体系,将临床疗效分成优(>85分)、良(70~84分)、中(60~69分)和差(<59分)4级。KSS评分系统分为膝评分和功能评分两大部分,膝评分内容包括疼痛、活动范围和稳定性3项,如有屈曲角度、伸直滞缺和对线不良,根据严重程度扣除相应分值。

16.2.4　人工膝关节置换术的康复治疗

人工髋关节置换术康复治疗应分为两个阶段:术前康复阶段和术后康复阶段。术前康复阶段包括术前卫生宣教和术前康复训练。术后康复治疗应采取个体化、全面性、循序渐进的原则,重点内容是患侧下肢肌力训练、膝关节活动度训练、本体感觉训练及行走步态训练等。

1.肌力训练

肌力训练对维持关节稳定、恢复关节功能、减轻关节负荷、降低假体松动率都具有重要意义,还可促进下肢血液循环,预防深静脉血栓形成。股四头肌训练是肌力训练的重要内容;股内侧肌斜行纤维对维持髌股关节对线有重要作用,还应高度重视股内侧肌斜行纤维的力量训练。应遵循"无痛训练"的原则,根据患者情况在不同的阶段采用不同的训练方法。

2.膝关节活动度训练

膝关节活动度是评价人工膝关节置换术疗效的重要指标之一。正常步态中的摆动期需要膝关节屈曲 67°,上楼梯需要屈膝 83°,下楼梯需要屈膝 90°,从有扶手的椅子上起立需要屈膝 93°,从没有扶手的椅子起立需 120°,下蹲时根据踝关节及髋关节活动能力的不同需 140°。屈膝 90°通常被认为是日常生活关节活动的最低要求。一般情况下于术后 24 小时持续被动活动训练(CPM),每天 2 次,每次每膝进行 30 分钟,最初以 60°左右起步,每天增加 10°,一周内达到 90°～100°,CPM 训练持续时间为 2 周。注意早期应用 CPM 过久,易导致关节积液增加和缝合切口开裂,个别使用活动幅度过大可引起关节周围出血肿胀和剧痛。

3.本体感觉训练

由于行人工全膝关节置换术时切除关节面、半月板,以及为软组织平衡可能损害膝关节的位置觉引起本体感觉功能障碍,关节运动控制能力、姿势校正及平衡能力下降。可运用本体感觉神经肌肉促进疗法、底部为半球形的足踝本体感觉训练板、平衡训练仪等方法和设备对患者进行关节本体感觉训练。

4.行走步态训练

行走时不仅要求下肢各主要关节稳定,而且须具备一定活动范围,需要强有力的臀大肌、股四头肌和小腿三头肌,才能保证正常行走。应向患者指出其步态周期中的错误环节,加以克服纠正。若无特殊情况,术后 24 小时即要求患者离床,在支具保护下扶持步行器站立,根据体力情况进行短距离行走,逐日增加站立时间和行走距离。对高龄、全身力量差的患者,要求多进行站立训练,不必强求行走距离,待全身状况得到明显改善时,再开始行走训练。术中有特殊处理时,如行结构性植骨、股四头肌肌腱成形、意外骨折、应用非骨水泥固定型假体等,均要延缓患肢负重时间。

治疗内容还应包括健侧肢体的肌力和关节活动度训练、日常生活活动能力训练等。不良心理反应可直接影响治疗效果,采用情绪治疗、松弛疗法、行为疗法、暗示疗法等心理治疗可提高整体治疗效果。

小结

本章介绍人工髋和膝关节置换术的康复,包括检查评定和规范的康复治疗;着重强调必须掌握的关键内容,即患者个体情况特点和患者手术情况特点;重点防止关节脱位现象,严格遵循个体化、全面性和循序渐进的原则。

思考题

1. 如何全面制订人工膝关节置换术的科学康复治疗方案?
2. 面对关节置换技术的不断发展,康复治疗技术如何与时俱进?

（刘　震）

参考文献

[1] FAWAZ W S, MASRI B A. Allowed activities after primary total knee arthroplasty and total hip arthroplasty[J]. Orthop Clin North Am, 2020,51(4): 441-452.

[2] BERG U, W-DAHL A, ROLFSON O, et al. Influence of fast-track programs on patient-reported outcomes in total hip and knee replacement (THR/TKR) at Swedish hospitals 2011-2015: an observational study including 51,169 THR and 8,393 TKR operations[J]. Acta Orthop, 2020,91(3): 306-312.

第17章 截肢康复

学习要点

了解截肢手术的意义及作用,了解理想残肢的特点;了解截肢对截肢者心理的影响,心理治疗与康复的必要性;了解物理因子疗法对截肢者安装假肢的作用,了解残肢的正确体位,掌握残肢弹力绷带的包扎方法及作用;掌握残肢关节活动度及肌肉力量训练的方法;了解穿戴假肢后的相关训练以及假肢常见的异常步态;了解假肢使用和维护的方法。

17.1 概 述

截肢是截除没有生机和/或功能的肢体,或截除因局部疾病严重威胁生命的肢体。截肢既是破坏性手术,也是功能重建的开始。截去坏死的、病变的、没有功能的肢体,是为设计安装假肢,代偿其外观和功能。

为实现假肢安装,良好的残肢条件是必不可少的条件之一。良好的残肢条件包括:适当的残肢长度,便于残肢负重,又有足够的杠杆臂,便于残肢对假肢的控制;残肢关节运动正常,有良好的肌力,无挛缩畸形;残端有适度的软组织包覆,无压痛、骨刺、神经瘤;残肢无肿胀,皮肤条件良好,皮肤紧张程度适中,无粘连、溃疡、窦道。

17.2 康复治疗

17.2.1 心理治疗与康复

截肢不仅仅是对截肢者生理功能有影响,同时对其精神、心理的影响也非常明显。常见的心理影响表现有抑郁、焦虑、攻击和敌意、自卑等。不同年龄段截肢者表现也各不相同。儿童截肢心理表现为开始时心理创伤不明显,随着年龄的增加会出现害怕、苦恼、失群、孤僻、嫉妒、愤恨等心理障碍。青年截肢者心理表现有顾虑婚姻问题、家庭生活、社会地位和工作学习能力,悲观失望,缺乏自信心,怕人耻笑,不愿出门等。成年截肢者心理表现为顾虑全家生活、本人生活和工作能力,担心不能从事原来的工作、经济来源受到影响。而老年截肢者心理表现则是担心影响寿命和晚年生活质量,不愿出门。

截肢对截肢者精神上的打击胜过身体上的打击,尤其是急性外伤引起的截肢。截肢者及其家属没有精神准备,一时难以接受现实,对于这类截肢者心理上的康复尤为重要,否则会严重影响功能的恢复。截肢者康复组的所有成员、截肢者家属、朋友都有责任,通过各种方式帮助截肢者面对这一现实,使其认识到肢体失去后必然造成不同程度的残疾,但是只要能够热爱生活,直面现实,自强不息,积极配合各项康复训练,一定能够再回到社会,从事原来的职业或者从事相应的力所能及的工作,回到亲人当中去享受应该有的美好生活。同时,可帮助截肢后的截肢者结识一些穿假肢的残疾朋友,这样效果更好。

17.2.2　物理因子疗法

物理因子疗法是应用物理因素作用于人体防治疾病的方法。对急性期应用可预防后遗症的发生;对慢性病、伤残的功能障碍和残损期的功能恢复,能达到药物或手术所不可达到的功能效应。

截肢后的残肢,由于各种原因,会发生一些并发症。常见残肢病包括:残肢端肿胀、瘢痕及粘连、残肢痛及幻肢痛、皮肤感染、溃疡及窦道、关节挛缩畸形等,这些并发症对安装假肢有一定的影响。

物理因子疗法具有镇静、止痛、消炎、消肿、软化瘢痕、松解粘连、促进伤口愈合、提高皮肤抵抗力、防止感染、加强肌肉的适应能力、缓解挛缩畸形的作用,不但能治疗残肢病,还可预防残肢病的发生,为假肢的测量、取型创造良好的残肢条件,为假肢试穿、训练打下良好的基础。

17.2.3　残肢的良肢位摆放

截肢者由于残肢肌肉力量不平衡,易发生关节挛缩。大腿截肢者易出现髋关节屈曲、外展畸形;小腿截肢者易出现膝关节屈曲畸形。一旦出现残肢关节畸形,会对假肢的设计、装配带来不利影响。因此,术后保持残肢正确的肢体位置尤为重要。术后大腿截肢者仰卧位时,不可在腰部下放入枕头或在两腿间放入枕头,或在站立时将残肢摆放于腋拐上。小腿截肢者仰卧位时,不可在腰下及膝下垫枕头,或躺在床上将小腿垂在床边,或坐在床边或轮椅上下垂小腿。

17.2.4　弹性绷带包扎

截肢术后两周残肢伤口基本愈合,由于残肢组织液渗出,出现残肢肿胀。解决办法可在残肢缠绕弹力绷带,以改善静脉和淋巴回流,减轻截肢术后疼痛,消除残肢肿胀,促进残肢定型。根据中国康复研究中心假肢矫形部多年的临床经验,对新截肢的大腿残肢及小腿残肢,应包扎弹力绷带两周,残肢周长比包扎前小 2～3cm。包扎弹力绷带时应注意以下问题:从残肢远端至近端逐渐松;缠绕时应该压缩手术切口,而不是使切口有分开的趋势(图17-1);对小腿残肢应缠绕至膝关节以上,以防止弹性绷带脱落(图17-2);对于大腿残肢应缠绕至骨盆,以防止弹性绷带脱落(图17-3);对膝离断残肢,在残肢骨性凹陷处应垫上柔软的材料,防止骨性突起处压力过大,同时也便于凹陷处软组织的定型(图17-4);对前臂残肢应缠绕至肘关节以上,以防止弹性绷带脱落;对上臂残肢应缠绕至对侧腋下,以防止弹性绷带脱落,亦可采取交叉"8"字形缠绕。

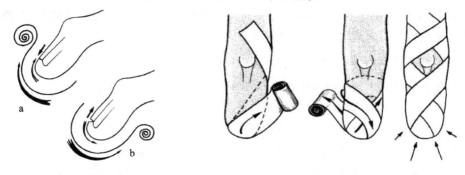

图17-1 缠绕方向与切口的关系　　　　图17-2 小腿残肢的缠绕方法

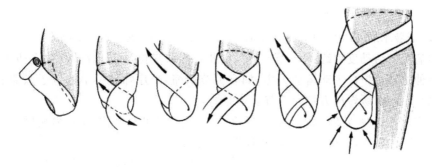

图17-3 大腿残肢的缠绕方法

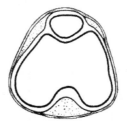

图17-4 膝离断残肢凹陷处的填充物放置

17.2.5 关节活动度训练

截肢后,由于肌力的不平衡及不良残肢肢体位置,残肢易出现关节挛缩,运动范围受限,影响假肢的安装及使用效果。大腿残肢易出现髋关节外展、屈曲畸形,短残肢尤为明显,小腿残肢易出现屈曲畸形。

1. 髋关节活动度训练

(1)髋关节的伸展训练:截肢者采取俯卧位,治疗师可一手置于截肢者臀部,另一手置于大腿残端远端后侧,截肢者主动将患侧大腿抗阻力抬高;如有髋关节屈曲畸形时,治疗师可将髋关节被动垫高至正常活动度。

(2)髋关节的内收外展训练:截肢者采取仰卧位,被动或主动做患侧肢体内收外展运动,如关节有挛缩发生,治疗师可一手固定对侧骨盆,一手置于残肢远端外侧,被动地将髋关节向内收方向运动,扩大关节活动度。

2. 膝关节活动度训练

膝关节可有三种不同的体位进行训练。

(1)坐位:截肢者坐床边,将残肢膝关节伸直。

(2)俯卧位:截肢者俯卧,主动伸直膝关节,如有膝关节挛缩,治疗师一手置于截肢者臀部,另一手放置于残肢远端后侧向前下方施加力量,使膝关节尽量伸展。

(3)仰卧位:截肢者仰卧,主动将膝关节伸展,如有关节挛缩,治疗师一手置于膝关节上部,另一手置于残肢远端后侧,用力保持膝关节尽量伸直。

3. 上肢关节活动度训练

上肢截肢术后,肌力不平衡,导致肩胛胸廓关节活动受限,从而影响假肢操作使用。

(1)肩关节活动度训练:术后第二周,截肢者可取坐位,肩上抬,做(耸肩动作)外展、前屈、后伸运动。应以主动运动为主,如有关节挛缩,治疗师可一手放置于患侧肩峰处,另一手置于残肢,缓慢用力扩大关节活动度。

(2)肩胛胸廓关节活动度训练:术后第二天,截肢者可取坐位,主动做肩胛骨外展(围绕胸廓向前移)和内收(围绕胸廓向脊柱靠拢)运动。

(3)训练中的注意事项:训练在无痛范围内进行,不采用粗暴手法;避免体位频繁变动,能在同一体位运动式尽量集中完成;在该关节活动度全范围内进行;术后早期训练时间应每日进行2次,每次10分钟,每个运动方向10次。

17.2.6 肌力训练

截肢手术后截肢者需要安装假肢,控制假肢要有足够的肌力。残肢的肌肉在短时间内会出现萎缩,为避免残肢肌肉萎缩,术后应及时开始进行肌力训练。

大腿截肢者容易出现髋关节屈曲、外展挛缩畸形,在训练中应特别加强髋关节的伸展及内收肌肉的训练。

1. 髋关节肌力强化训练常用方法

(1)仰卧位:双手将健侧膝关节屈曲抱住,残肢伸直贴床,加强臀大肌力量;双腿之间放置枕头,用力挤压枕头加强内收肌力量。

(2)侧卧位:健侧在下面,残肢侧向后伸,治疗师一手放置于截肢侧髋关节处,另一手放置于残肢末端实施阻力。训练过程中要防止骨盆代偿运动。

(3)俯卧位:治疗师一手放置于患者腰部,另一手放置于残肢末端后侧实施阻力,残肢后伸,训练臀大肌肌力(图17-5)。

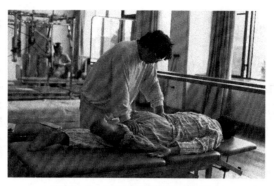

图 17-5　俯卧位训练臀大肌肌力

2.膝关节伸展肌肉强化训练

小腿截肢者容易出现膝关节屈曲挛缩,训练中以膝关节伸展运动为主(训练股四头肌),采用等张运动和等长运动训练方法。

(1)仰卧位:治疗师一手放在膝关节上部,另一手放在膝关节下部,请截肢者膝关节充分伸展,增强股四头肌的训练。

(2)坐位:截肢者取坐位,治疗师一手放在膝关节上,另一手放在残肢远端前侧,施加一定的阻力,让截肢者膝关节充分伸展(图 17-6)。

(3)用股四头肌训练器进行股四头肌力量的训练(图 17-7)。

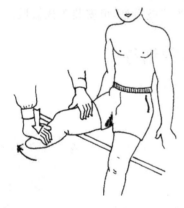

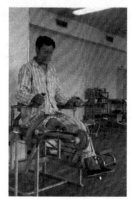

图 17-6　坐位股四头肌肌力训练　　　　图 17-7　用股四头肌训练器训练股四头肌力量

3.上肢肌力强化训练

上肢截肢者容易产生肩关节外展、外旋挛缩畸形。截肢者术后可尽早开始轻柔地训练肩关节的外展、外旋以及开始肩胛胸廓关节的肌群运动训练。

4.非截肢侧下肢、上肢、躯干也应进行肌肉增强训练

一些年老体弱者及血管性疾病所导致的截肢者,由于截肢前运动量减少,健侧也存在肌力失用性萎缩的问题,因此同样要采用徒手抗阻训练和各种器械训练。无论截肢侧肢体还是非截肢侧肢体,训练中都要根据截肢者的全身情况给予适当的运动量,一般应掌握每日训练2次,每个运动模式10次,训练时间为20~30分钟。

17.2.7　临时假肢装配

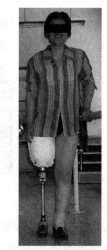

截肢术后,正常情况两周之内伤口愈合,但是残肢往往肿胀,残肢自然定型一般需要半年左右,这样安装假肢的等待时间太长。为帮助截肢者早日康复,多主张早期安装临时性假肢。一般的临时性假肢在截肢术后 2 周、伤口良好愈合、拆线后即可安装。

临时假肢是由临时残肢接受腔与其他假肢部件构成的简易假肢(图 17 - 8)。临时残肢接受腔多用石膏绷带、塑料板材等制作,也可用低温热塑板材直接在残肢上成型。石膏绷带接受腔便于修改、便宜,低温热塑板材重量轻、价格贵。临时性假肢主要用于术后早期假肢安装,利于患者早期下地行走,训练残肢,促进残肢定型,为正式假肢的装配打下良好的基础。

图 17 - 8　临时大腿假肢
(石膏绷带接受腔)

使用临时性假肢的优点是可早日下地、预防关节挛缩畸形,改善全身状况,预防长时间卧床引起的并发症;能早日使用假肢站立、步行训练,缩短康复时间;截肢康复协作组成员通过对临时性假肢的使用观察和调整,可制订出更符合实际的正式假肢处方;可促进残肢早日定型,早日定制正式假肢。临床上一般在穿用临时性假肢一段时间后,两周以内残肢的周长测量无变化或残肢不再需要增加袜套,石膏接受腔也不需要再增添石膏,塑料临时接受腔里不需要粘贴泡沫板材,即可视为残肢定型,可安装正式假肢。

17.3　安装假肢后的训练

17.3.1　假肢穿脱训练

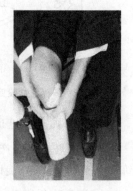

对有内衬套的假肢,应先穿上内衬套,再将残肢穿进假肢接受腔内。在穿戴吸着式假肢时,先用布带或丝带绕在残肢上,一端伸出阀门口外,边拉残肢带,边将残肢伸入接受腔,然后压上排气阀门。穿戴有悬吊和固定装置的大腿假肢时,先束紧腰带,然后将吊带的松紧调整到适当拉紧的位置,先走几步,再逐步调整到合适位置。穿戴硅胶套带锁具悬吊的假肢时,先将悬吊销钉拧进硅胶套末端的螺纹,紧固;然后将硅胶套翻转过来,如果是不带织物的硅胶套,可在外表面抹一点水,以增加其表面润滑性,便于翻转;硅胶套末端紧贴残肢末端(图 17 - 9),悬吊销钉轴线同残肢轴线一致,均匀将硅胶套套在残肢上;最后将残肢连同穿戴好的硅胶套穿入假肢接受腔,穿戴时要确保悬吊销钉在硅胶锁内固定良好。

图 17 - 9　穿戴硅胶套

17.3.2　起坐和站立训练

站起时,假肢在前、健肢在后,双手压大腿下部,以健侧支撑身体站起。坐下时,假肢靠近椅子,身体外旋 45°以健侧支撑,屈膝时,用假肢侧的手扶着椅子坐下。

17.3.3 假肢承重训练

穿戴好假肢,双腿均匀站立,使假肢侧受力。同时询问截肢者残肢表面是否存在局部压力过大的情况,若存在,则需调整后再做承重训练。训练时假肢侧受力由少至多,训练的时间也逐渐增加。开始训练时可手扶平行杠或助行器,便于逐步增加残肢承重,训练时抬头挺胸。承重训练时可双侧分别使用体重计,以观察两侧的承重情况(图 17-10,图 17-11)。

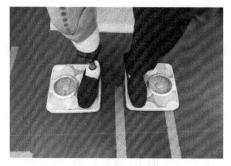 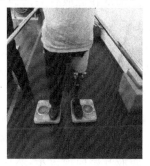

图 17-10 小腿假肢承重训练　　　　图 17-11 大腿假肢承重训练

17.3.4 平衡训练

患者站立于平行杠内,手扶双杠反复练习重心转移,身体重心由健侧移至假肢侧,再移回健侧,交替移动,要求肩胛与骨盆平行移动,体会假肢承重的感觉和利用假肢支撑身体的控制方法;还可练习身体重心前移、后移,以增加截肢者穿戴假肢的平衡能力;截肢者穿戴假肢站立于平行杠内,双手自然下垂,治疗师从前、后、左、右不同方向给予外力破坏患者站立平衡,患者通过自己调整身体重心,保持站立平衡;截肢者穿戴假肢站于平行杠内,双手自然下垂,正面接球,再次抛出,重复多次,以组分开训练;可左右不同方向接球(图 17-12),增加平衡训练的难度,提高患者的站立平衡水平;将平衡板放于平行杠内,截肢者穿戴假肢站于平衡板上,双手自然下垂,保持站立平衡,患者自己调整身体重心,并保持平衡(图 17-13)。

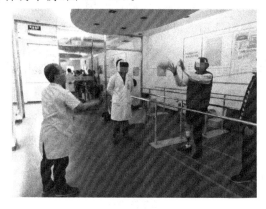 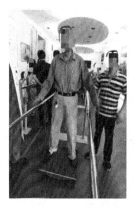

图 17-12 平行杠内接球训练　　　　图 17-13 平衡板站立训练

17.3.5 步行训练

步行训练开始时最好在平行杠内进行。先进行健肢站立、假肢的迈步练习,而后过渡到假肢站立、健肢迈步练习。

1. 假肢迈步训练

假肢后退一步,使假肢承重。在假肢脚尖接触地面的状态下将重心移向健肢;迈出假肢,使其跟部落在健肢脚尖前面。

2. 健肢迈步训练

健肢后退一步,完全承重;将重心移向假肢,腰挺直迈出健肢,尽量使迈步的距离大些,健肢承重,提起假肢跟部,使脚尖部位承重,弯曲假肢膝关节。

3. 交替迈步训练

先在平行杠内进行交替迈步训练,待训练熟练后再在平行杠外练习;也可借助手杖(健侧手使用)进行训练。训练时,先用假肢稳定站于地上,健肢向前、向后迈步3次,在第3步时,假肢开始向前迈步,然后健肢直立稳定站于地上,假肢向前、向后迈步3次,在第3步时,健肢开始向前迈步,重复以上练习。当截肢者步行能力改善后,可训练向侧方、后方行走以及在不同路面上的行走、椅上坐下、站起,上楼(健肢先上)、下楼(假肢先下)、上斜坡(健肢长跨步,假肢短跨步)、下斜坡(与上斜坡方法相反)、摔倒与从地面起立、从地面拾物、跨越障碍物训练和日常生活技能训练(如提物、做家务、超市购物等)。

17.3.6 假肢常见异常步态

1. 打软腿

小腿假肢穿戴者行走时残肢膝关节出现"打软腿"感觉,其常见原因包括残肢膝关节股四头肌肌力弱、接受腔屈曲角过大、接受腔位置偏前、假脚背屈、假脚跖趾关节位置过于靠后、假脚掌太软、鞋的有效跟高比组装时选用的过高、走下坡路等。

2. 膝过伸

小腿假肢穿戴者行走时残肢膝关节有过伸的感觉,其常见原因有接受腔屈曲角不够、接受腔位置偏后、鞋的有效跟高比组装时选用的过低、假脚过于跖屈、走上坡路等。

3. 身体倾斜

大腿假肢穿戴者行走时身体向假肢侧倾斜(图 17 - 14)。

步态周期:假肢侧的站立期。

观察:前面或后面。

常见原因包括:接受腔外侧压垫不够;接受腔内侧边缘太高,为减少疼痛而避开运动;接受腔对线内收角度不足;假脚位置过于偏外侧;残肢外侧远端有压痛;外展肌力弱;残肢外展挛缩;残肢过敏或疼痛。

4. 过度提髋

大腿假肢穿戴者行走时过度提髋(图 17 - 15)。

步态周期:假肢侧的摆动期。

观察:前面或后面、侧面。

常见原因包括:假肢偏长;悬吊不好;假肢膝关节过于稳定(膝关节屈曲阻力大、膝关节机械稳定性偏高、膝关节对线稳定性高);走路习惯。

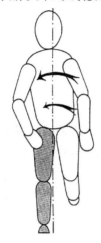 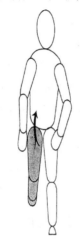

图 17-14　身体倾斜　　　　　　图 17-15　过度提髋

5.划弧步态

大腿假肢穿戴者行走时呈划弧步态(图 17-16)。

步态周期:假肢侧的摆动期。

观察:前面或后面。

常见原因包括:假肢偏长;悬吊不好;假肢膝关节过于稳定(膝关节屈曲阻力大、膝关节机械稳定性偏高、膝关节对线稳定性高);残肢外展挛缩;患者对假肢有不安全感,不敢使假肢屈膝;走路习惯。

6.踮脚步态

大腿假肢穿戴者行走时呈踮脚步态(图 17-17)。

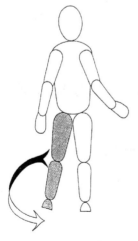 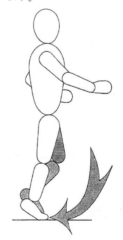

图 17-16　划弧步态　　　　　　图 17-17　踮脚步态

步态周期:假肢侧的摆动期。

观察:侧面或后面。

常见原因包括:假肢偏长;悬吊不好;假肢膝关节过于稳定(膝关节屈曲阻力大、膝关节机械稳定性偏高、膝关节对线稳定性高);残肢外展挛缩;患者对假肢有不安全感,不敢使假肢屈膝;走路习惯。

7.膝关节撞击

大腿假肢穿戴者行走时膝关节撞击声明显(图17-18)。

步态周期:假肢侧的摆动中期。

观察:侧面,除此之外还可通过声音判断。

常见原因包括:液压或气压膝关节伸展阻力小;机械膝关节摩擦小;膝关节辅助伸缩装置太强;接受腔初始屈曲角度不够;假脚偏重;患者习惯,通过小腿过度快速伸直,跟着地前将膝关节打开伸直(声音反馈)。

8.小腿过屈

大腿假肢穿戴者行走时小腿过于屈曲(图17-19)。

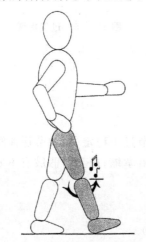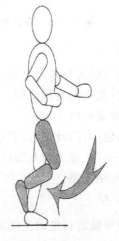

图17-18　膝关节有撞击声　　　　　　图17-19　小腿过屈

步态周期:假肢侧的摆动期。

观察:侧面、后面。

常见原因包括:膝关节轴摩擦小;膝关节屈曲阻力不足;膝关节辅助伸缩装置太弱;接受腔初始屈曲角度不足。

17.4　假肢使用和维护

17.4.1　大腿假肢

大腿假肢接受腔主要是由丙烯酸树脂制成,透气性差。在使用过程中,尤其是在夏天,残肢容易因出汗而发出异味。因此应经常清洗残肢和接受腔,保持残肢和接受腔的清洁与干燥。

17.4.2　小腿假肢

小腿假肢内接受腔多用 EVA 泡沫制成,可用温水清洗,但水温不要太高,水温太高会造成 EVA 内接受腔变形。应多备用一些小腿假肢的残肢袜套,每天清洗更换,最好用棉的残肢袜,其吸汗能力较好。当残肢萎缩、接受腔变大时,可先增加残肢袜或增加内衬垫,必要时应更换接受腔。

17.4.3　日常维护

假肢的日常维护保养非常重要。假肢的大部分零部件是由金属制造的,使用中必然会出现磨损。当金属关节不灵活或有响声时,要及时清洗润滑或更换新轴。截肢者不要随意换穿与制作假肢时设计的鞋跟高度不一致的鞋,这样会造成假肢力线的不合适。如鞋跟高度更换后,应由假肢师对假肢重新进行对线调整。

小结

本章介绍了截肢手术的意义及良好残肢的要求,截肢后截肢者心理的变化以及心理康复的意义;介绍了截肢后安装假肢前必要的康复治疗方法,包括理疗、良肢位摆放、弹力绷带包扎、残肢肌力及关节活动度训练;介绍了安装假肢后必要的训练,包括假肢穿脱训练、起坐和站立训练、假肢承重训练、平衡训练、步行训练等;介绍了截肢者(尤其是大腿截肢者)穿戴假肢常见的异常步态和产生异常步态的原因,以及假肢的使用和维护方法。

思考题

1. 理想残肢的要求有哪些?
2. 截肢者有哪些心理上的变化?
3. 安装假肢前、后分别要进行哪些必要的训练?

(刘劲松)

参考文献

[1] FEICK E, HAMILTON P R, LUIS M, et al. A pilot study examining measures of balance and mobility in children with unilateral lower-limb amputation[J]. Prosthet Orthot Int, 2016,40(1):65-74.

[2] KENDELL C, LEMAIRE E D, KOFMAN J, et al. Gait adaptations of transfemoral prosthesis users across multiple walking tasks[J]. Prosthet Orthot Int, 2016,40(1):89-95.

第18章 手外伤康复

学习要点

了解手部解剖、手外伤常见原因、常见功能障碍及康复原则；掌握手外伤康复评估、康复治疗；了解常见手外伤类型及手外伤康复的未来。

18.1 概 述

手是人的复杂精细的部位之一，各项活动 90％以上是通过手来实现的。手功能（hand function）是基于手与上肢的各项功能性结构，在中枢调控和周围神经的支配下，以感觉、运动和协调功能为体现的一系列活动。在劳作中手长期与外界接触，最易受伤。手外伤一般不会危及生命，但可致终身残疾，丧失劳动和生活能力。手外伤康复（hand injury rehabilitation）是以功能为导向，通过多学科合作，将传统和现代理论、技术相结合，对多种引起手功能障碍的疾病进行治疗，对已出现的手功能障碍进行积极恢复或代偿，帮助患者重新回归生活、工作和社会。

18.1.1 手的解剖

手的解剖结构复杂，其不仅体现在手部自身结构复杂，还表现在手与上肢整体解剖结构的联系上。手的基础解剖结构包括骨骼、关节、肌肉，以及神经和脉管系统等。

1. 骨骼和关节

手部有 27 块骨头和 19 个关节。骨头包括 5 块掌骨、14 块指骨以及 8 块腕骨。关节包括桡腕关节、腕骨间关节、腕掌关节、掌骨间关节、掌指关节和指间关节；其中以第一腕掌关节尤为特殊，属于鞍状关节，构成拇指对掌和对指活动。27 块骨头和 19 个关节组成整个手部的骨性及关节结构，为实现手功能提供结构基础。

2. 肌肉

手部肌肉由手内肌肌群和手外肌肌群组成，共 28 块肌肉。手内肌均起自手部，包括大鱼际肌群、小鱼际肌群、拇内收肌、4 条蚓状肌、3 条掌侧和 4 条背侧的骨间肌。其中大鱼际肌群又包括拇短展肌、拇短屈肌和拇对掌肌；小鱼际肌群则包括小指外展肌、小指屈肌、小指对掌肌和掌短肌。手外肌大多起自于前臂或肱骨内外上髁，包括位于手部掌侧的屈肌，主要有 4 条指深屈肌、4 条指浅屈肌及拇长屈肌。位于手部背侧的伸肌，主要有 4 条手指的总伸肌、小指伸肌和示指伸肌。手的精细动作依靠手内肌与手外肌的相互协调配合。

3. 神经

（1）正中神经：支配除肱桡肌、尺侧腕屈肌和指深屈肌尺侧半以外的所有前臂屈肌，返支支配拇收肌以外的鱼际肌。指掌侧总神经支配第 1 蚓状肌、第 2 蚓状肌、掌心及桡侧三个半指的掌面，以及中、远节指骨背面的皮肤。正中神经受损可表现为大鱼际萎缩、拇指不能对指和支配皮区感觉障碍，从而形成猿手畸形(图 18-1)。

(2)桡神经：支配肱三头肌、旋后肌、前臂伸肌群和桡侧两个半手指的近节皮肤感觉。桡神经受损时可导致不能伸腕伸指、前臂旋后功能减弱、抬臂时出现垂腕畸形，支配的皮区感觉障碍，特别是虎口部位(图 18-2)。

(3)尺神经：支配尺侧腕屈肌和第 4 指深屈肌、第 5 指深屈肌、小鱼际、拇收肌、骨间肌、第 3 蚓状肌、第 4 蚓状肌和手掌尺侧 1 指半的皮肤感觉。损伤后可致屈腕力减弱、手偏向桡侧，小鱼肌萎缩、小指不能内收，伸指时出现掌指关节过伸、第 4 指和第 5 指的指间关节屈曲的爪手畸形，支配皮区感觉障碍尤以小指末端最为显著(图 18-3)。

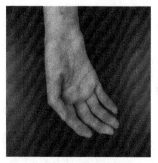

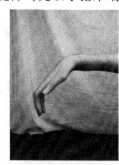
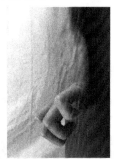

图 18-1 猿手　　　　　图 18-2 垂腕　　　　　图 18-3 爪手

4.脉管系统

手部血液供应主要来源于尺动脉、桡动脉、骨间前动脉和骨间后动脉的分支，此部分血管在腕部形成动脉网，在掌部形成动脉弓。动脉网和动脉弓间存在较多交通支吻合，使手在捏、持、抓、握等多种功能位上保持充分血液供应。此外，手与上肢淋巴系统的组成也复杂，包含浅、深淋巴管的丰富交通，对手及上肢淋巴回流很重要。

18.1.2 手外伤常见原因

引起手外伤原因很多，不同损伤原因造成不同损伤性质。了解这些原因及性质有助于更好地对患者进行治疗及康复干预。

1.压砸伤

此类损伤比较常见，约占手外伤的一半。患者受到压砸性损伤时，往往伴有软组织严重损伤、手部多发性骨折以及神经血管的严重挫伤(图 18-4)。

2.热压伤

热压伤是一种复合性损伤，损伤者既有热力伤又有挤压伤，且常伴有肌腱、神经、血管、骨和(或)关节等损伤。热压伤常见于橡胶厂和造纸厂工作人员发生的工伤事故。

3.切割伤

手部切割伤是指手部皮肤、皮下组织或深层组织受到玻璃碎片、刀刃等锐器的划割而发生破损裂伤。这类损伤约占手外伤的三分之一(图 18-5)。

4.撕脱伤

撕脱伤指由于外力作用致皮肤和皮下组织从深筋膜深面或浅面强行撕脱,同时伴有不同程度的软组织碾挫损伤。手部皮肤撕脱伤较为常见,多由印刷机、压胶机、和面机及交通事故等造成。

5.烧伤

烧伤主要是指热力、电能、化学物质及放射线等引起的皮肤、黏膜损伤,严重者也可伤及皮下或黏质下组织,如肌肉、骨、关节甚至内脏等损伤。其中皮肤的热力烧伤最为常见(图 18-6)。

除上述常见的原因之外,绞轧伤、爆炸伤、摩擦伤、贯穿伤、咬伤也是导致手外伤的原因。

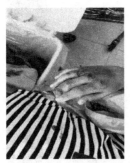
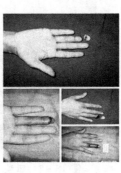
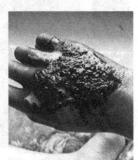

图 18-4　压砸伤　　　　图 18-5　切割伤　　　　图 18-6　烧伤

18.1.3　常见手外伤类型

1.骨折

骨的完整性或连续性遭到破坏,即称骨折(fracture)。骨折特征包括骨擦感、反常活动、局部畸形。骨折愈合分为 3 期:①血肿机化演进期:需要的时间大概是两周,主要为肉芽组织形成。②原始骨痂形成期:需要的时间大概是两个月,主要为膜内化骨(速度快)和软骨内化骨(速度相对较慢)两种形式。③骨痂改造塑形期:需要的时间大概是两年,主要在于功能锻炼。

手部骨折类型包括指骨骨折、掌骨骨折和腕骨骨折,指骨骨折又包括末节指骨骨折、中节指骨骨折及近节指骨骨折,另外还有部分特殊类型的骨折。手部骨折有其特点:①骨质小,关节多,解剖比较复杂。②手的活动特点要求灵活、精细、复杂,故功能十分重要。③手部骨折复位容易、固定难。手指比较细小,容易抓捏、牵引、做手部复位。但由于指骨上有很多肌肉附着点,复位后由于肌肉的牵拉,很容易又移位。④手部骨折易发生肌腱粘连、关节僵直及畸形愈合。手部一旦骨折,在恢复过程中易形成瘢痕、血肿机化等并发症。

2.关节脱位

关节脱位(dearticulation)是指组成关节的各骨的关节面失去正常的对应关系,临床上可分损伤性脱位、先天性脱位及病理性脱位。关节脱位后,关节囊、韧带、关节软骨及肌肉等软组织也有损伤,关节周围肿胀,可有血肿,若不及时复位,血肿机化、关节粘连,使关节不同程度丧失功能。

(1)肩关节脱位:肩关节脱位最常见,大多为前脱位,约占全身关节脱位的50%,这与肩关节的解剖和生理特点有关,如肱骨头大、关节盂浅而小、关节囊松弛、前下方组织薄弱、肩关节活动范围大及易遭受外力机会多等。肩关节脱位多发生在青壮年人群,男性较多。临床上表现为伤肩肿胀、疼痛、主动和被动活动受限;患肢弹性固定于轻度外展位,常以健手托患臂,头和躯干向患侧倾斜;肩三角肌塌陷,呈方肩畸形,在腋窝、喙突下或锁骨下可触及移位的肱骨头,关节盂空虚;搭肩试验(Dugas征)阳性(图18-7)。

(2)肘关节脱位:常见于青少年,因受到间接暴力伤害所致。受伤后患者表现为肘关节肿胀、疼痛、畸形明显,前臂缩短,肘关节周径增粗,肘前方可摸到肱骨远端,肘后可触到尺骨鹰嘴,肘关节弹性固定于半伸位。肘关节脱位可分为前脱位和后脱位两种(图18-8)。

(3)桡骨小头半脱位:该脱位是婴幼儿常见的肘部损伤之一。4周岁前,儿童桡骨小头未发育完全,几乎与桡骨颈等粗。肘关节周围的肌肉、韧带发育较差,当前臂旋前时,肘关节突然受到牵拉,容易产生桡骨小头半脱位(图18-9)。

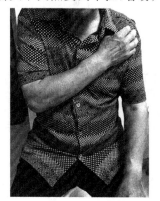

图 18-7　肩关节脱位

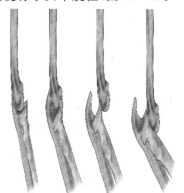

图 18-8　肘关节脱位

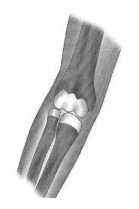

图 18-9　桡骨小头

3.肌腱损伤

(1)手屈肌腱损伤:多发生在手的第2~5区。指屈肌腱损伤后临床表现为不能屈指:①指深屈肌腱止于第2~5指的末节指骨底,当固定患指中节时,不能屈远端指间关节(DIP),应考虑指深屈肌腱断裂。②指浅屈肌腱止于第2~5指的中节指骨,若固定其他指于伸直位,患指不能屈近端指间关节(PIP),应考虑指浅屈肌腱断裂。③若用上述两种方法检查,指间关节均不能屈,但掌指关节(MP)仍能屈曲,则可能是指深、浅屈肌腱均断裂。④若固定近节拇指,远节拇指不能屈曲,可能为拇长屈肌腱断裂。但临床上有另外的情况,指屈肌腱在止点处断裂,在诊断时容易被忽略。当指屈肌腱不完全损伤时,手指主动活动正常,但活动时有疼痛,且主动屈曲力量减弱(图18-10a)。

(2)手伸肌腱损伤:临床上若手指和手掌部的单条伸肌腱损伤,通常不会导致伸指功能的完全障碍,但手指区域的指伸肌腱损伤有特征性的表现:①如指伸肌腱在止点断裂或者在远端指间关节(DIP)与近端指间关节(PIP)之间断裂,则不能主动伸直远端指间关节,出现锤状指畸形。在 DIP 与 PIP 关节之间断裂之初,因有周围的关节囊及周围软组织相连,故锤状指不明显。②如在掌指关节与近端指间关节之间因肌腱中央束断裂,侧束向掌侧滑移,故近端指关节不能伸直,而掌指关节(MP)和远端指间关节仍能伸直。这种损伤在最初检查时常被忽略。③如在手背伸肌扩张部(腱帽)断裂,包括侧束完全断裂,则损伤部位以下的所有关节伸展活动均丧失。如在掌指关节近侧断裂,侧束及其相连的横纤维使两个指间关节仍能伸展,而掌指关节则不能完全伸直。如只有一指的伸肌腱断裂,因联合腱的作用,患指仍能部分或完全伸直。④如果拇长伸肌腱断裂,当固定掌指关节时,指间关节不能伸直。临床上拇长伸肌腱常被疏忽,主要是拇短伸肌与拇长伸肌之间的相互关系,但单独拇短伸肌不能伸拇指间关节(图18-11b)。

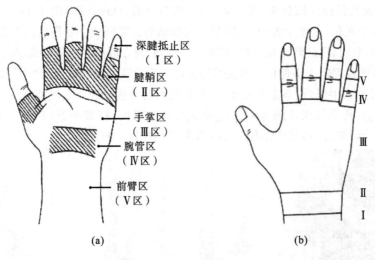

图18-10 手部肌腱分区

4.神经损伤

手外伤神经损伤常见于正中神经损伤、尺神经损伤和桡神经损伤,相应的临床表现见第一节。

18.1.4 常见功能障碍

手外伤常见功能障碍包括手的感觉功能障碍(深、浅感觉减退或丧失,麻木、疼痛,感觉过敏和感觉倒置等)和运动功能障碍(肌力下降、关节活动度受限、肌张力异常和协调能力障碍等)。

18.2 康复基本原则

1.功能导向

手功能康复的目标是最大限度地恢复手功能,不仅包括基础的感觉、运动能力的康复,更重要的是针对手部感觉、运动精细化的特点,重塑其在生活、工作中的功能。

2.个性康复

手的结构、功能复杂,不同的病损会给患者带来表现不同、程度不一的功能障碍。因此,手功能康复强调因人而异的个体化原则,即个性康复。

3.循证为本

基于循证的手功能康复要求把握当前所能获得的最佳证据,结合患者的病情和治疗人员的临床经验,综合考量后做出精准、明了和明智的决策。

4.中西兼顾

在手功能康复过程中,在运用现代康复理念与技术的同时,不能忽略传统中医疗法对手功能障碍的疗效。

18.3　康复评定

18.3.1　一般功能评定

1.视诊

观察受累上肢,观察两侧手、腕是否对称,有无缺失、肿胀或萎缩;受累手部皮肤的色泽、营养状况,有无伤口、瘢痕及其程度;水肿、汗毛和指甲生长的情况,判断是否合并有神经损伤等。

2.触诊

了解上肢表面局部温度和湿度、肌肉弹性、瘢痕硬度等。

18.3.2　运动功能评定

1.关节活动度评定

关节活动度评定包括主动关节活动度(AROM)和被动关节活动度(PROM)。一般情况下,先评定主动关节活动度,若正常则可不检查评定被动关节活动度。

2.肌力评定

肌力评定包括受累上肢肩、肘部肌力评定和手部肌力评定。

(1)患侧上肢肩、肘部周围肌力评定:使用徒手肌力检查评定肩关节和肘关节周围肌群肌力,并与健侧对比。

(2)握力评定:主要反映屈肌肌力,正常值约为体重的 50%。使用标准手测力计测试。握力正常值一般用握力指数来表示。握力指数=健手握力(kg)/体重(kg)×100%,正常握力指数应大于 50%。

(3)捏力评定:主要反映拇指肌力,使用标准捏力计测试,约为握力的 30%。

3.肌萎缩评定

手外伤后由于肌肉长时间失去神经支配,以及骨折后长时间被固定等,故而可出现肌肉萎缩。检查时将左、右侧对比,评定单块肌肉或肌群的萎缩程度。评定记录方法按"-、+、++、+++、+++"五级记录:"-"表示正常;"+"表示肌肉轻度萎缩,肌力无明显改变或略差(M4~M5);"++"表示肌肉萎缩比较明显,只有健侧肌肉周径的 1/2,肌力减退但仍有功能(M3);"+++"表示肌肉萎缩超过健侧的 1/2,肌力仅为 M1~M2

级,不能完成基本动作;"＋＋＋＋"表示肌肉萎缩严重,功能完全丧失。

18.3.3　感觉及疼痛功能评定

感觉检查包括痛觉、触觉、温度觉、两点辨别觉和振动觉等检查。痛觉检查评定可选用视觉模拟评分法(VAS)和McGill疼痛问卷进行评估。

18.3.4　手整体功能评定

手整体功能评定可选用Carroll手功能评定法和Jebson手功能试验等。

18.3.5　X线片评估骨折对位对线及骨痂形成情况

手部X线片包括掌、指骨全长,腕部X线片包括各骨远端和整个第3掌骨。对某些特殊骨折必要时拍摄健侧X线片。如怀疑手舟骨骨折时加拍摄手舟骨放大位X线片。另外,若怀疑有腕骨骨折(尤其是手舟骨),伤后即使X线片无异常,也应在伤后2周再拍摄X线片。

18.3.6　手灵巧性和协调性评定

手灵巧性和协调性有赖于感觉和运动的健全,也与视觉等其他感觉灵敏度有关。常用评定方法有明尼苏达测试等。

18.4　康复治疗

18.4.1　常见问题的处理

1.水肿

可根据手外伤或/和术后情况予以处理:如抬高患肢;早期或运动后配合冷疗;主动运动;压力治疗,如使用弹力手套、弹力绷带,间歇性加压(如正压序贯疗法);向心性按摩。恢复期采用热疗(如蜡疗、漩涡浴、热沙浴等)以及冷热交替浴疗法。

2.感觉过敏

可采用脱敏治疗技术;避免过度被动运动,以主动运动为主;局部低频或中频电疗;星状结节阻滞术;颈肩部热疗(如超短波疗法);心理治疗。

3.瘢痕

根据局部瘢痕不同时期予以热疗(如超声波疗法、蜡疗、漩涡浴、热沙浴等)和中频电疗;被动牵伸治疗;压力治疗(瘢痕增生过度);按摩;运动疗法等。当瘢痕挛缩导致手或/和指畸形时应配合手术治疗。

18.4.2　常用物理因子疗法

1.超短波疗法

损伤急性期采用无热量超短波疗法,恢复期采用微热量超短波疗法,用对置法,每次10～15分钟,10次为1疗程。有金属内固定物时禁用。

2.紫外线疗法

紫外线疗法用于局部皮肤,以亚红斑量或红斑量来衡量,每日或隔日1次,3～5次为1疗程。

3.磁疗

选用脉冲电磁疗法,患肢位于环状磁极中,或采取患区对置法,每次20分钟,每日1次,20次为1疗程。

4.超声波疗法

采用局部接触移动法,0.5～1.0W/cm²,每次5～8分钟,每日1次。

5.石蜡疗法

采用蜡饼法,温度42℃,每次30分钟,每日1次或2次。继蜡疗后可进行关节被动或主动运动,有利于肢体功能恢复。

6.水疗

选用水中运动或漩涡浴等。

7.压力疗法

从肢体远端向近段逐渐增加外界压力,促进淋巴液和血液回流。可选用弹力带、弹力手套、指套等材料进行治疗。

18.4.3　常见疾病康复

1.手部骨折后

1)康复治疗原则　在准确复位和有效固定的条件下,积极消肿,防止粘连,预防挛缩,促进手功能恢复。

2)康复分期　手部骨折后康复治疗分为骨折固定期和骨折临床愈合期(即早期和后期)。一般来说骨折经外固定或克氏针固定者制动时间相对较长,而经切开复位内固定者在不影响伤口愈合的前提下应尽早康复治疗。早期康复治疗的重点是控制水肿,促进骨痂生长,即刻开始被动或主动运动非制动关节,不稳定性骨折或复合性骨折脱位者一般固定3周后再开始主动运动训练;后期康复治疗的重点是促进循环,增加软组织弹性、软化瘢痕,松解粘连,增加关节活动范围,提高肌力、耐力、协调和灵活性,恢复手的功能。

2.肌腱修复术后

1)康复治疗目的　促进创面愈合,维持关节活动范围,防止肌腱粘连,恢复肌腱的滑动和手的抓握功能。

2)屈肌腱修复术后治疗要点　主要有以下几个方面。

(1)术后处理：术后用背侧动力夹板固定于腕屈曲 $20°\sim30°$，掌指关节屈曲 $60°\sim70°$ 和指间关节伸展位，术后第 3 周调整为中立位夹板，以后逐渐减少屈掌指关节的范围，直至术后 6 周掌指关节调节到中立位。

(2)运动疗法：运动时将橡皮筋一端固定于指尖，另一端用别针固定在前臂屈侧正对舟骨处的敷料或腕带上。术后 $1\sim4$ 周在夹板限制的活动范围内抗弹性阻力主动伸指训练，再被动屈掌指关节和指间关节。充分被动屈掌指关节和指间关节时进行伸腕训练，切忌同时进行伸指和伸腕训练。术后第 3 周，在被动屈指的终末配合主动屈指动作。术后第 4 周开始主动屈指训练，直拳有利于屈指浅肌腱滑动，勾拳有利于屈指深肌腱滑动和屈指浅肌腱与屈指深肌腱的相对滑动。完全握拳时屈指深肌腱相对骨的滑动最大，包括诸指的同时运动和单个手指的运动。术后 $6\sim8$ 周去除夹板后充分伸展掌指关节，继续进行前述三种握拳主动运动，逐渐增加抗阻屈指肌力训练和日常生活活动等作业活动。

3)伸肌腱修复术后治疗要点　主要有以下几个方面。

(1)术后处理：术后用掌侧动力夹板固定于腕背伸 $30°\sim45°$，掌指关节 $0°\sim30°$，指间关节完全伸展，利用橡皮筋的拉力伸展指间关节。

(2)运动疗法：术后 $1\sim3$ 周，患者在夹板限制的活动范围内抗弹性阻力主动屈指，再借助弹力装置进行被动伸指运动训练；术后 6 周，去除夹板，开始主动伸指训练，包括各条肌腱的滑动训练；术后 7 周，开始抗阻力训练。

3.周围神经损伤术后

1)目的　促进神经再生，延缓肌肉萎缩，防止继发损伤或挛缩畸形，恢复手功能。

2)康复治疗要点　主要有以下几个方面。

(1)教育患者用眼或健手代偿保护感觉丧失区以防继发损伤。

(2)避免过度牵拉失神经肌肉。

(3)佩戴保护性夹板，防止姿势性挛缩。如正中神经损伤者佩戴对指夹板，以防第 1 指蹼挛缩，提供对掌和抓握功能；尺神经损伤者佩戴掌指关节阻挡夹板，预防环指、小指爪形手畸形；桡神经损伤者用维持腕关节和掌指关节伸展、拇外展位的腕关节固定夹板，以协助手的抓握和放松功能。

(4)感觉再学习。手感觉恢复的顺序是痛觉、温度觉、32Hz 振动觉、移动性触觉、恒定性触觉、256Hz 振动觉、辨别觉。轴索损伤恢复的程度与两点辨别觉的恢复成正比。感觉训练的次序为保护觉训练(针刺觉、深压觉、冷热觉)、定位觉训练、形状觉训练、织物觉训练。

(5)脱敏训练。

(6)运动功能训练、肌力和耐力训练、手灵巧性和协调性训练等。

(7)促神经再生的物理因子疗法，如短波、超短波或微波治疗、神经肌肉电刺激、肌电生物反馈疗法等。

(8)作业治疗和辅助器具的使用。

18.4.4　手外伤康复的未来

1.加强多学科交叉融合，助力手功能康复

现阶段手功能康复已逐步展开多学科交叉合作方式，该种合作方式在较发达地区，如上海、广州等地开展热烈,取得了很好的效果。但目前多学科交叉合作方式在学科间的互动较少且涉及的学科范围较窄。未来多学科交叉合作还需要进一步的融合,将进一步涉及"产、学、研、医"与管理的融合。

2.完善全程康复体系,注重社区"拐点"

目前社区康复,特别是基于创新理念的手功能康复还待启动,对手功能康复深入发展影响很大。因此,建立对全程康复全面认识、推广,不断完善全程康复体系,把握好社区康复这一"拐点",与国际先进国家和地区的手功能康复前沿对标,使手功能康复服务真正走进社区和家庭,是未来手功能康复工作的重点。

3.不断创新开发手功能康复新技术

现阶段临床针对手功能障碍的康复评定与治疗,都存在"缺规范、欠精准"的现状,需要从事手功能康复的专业人员努力创新,尽早制订出一套能体现手功能精细、规范的康复评估体系及涵盖中国特色与整体观念的康复治疗指南。

小结

本章从手部解剖及功能入手,介绍手外伤的常见病因和各类手功能障碍;细述手功能康复评定及治疗,涉及手部骨折、肌腱损伤及神经损伤等;简要介绍手外伤康复的发展趋势。

思考题

1.手外伤康复评定包括哪些内容?

2.手外伤中手部骨折的康复治疗有什么方法?

3.手外伤康复的未来是什么?

（贾　杰）

参考文献

[1]　ZHANG J, LI M, JIA H B, et al. Clinical application of ultrasound – guided selective proximal and distal brachial plexus block in rapid rehabilitation surgery for hand trauma[J]. World J Clin Cases,2020,8(11)：2137 – 2143.

第19章 脊柱侧凸康复

学习要点

掌握脊柱侧凸的定义,熟悉脊柱侧凸的分类,了解脊柱侧凸的病因;熟悉脊柱侧凸常用的康复评定方法,掌握脊柱 X 线片的 Cobb 角测量方法;熟悉脊柱侧凸的康复目标,掌握脊柱侧凸的康复治疗原则,熟悉康复治疗方法,了解常用的运动治疗方法和支具;熟悉脊柱侧凸围手术期的康复治疗方法;了解脊柱侧凸的预后。

19.1 概 述

19.1.1 定义

脊柱侧凸是指脊柱的一个或数个节段在冠状面上向侧方弯曲,通常伴有横断面上椎体旋转和矢状面上弧度改变,是一种三维脊柱畸形。国际脊柱侧凸研究学会(Scoliosis Research Society,SRS)对脊柱侧凸定义为:应用 Cobb 法测量站立位全脊柱冠状面 X 线片上脊柱的侧方弯曲,如 Cobb 角大于或等于 10°,且伴有轴向旋转,则为脊柱侧凸。

19.1.2 分类

脊柱侧凸按病因学可分为特发性脊柱侧凸(idiopathic scoliosis,IS)、先天性脊柱侧凸、神经肌肉性脊柱侧凸。

1.特发性脊柱侧凸

特发性脊柱侧凸是指原因不明的脊柱侧凸畸形,也是最常见的脊柱侧凸,好发于青少年,女性多于男性。流行病学调查显示,我国中小学生脊柱侧凸患病率为 1.02%～5.14%,女性患病率较高,其中 90% 以上脊柱侧凸患者为 IS。IS 按照年龄进行分型,出生到 3 岁为婴幼儿型脊柱侧凸,4～9 岁为儿童型 IS,10～18 岁为青少年型 IS,18 岁以后为成人型 IS。

2.先天性脊柱侧凸

先天性脊柱侧凸是由椎体畸形引起的脊柱纵向生长不平衡产生的脊柱侧向弯曲。新生儿先天性脊柱侧凸的患病率约 1%,脊柱畸形发生于妊娠的前 6 周。先天性脊柱侧凸的椎体畸形可能的原因有椎体形成障碍、椎体分节不良以及包括两种类型的混合型障碍,可伴有神经系统轴性异常、先天性心脏病、泌尿生殖系统异常等。

3.神经肌肉性脊柱侧凸

神经肌肉性脊柱侧凸可分为神经疾病性和肌肉疾病性,见表 19-1。一般认为,在脊柱柔软且发育快速的患者中,肌肉力量的丧失或对随意肌失去控制、丧失感觉功能(如本体感觉),都可能是这种脊柱侧凸的病因。随着脊柱侧凸的发生,进一步增加侧凸凹侧的压力,最终导致凹侧椎体发育受抑制和椎体本身楔形改变。发育不良和失用性骨质减少也能导致脊柱结构性改变。

表 19-1　脊柱侧凸研究学会的神经肌肉性脊柱侧凸的分类

神经肌肉性脊柱侧凸分类		
神经疾病性	上神经元病变	脑瘫型、脊髓与脑退行性变、弗里德赖希共济失调(Friedreich ataxia,曾称少年脊髓型遗传性共济失调)、遗传性运动感觉神经病(Charcot-Marie-Tooth disease)、Roussy-Levy 综合征、脊髓空洞症、脊髓肿瘤、脊髓损伤
	下神经元病变	脊髓灰质炎、其他病毒性脊髓炎、创伤性、脊髓性肌肉萎缩、韦德尼希-霍夫曼综合征(Werdnig-Hoffmann 综合征)、库格尔贝格-韦兰德病(Kugelberg-Welander disease)、家族性自主神经功能障碍(Riley-Day syndrome)
肌肉疾病性	关节挛缩症、肌营养不良、纤维型不成比例、先天性肌无力、营养不良性肌强直	Duchenne 肌营养不良、肢带型、面-肩-肱型

19.2　康复评定

19.2.1　临床评定

脊柱侧凸的临床评定应包括完整的病史、全面的体格检查。

1.病史

初诊时全面了解以下内容:患者家族史、既往疾病史、治疗史、手术史,可引起继发性脊柱侧凸的相关因素,其母亲孕期风险因素暴露情况、生产史;患者的生长发育史、月经史、青春期第二性征的出现情况;患者脊柱侧凸首次发现情况;既往有无热性惊厥、脊柱疼痛、精神发育迟滞等病史;有无食道闭锁等胸部手术史、心脏手术史。对定期随访的复诊患者,了解其体育活动、运动治疗、支具治疗等情况,运动和支具治疗方法、频率和持续时间等。

2.体格检查

查体时测量患者身高、坐高、体重、双臂间距、双下肢长度。检查各关节活动度并进行神经系统检查。对于所有患者都应考虑到其存在中枢神经系统疾患的可能性。

　　检查脊柱时,患者躯干需充分暴露。检查者应从患者前方、侧方和背面仔细观察其双肩、肩胛骨、肋骨、背部、腰部的对称情况,查找皮肤色素改变、咖啡斑、皮下组织肿块、皮肤凹陷、异常毛发及囊性物,还需检查乳房发育情况。进行 Adam's 向前弯腰试验,检查者嘱患者站立,双足并拢,膝伸直,躯干前屈,两臂下垂,掌心相对,检查者从患者的前、后及侧面观察背部两侧是否平齐和是否有后凸或前凸畸形;若一侧背部隆起,则说明存在肋骨及椎体旋转畸形。在 Adam's 向前弯腰试验中可联合应用脊柱旋转测量尺(scoliometer)评价躯干旋转角度(见图 19 - 1)。婴儿型脊柱侧凸要详细进行体检,了解四肢是否畸形。可采用铅垂线来评定脊柱偏离正中线情况;同时测量第七颈椎、第三腰椎到铅垂线的距离以评定患者矢状面生理性前凸、后凸情况。

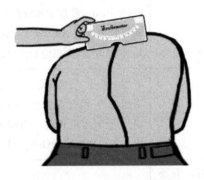

图 19 - 1　Scoliometer 测量

19.2.2　影像学检查及评定

　　脊柱侧凸的影像学检查评定主要包含 X 线片和磁共振成像(magnetic resonance imaging,MRI)检查。

　　1. X 线片

　　对 Adam's 向前弯腰试验阳性、躯干旋转角度≥5°的患者,建议进行站立位全脊柱 X 线片检查,摄片时需保护患者的性腺、甲状腺和乳腺。婴儿可采用卧位拍片。全脊柱 X 线片可确定侧凸部位、类型和严重程度、骨骼成熟度、椎体旋转情况等,确定是否为先天性椎体畸形。

　　(1)Cobb 角测量:X 线片检查 Cobb 角是诊断脊柱侧凸的金标准,Cobb 角可评定侧凸程度、监测侧凸进展和评价治疗效果。测量包括三个步骤:确定上端椎;确定下端椎;在上端椎椎体上缘和下端椎椎体下缘各画一横线,以此两横线为标准各做一垂直线,两条垂线的夹角即为 Cobb 角(见图 19 - 2)。

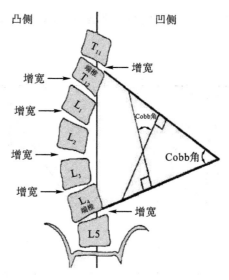

图 19 - 2　脊柱侧凸的 Cobb 角测量方法

(2)旋转角度测量:确定椎体旋转角度的常见方法有 Nash - Moe 法(图 19 - 3)和 Cobb 旋转法(图 19 - 4)。Nash - Moe 法根据 X 线正位片椎弓根的位置,将其分为 5 级。在正位片上,将椎体纵分为 6 等份,自凸侧至凹侧为 1 至 6 段。0 级(无旋转):椎弓根卵圆形,两侧对称,并位于外侧段;1 级:凸侧椎弓根两侧缘稍变平且轻度内移,但仍在外侧段,凹侧椎弓根向外移位且外缘影像渐消失;2 级:凸侧椎弓根影像移至第 2 段,凹侧椎弓根基本消失;3 级:凸侧椎弓根影像移至椎体中线或在第 3 段;4 级:凸侧椎弓根越过中线至第 4 段,位于椎体凹侧。Cobb 旋转法根据 X 线正位片棘突的位置,将其分为 5 级。在正位片上,将椎体纵分为 6 等份:0 级,棘突位于正中线;1 级,棘突位于第 1 段;2 级,棘突位于第 2 段;3 级,棘突位于第 3 段;4 级,棘突超出椎体。

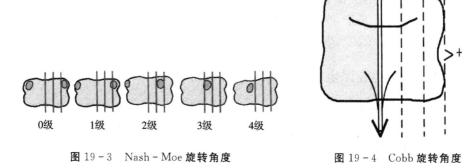

图 19 - 3　Nash - Moe 旋转角度　　　　　　**图 19 - 4　Cobb 旋转角度**

(3)骨骼成熟度测量:常用方法是通过测量髂嵴骨化的进展程度(Risser 征)评定骨骼成熟度。将髂嵴分为 4 等份(见图 19 - 5),骨化由髂前上棘向髂后上棘移动;没有骨化为 0 度;骨骺移动 25% 为 1 度;骨骺移动 50% 为 2 度;骨骺移动 75% 为 3 度;骨骺移动到髂后上棘为 4 度;骨骺与髂骨完全融合为 5 度,也代表患者骨骼已经成熟。

(4)肋椎角差测量:婴儿型 IS 常测量肋椎角差(见图 19 - 6)。如胸椎顶椎凹侧肋椎角减去凸侧肋椎角的差值大于 20°，则侧凸易进展；如差值小于 20°，则侧凸有可能维持或减小。

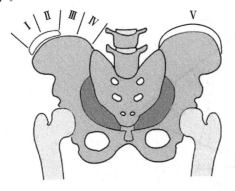
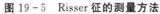
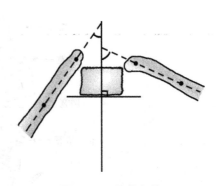

图 19-5　Risser 征的测量方法　　　　　图 19-6　肋椎角差

（5）进展风险评定：根据国际脊柱侧凸矫形外科康复和治疗协会（International Society on Scoliosis Orthopedic Rehabilitation and Treatment，SOSORT）指南，IS 进展风险由患者实足年龄、Cobb 角和 Risser 征决定。进展风险（百分比）＝（Cobb 角－3×Risser 征）/实足年龄。

2. MRI 检查

MRI 检查用于判断是否存在椎管内病变，如脊髓空洞症、Chiari 畸形、脊髓栓系和脊髓纵裂等。对非典型性 IS，如胸椎左侧凸，伴有局部感觉或运动的缺失、腹壁反射异常、病理反射阳性、异常的皮肤表现等，也应行 MRI 检查。所有婴儿型脊柱侧凸均应行 MRI 检查。

19.2.3　肺功能评定

脊柱侧凸患者常表现出肺总量和肺活量减少。肺功能测试指标包括肺活量和肺总量。肺活量用预测正常值的百分比来表示，80%～100% 为肺活量正常，60%～80% 为轻度限制，40%～60% 为中度限制，低于 40% 为严重限制。第 1 秒肺活量（forced expiratory volume in one second，FEV1）与总的肺活量比较，正常值为 80%。

19.2.4　平衡功能评定

检查患者的平衡功能常采用 Romberg 试验、Fukuda 试验。

19.2.5　心理评定

心理评定方法包括临床访谈、量表法等。有研究发现胸弯 Cobb 角≥40° 的女性患者更易出现心理障碍倾向。

19.2.6　生活质量评定

常用的评定脊柱侧凸患者与健康相关生活质量的量表为脊柱侧凸研究学会患者问

卷表（Scoliosis Research Society Outcomes Instrument，SRS-22）。SRS-22 问卷是脊柱侧凸研究学会在全球重点推荐的、一种简单实用的 IS 患者专用健康相关生活质量量表，被广泛用于评定脊柱侧凸的影响和疗效，中文简体版 SRS-22 内容涉及 5 个维度，包括功能活动、疼痛、自我形象、心理健康及对治疗的满意程度。

19.3　康复治疗

19.3.1　康复治疗目标

2016 年 SOSORT 发表的 IS 保守治疗指南提出，脊柱侧凸康复治疗的目标主要为形态学和功能学两方面的目标，包括在青春期尽可能阻止或减少侧凸进展、预防或治疗呼吸功能障碍、预防或治疗脊柱疼痛、通过纠正姿势改善外观和形体；对 45°以上的青少年 IS，保守治疗的特定目标还包括避免手术、改善外观和生活质量、减少残疾和疼痛。

19.3.2　康复治疗原则

脊柱侧凸的康复治疗包括非手术治疗和手术治疗。不同类型、不同程度的脊柱侧凸在首选治疗方法时存在差异。

1.特发性脊柱侧凸

Cobb 角<20°、Risser<5 的患者，每 6～12 个月检查一次，同时予以相应的康复治疗。

Cobb 角<20°、Risser=5 的患者，通常不再需要进一步检查和治疗。

Cobb 角>20°、Risser<5 的患者，每 4～6 个月检查 1 次，同时予以相应的康复治疗。如发现每 6 个月进展 5°以上且 Cobb 角>25°，应行支具治疗。

胸椎侧凸 Cobb 角在 25°～40°、Risser<5 的患者，初诊时考虑支具治疗，同时予以相应的其他康复治疗。

胸椎侧凸 Cobb 角在 25°～40°、Risser=5 的患者，通常不需要治疗，但成年后仍有进展可能，应每年复查，至骨骼成熟 3 年后，改为每 5 年复查一次。

胸段 Cobb 角>40°、支具治疗每年 Cobb 角加重>6°的患者，应行手术治疗。

胸腰段、腰段侧凸 Cobb 角>35°、支具治疗每年 Cobb 角加重>6°的患者，应行手术治疗。

2.先天性脊柱侧凸

由于 75% 先天性脊柱侧凸是进展性的，所以手术仍然是最基本的治疗方法。手术治疗分为"预防性"手术和矫形手术。前者总体原则是让凸侧生长放缓或停止、凹侧继续生长，是一种原位融合和单侧骨骺阻滞术；后者则分为后路弯曲矫形、脊柱截骨术、半椎体切除术、脊柱切断术等。

非手术治疗对先天性脊柱侧凸患者意义不大。如原发性脊柱侧凸已经通过非手术治疗控制，则可用支具治疗来控制代偿性侧凸的进展和改善平衡失常。

3.神经肌肉性脊柱侧凸

多数神经肌肉性脊柱侧凸需要进行手术治疗,以使脊柱在水平的骨盆上恢复矢状面和冠状面上的平衡。低于 $20°\sim25°$ 的轻度侧凸在治疗开始前需要严密观察是否存在进展;对精神发育严重迟缓的患者的较小侧凸可观察和随访,如侧凸较小且有进展性则在考虑患者耐受的前提下进行支具治疗。如精神发育严重迟缓的患者,侧凸程度加重且影响功能状态,则应考虑手术治疗。

19.3.3　康复治疗方法

1.如患者首选非手术治疗

非手术治疗方法包括运动疗法、手法治疗和支具治疗等。

1)运动疗法　脊柱侧凸运动疗法作为单一的保守治疗、支具治疗的辅助治疗、术前和术后康复治疗被广泛应用。运动疗法有一般运动疗法和脊柱侧凸特定运动疗法(physiotherapeutic scoliosis-specific exercises,PSSE)。一般运动疗法通常包括以热身、肌力训练等为基础的低强度的牵伸和身体运动,如瑜伽、普拉提等。PSSE 是根据患者个体的侧凸位置和程度制订的、专门针对脊柱侧凸的特定运动训练方案,国际上有多个学派,包括脊柱侧凸科学训练方法(scientific exercises approach to scoliosis,SEAS)、Schroth 法、DoboMed 疗法、Side-Shift 疗法、Lyon 疗法、脊柱侧凸功能性个体化治疗(functional individual therapy of scoliosis,FITS)。大部分运动疗法的原则是基于特定主动矫正模式和运动训练,进行稳定性训练,包括神经运动控制、本体感觉训练和平衡训练等,结合日常生活活动,让患者开展家庭康复。

(1)SEAS法包括三维方向的自我矫正(冠状面上侧凸顶椎附近椎体向凹侧侧移矫正训练、矢状面异常弧度矫正、矢状面和冠状面联合矫正)、矫正姿势下的肌肉力量训练、自我矫正姿势和运动日常模式化、提高心肺功能的有氧运动训练、支具佩戴下的针对性训练。其中,自我矫正是 SEAS 的理论基础和核心理念。

(2)Schroth法是一套以镜面监督、呼吸功能矫正、姿势认知结合的特定矫正训练。Schroth 法将身体分成三个模块,由下至上依次为:腰-骨盆模块、胸模块、颈肩模块,三个模块的功能和姿势在三维方向上相互影响和代偿。根据侧凸不同类型,Schroth 法将脊柱侧凸分为“三弧模式”和“四弧模式”两个主要模式,利用身体模块相互运动,重建躯干的平衡状态,矫正平衡的趋势和力量可通过身体姿势的改变传导至脊柱,同时借助“镜面反馈”“治疗师引导”等手段将矫正运动整合到患者的“姿势记忆”中,反复强化训练,从而改善脊柱畸形。

(3)DoboMed疗法强调三维方向的脊柱和姿势自我矫正,通过将骨盆和肩带摆放在对称姿势位置后,对侧凸主弧进行自我矫正,强调对胸椎矢状面后凸的闭链训练,对矫正后的正确姿势进行强化训练,从而形成正确姿势习惯,达到矫正目的。

(4)Side-Shift疗法借助向弯曲凹侧移动躯干的动作,达到脊柱积极的自动矫正的目的,适用于发生在任何脊柱节段的单弯和双弯。

(5)Lyon疗法需和 Lyon 支具结合应用。Lyon 疗法先对患者进行身体评定,使用镜子或视频让患者意识到自己的躯干畸形后,教给患者穿戴 Lyon 支具进行脊柱伸展体操训练以及日常训练,纠正错误的习惯。

(6)FITS 疗法是一种诊断和治疗 IS 的方法,内容包括患者教育、放松紧张的肌筋膜、改善矢状面生理弧度、改善足部和骨盆负重线、提高腰和骨盆的稳定性、促进三维方向自我矫正、促进三维方向矫正的呼吸训练、平衡功能训练、矫正步态和日常异常姿势。

2)手法治疗 临床常采用关节松动、软组织松动技术等手法结合运动疗法治疗脊柱侧凸。手法治疗对侧凸引起的肌肉、韧带、筋膜等软组织异常和疼痛等症状,可起到一定疗效,也有利于姿势矫正,但手法治疗作为单一疗法进行治疗的机制和疗效尚不明确。

3)支具治疗 是脊柱侧凸常用的保守治疗方法,目的是预防脊柱侧凸进展和促进其稳定在可接受范围内。使用的支具主要根据脊柱侧凸进展风险大小和严重程度来决定。一般认为进展风险大于 40%,Cobb 角在 25°～40°的患者需要支具治疗。支具类型应根据患者侧凸部位、类型等进行选择。

支具根据矫正侧凸位置高低,可分为颈胸腰骶支具和胸腰骶支具。颈胸腰骶支具是指带有颈托或上部金属结构的支具。胸腰骶支具是指不带颈托、高度只达腋下的支具,也称腋下型支具,如 Boston 支具、Charleston 支具,此类支具适用于侧凸顶椎在 T_7 以下的脊柱侧凸。支具治疗可阻止或减缓侧凸进展,尤其对小年龄、自身配合治疗程度较差的患者,支具治疗比运动疗法疗效更佳。支具治疗的疗效与佩戴时间相关,但长时间佩戴支具会影响肌肉、呼吸等功能,因此佩戴支具的同时需配合合理的运动治疗。常用的支具有以下几种。

(1)Milwaukee 支具:由骨盆围、上部结构和侧方衬垫三部分组成,主要适用于胸椎侧凸,特别是胸廓尚未发育好的患者。该支具能有效控制脊柱侧凸的进展,但其颈环难以被患者所接受,应用受到限制。

(2)Boston 支具:是目前常用的胸腰骶支具,用于单弯或双弯患者的治疗,对顶椎位于 T_7 或以下者有效。矫形师依照患者脊柱全长 X 线片,以患者为模子,由热塑材料预制成胸腰骨盆围,在凸侧加压力衬垫,并在对侧开窗。侧方衬垫产生被动的侧方力使弯曲的脊柱在支具内轴向牵伸,使躯干离开侧方衬垫靠向开窗区,由此产生主动的矫正力进一步改善支具内矫正。Boston 支具疗效已获较广泛肯定,该支具可被衣服掩盖,在患者中的接受度高。

(3)Wilmington 支具:类似夹克设计,上至腋下,下达骨盆,开口于前方并用尼龙搭扣缚紧,在整个治疗期间至少需要更换一次支具。

(4)色努支具:又称 CTM(Chêneau-Toulouse-Münste)支具,其作用除利用压力垫减少水平面上的扭转、利用腹托提高腹内压以产生对脊柱的牵引力外,还在穿戴中通过前面的窗口进行呼吸,从而调整胸廓,主动矫正脊柱形状,矫正节段最高可达第六胸椎,且抗旋转效果较好。

(5)Charleston 支具:适用于 Cobb 角<35°的单个腰弯或胸腰弯患者。使用时,患者处于最大侧屈矫正,只需在夜间穿戴 8～10 小时。由于该支具所产生的侧屈矫正力使躯干处于一种非直立位,故不适合白天使用。

(6)Sforzesco 支具:2007 年内格里尼(Negrini)和马其尼(Marchini)等人基于"对称性、患者主动参与、三维矫正"的理念,发明了 Sforzesco 支具,这是一种挑战传统脊柱侧凸三点矫正模式的新支具,有望取代传统脊柱侧凸支具。

2.如患者首选手术治疗

患者需进行术前、术后康复,术后需考虑是否存在神经损伤,需分阶段进行,循序渐进。

(1)术前康复:术前重视对患者的教育,指导患者及护理者明确术后脊柱的注意事项。如在进行功能训练中维持正确的姿势;胸段和腰段脊柱不能屈曲和旋转;不提过重物体(需小于 3.6～4.5kg)。指导患者练习胸腹式深呼吸、"吹笛法"呼吸和咳嗽方法;重点训练腘绳肌和屈髋肌的柔韧性,提高躯干伸肌以及下腹肌、下肢的肌力;通过踏车、跑步机等进行耐力训练,增强体质;学习正确的翻身及体位转移的方法;指导患者借助训练球进行脊柱中立位稳定训练。

(2)住院康复(术后 1 周内):①术后第 1 天可开始进行康复训练,每日 2 次,包括股四头肌的肌力训练,指导患者每小时进行 10 次踝泵练习以改善血液循环。指导患者正确坐起,帮助患者坐在床边进行悬垂摆动下肢的训练,每次尽量坚持 1～2 分钟,同时进行深呼吸训练。在此期间,需监测疼痛以及体位性低血压的有关指征,如恶心、头晕加重等。②术后第 2 天,可增加滚动翻身的幅度和频次,指导患者由坐位转为站立,如患者可耐受,也可在滚动助行器辅助下尝试行走。③术后第 3～4 天,应训练患者独立体位转移的能力,借助步行器行走,增强患者的耐力。此时,可鼓励患者每日在椅子上独坐约 20分钟,为离床做好准备。④术后 5～6 天,患者开始在监护下借助手扶物体行走,训练借助扶手爬楼梯。⑤术后第 7 天,需指导患者及护理者进行支具的佩戴或脱掉支具,让患者尝试独立行走及独立进行家庭训练计划。

(3)门诊康复(术后第 2～6 周):这一阶段大多数患者疼痛开始减轻,日常生活限制逐渐解除,此时必须强调和确保脊柱融合节段的上方和下方的安全。在此前提下推荐使用 Shirley Sahrmann 的轴心稳定法进行训练,指导患者在进行下肢活动时学会利用腹肌收缩来防止脊柱的活动。

(4)门诊康复(术后第 7～12 周):此阶段以改善姿势和提高肌肉水平为中心,重点是维持中轴稳定和提高下肢肌力,提高耐力和力量,保持正确姿势以改善和保护脊柱的融合,为后期进行娱乐活动和无身体接触的体育活动做准备。

(5)脊柱侧凸术后伴有神经损伤:严重的脊柱畸形矫治术后,患者可能存在神经症状,或伴发脊髓不同程度的损伤,此时则应针对神经损伤进行治疗。

3.家庭康复治疗方法

家庭康复方案需要专业机构的医生进行个性化方案制订,其治疗目标是控制脊柱畸形的进展;纠正患者先前的不良姿势;建立正确的呼吸模式;增强维持脊柱正确姿势的肌肉力量,调整两侧脊柱椎旁肌肌力的平衡;预防患者因脊柱侧凸引起的继发性畸形。治疗内容主要包括家庭康复体操、不同体位的脊柱纵轴伸展、呼吸训练三大方面。训练时需严遵医嘱、循序渐进,做好定期复查和随访,家长需配合医生和治疗师及时调整患者家庭康复治疗方案以提高治疗效率,并协助做好督促。

19.4 预 后

85%婴儿型 IS 具有自限性,但双胸弯易进展并发展为严重畸形,右侧胸凸的女婴通常预后不良;67%儿童型 IS 可进展为严重畸形;青少年 IS 的预后与侧凸进展风险、是否合理干预密切相关,一般而言侧凸角度越大、骨骼发育越不成熟则进展风险越大。

脊柱侧凸术后的患者,则应在手术后坚强内固定的前提下,尽量避免感染的发生。鼓励患者术后早期进行活动以获得更多的功能恢复。术后假关节的形成及随后的内固定失败是潜在的晚期并发症。如果假关节形成引起疼痛或矫正角度丧失,可能有必要进行翻修手术,但对没有侧凸加重或疼痛的无症状的假关节的形成,则可先进行观察。

小结

本章介绍了脊柱侧凸的定义、分类,详细介绍了脊柱侧凸的康复评定方法,特别是常用的 Cobb 角、椎体旋转角度和骨骼成熟度测量方法;根据特发性脊柱侧凸、先天性脊柱侧凸和神经肌肉性脊柱侧凸三个不同类型,介绍了相应的康复治疗原则;分别阐述脊柱侧凸的常用康复治疗方法、围手术期康复治疗方法和家庭康复治疗方法。

思考题

1. 如何评定脊柱侧凸患者的进展风险?
2. Cobb 角 30°的青少年特发性脊柱侧凸患者的康复治疗目标是什么?
3. 哪些因素影响脊柱侧凸患者的预后?

(杜 青 周 璇)

参考文献

[1] NEGRINI S, DONZELLI S, AULISA A G, et al. 2016 SOSORT guidelines: orthopaedic and rehabilitation treatment of idiopathic scoliosis during growth[J]. Scoliosis Spinal Disord,2018,13:3.
[2] 杜青. 儿童脊柱侧凸术后康复[J]. 中国实用儿科杂志, 2018,33(8):595-598.

第 20 章　足踝康复

学习要点

了解足踝部骨折与脱位的康复;踝关节损伤、慢性踝关节不稳、跟腱损伤等的康复治疗技术;了解和掌握足踝部常见畸形的临床表现和康复治疗;掌握足部常见慢性疼痛性疾病的康复治疗技术。

20.1　足踝部骨折与脱位

20.1.1　概述

踝关节是人体负重最重要的关节,站立行走时全身重量均落在该关节上,日常生活中的行走和跳跃等活动,主要依靠踝关节背伸、跖屈和内外翻运动。踝关节的稳定性与灵活性十分重要,当发生骨折、脱位或韧带损伤时,如治疗不符合该关节功能解剖特点,会对关节功能造成严重影响。稳定性骨折可考虑保守治疗,如采用石膏、支具等固定。踝关节骨折后如不能得到稳定的解剖复位,则要考虑行切开复位内固定。

踝关节骨折的康复注重个体化原则,康复治疗前要了解手术的术式,根据不同的手术方式制订不同的康复治疗方案;注重循序渐进的原则,术后不同阶段康复治疗的侧重点不同;注重整体观,足的基本功能是行走,行走需要全身协调才能完成,因此,不仅要注重术后单关节、单部位的功能,更要注重整体的协调。

20.1.2　康复方案

依据骨折愈合过程的 3 个阶段,骨折术后康复干预基本分三个阶段。①早期康复,为术后第一阶段:纤维骨痂形成期(第 0~4 周);②中期康复,为术后第二阶段:骨性骨痂形成期(第 4~12 周);③后期康复,为术后第三阶段:骨折愈合期(第 12 周以后)。康复进程各个阶段区分是相对的,个体之间骨折愈合的过程会有很大不同,应根据康复评定的结果灵活加以区分,以利于术后功能尽快恢复。

1)第 1 阶段　纤维骨痂形成期的急性期康复(术后第 0~4 周)。

急性期康复从伤后(或术后 48 小时内)立即开始,在这个阶段,愈合过程的炎症期产生有助于成纤维细胞的环境。康复治疗目标是促进消肿和稳定骨折。训练的主要形式是伤肢肌肉的轻微等长收缩;目的是消除肿胀,缓解疼痛,预防并发症发生,促进骨折愈合。

康复治疗方法包括:①趾泵练习,方法是用力、缓慢、全范围屈伸跖趾关节,每组 5 分钟,每小时多组。趾泵运动应尽可能多做,以不痛为原则,不影响患者休息、不引起患者疲劳为宜。②加压包扎打开后即可开始进行理疗，采用冷疗，如冰袋置于踝关节处，每次持续 15～30 分钟，可重复多次。③半导体激光治疗、脉冲磁疗和脉冲短波治疗等可改善血液循环，促进骨折愈合。

2）第 2 阶段　亚急性期康复（术后 48 小时～4 周）。

亚急性期康复治疗目标是恢复关节活动范围（range of motion，ROM）、恢复或增加肌力、重建神经肌肉控制及心肺功能。

康复治疗方法包括：①水肿和疼痛的处理，患肢抬高、冷疗、加压包扎（或弹力绷带）等；②可选用脉冲电磁疗、低强度脉冲超声；③等长收缩训练，每日训练 3 次，每次 5～10 分钟，以不引起肌肉疲劳和疼痛为宜；④受伤部位邻近关节的活动范围训练，每天活动 1～2 次，每次 20～30 分钟。在无重力或重力辅助体位下进行安全范围内的活动。

要注意练习后若组织肿胀明显、内固定失效，需要找医生复查，重新评估后再进行康复治疗。

3）第 3 阶段　骨痂形成期的中期康复（术后 5～8 周）

中期康复目标是消除残存肿胀、软化和牵伸挛缩的纤维组织、增加关节活动范围和肌力、恢复肌肉协调性和灵巧性。

康复治疗包括：①采用物理因子疗法，促进骨折愈合；②在无痛范围内踝关节达到最大限度的主/被动活动范围；③增加远端肌力和近端稳定肌力；④负重训练，此期患者可在拐杖辅助下进行渐进性负重训练、站立或行走。

4）第 4 阶段　骨痂塑形期（术后 9～12 周）。

该阶段康复目标是在原有康复训练基础上，强化运动功能，重建神经-肌肉控制；进行日常生活活动能力训练以适应职业活动需求。

康复治疗包括：①物理因子疗法，如用能量激光、淋巴按摩、压力治疗仪等方法消除水肿；②关节活动度训练，如关节主被动活动或关节松动术治疗帮助踝关节活动度恢复；③肌肉力量训练，在负重状态下抗阻肌力训练；④平衡训练，采用单腿站立（睁眼/闭眼）、平衡板/平衡垫、生物力学踝平台系统（biomechanical ankle platform system，BAPS）或平衡训练仪等训练患者平衡功能；⑤步态、台阶训练。此期训练结束后患者可进行专项运动训练。

20.2　踝关节扭伤

20.2.1　概论

踝关节扭伤是较常见的运动损伤，占 30%。踝关节跖屈时，关节松动仅能做侧方运动，容易发生扭伤，其中内翻损伤最多见。

踝关节韧带损伤通常按严重程度不同分为 3 级。Ⅰ级：踝关节轻度肿胀/疼痛，无跛行。Ⅱ级：踝关节中度肿胀/疼痛，踝关节和足趾背身受限，行走时跛行。Ⅲ级：踝关节弥漫性肿胀/疼痛，关节活动受限。踝关节扭伤临床表现有伤后出现踝关节的局部肿胀、疼痛，受伤区域皮肤瘀斑，查体时常出现韧带损伤区域压痛，在专科查体方面表现为踝关节前抽屉试验、距骨倾斜试验阳性。前抽屉试验阳性提示距腓前韧带断裂,距骨倾斜试验阳性提示跟腓韧带断裂。

影像学检查采用应力位 X 线片对可靠地判断韧带是否断裂非常重要;踝关节 MRI 检查,对判断踝关节韧带损伤具有重要价值。虽然多数人伤后经非手术治疗即可恢复,但是也有可能出现慢性踝关节不稳和踝关节功能不全等风险,所以对踝关节扭伤恰当的康复治疗可获得良好的效果,包括渐进性腓骨肌力量训练和本体感觉训练等。

20.2.2 治疗

患者踝关节扭伤根据"POLICE"原则,以下三个级别的踝关节扭伤都应休息、冰敷、制动、抬高患肢。根据患者受伤的程度制动时间不同。

Ⅰ级踝关节扭伤:休息1~2周后可恢复。之后进行本体感觉训练、小腿和足部内在肌肉力量训练。Ⅱ级踝关节扭伤:一般患者穿戴支具或行走靴 3~4 周,之后行关节活动度、跟腱牵伸、小腿和足部内在肌力量训练,加强本体感觉训练。Ⅲ级踝关节扭伤:一般患者穿戴支具或行走靴 6~8 周,或更长时间。之后行关节活动度训练、跟腱牵伸、小腿和足部内在肌力量训练,加强本体感觉训练。

20.2.3 康复方案

踝关节扭伤的康复治疗可分为以下三个阶段。

(1)第 1 阶段:保护损伤部分,避免进一步损伤;减少疼痛和肿胀。

建议采用"POLICE"原则,即保护(protect)、适当负重(optimal Loading)、冰敷(ice)、加压包扎(compression)、抬高患肢(elevation)。在局部加压和制动时,常使用弹力绷带、护踝或支具(见图 20-1、图 20-2)。

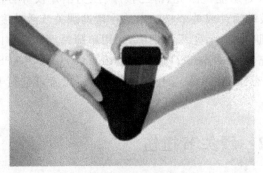

图 20-1 半刚性高分子石膏固定

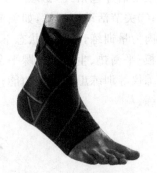

图 20-2 护踝固定

(2)第 2 阶段:恢复关节活动度和柔韧性。

开始在可耐受情况下逐渐负重,可使用护踝或支具保护。关节活动度训练在最初强调背伸和跖屈活动,可使用平衡板辅助进行关节活动度训练(见图 20-3、图 20-4)。在内翻运动前,要先训练背伸、跖屈和外翻活动。然后开始环转平衡板,让患者在顺时针和逆时针方向触及平衡板边缘。关节活动范围要逐渐增加。

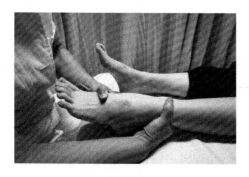

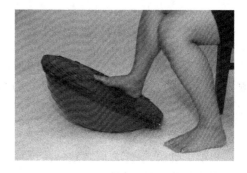

图 20-3　踝关节被动活动度训练　　　　图 20-4　踝关节主动活动度训练

（3）第 3 阶段：恢复神经肌肉控制力、肌肉强度和力量，恢复本体感觉。

强化训练和针对性训练可增强本体感觉、敏捷性和协调性，可采用伴有干扰的本体感觉训练，或在不平整地面上进行训练（图 20-5，图 20-6）。

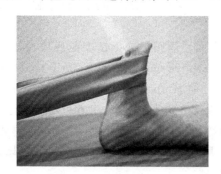

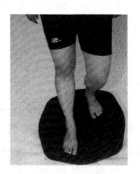

图 20-5　抗阻肌力训练　　　　　　　图 20-6　平衡训练

20.3　慢性踝关节不稳

20.3.1　概述

慢性踝关节不稳（chronic ankle instability，CAI）是踝关节扭伤以后常见的疾病，主要表现为反复疼痛、肿胀、踝关节"打软"、长距离步行易出现疲劳感。40％患者存在韧带损伤、关节松弛等结构不稳，称为机械性踝关节不稳（structural ankle instability，SAI）。60％的患者并无韧带松弛或者阳性体征表现，而主要表现为本体感受器损伤及损伤导致关节周围相关肌群力量下降，表现为平衡协调能力差、空间位置觉判定能力明显下降，称为功能性踝关节不稳（functional ankle instability，FAI）。

20.3.2　治疗

踝关节不稳首先采用非手术治疗，如非手术治疗无效，患者踝关节反复肿胀、疼痛、打软腿等，软骨损伤、出现游离体、滑膜肥厚严重等，可考虑手术治疗。

20.3.3　康复方案

踝关节不稳患者，无论是功能性的不稳还是机械性不稳，首选都是非手术治疗，即康复治疗。大多数这样的患者就诊原因是疼痛，所以早期把疼痛治疗作为首位治疗，将治疗分为3个阶段。

1.非手术治疗的康复方案

1)第1阶段:治疗3周。这一阶段治疗患者以物理因子疗法为主，训练在非负重位，或应用踝关节支具，尽量避免久行。

应用物理因子疗法减轻患者踝关节的肿胀与疼痛，常用方法有以下几种：①冷疗；②激光治疗:低能量激光治疗；③高频治疗也可用于消肿止痛；④淋巴按摩或1~2级关节松动术治疗踝关节肿痛。治疗持续至患者肿胀消失，疼痛降至VAS评分4分以下。

进行肌肉力量训练，如抗阻肌力训练、外翻抗阻训练，重点训练小腿三头肌和腓骨长短肌肌肉力量。

开展本体感觉与平衡功能康复，用表面不规则球或棒按摩足底增加足底皮肤感觉，或应用本体感觉神经肌肉促进法(proprioceptive neuromuscular facilitation，PNF)训练。

2)第2阶段:治疗3周。患者经过第一阶段治疗，再次评估疼痛减轻、肌肉力量增加就可进入第二阶段治疗。这一阶段治疗在部分负重下进行，患者可增加步行距离。

继续采用物理因子疗法。①肌力训练:如坐位下提踵训练，继续训练腓骨肌力量；②本体感觉训练:指导患者坐位踩平衡板、用表面不规则球或棒按摩足底以增加足底皮肤感觉，也可应用平衡训练仪训练患者本体感觉。

3)第3阶段:训练3周。此期患者可完全负重下训练。患者可自由行走。

进行平衡训练包括：①静态平衡训练，患者双足站立于硬质地面上，做睁眼和闭眼训练。单腿站立，做睁眼和闭眼训练。站在平衡垫上做同样训练，持续3周。②自动态平衡训练，患者站立于BAPS板或半球形平衡训练仪上做维持身体平衡训练。患者患足站立，健侧足做开链运动训练，例如"Y"平衡实验和星偏移实验。持续训练3周。③进行上台阶、下台阶训练增加患者本体感觉。④进行协调性训练，如滚球练习，练习踝关节控制和协调性；负重状态下侧向移步、"8"字走、侧向跳、"8"字跳等。

2.踝关节不稳手术后康复治疗

临床根据患者损伤的情况选择不同手术方式。手术后患者一般穿戴支具或石膏固定4周，4周内患者靠双拐辅助行走。4周后穿行走靴负重行走。

手术后1~4周，以消除炎症为主，可应用物理因子治疗，其间可进行大腿和健侧下肢肌力或关节活动度训练。

手术后4~6周，患者穿行走靴负重行走，进行关节活动度/灵活性训练、坐位提踵、非负重状态下肌力训练、本体感觉训练。

手术后6~8周，患者继续穿行走靴负重行走，进行关节活动度/灵活性训练、双腿提踵、负重状态下肌力训练、本体感觉和平衡训练。

手术后8~10周，患者可穿运动鞋行走训练，继续平衡训练，可开始单腿体重训练和小强度运动训练。

20.4　跟腱损伤

20.4.1　概述

跟腱断裂多发生在突然蹬地或突然跌倒引起小腿三头肌急骤收缩,或者强力背伸踝关节时。跟腱断裂多与腱鞘炎或肌腱炎相关,是由力学因素和肌腱退变共同导致。断裂通常发生在距离跟骨止点 2～6cm 范围内,跟腱这一区域血管分布最少。在问诊时应询问患者是否有激素封闭和氟喹诺酮类药物使用史,这些是导致跟腱强度减弱和跟腱断裂风险增加的因素。临床特征及诊断急性跟腱断裂通常依据踝关节后方突然的弹响声,同时伴随急性疼痛。跟腱断裂诊断主要依靠临床体格检查。急性跟腱断裂体格检查可发现踝关节后方肿胀、压痛并有瘀斑。腱旁组织肿胀、出血使跟腱断裂出现凹陷变得不明显。有些患者还可抗轻微阻力跖屈踝关节,这是由于胫后肌和踇长屈肌收缩所致。Thompson 试验可确诊跟腱断裂。超声波检查可明确诊断;MRI 检查既可判断跟腱是否断裂,又可检查跟腱愈合情况。

20.4.2　治疗

跟腱损伤的临床治疗分为保守治疗和手术治疗,对老年人或运动要求不高的患者可采用保守治疗。手术治疗可根据患者年龄、损伤程度、损伤时间和跟腱本身条件选择不同手术方式。

20.4.3　康复方案

1. 非手术治疗康复方案

跟腱断裂保守治疗可采用跖屈位石膏或支具固定。4～6 周后可穿跟高 6cm 的行走靴,鼓励有限空间内行走,限于室内。逐渐降低鞋跟高度,每隔 2～3 天去除一片(2～3mm),继续步行训练。

6～8 周时可穿平底行走靴步行。8 周去除行走靴,穿运动鞋。

12 周开始轻的非对抗性运动,例如在跑步机上行走。

16 周开始低强度运动,如慢跑。20 周可恢复正常运动。

2. 手术治疗康复方案

手术后第 1 天～2 周,患者佩戴支具或石膏固定,这一时期主要是消除炎性反应和伤口管理。每日定时拆除支具和石膏固定,行伤口局部理疗,如激光和短波疗法。可做相邻关节或远位关节的关节活动度和下肢肌力训练。

手术后 2～4 周,患者穿足跟垫高的行走靴,开始渐进性行走训练。

手术后 4～8 周后,逐渐取出足跟部软垫直至剩余 5～6mm,行走一周,开始健侧下肢负重,并逐渐开始双侧下肢等量负重。

手术后 8 周后,患者去除支具,进行强化肌力训练和关节活动度训练,恢复日常活动,可开始提踵训练(图 20 - 7,图 20 - 8,图 20 - 9)。

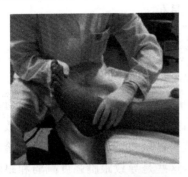
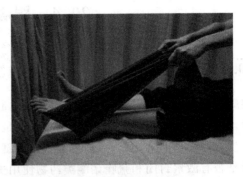

图 20 - 7　踝关节被动牵伸　　　　　图 20 - 8　抗阻肌力训练

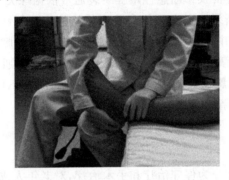

图 20 - 9　跟腱牵伸

患者恢复标准:提踵 5 组,每组 5 次;小腿围度比健侧小 5mm 以下;踝关节背伸或跖屈较健侧小 5°以下。

患者 12 周后恢复低强度的运动训练,26 周后恢复高强度训练比赛。

患者踝关节肿胀/跟腱疼痛大约一年后可完全恢复。

20.5　平足症

20.5.1　概述

平足症是指患者站立负重时足的外形扁平,足内侧纵弓低平或消失,伴有足踝部疼痛。其发病率约 5%。平足症分类很多,可按年龄分为青少年型和成人获得性;按病因分为先天性与后天获得性;按先天因素分为遗传学平足、跗骨联合、垂直距骨、副舟骨等;按后天因素分为胫后肌腱功能不全性平足、创伤后或骨性关节炎畸形性平足症、神经肌肉病变(如下肢神经损伤、脊髓灰质炎、脑瘫)后遗症,以及老年人或过度肥胖患者足底肌肉松弛等;按体征分类,则根据足部畸形是柔软的还是固定的,分为柔软性和僵硬性。

平足症临床表现为足跟部和足外侧疼痛,负重及活动时症状加重。患者自己或者家人发现其足弓低平,足跟外翻。鞋底内侧磨损严重。体格检查可见足弓低平、后足外翻,分别在负重和非负重对比观察;有或无“多趾”征;舟骨结节、内侧足弓、踝关节等处有压痛。图 20 - 10 为平足的外观及平足提踵试验。

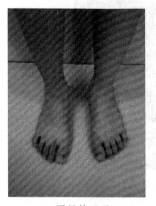
(a)平足前面观

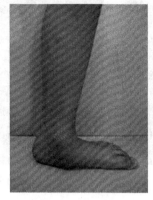
(b)平足内侧面观

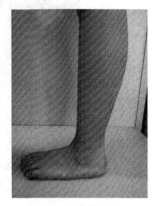
(c)平足外侧面观

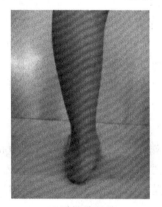
(d)平足后面观

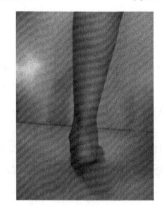
(e)平足提踵试验

图 20 - 10　平足的外观及提踵试验

20.5.2　治疗及康复计划

平足症一般先采用保守治疗,保守治疗失败后选择手术治疗。

1. 非手术治疗的康复计划

解除疼痛,可应用支具或石膏制动,以及物理因子治疗。定制鞋垫或踝关节支具。指导运动疗法,如踝关节外侧牵伸和胫后肌力量训练。

2. 手术治疗的康复计划

常用手术方式是胫后肌腱鞘修整、踇长伸肌/趾长伸肌转位、内侧楔骨截骨(Cotton截骨术,见图 20 - 11)、跟骨内移截骨手术。根据手术前患者的检查和功能评估情况选择单一或联合手术方式。这类手术一般术后患者需用石膏或支具固定足踝 6～8 周。去除外固定后,患者可渐进性负重行走。

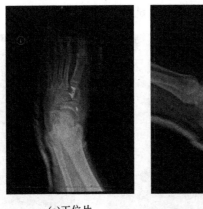 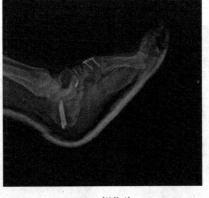

(a)正位片　　　　　　　　　　　　　(b)侧位片

图 20 - 11　Cotton 截骨术

手术后第 1 天～2 周，每日暂时卸除石膏或支具外固定，伤口处做物理因子治疗消除炎性反应，促进伤口愈合，疗程直至拆线。理疗后继续石膏或支具外固定。

手术后 2～6 周，患肢膝关节和髋关节活动度训练，双下肢肌力训练。

手术后 6～8 周，拆除石膏或支具外固定后患足渐进性负重行走，开始踝关节主动及被动活动，开始小腿肌肉抗阻训练，特别是胫后肌和小腿三头肌力训练，应用弹力带在非负重状态下训练。

手术后 8～10 周，患者逐渐全部负重，开始双足提踵训练。如关节活动度未恢复正常，可进行关节松动术，使关节恢复正常活动度。

手术后 3 个月即第 12 周，患者开始单腿提踵训练，恢复日常活动和运动训练。

20.6　拇外翻

20.6.1　概述

拇外翻是指拇趾在第一跖趾关节处向外侧偏斜移位的畸形（图 20 - 12）。遗传是一重要病因，穿不合适的鞋子也是一个原因。此外原因还有足部结构异常，如平足或跟腱挛缩、前足和拇趾旋前、第一跖趾关节形态、第一跖骨过长等。风湿性关节炎、第一跖趾关节活动度不足和跖楔关节活动度过大也可能是拇外翻的致病原因。

拇外翻畸形临床表现为疼痛，如拇囊疼痛、第一跖趾关节周围疼痛等；第一跖骨头内侧和跖侧有胖胀，第一趾间关节活动度减少。有些患者腓肠肌挛缩，可通过腓肠肌试验检测。也有部分患者关节松弛，可用 Beighton 评分检查。影像学检查（图 20 - 13）可见拇外翻角增加，正常小于 15°～20°；第 1、第 2 跖骨间夹角增加，正常小于 9°；跖骨远端关节面角增加，正常此角小于 7.5°；远端关节面固有角增加，正常人小于 7.5°；趾骨间夹角增加，正常小于 10°；跖骨内收角增加，正常小于 15°。

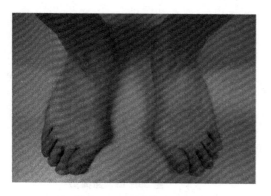

图 20-12　拇外翻畸形

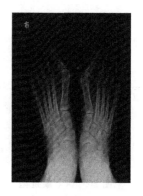

图 20-13　拇外翻畸形 X 线片表现

20.6.2　常用康复技术

1. 物理因子疗法

物理因子疗法可选用声、光、电、冷、热等疗法和技术。

2. 足踝患者常用关节活动度训练

足踝患者常用关节活动度训练包括主动关节活动度训练和被动关节活动度训练，患者自行或在治疗师帮助下被动活动跖趾和趾间关节，以增加关节活动范围，必要时可用关节松动术。

3. 足趾抓地（抓物）训练

嘱患者双足站立于地上，躯干向前倾斜，双足趾用力抓住地面。每日 1 次，每次 15～20 分钟。

足趾抓物训练，让患者坐位，足趾用力抓起小物体或毛巾等，反复训练。每日 1 次或 2 次，每次 15～20 分钟。

此项训练可增加患者跖趾和趾间关节活动度和足部内在肌肌力。

4. 前足推进训练

指导患者进行前足行走训练，恢复前足推进功能，每日 1 次，每次 15～20 分钟。

20.6.3　康复方案

1. 非手术治疗的康复

物理因子治疗可有效消除疼痛，如高频电疗、超声波治疗、低能量激光治疗等，冲击波治疗也可减轻疼痛。

手法治疗，如第一跖趾关节牵伸可减轻疼痛，缓解外侧关节囊挛缩。

配置鞋垫或穿宽松的鞋可缓解疼痛。

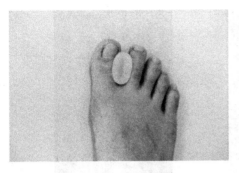

图 20 - 14　顺趾垫

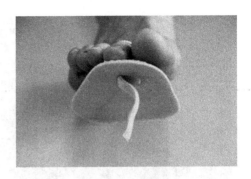

图 20 - 15　跖痛垫

采用踇囊垫、顺趾垫(图 20 - 14)、跖痛垫(图 20 - 15)、夜间支具既可缓解患者因畸形造成的疼痛,又可减轻畸形。

积极进行功能训练:第一跖趾关节的主被动活动可增加第一跖趾关节活动度;足部肌肉锻炼可增加肌力;抓地训练和推进训练可改善患者步态。

2.手术后康复

踇外翻畸形是复杂的足部疾病,可根据不同畸形实施相应手术,术后应根据患者手术实施不同的康复治疗方案。在制订康复计划时要考虑患者年龄、畸形程度、手术方式(截骨部位、是否植骨)、职业、患者要求等因素。常见的术式包括第一跖骨头内侧骨赘切除、第一跖趾关节软组织手术、踇趾近节趾骨截骨术(Akin 手术)、Chevron 截骨术、Reverdin 截骨术、Ludloff 截骨术、Scarf 截骨术、Juvara截骨术、Lapidus 截骨术(图 20 - 16)。

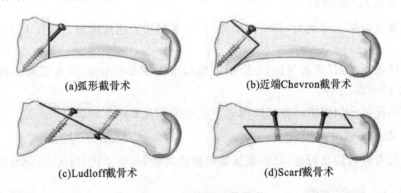

(a)弧形截骨术　　　　　　　　(b)近端Chevron截骨术

(c)Ludloff截骨术　　　　　　　(d)Scarf截骨术

图 20 - 16　常用的截骨术

1)康复方案一　此方案适用于软组织手术后包括第一跖骨头内侧骨赘切除、第一跖趾关节软组织手术和 Akin 手术。

手术后第 1 天~1 周,可采用物理因子治疗,如低能量激光疗法,消除肿胀和疼痛。在患者可耐受疼痛范围内进行第一跖趾关节主动活动,次数不限。在这一阶段患者可根据手术部位情况开始穿硬底鞋负重和步行活动,原则是不加重手术后肿胀和疼痛。

手术后 1~2 周,继续物理因子治疗直至拆除缝线。继续第一跖趾关节背伸和跖屈主动活动,患者可穿硬底鞋行走。

手术后 2~4 周,如第一跖趾关节活动受限,可用关节松动术增加关节活动范围。可进行足趾抓物训练(图 20 - 17)、足趾抓地训练、前足推进训练。

手术 4 周后,评估患者手术部位肿胀和疼痛程度、第一跖趾关节活动度、患者步态,如基本正常,可穿正常鞋子,逐步开始运动训练。

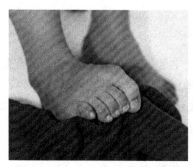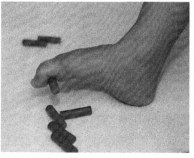

图 20-17 足趾抓物训练

2)康复方案二　第一跖骨近端或第一跖骨干截骨手术后康复,包括第一跖骨头、颈部截骨术,如 Chevron 截骨术、Reverdin 截骨术;第一跖骨干和基底截骨,如 Ludloff 截骨术、Scarf 截骨术、Juvara 截骨术。

手术后第 1 天~2 周,选用物理因子治疗消除水肿,促进伤口愈合,每日 1 次。患者可穿前足免负重鞋完成短时日常活动(图 20-18)。可做第一跖趾关节主动伸屈活动训练,踝关节主动伸屈、内外翻活动训练。

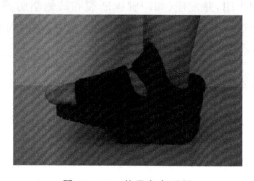

图 20-18 前足免负重鞋

手术后 2~6 周,根据患者手术方式和手术医生要求,有些患者可穿硬底鞋行走,未得到医生允许者仍需穿前足免负重鞋短暂行走。患者继续第一跖趾关节主动活动,如关节粘连,可增加被动活动和行关节松动术。患者可进行足趾抓物训练、部分负重(坐位)本体感觉和推进前足训练,继续下肢肌力训练。

手术后 6~8 周,进行足趾抓物、抓地训练,本体感觉训练和平衡训练,踝关节控制训练。进行前足推进训练纠正步态。

手术后 8~12 周,进行积极运动训练。

3)康复方案三　此方案适用于第一跖楔关节融合术,如 Lapidus 截骨术。这一类手术的患者需石膏或支具固定 6~8 周,不能负重行走。6~8 周后可渐进负重训练并训练踝关节和足趾活动,增加肌力训练。拆除石膏或支具后患者可行关节活动度、本体感觉、肌力、平衡功能、前足推进及步态训练。

20.7　跖筋膜炎

20.7.1　概述

在跟痛症患者中,足跟跖侧疼痛最常见。主要临床症状表现为跖腱膜炎疼痛,多为隐匿发病,疼痛往往出现在睡醒后或长时间休息后负重的最初几步,活动后减轻甚至完全缓解,但持续长时间活动后又可出现症状或症状加重。近端跖腱膜炎检查时可见跟骨结节前内侧肿胀,在跟骨结节内侧跖腱膜起点 2～3cm 的范围内有明显压痛。远端跖腱膜炎是在近端跖腱膜炎跖腱膜范围内的炎症,检查时炎症局部有明显压痛,伴有不同程度肿胀;或伴有足内翻、高弓足及平足等;或有跟腱挛缩和 Silverskiold 试验阳性。影像学检查,如局部 B 超或 MRI 检查可见跖腱膜增厚、水肿。X 线检查多无阳性所见,部分患者可见跟骨结节跖侧有骨刺。

20.7.2　治疗

非手术治疗包括穿着软而厚底的鞋,可配合足弓垫减轻跖腱膜的压力。肥胖患者减轻体重。跖腱膜牵拉有助于炎症消退。夜间夹板、物理治疗等都是可选择的治疗方法。注射皮质激素仅有短期作用,并发症(如跖腱膜断裂和跖侧脂肪萎缩)与此治疗有一定联系。顽固疼痛的病例经过所有非手术治疗后症状仍持续存在,可选择手术治疗,在手术治疗之前至少应经过 6 个月到 1 年的保守治疗。

20.7.3　康复方案

预制或定制足部支具(足垫),可在短期内(约 3 个月内)使疼痛减轻并改善功能。夜间夹板可用于症状持续超过 6 个月的患者,需使用夹板 1～3 个月。

进行牵伸训练,针对腓肠肌和(或)跖腱膜的牵伸可在短期内(2～4 周)缓解疼痛,腓肠肌牵伸频率可每天 2 次或 3 次,持续牵伸或间断牵伸都有明显效果(图 20－19,图 20－20)。

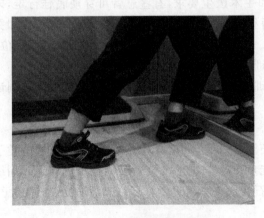

图 20－19　跟腱-腓肠肌牵伸

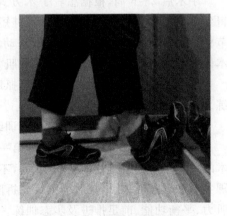

图 20－20　跟腱-跖腱膜牵伸

　　体外冲击波治疗对 60%～80% 患者有效。禁忌证包括血友病等凝血功能障碍、恶性肿瘤和骺板未闭合的儿童等。

　　术后康复训练：在术后支具固定 2 周后，取下支具开始功能训练，包括局部瘢痕松动技术、踝-足趾背伸练习和适当牵伸练习，早期可在支具保护下负重（图 20-21，图 20-22）。

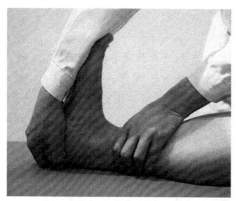

图 20-21　踝关节-足趾背伸练习

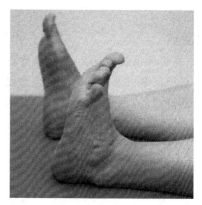

图 20-22　被动跖筋膜-跟腱牵伸

小结

　　本章详细阐述了足踝部骨折与脱位的康复的四个阶段；踝关节损伤、踝关节不稳、跟腱损伤等康复治疗技术及方案；通过对足踝部常见畸形临床表现和康复治疗的介绍，以期解决足部常见慢性疼痛性疾病康复诊疗中的常见问题。

思考题

1. 简述踝关节韧带损伤分级及踝关节急性损伤后的治疗原则。
2. 简述功能性踝关节不稳的定义及阶段性康复治疗方案。
3. 简述跖腱膜的解剖及跖腱膜炎的康复治疗原则。
4. 针对 Ludloff 截骨术应如何制订康复方案？

（陈亚平）

参考文献

[1] CHEN J Y, LEE M J, RIKHRAJ K, et al. Effect of obesity on outcome of hallux valgus surgery [J]. Foot Ankle Int, 2015,36(9):1078-1083.

第21章 脑性瘫痪康复

学习要点

了解脑性瘫痪的定义、流行病学特点、高危因素和发病机理；掌握脑性瘫痪的临床表现、头颅影像学特点和神经发育学评估方法；熟练掌握脑性瘫痪的诊断标准、临床分型分级、康复治疗原则和康复治疗方法。研究脑性瘫痪的物理因子治疗、康复工程学，为脑性瘫痪儿童的康复治疗提供更好的物理治疗方法，为严重的脑瘫儿童提供更好的人机接口训练仪器设备（上肢和下肢康复机器人、儿童外骨骼机器人）和替代功能（语言替代系统），提高脑瘫儿童的生活质量并帮助其融入社会。

21.1 概　述

脑性瘫痪（cerebral palsy，CP，简称脑瘫）是一组持续存在的中枢性运动和姿势发育障碍、活动受限症候群，这种症候群是由于发育中的胎儿或婴幼儿脑部非进行性损伤所致。脑性瘫痪的运动障碍常伴有感觉、知觉、认知、交流和行为障碍，以及癫痫和继发性肌肉、骨骼问题。其发病率国外报道为 2%～3%，国内报道为 2.48%。脑性瘫痪是一种发育障碍性疾病，会影响儿童终生的发育轨迹及其家庭生活。因此，必须从促进功能发育及支持家庭福利服务的视野来考虑干预措施。

21.1.1 脑瘫的病因和高危因素

脑瘫的病因很多，大致分先天性和获得性。先天性方面有遗传因素，如染色体缺失、重复、异位；有易感基因、基因突变等；大脑发育不成熟，如早产、低出生体重、畸形、发育不良、宫内感染。获得性非进行性脑损伤，常见有宫内外窒息、缺氧缺血性脑病、核黄疸、外伤、重症感染等。

其主要高危因素包括：孕前高危因素，如母亲有死胎、流产、低社会经济地位和辅助生殖病史；孕期高危因素，如遗传、出生缺陷、多胎、母体甲状腺疾病或先兆子痫、感染、宫内生长受限、早产和药物滥用；产后高危因素，如缺氧缺血性脑病、颅内出血、脑梗死、癫痫、低血糖脑损伤、黄疸和感染等。

21.1.2 脑瘫的临床分型与表现

脑瘫临床根据运动障碍的特征分为痉挛型四肢瘫、痉挛型双瘫、痉挛型偏瘫、不随意运动型、共济失调型、混合型和 Worster-Drought 综合征等，临床表现如下。

1. 痉挛型四肢瘫（spastic quadriplegia）

症状以锥体系受损为主，包括皮质运动区损伤。牵张反射亢进是本型的特征。四肢肌张力增高,上肢背伸、内收、内旋,拇指内收,躯干前屈,下肢内收、内旋、交叉,膝关节屈曲,剪刀步,尖足,足内外翻,拱背坐,腱反射亢进,踝阵挛,有折刀征和锥体束征等。

2.痉挛型双瘫(spastic diplegia)

其症状同痉挛型四肢瘫,主要表现为双下肢痉挛及功能障碍重于双上肢。

3.痉挛型偏瘫(spastic hemiplegia)

其症状同痉挛型四肢瘫,表现在一侧肢体。

4.不随意运动型(dyskinetic)

其症状以锥体外系受损为主,主要包括舞蹈性手足徐动(Chroeo-athetosis)和肌张力障碍(systonic)。该型最明显特征是非对称性姿势,头部和四肢出现不随意运动,即进行某种动作时常夹杂许多多余动作,四肢、头部不停地晃动,难以自我控制。该型肌张力可高可低,可随年龄改变。腱反射正常,锥体外系征 TLR(+)、ATNR(+)。静止时肌张力低下,随意运动时增强,对刺激敏感,表情奇特,挤眉弄眼,颈部不稳定,构音与发音障碍,流涎、摄食困难,婴儿期多表现为肌张力低下。

5.共济失调型(ataxia)

其症状以小脑受损为主,还有锥体系、锥体外系损伤。其主要特点是运动感觉和平衡感觉障碍造成不协调运动。为获得平衡,两脚左、右分离较远,步态蹒跚,方向性差。运动笨拙、不协调,可有意向性震颤及眼球震颤,平衡障碍、站立时重心在足跟部、基底宽、醉汉步态、身体僵硬。肌张力可偏低,运动速度慢,头部活动少,分离动作差。闭目难立征(+)、指鼻试验(+)、腱反射正常。

6.混合型(mixed types)

混合型具有两型以上的特点。

7.Worster-Drought 综合征

Worster-Drought 综合征是一种以先天性假性延髓(球上)轻瘫为特征的脑瘫,表现为嘴唇、舌头和软腭的选择性虚弱、吞咽困难、发音困难、流涎和下颌抽搐。

21.1.3　脑性瘫痪的辅助检查

脑性瘫痪常用的辅助检查首先是影像学检查,如头颅 MRI 检查,可帮助检测出脑部运动区神经解剖学异常,其敏感度是 86%～89%。头颅 MRI 结果正常时不能排除脑瘫的风险和诊断。临床如有惊厥病史必须进行脑电图(EEG)检查。肌电图(EMG)检查可区分肌源性或神经源性瘫痪。对疑有听觉损害者需做脑干诱发电位(BERA)检查;对疑有视觉损害者可做脑干视觉诱发电位(VEP)和/或眼底检查。

21.1.4　脑性瘫痪的诊断

1.运动功能障碍(必备条件)

(1)中枢性运动障碍持续存在:在婴幼儿脑发育早期(不成熟期)发生;有抬头、翻身、坐、爬、站和走等大运动功能和精细运动功能障碍,或显著发育落后。功能障碍是持久性、非进行性,但并非一成不变,轻症可逐渐缓解,重症可逐渐加重,最后可致肌肉、关节的继发性损伤,严重者可出现肌肉挛缩和关节僵硬。

(2)运动和姿势发育异常:包括动态和静态,以及俯卧位、仰卧位、坐位和立位时姿势异常,伴运动模式的异常,根据不同年龄段姿势发育进行判断。

(3)肌张力及肌力异常:大多数脑瘫患儿肌力降低;痉挛型脑瘫患儿肌张力增高;不随意运动型脑瘫肌张力变化多样(在兴奋或运动时增高,安静时减低)。可通过检查腱反射、静止性肌张力、姿势性肌张力和运动性肌张力来判断。主要通过检查肌肉硬度、手掌屈角、双下肢股角、腘窝角、肢体运动幅度、关节伸展度、足背屈角、围巾征和跟耳试验等确定。

(4)反射发育异常:主要表现有原始反射延缓消失和立直反射(如保护性伸展反射)及平衡反应的延迟出现或不出现,可有病理反射阳性。

2.标准化神经发育学评估异常

(1)粗大运动功能和精细运动功能评定结果异常。

(2)矫正月龄5个月以下儿童,依据 GMs 评定结果。

(3)矫正年龄2个月至2岁儿童,HINE 评分40分以下。

(4)矫正年龄2岁以上,依据 GMFM 和 GMFCS 评定结果。

3.头颅影像学检查异常

有导致脑瘫的脑室旁白质软化、双侧基底核或深部灰质损伤、先天畸形、局灶性梗死等脑损伤的异常表现。

4.脑瘫的高危病史

脑瘫的高危病史有早产、低出生体重、缺血缺氧性脑瘫、胆红素脑病和宫内感染等。

脑瘫诊断:具有以上4项,或具有第1和第2项,加上第3和第4项中的1项即可确诊脑瘫;具有1项,程度较轻,加上第3和第4项全部或其中1项,两项中评估指标未达到脑瘫的诊断标准(如矫正年龄2个月至2岁儿童,HINE 评分40~70分)可暂时诊断为脑瘫高危儿(infant at high risk of cerebral palsy,IHRCP)。

21.1.5 脑瘫的运动功能程度分级

粗大运动功能分级系统(gross motor function classification system,GMFCS)是脑瘫儿童运动功能障碍程度分级的主要依据之一。将脑瘫儿童分为5个年龄组(0~2岁;2~4岁;4~6岁;6~12岁;12~18岁),每个年龄组根据其运动功能从高至低分为5个级别(Ⅰ级、Ⅱ级、Ⅲ级、Ⅳ级、Ⅴ级),GMFCS 对2岁后脑瘫儿童运动功能障碍的程度判定结果更为准确。

21.2 功能评估

为有针对性进行脑瘫综合康复治疗和协调优化有限的康复资源,必须进行各种发育及功能评定,主要方法如下。

21.2.1　粗大运动功能和精细运动功能评定

粗大运动功能和精细运动功能评定常用粗大运动功能评估量表（gross motor function measure，GMFM）、脑瘫儿童手功能分级系统（manual ability classification system，MACS）、精细运动功能评定量表（fine motor function measure scale，FMFM），以及 Peabody 运动发育评定量表（peabody developmental motor scale，PDMS）、Alberta 测试量表（alberta infant motor scale，AIMS）、评估量表等。

21.2.2　全身运动评估

全身运动评估（general movements assessment，GMs）评估对高危儿是否发展为痉挛型脑瘫，敏感度为 98%，适用于 5 个月（矫正月龄）以下的婴儿。

21.2.3　Hammersmith 婴幼儿神经发育学评估

Hammersmith 婴幼儿神经发育学评估（Hammersmith infant neurological examination，HINE）可简单计分量化，每一项评分为 0～3 分，总分 78 分。73 分以上为正常儿，40～73 分诊断为脑瘫高危儿，40 分以下诊断为脑瘫。结果与粗大运动功能分级系统有高度的相关性。敏感度是 90%。HINE 适合于 2 个月至 2 岁婴幼儿。

21.3　康复治疗

21.3.1　治疗原则和指导思想

1.早发现、早干预

0～1 岁是大脑发育最迅速和代偿能力较强的时期，尽早利用大脑可塑性，将干预内容与学习实践、经验、环境任务和错误尝试等结合起来，可显著改善儿童的运动、认知、语言、情绪、行动能力、ADL 和社交技能。

2.以循证医学为依据、融入社会为目标

采用循证医学依据或专家共识干预技术，力求简单易达，让儿童在不承受痛苦和欢乐情况下完成训练。以正常儿童发育指标为目标，循序渐进进行干预训练。训练的内容要紧密围绕融入社会这个目标。

3.精准评估，个体化、规范化干预

对每个患儿进行全面的评估，有条件可在 ICF - Cy 框架下对每个脑瘫个体进行全面功能状况评定，在评估基础上制订个性化干预方案，规范化干预，治疗方法不宜太多，避免过度化干预。

4.综合康复、全面康复

综合性康复是以患儿为中心，组织各科专家、治疗师、护士、教师等共同制订全面系统的康复训练计划,进行相互配合的综合性康复,以促进患儿身心全面康复。

5.任务导向、目标管理、反复强化

根据个体能力和日常生活最大需求,设计具体任务作为训练目标的任务导向。对任务导向的训练效果进行评估和目标管理,循序渐进、反复强化。大脑的可塑性研究和功能磁共振证明,反复强化的任务导向性训练可促进脑功能重组及脑组织结构康复。

6.康复训练与游戏相结合

通过趣味、游戏、轻松愉快的氛围,引导诱发患儿主动不断感知、感受,反复学习和实践,促进身心发育,建立正常发育模式。患儿按照自己节奏和喜好自由主动动手动脑、玩耍表达,在游戏中释放压力,促进情绪和脑发展。将游戏作为一个平台,融入训练内容使治疗活动更有趣有效。

7.康复训练与日常生活相结合

除在机构将训练内容与日常生活活动紧密结合外,指导家长在家庭将相关训练内容与日常生活能力结合进行干预,可以巩固疗效和提高脑瘫儿童的独立生活能力。

8.集中式康复与社区康复相结合

社区康复可为脑瘫患儿在自己熟悉的环境中提供有效、快捷的康复治疗。此种形式既适合城市,也适合农村。社区康复训练为脑瘫儿童康复提供一个经济、易行、有效的方法,使更多脑瘫儿童及早得到康复。应强调家长积极参与康复训练,提高脑瘫儿童全面康复效果。

21.3.2　物理治疗(physical therapy,PT)

1.渐增阻力训练

渐增阻力训练可完成或维持全范围的关节活动范围练习,有效促进和恢复脑瘫患者耐力和肌力,增强其关节稳定性。本训练适用于有肌张力低下和不随意运动型脑瘫。渐增阻力训练必须根据患者耐受性和自身素质,循序渐进地进行训练,在活动范围起始和终末应施加最小阻力。

2.关节活动度训练

维持与改善关节活动度训练配合其他康复训练可改善痉挛型脑瘫肌张力和关节活动度,防止关节挛缩。

3.关节松动术

关节松动术可改善痉挛型脑瘫关节活动范围,保持或增加其伸展性,可减轻脑瘫足畸形所致疼痛。过度关节松动术可造成肌肉拉伤、加重痉挛而无治疗作用。

4.减重步态训练

减重步态训练对双下肢肌力训练效果明显,可改善脑瘫患儿步行能力和步行效率,提高站立与行走功能。使用矫形鞋进行减重训练能有效改善和提高脑瘫患儿的步态及运动能力。

5. 平衡功能训练

平衡功能训练可改善大脑的平衡节能力，降低大脑皮质脂质过氧化水平，提高平衡功能、步行能力和日常生活能力。

6. 核心稳定性训练

核心稳定性训练可提高核心部位肌群稳定性，改善患儿粗大运动功能及姿势运动控制能力，对不同类型脑瘫均有较好效果，与其他康复技术相结合效果更佳。

7. 神经发育学疗法（neurodevelopment treatment，NDT）

一般认为 NDT 包括 Brunnstrom 技术、Bobath 技术、Rood 技术、本体感觉神经肌肉促进技术（proprioceptive neuromuscular facilitation，PNF）、Vojta 治疗技术等。这类技术主要采取抑制异常姿势，促进正常姿势的发育和恢复的方法治疗脑瘫等。近年来神经科学发展迅速，这类经典神经科学理论被更新，其疗效的确切性，仍需多中心大样本的临床研究来评定。

8. 运动再学习（motor relearning program）技术

运动再学习方法是根据神经可塑性理论，针对功能缺损有的放矢，运动学习与日常生活功能活动相结合，强调主动参与，进而改善运动功能和日常生活活动能力。

9. 运动控制训练

运动控制训练从运动的力量、时间、位置、顺序等方面给患儿中枢神经系统输入更多刺激，从而促进运动能力发育，可提高患儿参与和适应能力，以及日常生活活动能力。

10. 目标导向的环境强化运动训练（goals activity motor enrichment，GAME）

GAME 分目标导向的强化运动训练、父母教育和环境强化三个部分。父母与治疗师共同决定训练目标，制订家庭干预计划。简化方法保证任务完成，可先训练任务中的一部分，患儿有进步时人为帮助应减少，发挥患儿自主活动能力的潜力。患儿一旦掌握了一项运动技能，可改变训练方法以增加复杂性和全面性。通过提供照片和录像约束家庭训练时间。

11. 功能性电刺激

功能性电刺激可缓解脑瘫患儿肢体和躯干肌肉的痉挛，进而改善运动异常及姿势异常，可进行反复训练。

12. 生物反馈疗法

脑瘫患儿可根据反馈信息对骨骼肌进行放松训练或对瘫痪肌群进行运动功能训练，该疗法可增强肌力、降低肌张力、增加肌肉的协调性、加强感觉反馈、促进脑功能重组，辅助肢体功能恢复。

13. 重复经颅磁刺激技术（repetitive transcranial magnetic stimulation，rTMS）

rTMS 通过影响大脑神经电活动和代谢活动增强神经可塑性，改善局部血液循环；还可作用于大脑皮质运动区可以通过皮质脊髓束抑制脊髓水平的兴奋性，降低 α 和 γ 运动神经元的兴奋性，从而降低肢体肌张力，缓解痉挛。

14.水疗法

水疗法既是一种运动疗法,也是一种物理因子疗法,通过水的温度刺激、机械刺激和化学刺激来缓解肌痉挛,改善循环,调节呼吸频率,增加关节活动度,增强肌力,改善协调性,提高平衡能力,纠正步态等。

15.蜡疗法

蜡疗法是利用加热熔解石蜡作为温热介质,敷于局部将热能传导到机体产生温热效应,使局部皮肤毛细血管扩张,促进肢体血液循环,改善肌肉营养,减少肌肉中蛋白质消耗,松解粘连,使挛缩肌腱软化、松解的一种治疗方法。

16.光疗法

光疗法采用红外线疗法与可见光中红光疗法降低骨骼肌肌梭中 γ 传出神经纤维兴奋性,使牵张反射降低,肌张力下降,肌肉松弛,改善血液循环和组织营养,起到消炎、镇痛、缓解肌痉挛作用。

17.Astym 疗法

仪器滑过功能异常部位时可放大软组织触觉,为医生确定异常组织部位。通过有节奏地局部运用,给潜在异常功能组织传递压力和剪切力,使肌张力降低从而达到放松、提高肌力和影响神经功能的效果。

18.放射式体外冲击波疗法(radial extracorporeal shock wave therapy)

放射式冲击波缓解痉挛肌肉,可用于痉挛性脑瘫治疗。

21.3.3　作业治疗(occupational therapy,OT)

1.日常生活活动能力训练

ADL 训练将促进运动发育、上肢功能、感知认知功能的训练与日常生活作训练相结合。如训练饮食动作时需要头的控制、手眼协调、手的功能、咀嚼、吞咽时相应部位的运动。ADL 训练能改善脑瘫患儿的日常生活自理能力,提高其生活质量。

2.手功能训练

手功能训练可改善抓握、手眼协调能力和精细运动功能障碍。A 型肉毒毒素配合康复功能训练对痉挛型脑瘫患儿上肢功能具有良好的作用。

3.姿势控制

保持是从事日常生活活动等所必需的一项基本内容,尤其对于不随意运动型、共济失调型和肌张力低下的患儿,各种体位姿势保持显得尤为重要。姿势控制障碍是影响脑瘫儿童运动功能的关键问题,所有脑瘫儿童均表现出姿势调控的动作策略障碍。

4.视觉功能训练

视觉功能训练根据视觉功能异常状况,通过一系列方法,从视敏度、调节、集合功能、眼球运动等多方面进行训练,可提高视力、增进视觉技巧、开发视觉潜能、改进视觉功能。

5.手眼协调能力训练

手眼协调能力训练可有效发展精细运动功能和认知能力,电脑游戏的介入能更大程度地改善患儿的手眼协调能力,改善脑瘫患儿的精细运动功能和认知能力。

6. 书写能力训练

脑瘫患儿多伴有拇指内收、紧握拳、屈腕,以及前臂内旋、肩胛带内收,不能抓握物品、抓握不灵敏、不稳、不协调等手功能障碍导致书写困难。书写能力训练对脑瘫儿童的学习和日常生活至关重要。

7. 游戏活动

游戏活动是作业疗法的主要方式和内容,通过游戏娱乐性激发患儿积极主动地参与训练活动。游戏是一种充满乐趣又具有高度可重复性的活动,有利于儿童反复进行训练,使所学到的技能得到强化和巩固,还能开发智力,便于融入社会。

8. 引导式教育(conductive education,CE)

引导式教育通过教育方式(以教与学互动为本)使功能障碍者的异常功能得以改善或恢复正常,最大特色是将脑瘫儿童作为“全人”看待的全面发展观,通过娱乐性、意向性、节律性最大限度引导调动患儿主动参与、主动训练的意愿和潜能,可促进脑瘫儿童的全面发展。

9. 强制性诱导疗法(constraint induced movement therapy,CIMT)

强制性诱导疗法是指用厚手套或布套将偏瘫患儿的健康的手强制性控制,少让其活动,诱导患儿用患侧上肢进行各种运动训练。循证医学证明 CIMT 不但可提高偏瘫患儿上肢功能,而且可改善患儿损伤的脑组织结构。

10. 双手协同加强疗法(hand arm bimanual intensive therapy,HABIT)

双手协同加强疗法应用健康的手帮助患侧的手进行训练,循证医学证明其对偏瘫的上肢功能有效。

11. 镜像视觉反馈疗法

镜像视觉反馈疗法能提高偏瘫上肢运动功能和减少上肢疼痛。

21.3.4　言语训练(speech training,ST)

脑瘫患儿大多合并言语认知障碍,虽然目前有一些言语认知康复训练的仪器设备,但能真正做到人机接口、人机互动的言语认知开发训练仪器值得工科领域进一步研究。

21.3.5　药物治疗(drug therapy)

减少肌张力障碍的药物有苯海索、丁苯、卡比多巴-左旋多巴等,用于调节脑神经递质生物可用性。肌肉松弛剂有巴氯芬、GABA,抑制神经兴奋性递质在脊髓水平释放。巴氯芬泵给药对严重脑瘫(GMFCS 分级 Ⅳ、Ⅴ)效果较好。A 型肉毒毒素对上下肢痉挛和缓解痉挛性疼痛有效。维生素 D、钙补充剂和双磷酸盐等可改善骨密度。左乙拉西坦可缓解不随意运动型脑瘫的症状。

21.3.6　手术治疗(surgical treatment)

1.选择性脊神经后根断术和局部矫形手术

选择性脊神经后根断术(selective posterior rhizotomy,SPR)和局部矫形手术均被证明有效,但要严格掌握适应证,手术前后均应做有效康复训练;周围神经微创手术、神经阻滞技术的有效性还要进一步研究;基底神经节立体定位术(神经核团捣毁术)对治疗强直、手足徐动、震颤有一定效果,但风险较大、价格较贵;脑移植手术目前还在实动物验阶段。

2.深部脑刺激术(deep brain stimulation,DBS)

在患者脑内植入一个细长电极导线,至丘脑下核或是苍白球内核,导线经皮下植入于胸前脉冲产生器相连,产生电流来控制调节脑内不正常活动讯息和神经递质水平,从而达到对运动障碍症状的控制。DBS可应用于不随意运动型脑瘫和原发性肌张力障碍,但必须是智力较好的较大儿童。

21.3.7　神经干细胞移植(neural stem cells transplantation)

神经干细胞治疗可刺激神经细胞再生,改善神经行为,使神经突触增加、血管生成增多、增殖能力增强和细胞凋亡减少。这项治疗目前仍在临床实验阶段。

21.3.8　辅助器具和康复工程学(assistive devices and rehabilitation engineering)

配置各类辅助器具,包括进食、洗漱、穿衣、如厕、修饰、转移、交流等生活辅具,以及坐位姿势、立位姿势、移动用、矫形等治疗辅具。目前3D打印技术给矫形器制作带来新的运用和发展,如何使矫形器的材质变轻、变薄,以及更有效更适合穿戴的制作技术仍急需进一步研究。

虚拟现实技术(virtual reality,VR)是将仿真技术与计算机图形学、人机接口、多媒体、传感和网络技术结合起来进行实时互动的新技术,对脑瘫患儿的运动功能和认知功能的提高具有重要的作用。

上肢和下肢康复机器人对脑瘫儿童康复训练有效,但体积庞大、价格昂贵,普及较难。今后研发脑-机接口技术,集康复训练、矫形和替代功能为一体的外骨骼康复机器人将具有广泛市场前景和重大社会意义。

小结

本章介绍脑性瘫痪的定义、流行病学特点、高危因素和发病机理;重点阐述脑性瘫痪的临床表现和神经发育学评估方法,以及脑性瘫痪的诊断标准、临床分型分级、康复治疗原则和康复治疗方法;展望脑性瘫痪的康复新知识和新技术,如上肢和下肢康复机器人、儿童外骨骼机器人技术和语言替代系统等,以提高脑瘫儿童的生活质量并促进其融入社会。

思考题

1. 简述脑瘫的流行病学特征和常见病因。
2. 简述运动障碍的高科技物理因子治疗手段。
3. 简述应用辅具工程学为重症脑瘫儿童提供人机接口、脑机接口和人机互动等高科技儿童康复设备。如集运动训练、矫形和替代功能为一体的外骨骼机器人,在儿童下肢无力的情况下,机器人自动给力行走,儿童下肢有力的情况下机器人自动减力。

（唐久来　许晓燕）

参考文献

［1］ 唐久来,方玲玲,朱静,等.儿童神经发育障碍的诊断[J].中华实用儿科临床杂志,2019,34(17)：1281－1286.

［2］ 唐久来,王宝田,李晓捷.脑性瘫痪早期诊断和脑性瘫痪高风险儿诊断及早期干预进展[J].中华实用儿科临床杂志,2018,33(15):1121－1125.

［3］ 中国康复医学会儿童康复专业委员会,中国残疾人康复协会小儿脑性瘫痪康复专业委员会,中国医师协会康复医师分会儿童康复专业委员会,等.中国脑性瘫痪康复指南(2022)第五章:中医康复治疗[J].中华实用儿科临床杂志,2022,37(18):1365－1376.

第 22 章　孤独症谱系障碍康复

学习要点

了解孤独症谱系障碍的定义、流行病学特征与相关病因；掌握孤独症谱系障碍的筛查、诊断方法和诊断标准；掌握孤独症谱系障碍的干预治疗目标、原则和总体策略；了解国内外常用具体干预方法；掌握言语-语言治疗、运动治疗、感觉治疗等康复治疗干预在孤独症谱系障碍康复中的应用；了解孤独症谱系障碍的预后及其影响因素。

22.1　概　述

孤独症谱系障碍（autism spectrum disorder，ASD），简称孤独症，又称为自闭症谱系障碍，简称自闭症。根据第 5 版《精神疾病诊断与统计手册》(*The diagnostic and statistical manual of mental disorders*，DSM-Ⅴ)的定义，孤独症谱系障碍是一组以社交沟通障碍、兴趣或活动范围狭窄以及重复刻板行为为主要特征的神经发育障碍。患有自闭症的儿童和青少年在行为、教育、健康、休闲、家庭支持和其他领域都存在特殊康复需求。

近 20 多年来的流行病学调查数据显示，全球范围内 ASD 患病率均出现上升趋势，估计全球患病率在 1% 左右，目前我国孤独症患者已超 1000 万人，0～14 岁的儿童患病者达 200 余万人，ASD 已成为一种常见的神经发育障碍。

22.2　筛查和诊断

早期发现、早期行为干预和教育可显著改善 ASD 患儿的不良预后，ASD 早期筛查的成本效益远优于无筛查的全面诊断评估。

22.2.1　早期行为标志

ASD 早期出现的五种行为标记，简称"五不"行为。

1. 不（少）看

患儿目光接触异常，对人尤其是人眼部的注视减少。

2. 不（少）应

不（少）应包括叫名反应和共同注意的异常。幼儿对父母的呼唤声充耳不闻。共同注意是指个体借助手指指向、眼神等与他人共同关注二者之外的某一物体或者事件。ASD 患儿在 14～15 月龄即表现出与共同注意相关的沟通水平下降。

3. 不（少）指

患儿缺乏有目的的指向、手势比划等恰当的肢体动作语言，无法对感兴趣的东西提出请求。

4.不(少)语

尽管语言发育延迟并非 ASD 诊断的必要条件,但是多数 ASD 患儿存在语言发育延迟的现象,对于语言发育延迟的儿童务必考虑有 ASD 的可能。

5.不当

不当指不恰当的物品使用,如旋转、排列和对物品的持续视觉探索等行为,以及言语的不当,表现为正常语言出现后言语能力的倒退,难以听懂、重复、无意义的语言等。

另外还存在 ASD 患儿社交和沟通行为发育轨迹的异常,如部分 ASD 患儿在出生后 1～2 年发育轨迹正常,但随后出现已获得技能的丧失,可涉及语言、社交手势、运动等多个领域,发育倒退可能是忽然出现的,也可能是逐渐发生的。在 ASD 患儿中发育倒退整体的发生率约为 30%,发生的平均年龄为 19～21 月龄。

22.2.2　初级筛查工具及转诊指征

为早期发现和筛查,可选用改良版幼儿孤独症筛查量表(modified checklist for autism in toddlers,revised,M-CHAT-R)。M-CHAT-R 适用于筛查 16～30 月龄的婴幼儿,由 20 道问题组成,每道题目包含"是""否"两个选项。该量表提供中文版本,可免费下载使用,遵照版权保护事项。当量表筛查结果为中等风险以上,应转诊至有 ASD 评估资质的机构进行相关评估及诊断。

22.2.3　诊断及评估

目前 ASD 的诊断推荐以下标准和方法,当筛查有中度风险及以上时可选用并由专科医师做出相应诊断。

1.《精神疾病诊断与统计手册》第 5 版(DSM-Ⅴ)孤独症谱系障碍诊断标准

2.基于社交交流的损害和受限、重复的行为模式的孤独症(自闭症)谱系障碍的严重程度分级(见表 22-1)

表 22-1　孤独症(自闭症)谱系障碍的严重程度

严重程度	社交交流	受限的重复性行为
水平 3"需要非常多的支持"	在言语和非言语社交交流技能方面的严重缺陷导致功能上的严重损害,极少启动社交互动,对来自他人的社交示意的反应极少。例如,个体只能讲几个能够被听懂的字,很少启动社交互动,当他/她与人互动时会做不寻常的举动去满足社交需要,且仅对非常直接的社交举动做出反应	行为缺乏灵活性,应对改变极其困难,或其他局限的/重复性行为显著影响了各方面的功能;改变注意力或行动很困难/痛苦

续表

严重程度	社交交流	受限的重复性行为
水平2"需要多的支持"	在言语和非言语社交交流技能方面的显著缺陷;即使有支持仍有明显社交损害;启动社交互动有限;对他人社交示意反应较少或异常。例如,个体只讲几个简单的句子,其互动是局限在非常狭窄的特定兴趣方面,且有显著的奇怪的非言语交流	行为缺乏灵活性,应对改变困难,或有其他局限的/重复性行为(对普通观察者来说看起来足够明显),且影响了不同情况下的功能;改变注意力或行动困难/痛苦
水平1"需要支持"	在没有支持的情况下,社交交流方面的缺陷造成可观察到的损害;启动社交互动存在困难,对他人的社交示意的非典型的或不成功反应;可表现为对社交互动方面的兴趣减少。例如,个体能够讲出完整的句子和参与社交交流,但其与他人的往来对话是失败的,他们试图交友的努力是奇怪的,且通常是不成功的	缺乏灵活性的行为显著地影响了一个或多个情境下的功能;难以转换不同的活动;组织和计划的困难妨碍了其独立性

3. 世界卫生组织孤独症分型(ICD-11,WHO2018)

①智力正常、语言基本正常的孤独症;②智力落后、语言基本正常的孤独症;③智力正常、语言落后的孤独症;④智力落后、语言落后的孤独症;⑤智力正常、几乎没有语言的孤独症;⑥智力落后、几乎没有语言的孤独症;⑦特定的孤独症:症候群性孤独症;⑧非特定的孤独症:分不了型的自闭症。

4. 常用诊断量表

孤独症诊断观察量表第2版(ADOS-2)和孤独症诊断访谈量表修订版(ADI-R)是目前国外广泛使用的诊断量表,在ASD儿童的诊断及科研应用方面有较高的敏感性和特异性,被认为是ASD诊断的"金标准",但我国尚未正式引进和修订中文版。

儿童孤独症评定量表(CARS)是常用的诊断工具。该量表共15个项目,每个项目4级评分。总分<30分为非孤独症,总分30~36分为轻度至中度孤独症,总分>36分为重度孤独症。本表适用于2岁以上的人群。

诊断量表的评定结果仅作为儿童孤独症诊断的参考依据,不能替代临床医师综合病史、精神检查并依据诊断标准做出的诊断。

5. 常用发育评估及智力测验量表

用于发育评估的量表有丹佛发育筛查测验(DDST)、盖泽尔发展诊断量表(GDDS)、波特奇早期发育核查表和心理教育量表第2版(PEP-3)。常用的智力测验量表有韦氏儿童智力量表(WISC)、韦氏学前儿童智力量表(WPPSI)、斯坦福-比内智力量表、Peabody图片词汇测验、瑞文渐进模型测验(RPM)等。

22.2.4　共患疾病或障碍

共患疾病或障碍在 ASD 儿童中很常见,对儿童和家庭的功能以及临床管理产生重大影响。其共患疾病或障碍包括精神和心理障碍,如睡眠障碍和癫痫发作;其他发育或行为障碍,如注意缺陷多动障碍、焦虑症和情绪障碍;行为障碍,如拒食、自我伤害和攻击行为。大约 30%ASD 儿童也合并智力障碍,30% 有言语功能低下。共患疾病或障碍可帮助识别受 ASD 患者的表型差异,可能会影响预后和干预措施的选择。

22.3　干预治疗

孤独症谱系障碍的干预治疗原则包括以下几点。

1. 早开始

干预越早越好,确诊患儿后应立即干预,对可疑的患儿也应及时进行干预。

2. 个体化

干预治疗应针对 ASD 患儿在社交、情感、智力、行为、运动、躯体健康、共患病等多方面情况进行评估并开展相应的有计划的个体化训练。

3. 科学性

所有干预措施应基于合理的理论结构、严格的方法论和有效性的客观科学证据。

4. 与发育水平相适应

孤独症谱系障碍的干预治疗应与患儿的发育水平相适应。

5. 评估数据的重要性

应记录与治疗目标相关的表现数据以评估和调整干预措施。

6. 强化干预

ASD 的干预,尤其是早期干预,应为长程高强度干预。

7. 家庭参与

强调和鼓励家庭和抚养人积极参与干预,应该对家长进行全方位支持和教育,提高家庭在干预中的参与程度。

22.3.1　干预治疗策略

ASD 的干预治疗策略因孩子的年龄、不同的功能优势和缺陷而异,通过特殊教育训练、发育疗法和行为干预疗法等策略为患有 ASD 的儿童提供干预措施。

干预 ASD 症状的常见理论模式是行为学模式,即应用行为分析学(applied behavior analysis,ABA)模式和发育学模式。尽管这两种方法有明显区别,但也有很大重叠,目前很多综合干预措施越来越多地融合这两种模式的内容。结构化教育与随机化训练是规划、实施 ASD 患儿日常生活和训练的具体组织方式,被中华医学会儿科学分会发育行为学组推荐为 ASD 患儿早期干预的基本框架。

1. 以社会交往作为训练的核心内容

ASD 患儿的核心障碍是社交障碍,因此社会交往的动机和技能是早期干预治疗的核心。

干预中的注意事项包括:①通过主要社交沟通形式进行干预。ASD 患儿常用主要社交沟通形式包括眼神注视、表情互动、动作指示、语言四种主要形式。②强调社交动机。ASD 幼儿社交动机缺乏或不足,因此在日常互动中需要特别注意提高患儿的社交主动性。③以社交活动和社交游戏为主要干预方法。根据 ASD 患儿的个体化特征、兴趣、社交功能发育水平的程度,通过适当的社交活动和社交游戏来促进社交功能的发育。如在初级阶段采用体感游戏、突然出现的声响、意外的停顿等生理性或功能性的社交游戏活动;在中级阶段通过轮流性游戏、分享性游戏、合作性游戏、竞争和对抗性游戏等促进儿童的社交参与互动;在高级阶段则逐步增加象征性游戏、共情等元素,引导儿童体验社交互动中的快乐和痛苦、胜利和失败、得意和沮丧、羡慕和妒忌等社交情感。

2. 以行为疗法为基本手段

行为疗法以行为主义理论为指导,在训练过程中确定目标行为,通过对行为进行分析,如行为的诱因、动机和功能等,对不同行为采用强化、惩罚、消减等技术,改变行为的结果从而影响行为再次发生的概率,最终达到促进良好行为、适应性行为,减少和消除不良行为和非适应行为的目的。

3. 结构化教育与随机化训练为基本框架

患有 ASD 的儿童所需要参与的日常生活活动、社交活动内容与正常儿童无异,结构化教育强调根据患儿的年龄、发育水平设计开展有组织、有书面计划的活动,制订一定的活动程序和规范,包括玩具种类、物件摆放、游戏类型、学习训练内容和活动顺序等,纳入丰富多彩的训练项目和活动。同时,根据患儿的个性化特点,在日常生活活动中善于利用不同场景,随时随地开展干预训练,达到长程高强度干预的目的。

22.3.2　国内外常用具体干预方法

1. ABA 模式

大多数循证的治疗模式均基于 ABA 原则。使用 ABA 模式可通过程序化的方法来强化与沟通和学习相关的技能来改变行为。因此,ABA 疗法针对新技能的发展,如社交参与和/或减少干扰孩子进步的行为,如攻击性。ABA 干预措施包括从高度结构化的成人指导方法,如回合训练或指导、言语行为应用等,到自然环境的干预措施。自然环境的干预措施,可由儿童主导并在游戏活动或日常活动和环境中实施,并根据孩子的技能发展,如对关键反应训练、对等模仿训练等进行调整。

2. 发展关系为重点的干预

这类 ASD 干预方法基于发育理论,其侧重看护者的反应水平与孩子的社会交往能力发育之间的关系。通过与他人的互动,孩子们学会沟通和调节情绪,建立日益复杂的思维和社会互动的基础。因此,旨在促进自闭症儿童的社交功能的发育模式着重建立自闭症儿童与照顾者之间的关系。

常见的以发展关系为重点的干预方法有被称为"DIR 地板时光"的干预方法(developmental,individual difference,relationship-based,DIR)。模式 D(发育)部分构建了该理论的基础,包括帮助孩子发展能力,使他们能够参与、保持镇静和自我调节。模式 I(个体差异)部分描述每个孩子基于生理学的个体特性,在接受、调节、响应及理解诸如声音和触觉的感觉,规划和排序动作及产生想法方面的独特方式。模式 R(基于关系)部分描述与照料者、教育者、治疗师、同伴和其他人的学习关系。该模型核心是孩子的自然情感和兴趣,既可遵循孩子的自然情感兴趣,跟从孩子的领导,又可在越来越高的层面上挑战孩子对社交、情感和智能的掌握程度。

3. 自然发展行为干预(naturalistic developmental behavioral intervention,NDBI)

自然发展行为干预(NDBI)结合 ABA 模式和发展原则的要素,如强调基于发展的学习目标和基础的社会学习技能,在自然环境中自然发生的社会活动的背景下提供干预。

NDBI 方法是早期介入丹佛模式(early start denver model,ESDM),是早期干预 12~36 个月孤独症婴幼儿的全面方法,可延续适用于 48~60 个月幼儿,为孩子们在自然环境下学习做好准备。这种干预方法在儿童日常生活活动中关注每个学习体验的发展机会并提供高频率的学习机会,从而帮助儿童在语言、游戏和学习能力方面取得快速进步。一项 ESDM 多中心研究表明,开始治疗的年龄越早,总治疗时间越长,预后越好。

4. 家长实施的干预或家长管理培训

由经过训练的父母或其他照顾者实施的重点干预是治疗的重要组成。家长管理培训有二,一是家长支持的干预,二是家长实施的干预。家长支持性干预一般是关注知识性,为孩子提供的是间接益处,如照顾过程的配合及心理教育。家长实施干预强调技巧并为孩子提供直接益处,在自然环境中利用如 ABA 等方法,旨在干预 ASD 孩子的核心症状或其他行为和技巧。对照顾者的培训可在家庭、学习、其他社区进行,或电脑远程进行。

5. 教育干预

在限制最少的环境中对 ASD 学生进行教育通常需要个性化的教育计划(individualized education program,IEP),根据家庭、学生和学校团队设定的目标进行计划调整。特殊教育教师根据 IEP 教学计划,提供相关的康复治疗,负责 ASD 儿童必备技能的教育干预,并记录 IEP 及相关特殊教育服务,以便为 ASD 儿童提供适当的教学指导。

除特殊学校或机构干预模式,比较经典的教室环境教学干预模式包括学龄前儿童及家长学习经验和替代计划(learning experiences and alternative programs for preschoolers and their parents,LEAP)及自闭症及相关沟通障碍儿童的治疗和教育(treatment and education of autistic and related communication-handicapped children,TEACCH)模式。

6.其他康复治疗干预

(1)言语-语言治疗:所有 ASD 儿童都应接受言语-语言功能评估,以便据此提供适当的干预措施,而言语治疗是 ASD 儿童需要的最常见的干预治疗。言语-语言治疗师针对 ASD 幼儿常用的治疗策略包括强化声音的重复和单词的使用,如强化发音和交流行为、模仿孩子发出的声音、夸张地模仿和缓慢的节奏。循证医学推荐的治疗方法包括成人用提示促进交流,提示逐渐淡出,强化孩子自己的交流尝试。在自然环境中干预和照顾者的参与可能有助于强化孩子启动沟通以及声音、手势和单词的功能性使用。

少数(有时可高达 30%)ASD 患儿最终不能学会讲话。言语出现延迟可能因一般发育迟缓(智力障碍)或并存的言语障碍(如儿童言语失用)而变得复杂。当孩子们不能自发讲话时,可能需要使用补充性和替代性交流(augmentative and alternative communication,AAC)。AAC 策略包括手语、图片交换沟通系统(the picture exchange communication system,PECS)和语音生成设备。这些设备向孩子提供声音反馈,且触屏平板电脑相对便宜便携。

(2)运动治疗:ASD 儿童可能会出现肌张力低下或发育协调障碍。尽管 ASD 患儿和同龄发育儿童的坐立和行走年龄没有差异,但 ASD 学龄前儿童的精细和粗大运动技能可能会延迟。同时患有多动症的儿童对空间位置的注意问题可能给协调问题带来更复杂的延迟。作业治疗可促进患儿的精细运动和适应能力,包括自我护理、玩具使用和书写。一些 ASD 儿童在正式测试中可能会出现粗大运动障碍,要重点增强力量、协调能力、运动计划能力的康复干预或获得以促进更安全活动或游戏技能的干预对增强粗大运动能力有益。用脚尖行走在 ASD 患儿及早期的其他发育障碍儿童中很常见。虽然病因不详,但可能与感觉异常和持续的习惯相关。常见干预措施包括被动拉伸,使用矫形器和支具。运动能力障碍会影响 ASD 儿童与家人或同伴一起参加休闲活动的能力,除社交能力外还影响体育或互动游戏的参与。运动技能受损会进一步减少社交技能发展和积极学习的机会,并且可能是超重和肥胖的危险因素。

(3)感觉治疗:ASD 患者的感知异常与重复性行为和其他问题行为相关。幼儿表现的感知症状,如挑食、因特定声音捂耳朵,以及对物品进行各方向的视觉检查,可能是家庭在孩子成长过程中发现较早的异常之一。感觉治疗目标应包括在 ASD 学生的综合治疗目标中。通过基于感官的干预措施提供成人指导方法要包括在运动和行为疗法的背景下以及教育环境中。常用的基于感觉治疗的干预措施包括用刷子刷皮肤、通过重力背心进行本体感觉刺激或运动感觉刺激,如使用秋千、专门的座位、治疗球来调节唤醒水平感觉等,但这些方法需要得到更多的研究以确认其有效性。

感觉统合疗法不同于其他感觉治疗之处是要求孩子积极地参与技能培养或脱敏过程。这种类型的治疗需要训练有素的临床工作者,通常是作业治疗师,通过和孩子玩耍和进行感觉活动来强化适应性反应。治疗师以感官方式解释孩子的行为和对照顾者的反应,为他们提供策略,以帮助照顾者适应孩子的感官需求,以减少功能障碍并容忍环境触发因素。感觉统合治疗理论认为感觉输入整合中的功能障碍会导致学习效率低下和问题行为。尽管基于感觉的疗法是照顾者较普遍要求的疗法之一,但其目前循证依据仍然有限,需要得到更多的深入研究。与任何其他干预措施一样,进行感觉治疗干预应确定其具体治疗目标,并监测结果,以便完善孩子的治疗记录。

22.3.3　对常见共患疾病的对症治疗

ASD 儿童常常共患其他疾病和症状,包括系统性健康问题,如癫痫发作、睡眠障碍、胃肠道疾病、进食障碍、肥胖症、紧张症等;也包括心理行为问题,如注意力缺陷多动障碍、焦虑障碍、情绪障碍、强迫症相关障碍、破坏性行为障碍等。这些共患的疾病和症状对患儿的健康和患儿及家庭的生活质量具有重大影响,因此也应由临床医生进行针对性的对症治疗。

22.3.4　预后及其影响因素

随着诊断能力、早期干预、康复训练质量的提高,ASD 儿童预后正逐步改善。部分ASD 儿童认知水平、社会适应能力和社交技巧可达到正常水平,可融入主流学校,达到日常生活活动能力和功能独立。

ASD 预后受多种因素影响,包括:①早诊断、早干预。在发育可塑性最强的时期(一般在 6 岁前)得到早期诊断,对 ASD 患儿进行长期的系统性干预,可最大程度改善患儿预后。对轻度、智力正常或接近正常的 ASD 患儿,早诊断、早干预尤为重要。②早期言语交流能力。早期言语交流能力与 ASD 儿童预后密切相关,5 岁前或在确诊前已有较好言语功能者,预后一般较好。③病情严重程度及智力水平。病情越重,智力越低,预后越差;反之病情越轻,智力越高,预后越好。④有无伴发疾病。伴发脆性 X 染色体综合征、结节性硬化、精神发育迟滞、癫痫等疾病者,预后较差。

充分了解影响患儿预后的因素,早期筛查、早期诊断、早期干预治疗,对改善患儿功能、促进患儿能力发展具有重要的意义。

小结

本章介绍了孤独症谱系障碍的定义、流行病学特征与相关病因,详细描述了孤独症谱系障碍的筛查、诊断方法和诊断标准,讨论了孤独症谱系障碍的干预治疗目标、原则和总体策略;介绍了国内外常用的具体干预方法,言语-语言治疗、运动治疗、感觉治疗等康复治疗干预在孤独症谱系障碍中的应用,以及孤独症谱系障碍的预后和影响因素。

思考题

1. 中华医学会儿科学分会发育行为学组推荐如何进行孤独症谱系障碍的早期筛查?
2. 孤独症谱系障碍的干预治疗策略的两种常见理论模式是什么?
3. 试述言语-语言治疗、运动治疗、感觉治疗等康复治疗干预在孤独症谱系障碍康复中的应用。

(李　海)

参考文献

[1] 刘婷婷,刘箴,王瑾,等.虚拟现实应用于孤独症谱系障碍儿童康复训练的国际研究动向[J].中华物理医学与康复杂志,2020,42(12):1142-1145.

[2] 曾海辉,陈妙婷,肖运华,等.孤独症谱系障碍患儿早期康复治疗的疗效和预后[J].神经病学与神经康复学杂志,2020,16(4):158-164.

[3] 王欢,马壮.基于Halliwick技术的水中运动疗法结合康复护理对孤独症谱系障碍的疗效分析[J].中国康复医学杂志,2020,35(9):1108-1110.

第 23 章　智力障碍康复

学习要点

　　了解智力障碍的概念、分类、主要的病因;对智力障碍的早期表现有一定的认识,了解相关辅助检查(包括甲状腺功能、先天性病毒感染、染色体检测和视听觉检查)有助于早期诊断;掌握有关智力评估工具的适用年龄、范围等;正确认识智力障碍儿童的面容等体表特征;掌握智力障碍的诊断方法及标准,了解不同程度 ID 患者的社会功能水平;了解可进行病因治疗的主要疾病、主要的药物治疗及对症治疗。通过学习掌握早期康复的主要治疗方法及适用范围,了解主要的理疗方法及其适应证。

23.1　概　　述

　　智力障碍(intellectual disability,ID)是个体在发育期内,一般智力明显低于同龄正常水平,同时伴有适应性行为缺陷的一组疾病,也称为精神发育迟缓、智力落后和智力残疾等。2013 年美国精神病学会出版的《精神障碍诊断与统计手册》(第 5 版)(DSM-Ⅴ)将精神发育迟滞(mental retardation,MR)的诊断名称调整为智力障碍(intellectual disability, ID),并将其归类于神经发育障碍,主要包括智力发育障碍(intellectual developmental disorder,IDD)和全面发育迟缓(global developmental delay,GDD)两类。ID 是指个体在发育期智力水平明显低于同龄正常水平,并有社会适应行为的显著缺陷。当 ID 发生在 5 岁以下的婴幼儿及学龄前儿童时称为 GDD。国际上智力障碍的发生率为 1.3%~2.4%,我国 ID 的发生率约为 1.2%,在儿童发育障碍性疾病中占第一位,严重影响儿童的健康成长,给家庭和社会带来沉重的负担。由于儿童处于发育期,轻度或部分中度智力障碍可通过早期康复、教育训练等得到改善。因此,早期识别、早期干预,尤其是通过社会适应能力改善,部分儿童可回归社会。

23.1.1　病因

　　1. 出生前因素

　　(1)宫内感染:主要是风疹病毒、巨细胞病毒、单纯疱疹病毒等多种病毒及弓形体等,梅毒螺旋体及艾滋病感染也是重要感染源。

　　(2)宫内损伤:如宫内缺氧、贫血、创伤等,近年来孕妇药物滥用有增加的趋势。

　　(3)先天性颅脑畸形:包括脑积水、小头畸形、胼胝体发育异常、脑穿通畸形、脑灰质异位症、巨脑回畸形等。

　　(4)染色体畸变或基因变异:根据文献统计,重度 ID 患者中染色体异常约占 25%,X 连锁智力障碍占 10%~12%,新生突变占 16%~39%,常染色体隐性智力障碍占 10%~

20%,余下的为多基因病/表观遗传异常。先天遗传性代谢病有苯丙酮尿症、半乳糖血症、甲状腺功能低下、妊娠糖尿病、出生后低血糖等。

2. 出生时或围产期疾病

(1)感染:产道分娩污染、护理卫生不恰当或饮食卫生问题均可造成新生儿呼吸道、消化道、脐部感染。

(2)脑损伤和缺氧:如产伤、颅脑外伤、围产期或生后缺血缺氧、高胆红素血症、颅内出血等。

(3)围产期其他因素:包括早产儿、低出生体重儿、胎儿宫内生长发育迟缓、母亲营养疾病,孕妇严重失血、贫血、妊娠高血压疾病等。

3. 出生后疾病及环境因素

(1)营养及代谢异常:生后营养不足特别是蛋白质、铁、锌等物质缺乏将会使婴儿的脑细胞数目减少或功能低下。

(2)创伤及意外:如脑外伤、溺水、麻醉意外、癫痫持续发作、严重的先天性心脏病可导致脑缺氧。

(3)伴发精神病:如婴儿孤独症、儿童期精神分裂症。

(4)铅中毒、酒精中毒以及长期服用过量的精神类药物等。

(5)社会心理因素:此类患儿没有可见的脑器质性病变,主要由视听触觉剥夺、持续不良刺激(如长时间玩手机游戏)等因素造成,严重缺乏早期合适的刺激和教育。

(6)特殊感官缺陷:包括聋、哑、盲等特殊感官缺陷。

(7)病因不明:经过详细检查仍找不到任何病因线索。

23.1.2　临床表现

智力障碍的早期表现为对周围事物反应差,情绪不随外界刺激而改变。患儿不喜欢与人交往,缺乏情感依恋。语言明显落后于同龄儿,对声音没有什么反应,目光呆滞,但是视觉和听觉无异常;运动障碍往往落后于发育里程碑,动作笨拙,协调性差。患儿注视手和玩手的动作在半岁时仍持续存在。患儿不会笑或3~4个月才有笑的表情,常有痴笑、张口、伸舌、流涎,或有无意识的表情、尖叫、哭闹。患儿明显记忆力差,容易遗忘,学习困难,学习成绩差。其他表现有喂养困难、咀嚼晚、进食慢或呕吐、睡眠过多、不易唤醒。

1. 体格检查

全面体检发现患儿可能存在发育及营养状况异常,身体散发特殊气味。头颅大小形状及头发颜色异常,表情及面容较为奇特,腭裂,皮肤色素脱失,有特殊皮纹(如通贯掌)、四肢短小,身体肥胖,肝脾大,眼球凸出,眼球结膜毛细血管扩张,有白内障、隐睾/大睾丸,腰骶部有特殊色素沉着或丛状毛发等。

2. 实验室及辅助检查

(1)实验室检查:包括血常规、尿便常规、脑脊液生化检查、血/尿串联质谱、微量元素、血气分析、肝肾功能等;病毒学检查有巨细胞病毒检查、风疹病毒检查及单纯疱疹病毒检查,此外还有原虫(如弓形体)及抗体检查等;染色体及基因分析,垂体、甲状腺、性腺、肾上腺功能测定。根据诊断需要选择有关项目。

(2)辅助检查:目前有头颅磁共振检查及功能磁共振检查、脑血流图及脑血管造影检查,以及电生理检查,如脑电图、诱发电位、视力/听力测定等。

23.2　康复评定与诊断

1.智力筛查

在大范围或大规模检测或初次就诊时一般使用筛查方式进行,其测试内容大多是从各种经典的智力测验方法中选出,测验时间在 15 分钟以内,可初步筛查出可疑病例。目前国内常用的智力筛查方法有以下几种。

(1)丹佛智力发育筛查法(Denver developmental screening test,DDST):适用于新生儿至 6 岁儿童,我国 20 世纪 80 年代初开始应用此法,将 DDST 进行中文版标准化检验,并绘制小儿智力发育筛查量表(DDST - R)。

(2)绘人测验:根据画出的人形进行评分,判断智力发育水平;适用于 5～12 岁儿童智力筛查。

(3)年龄和阶段问卷(the ages and stages questionnaire,ASQ):应用较为广泛,其敏感性和特异性较高。ASQ 问卷适用年龄范围是 4～60 个月。每个年龄的问卷分别由 3个部分组成:第一部分是一组简短的人口统计学条目;第二部分是 30 个关于儿童发育评估的 5 个方面的问题,包括沟通交流、粗大运动等;第三部分是父母关注的 7 个开放式问题。完成测试大约需 10～15 分钟,评分需 1～5 分钟。其次是父母评估发育状态(parents' evaluation of developmental status,PEDS),由 2 个开放式问题和 8 个封闭式问题(回答是/否)组成,适合新生儿至 8 岁儿童筛查发育延迟和行为问题,完成仅需 2～5分钟。

2.智力诊断法

智力诊断法在临床能更加准确地反映发育水平的变化,用于指导临床诊断和脑功能评估,比较烦琐,用时比较长,由经过心理学测验培训的专业人员进行。目前常用的标准化智力测验有婴幼儿发育检查量表(Gesell developmental schedules),适用于 0～3 岁儿童;韦氏幼儿智力量表(CWYCSI),适用于 4～6 岁半儿童;韦氏儿童智力量表(WISC - CR),适用于 6～16 岁儿童。

3.适应行为评定法

适应行为(adaptive behavior)是个体在其生活环境中满足各种自然要求和社会要求的行为。临床根据年龄选用婴幼儿-初中学生社会生活能力量表,该表适用于 6 个月至15 岁的婴幼儿和少儿,是诊断 MR 及分级的常用测验工具。

4.诊断

根据病史、临床表现以及大脑功能等检查评估做出诊断,可参照 2013 年美国精神病学会 DSM - V 有关智力障碍的诊断标准。

(1)智力功能缺陷,如推理、抽象思维、判断、计划、解决问题、学习及从过往经验中学习的能力异常,必须经过临床评估以及个体化有针对性选择的标准化智力测验来判定。

(2)适应功能的缺陷导致不能满足有关个人独立和社会责任的发展和社会文化标准。在缺乏持续支持的情况下,适应缺陷会限制在多种环境,如家庭、学校、团体中一种或多种日常生活中的活动功能,如交流、社会参与、独立生活等。

(3)智力与适应缺陷起病于发育期。

DSM-V智力障碍适应能力损害分级主要根据被测对象在概念领域、社交领域、应用领域三方面能力分为轻度、中度、重度和极重度。

表23-1　智力障碍分级标准

分级	WISC(IQ)	适应行为
边缘状态	70~85	—
轻度	50~69	轻度
中度	35~49	中度
重度	20~34	重度
极重度	≤20	极重度

不同分级的ID患者社会功能差别较大,在功能干预的策略上要采取不同康复训练及教育方法。

轻度ID幼儿早年发育较正常儿略迟缓,且不像正常儿那样活泼,对周围事物缺乏兴趣,做事或循规蹈矩,或动作粗暴,言语发育略迟,抽象性词汇掌握少,分析能力差,认识问题肤浅,学习成绩较一般儿童差,能背诵课文但不能正确运用,完成算术应用题困难,通过特殊教育可获得实践技巧和实用的阅读及识别指示牌的能力,长大后可做一般性家务劳动和简单的具体工作,遇事缺乏主见,依赖性强,不善于应付外界的变化,易受他人的影响和支配,能在指导下适应社会。

中度ID患儿的整个发育较正常儿迟缓,语言功能发育不全,吐词不清,词汇缺乏,只能进行简单的具体思维,不易建立抽象概念,对周围环境辨别能力差,只能认识事物的表面和片段,在阅读和计算方面不能取得进步,经过长期教育和训练,可学会简单的人际交往、基本的卫生习惯、安全习惯和简单的手工技巧。

重度ID患儿在早年各方面发育迟缓,发音含糊,言语极少,自我表达能力极差,抽象概念缺乏,理解能力低下,情感幼稚,动作十分笨拙,有一定的防卫能力,能躲避十分明显的危险,经过系统的习惯训练,可养成简单的生活和卫生习惯,但生活需要他人照顾,长大以后,可在监督之下做些固定和十分简单的体力劳动。

极重度ID患儿对周围一切不理解,缺乏语言功能,最多会喊"爸""妈"等,但并不能真正辨认爸妈,常为无意识的嚎叫,缺乏自我保护的本能,不知躲避明显的危险,情感反应原始,感觉和知觉明显低下,运动功能存在显著障碍,手脚不灵活或终生不能行走,常有多种残疾和癫痫反复发作,个人生活不能自理,多数早年夭折。

23.3　康复治疗

23.3.1　病因治疗

对于临床明确病因者,如慢性疾病、中毒、长期营养不良、听力及视力障碍,要尽可能去除病因,使其智力部分或完全恢复。积极处理先天性甲状腺功能低下、苯丙酮尿症、半乳糖血症、同型胱氨酸尿症、枫糖尿症、组氨酸血症等代谢异常等原发疾病。对于由于社会心理文化原因造成 ID 的儿童,要改变环境条件,让其生活在友好和睦的家庭中,加强教养,使其智力取得进步。

23.3.2　药物及饮食治疗

1.改善脑细胞代谢

临床主要使用多种维生素、辅酶 Q10、ATP、甲状腺素片、吡拉西坦片、奥拉西坦片等。

2.促神经再生、改善脑血流

临床常用的有胞磷胆碱、单唾液酸四己糖、鼠神经生长因子、丹参片等。

3.控制合并症

控制合并症包括控制癫痫、注意缺陷与多动障碍、易激惹、心境障碍和躁狂等精神行为异常表现。

控制癫痫可选用卡马西平、拉莫三嗪和丙戊酸等。左乙拉西坦是近十年临床推荐用于治疗儿童癫痫的药物。在改善多动症、焦虑症、攻击性、躁狂症、自伤等行为异常方面,可由专科医生选用哌甲酯(利他林)或右旋安非他命、可乐定、胍法辛、利培酮片/口服液、阿哌唑、珠氯噻醇,以及硫利达嗪等。

23.3.3　康复治疗方法

1.早期干预与康复训练

早期干预与康复训练包括早教训练、引导式教育、感觉统合训练、言语语言训练、作业治疗、认知行为训练、行为改变技术、音乐治疗、日常生活能力训练动物辅助疗法、游戏训练、口肌训练、家庭训练、儿童环境刺激等。

(1)早期干预是一种有组织、有目的、有丰富环境的教育和训练,以便改善认知、行为、学习和自我适应功能。儿童智力低下的早期干预内容较丰富,一般包括社会心理支持、父母教育、针对婴儿的干预性训练措施等。针对父母的教育主要是教育或强化父母的技能,或教父母如何照顾婴儿,比如袋鼠式护理、新生儿个性发展和评估项目等。如采用心理表象训练程序(mental image train program,MITP)或高俊英《儿童智能发展社区干预手册》,针对不同年龄婴幼儿进行全面的视觉、嗅觉、触觉、运动和人际交往等干预性训练等。

(2)引导式教育是根据评估的结果,综合评价患者的姿势、运动能力、神经反射、肌力及心理发展水平,制订个性化教育训练方案。针对患者的生理、发育规律及心理特征,在引导式教育中,融入认知训练、语言训练,以及适应性、社交、运动等训练内容,全方位干预患儿。

(3)感觉统合训练的目标是促进 ID 儿童各种感觉能力的发展,提高感觉间以及感觉与动作之间的协调性和统合能力,提高信息从获取、加工到输出的连续性和协调性,培养儿童的注意力,积累积极的心理体验,确保儿童较好地参加学习和活动。训练的主要内容是通过触觉、前庭觉、本体觉、视觉空间、听觉感知等基础训练,调整运动功能的平衡、肌力、方向、韵律、协调、松懈、速度、变化等,进而达到身体机能的提升。在八大运动功能调整的基础上,增加球类运动、手眼协调训练,双侧协调训练,大脑整合、运动企划训练,提升视知觉的训练,如视觉辨识、视觉记忆、视觉顺序、视觉广度及手部肌力训练等项目,达到学习能力及专注力的提升。把前两阶段空间训练所建立的能力转化成平面能力,通过结构化教学,提升注意力、记忆力、学习能力、人际交往、互动合作、个人目标、社会自理、语言发展(含听觉辨识、听觉记忆广度、语言广度、听觉顺序),家庭配合实施状况检视等,全面提升儿童竞争力。

(4)言语语言训练是对患儿进行辅导,与患儿进行互动游戏;持续地与患儿进行语言交流;加强患儿的注意力;训练语言符号及其与日常生活具体事物的对应关系;通过患儿的构音训练等提高语言交流能力。

(5)早期作业治疗可有效地提高全面性发育迟缓患儿的智力各能区的发育水平,越早干预效果越好。作业疗法的基础训练包括手眼协调训练、手的抓握训练、手部的操作训练,在 3 岁前进行训练可明显改善 ID 患儿智力水平。

(6)进行针对性认知行为训练方法包括:①认知技术,以 ABC 理论帮助患儿及其家属对自动思维存在及影响有所认识,列举其歪曲认识,矫正错误认知,帮助其提高认知水平;②行为技术,即通过日常活动安排患儿完成一些活动,并将活动难度及要求随其能力、心情的改善而适当进行提高;③感知与认知训练,可隔日 1 次,每次 30 分钟。运动训练每日 1 次,每次 40 分钟。家长训练每日 2 次,每次 30 分钟。待家长熟练掌握具体训练方法后可在家庭实施。

(7)行为改变技术(behavior change techniques,BCTS)又称行为矫正或行为治疗,是指通过脑 AT 技术测试后,再通过生涯规划技术、潜能教育技术规划的行为分析,有针对性开展和实施某些程序和方法,制作专项训练计划,帮助对象改变其行为,对不良行为进行治疗和行为矫正,以达到改进其生活某些方面的目标,包括行为强化、行为消失、惩罚、刺激控制和反应性条件反射等。对智力发育障碍儿童能力低下的促进、各种行为异常的纠正有一定作用。

(8)音乐治疗,如奥尔夫音乐行为治疗方法,每学期实施音乐治疗 3 个月,每天 1 学时,每周 4 学时,在音乐治疗中把提高注意力作为发展各种心理能力的切入点,以编演一些适合儿童的音乐表演和短小的音乐剧为主要内容和形式,集体与个别治疗相结合,促使智力落后儿童的注意力得到增进。

(9)日常生活能力训练以适应社会生活的自理能力的培养为首要任务。如利用在校午餐、午睡机会,在老师指导下刷碗、叠被、打扫卫生,帮厨师摘菜、洗菜、做凉菜。高年级学生以编织、手工制作工艺品课为主,培养 MR 儿童集体上街购物,参加运动会、体操、文艺表演等活动,从中培养和加强他们生活自理、经济活动、劳动技能、社会责任等能力的全面发展。

2. 物理因子治疗

(1)经颅磁刺激疗法是一种无痛、无创的治疗技术。治疗通过改变刺激频率而分别达到兴奋或抑制局部大脑皮质功能的目的,通过双向调节大脑兴奋与抑制功能之间的平衡达到治疗目的。对不同患儿的大脑功能状况,采用不同强度、频率、刺激部位、线圈方向,以取得更好的治疗效果。

(2)脑循环治疗仪,是通过特制的治疗发生体,输出特定的负极性交变磁场,无创伤导入电流至小脑顶核,作用于脑细胞和脑血管,改善脑部血液循环,激发神经细胞自身保护机制,全面修复受损脑神经细胞,促进脑发育,改善痉挛降低肌张力。

3. 高压氧疗法

高压氧疗法在智力低下、脑性瘫痪的治疗作用有待进一步研究。Kim 等认为高压氧疗法对智力和发育异常儿童的认知执行功能有一定改善,可提升简单的视觉匹配任务性能,短期提升工作记忆能力。国内较多文献报道高压氧疗法在新生儿缺血缺氧性脑病和高胆红素血症应用有效。

4. 针灸治疗

头针选取四神聪、百会、风池、运动区、平衡区、语言区、颞三针、额三针,并留针 30 分钟。体针选取内关、外关、合谷、足三里、环跳、承扶、委中、承山点刺,疗程为 3 个月。不同文献在选穴上都略有不同,以头针为主配合耳穴。对合并癫痫及痉挛性脑瘫患儿使用针灸要慎重。

23.3.4　手术治疗

ID 伴发行为障碍发生率较高,表现为狂躁、冲动、自伤、强迫等,可按照精神疾病的治疗方案进行保守治疗,如效果不理想可选择手术治疗。

手术适应证要求符合国际疾病分类、《精神障碍诊断与统计手册》(第 5 版)或我国精神疾病分类方案和诊断标准;经过系统正规的精神科住院治疗无效,一般病程在 3 年以上;疾病严重,给患者本人、家庭和社会带来危害;年龄 18～70 岁;家属及患者能接受手术的各种风险,并接受后续治疗和长期随访。

手术禁忌证为症状性精神病和器质性精神病,伴有严重躯体疾病或精神衰退,年龄大于 70 岁或小于 18 岁。

手术选择的靶点按脑功能区定位,如毁损内囊前肢主要对强迫症、焦虑症和恐怖症效果理想,杏仁核毁损对躁狂症、冲动、攻击、毁物等爆发性情绪有较好疗效,内侧隔区毁损主要治疗攻击破坏行为和交感性紧张、激惹等。

23.3.5　神经干细胞治疗

神经干细胞治疗是将神经干细胞移植到宿主体内,使神经干细胞向神经系统病变部位趋行、聚集,并存活、增殖、分化为神经元和/或胶质细胞,从而促进宿主缺失功能的部分恢复的一种技术。近年来,神经干细胞研究成为治疗神经退行性疾病和中枢神经系统损伤的热点。目前动物实验及临床转化研究所使用的干细胞移植途径包括局部注射移植（立体定向脑内注射移植、脊髓局部注射移植）、经脑脊液注射移植（腰椎穿刺蛛网膜下腔注射、枕大池穿刺移植、脑室穿刺注射）、经血液循环注射移植。干细胞治疗的临床应用还有很多需要解决的问题和争议，需要进一步的循证医学研究。

23.3.6　基因治疗

有研究发现代谢性谷氨酸受体（mGluR）功能过度激活参与脆性 X 综合征的发病过程，应用代谢性谷氨酸受体拮抗剂可能改善 FXS 的认知障碍。该理论在临床治疗中已获得初步验证，据此研发出治疗 FXS 的首个药物 AFQ056。该药物可阻止脑细胞中 mGluR5 的活性，试验数据表明经过 AFQ056 治疗的 7 名患者，20 天后 *FMR1* 基因启动子完全甲基化，*FMR1* 基因转录完全被阻断，患者的行为明显改善。因此抑制 mGluR 可能是未来改善 FXS 认知障碍的重要途径。

天使综合征是智力低下的病因，染色体 15q11～q13 区段的 *UBE3A* 基因异常是该病发生的主要因素，有研究发现饮食疗法可起到一定作用。常用药物（如类固醇再摄取抑制剂氟西汀）可帮助修复已损毁的糖皮质激素传导信号，同时上调神经元间的正性清蛋白，能改善 AS 患儿的孤独及内向行为。Daily 等认为可帮助恢复海马区 E6AP 表达进行治疗，该研究将携带 *UBE3A* 基因的腺相关病毒载体 AAV9 注入 AS 小鼠模型的海马区部位，观察发现经过治疗的小鼠，在学习能力方面得到明显改善。

小结

本章简要介绍了智力障碍的定义、分类、主要的病因、诊断标准及相关检查方法，着重介绍了该综合征的康复治疗原则、主要疾病的病因治疗、智力障碍相关合并症的药物治疗，以及早期干预、认知训练、感觉综合训练、音乐治疗、电生理治疗等康复治疗；综述并展望了智力障碍康复的前沿发展。

思考题

1. 智力障碍的评估方法主要有哪些？
2. 请列出可以预防发生智力障碍的疾病。
3. 哪些新的方法对智力障碍的康复有应用前景？

（常燕群）

参考文献

[1]　李欢,黄文桥,龙艳林,等.我国智力障碍儿童语言康复方法的系统评价[J].中国听力语言康复科学杂志,2019,17(3):183-187.

[2]　李强.认知功能障碍训练配合综合康复治疗对脑瘫伴智力障碍患儿智力发育水平、运动功能的影响[J].中外医学研究,2021,19(8):167-169.

[3]　李恩耀,腾军放,赵鹏举,等.头部水针疗法联合常规康复改善小儿脑性瘫痪智力障碍的临床研究[J].中国康复医学杂志,2019,34(2):165-171.

第 24 章　低视力康复

学习要点

掌握低视力的定义;了解儿童低视力的特点,儿童眼球在解剖及功能上的发育特点,儿童触觉、嗅觉、味觉等其他感觉的发育特点;掌握儿童视觉训练的方法,以及利用儿童的其他感觉训练来辅助视觉训练的方法;掌握儿童独立生活能力训练、运动发育训练及智力发育的培养,使低视力儿童能尽早融入社会。

24.1　概　述

24.1.1　视力残疾的定义及低视力的标准

视力残疾是指由各种原因导致的视力低下并且不能矫正或视野缩小,以致影响其日常生活和社会参与。1987 年及 2006 年,我国残疾人抽样调查视力残疾标准见表 24-1,表中可见低视力的标准。

表 24-1　我国视力残疾标准

类别	级别	双眼中好眼的最佳矫正视力
盲	一级盲	＜0.02 至无光感,或视野半径＜5°
	二级盲	≥0.02 至＜0.05,或视野半径＜10°
低视力	一级低视力	≥0.05 至 0.1
	二级低视力	≥0.1 至≤0.3

注:(1)盲或低视力均指双眼,若双眼视力不同,则以视力较好的一眼为准。如仅有单眼为盲或低视力,而另一眼的视力达到或优于 0.3,则不属于视力残疾。

(2)最佳矫正视力是指以适当镜片矫正所能达到的最好视力。

(3)视野半径＜10°,无论其视力如何,均属于盲。

24.1.2　世界卫生组织(WHO)制定的视力损害分类标准

2003 年 9 月在日内瓦 WHO 总部召开的"制定视力丧失和视功能特征标准"专家咨询会议制定了视觉损害分类标准(表 24-2)。

表 24 - 2 WHO 视觉损害分类标准

分类	日常生活视力	
	视力低于	视力等于或优于
轻度视力损害	—	6/18,3/10(0.3),20/70
中度视力损害(1)	6/19,3.2/10(0.3),20/63	6/60,1/10(0.1),20/400
重度视力损害(2)	6/60,1/10(0.1),20/400	3/60,1/20(0.05),20/400
盲(3)	3/60,1/20(0.05),20/400	1/60,1/50(0.02),5/300(20/1200)
盲(4)	1/60,1/50(0.02),5/300(20/1200)	光感
盲(5)	无光感	—
盲(6)	未确定	—

日常生活视力(presenting visual acuity,PVA)是指一个人在正常屈光状态下所测的视力,若受检者未佩戴远用矫正眼镜,则查裸眼视力;若受检者佩戴远用矫正眼镜,并经常佩戴,则查戴镜后视力;若受检者佩戴远用矫正眼镜,但未经常佩戴,则查裸眼视力。此为日常生活视力。

24.1.3 低视力患病率及流行病学

低视力患病率近年来有所上升,对社会及就业造成很大影响并引起重视(表 24 - 3)。

表 24 - 3 1987 年与 2006 年视力损害患病率及人数推算数据(含多重残疾)

年度	盲率	低视力患病率	视残率	盲人数/万	低视力人数/万	视力残疾人数/万
1987	0.43%	0.58%	1.01%	461	622	1083
2007	0.44%	0.85%	1.29%	579	1117	1696

24.1.4 儿童低视力患病率及病因

根据我国 2006 年第二次残疾人流行病学调查,0~14 岁儿童视残率为 0.020%,低视力患病率为 0.013%,视残儿童约为 26.3 万。病因依次为遗传、先天异常、发育障碍(40.23%),弱视(20.52%),屈光不正(10.18%),白内障(6.30%),视神经病变(4.20%),视网膜葡萄膜病变(3.88%),眼外伤(2.58%),其他(2.58%),青光眼(2.26%),中毒(0.32%),原因不明(2.74%)等。

24.1.5 儿童低视力的特点

儿童发育过程仅有短暂或无视觉经验,缺乏建立视觉记忆的基础,年幼儿童往往意识不到自己有视觉缺陷会影响其正常身心发育。治疗原发病后,儿童仍需进行较长时间的康复训练,较成人更善于利用残余视力。患儿常伴其他生理缺陷,故康复需进行综合训练,且更复杂、花费更高。

24.2　儿童低视力的检查及评估

24.2.1　病史采集

了解眼病史和治疗过程,全身疾病史、家族史、遗传史。

24.2.2　康复评估

临床要对视觉需求、生活需求、助视器使用经验等进行评测。

视功能检查及评估,包括进行远视力、近视力、眼球运动、屈光度、视野(有异常且能配合的儿童进行此项检查)、对比敏感度、色觉检查并评估。

目前我国正在建立对新生儿进行眼科检查的制度。大部分儿童如有眼部异常,常常在出生以后 4～5 个月才由家长发现。儿童出生后应进行包括眼部的全身系统检查,以期早期发现疾病,做出正确的诊断及早期进行治疗或康复。

这项检查应分阶段进行,可分别在儿童出生时、6 个月、1 岁、2 岁、3 岁及 4.5 岁进行。人的眼球及其功能在出生时发育尚不够完善,直到 4.5 岁时,眼球在解剖及功能上已有较完善的发育,与成人基本相同。所以在此阶段应定期检查,早发现早防治,预后较好。

24.3　儿童低视力的康复治疗

24.3.1　视觉训练

临床在进行视觉功能康复时,首先应认识到:①视觉的发育不能自然产生;②所测视力的结果不能作为判断视功能高低的唯一依据;③可靠训练得到视觉效率的提高。

儿童视觉的发育要靠"看",看得越多,尤其是看近处的事物,视网膜接收到的信息也越多。这些信息传到大脑,再由大脑进行翻译、分析、组织,最后就会形成各种视觉记忆。正常儿童视觉发育主要靠自己看,即这种看的训练主要靠儿童自己。但严重视觉损害儿童的这种训练不能靠自己,而应依赖别人教他们如何去使用他们的残余视力,并认识及理解他们所能看到的一切。

人类的感觉包括视觉、触觉、听觉、味觉及嗅觉等。在这些感觉中,最重要的是视觉,因为大约九成以上的外界信息是靠视觉获得的。无论从接收信息的数量上还是从质量上,视觉都远较其他感觉重要。所以正常视觉是人们认识客观世界的物质基础,是人们独立活动及适应周围环境的必要条件。视觉丧失意味着人们从外界所获得的绝大部分信息将可能丧失。视觉又常常是其他所有感觉的"介体"。所以,尽量利用儿童的残余视力极为重要。

目前研究低视力的专家普遍认为,低视力患儿应尽量使用其残余视力,且认为这样做有益无害。如从感官接收训练来看，儿童用眼越多，其视觉功能发育得越好，视觉效率会越高。视觉不仅与眼球组织结构及功能有关，且与全身其他感官亦有关，即当眼球接受信息，信息由视神经进入大脑后，其他感官接收到的信息也进入，最后经综合分析，才能做出正确的判断与认识。

视觉技能包括固定、注视、追踪以及调节辐辏等。上述各种视觉技能在正常视力的儿童，可从日常生活中获得。但对于视力严重损害儿童，其视觉技能的发育就会受到阻碍，受阻碍的程度与眼病发生时间及视力损害程度有关。因此。对于这种儿童，视觉技能的训练是十分重要的，应设法使其接受更多的视觉刺激，提高并完善上述视觉技能。即使外界的视觉信息是模糊、变形或不完整的，大脑也可把这些视觉信息与听觉及其他感觉传来的信息进行综合，对视觉产生补充与加强的作用，进而促进识别能力的发育与提高。

随后，可进行画图及其他视觉训练，让患儿认识并能区别所看到的目标彼此间的差别（图24-1、图24-2）。在此期间，患儿应开始学习"视觉分类"。

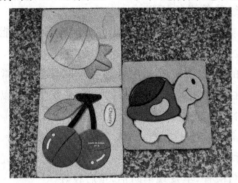 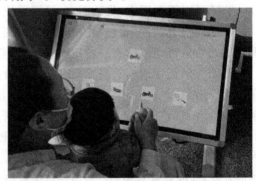

图24-1　眼-手协调训练拼图　　　　　图24-2　电子类视觉训练仪器

再进一步的是较高级的视觉训练，包括视觉记忆、视觉终止、视觉联合及视觉组织的训练。使患儿看到目标形成视觉印象后，练习进行视觉记忆，通过视觉记忆及组织使之变成一个完整、清楚的目标。当然这种训练也应遵循由简到繁的原则。

严重视力损害儿童在进入学校学习以前，必须着重进行上述训练，因为这种训练也是阅读课本的准备阶段。有人认为，严重视力损害的儿童不能阅读，因他们看不清书本上的字，这种看法不一定正确，因为在许多情况下他们能看到字，只是由于视觉分辨能力没有得到发育、视觉技能不完善，从而影响阅读能力。

应强调指出，高效率视觉功能的获得，不仅要靠视觉训练，还必须与其他感觉训练相结合，只有充分发挥其他感觉的潜力，视觉功能才能得到更为充分有效的利用。

24.3.2　其他感觉训练

低视力患儿更需要依靠视觉以外的其他感觉来获得外界信息，需要比正常人更多地使用这些感觉，以补偿视觉不足。

其他感觉的调动要依靠训练，这些训练开始得越早收效越大。在三四岁前训练则效果更好，反之训练困难且效果较差。研究显示，各种训练并不能改变或增加这些感觉能力，但这些感觉被更有效地利用。例如通过训练听力并无改变，从听力图上并未发现受训练儿童听力阈值改变，但患儿能更有效地利用其听力。未受过训练的患儿与受过训练的患儿听力一样,但前者听到各种声音,并不知其含义,而后者却能分辨各种不同声音,并知其意义。

1.听觉训练

首先应学习听周围环境的声音。此期可出现耳-手协调动作。

进一步的学习是辨别声音,包括室内及室外的各种声响器具所发出的声音(图24-3、图24-4、图24-5)。此时儿童可用声音代替视觉学习走路。很明显,在视力残疾儿童活动或玩耍时,用语言进行指导,比对正常视觉儿童更为重要。

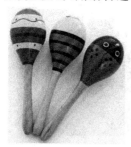
图24-3 沙锤

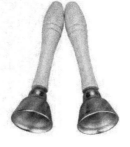
图24-4 碰钟

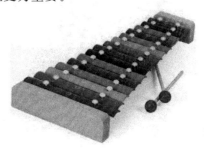
图24-5 木琴

2.触觉或触-运动知觉训练

触觉或触-运动知觉常归类于"皮肤"知觉,要对其足够重视。人们在与周围环境或物体接触时需要有效的触-运动知觉,可接受机械、热、电及化学性刺激。手及身体其他部位能从推、拉、抓、摩擦及举起等动作获得外界信息。一旦患儿能辨认并能讲出日常生活中较简单物体的名称,则可进行下一步触-运动知觉的训练。

在此期间应进行物体分类训练,主要是根据物体的特征分类(图24-6、图24-7)。进一步应学习物体的大小、长度、重量等概念。

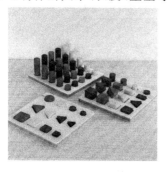
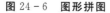
图24-6 图形拼图

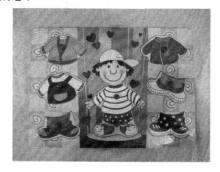
图24-7 穿衣拼图

上述触-运动知觉训练适合于视力严重损害的儿童。通过触-运动知觉训练,患儿能看到的物体有更清楚、更全面的形象,最大限度促进触觉的发育,使人体所有的感觉互相联合,使患儿得到更为稳定的概念。一般认为除视觉外,触觉是非常重要的感觉。事实证明,视觉及听觉常会出问题,而相对的触觉不易发生损害,这种感觉比较"保险"些。触觉也有其限制,远处、太大、太小的目标或物体均不能依靠触觉。

3.嗅觉及味觉训练

嗅觉及味觉对周围环境中的化学刺激更易发生反应。嗅觉或味觉可能无法提供独立的信息,但与其他感官得到的信息综合起来,可获得完整的信息。

4.自我照顾或独立生活能力训练

尽早培养及提高患儿自我照顾能力,尽量减低因视觉损害所造成对身体及智力发育等的不利影响,为将来独立生活、学习和工作打下良好的基础。如患儿不能通过视觉进行模仿,则需要花更多的精力和耐心进行训练(图 24-8、图 24-9)。

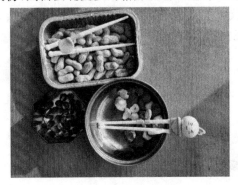 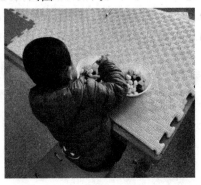

图 24-8　夹物教具　　　　　　　　图 24-9　夹物训练

5.运动发育方面的训练

正常儿童大概出生后 3 个月在俯卧位时,可用臂撑住身体"抬头"观察周围情况,这是最早出现的身体平衡控制。但低视力患儿要靠其他感觉,如听觉(带响声的玩具、语言等)、嗅觉(如有香味的食品)等吸引其学爬、抬头、走路等。患儿在会走后,要教他们练习各种跳跃运动及上、下台阶(图 24-10~图 24-12),要练走不同的路面,如柏油路、水泥路、土路以及雨地、雪地、沙地等。

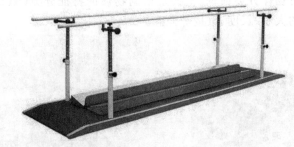

图 24-10　儿童平衡杠

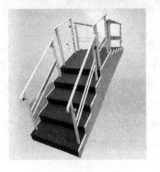 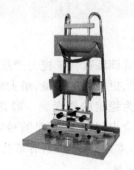

图 24-11　训练用阶梯　　　　　　图 24-12　儿童站立架

6.智力发育的培养

一般在儿童生长发育过程中,智力亦随之发育提高。但严重视力损害儿童对许多事物缺乏基本概念,必须通过训练才能获得。这些需要训练的基本概念包括身体方面、运动觉方面、感觉、本体感受、面部表情、姿态、环境、物体、时间、空间、动作、数量等。

这些列出的概念是其中重要的部分,而不是全部,应与日常生活结合予以训练(图 24 - 13~图 24 - 15)。总之,患儿需要经过不断地学习、训练、巩固,方能建立这些基本概念。

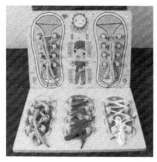

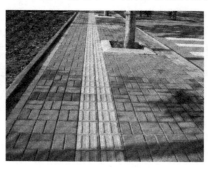
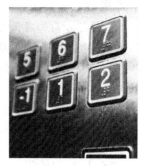

图 24 - 13　系鞋带　　　　　　图 24 - 14　盲道　　　　　　图 24 - 15　盲文电梯

小结

本章介绍了低视力的定义和流行病学,以及患病率及病因特点;重点讲述了儿童低视力的检查和评估;详细介绍了低视力儿童的康复训练方法和各种应对措施。

思考题

1. 如何尽早发现低视力患儿?

2. 康复训练的"终点"是什么? 简述阶段性训练目标及终极目标的制订及疗程。

3. 儿童的好奇心和模仿能力很强,这种模仿通常是以哪种感觉为基础,又是如何转化的? 在训练中如何加以利用?

(石秀娥)

参考文献

[1] 林良烽,汪勇芬,于杨,等.基于"国际功能、残疾和健康分类"理念的联合康复训练对低视力儿童发育行为的影响[J]. 中国当代医药,2022,29(11):77 - 80.

[2] 付金京,赵云鹤,朱嘉丽,等.6~14 岁低视力儿童行屈光矫正与助视器佩戴的视力康复情况研究[J]. 实用临床医药杂志,2019,23(13):75 - 77.

[3] 赵永旺,秦裕辉,杨晓斌,等.居家培训在学龄期低视力儿童视觉康复中的应用[J].湖南中医药大学学报,2018,38(10):1184 - 1190.

第25章 冠心病康复

学习要点

了解冠心病的定义与流行病学,熟悉冠心病的危险因素,了解冠心病的循证用药;通过学习急性心肌梗死的康复治疗,掌握冠心病的康复评定、康复治疗原则和分期康复治疗;重点掌握冠心病患者运动康复的危险分层、介入时机和运动处方制订。

25.1 概　述

25.1.1　定义

冠状动脉性心脏病(coronary heart disease,CHD),简称冠心病,是由冠状动脉功能性或器质性病变引起的冠脉血流和心肌需求之间不平衡而导致的心肌损害。其中最常见的原因是冠状动脉粥样硬化引起的血管狭窄或阻塞,其他原因包括冠状动脉痉挛、冠状动脉夹层、炎症、栓塞等。世界卫生组织将冠心病分为五大类:无症状性心肌缺血(隐匿性冠心病)、心绞痛、心肌梗死、缺血性心力衰竭(缺血性心脏病)和猝死五种临床类型。

25.1.2　流行病学

我国冠心病防治工作已取得初步成效,但仍面临严峻挑战。患心血管病人数约 2.9 亿,其中患冠心病者 1100 万。根据《中国卫生和计划生育统计年鉴(2017)》,2016 年我国城市和农村居民冠心病死亡率继续保持 2012 年以来的上升趋势,农村地区冠心病死亡率上升趋势明显,男性冠心病死亡率高于女性。2002—2016 年急性心肌梗死(acute myocardial infarction,AMI)患者死亡率总体仍呈上升态势,2016 年 AMI 患者死亡率在城市为 58.69/10 万,在农村为 74.72/10 万。因此,冠心病造成的医疗负担很重,对家庭和社会也会造成严重的影响。

25.1.3　危险因素

冠心病的危险因素包括可改变的危险因素和不可改变的危险因素,干预危险因素有利于冠心病的防治与康复。

可改变的危险因素包括:高血压、血糖异常(糖尿病、糖耐量异常、胰岛素抵抗、高胰岛素)、血脂异常(总胆固醇、甘油三酯、低密度脂蛋白-胆固醇水平升高,高密度脂蛋白-胆固醇水平降低)、超重/肥胖、不良的生活方式(如吸烟、缺乏体力活动、过量饮酒及高热量、高脂肪、高胆固醇等不健康饮食)、社会心理因素(如焦虑、抑郁、持续紧张高负荷的工作和生活方式)等。

不可改变的危险因素包括年龄、性别、家族史等。

25.1.4　康复治疗的重要性

心脏残疾的二级预防和康复已成为 WHO 为控制心血管疾病制订的策略的一部分。心脏病的康复训练、心脏康复的教育咨询和健康行为的建立是心脏康复的主要内容。前面提及冠心病已是我国最常见和危害最大的心脏病,因此心脏康复有十分积极的意义。实验研究和临床研究已证实心脏康复虽然不能"治愈"心脏的疾病,但可明显改善患者的心脏功能。AMI 后适当运动是安全的,对 AMI 缺血再灌注损伤有保护作用,可降低死亡率和心脏事件再发生率,还能提高患者的活动能力和社会参与能力,显著改善患者的生活质量。

25.1.5　主要功能障碍

AMI 将损害患者的心脏功能,患者出现心前区疼痛、呼吸困难、疲乏软弱等症状和体征。心电图、冠状动脉造影、放射性核素显像和超声心动图是确定诊断的依据之一。AMI 是急性发作性疾病,死亡率高,部分患者并发心功能障碍,活动后症状加重,所以部分患者因长期卧床或限制活动、生活需要他人照顾而出现心理焦虑和抑郁障碍,更难以恢复工作和参与社会活动,生活质量受影响,同时还存在疾病复发和再发的可能性。

25.2　急性心肌梗死的康复评定

25.2.1　病史评估

病史评估包括目前的症状、心血管病史、相关合并症及治疗情况,见表 25-1。

表 25-1　目前诊断、症状及治疗情况患者调查表

诊断、症状和治疗情况	内容
目前疾病	□急性心肌梗死后 □冠状动脉旁路搭桥移植术后 □经皮冠状动脉介入治疗后 □心力衰竭急性期 □不稳定性心绞痛 □起搏器或置入性心律转复除颤器术后 □其他
目前症状	□典型或不典型心绞痛 □呼吸困难或气短 □眩晕 □血压是否达标 □血糖是否达标 □血脂是否达标 □其他

续表

诊断、症状和治疗情况	内容
既往史	□高血压 □糖尿病 □卒中 □慢性阻塞性肺疾病 □其他:如骨关节活动受限
目前用药情况	□抗血小板药物 □血管紧张素转化酶抑制剂/血管紧张素受体拮抗剂 □β受体阻滞剂 □他汀类 □硝酸酯类 □其他
治疗效果	□有效 □无效

25.2.2　一般功能评估

一般功能评估包括心血管病危险因素的筛查,检查运动系统、神经系统等影响运动的因素、身体其他重要脏器的功能、营养状况、日常活动水平、运动习惯(或爱好)、对疾病的认知水平、患者的依从性、职业等。

25.2.3　心绞痛评估

心绞痛评估采用 CCS(加拿大心血管病学会)心绞痛分级。

Ⅰ级:一般体力活动不引起心绞痛,费力、速度快、长时间的体力活动可引起发作。

Ⅱ级:日常活动稍受限制,在饭后、情绪激动、寒冷时受限制更明显;平地步行 200m 以上或登楼梯一层以上时受限。

Ⅲ级:日常活动明显受限制,以一般速度在一般条件下平地步行 200m 内或上一层楼即可引起心绞痛发作。

Ⅳ级:轻微活动即可引起心绞痛,甚至休息时也可发作。

25.2.4　心功能评估

临床常采用美国纽约心脏病协会(NYHA)心功能分级,通过超声多普勒心动图测定心输出量,左室射血分数,二尖瓣舒张早、晚期血流速度(E、A 峰值)等反映舒缩功能的指标。在康复评定中,6 分钟步行试验(6MWT)能较好地反映患者生理状态下的心功能,是一种无创、简单、安全的临床试验,根据其结果将心功能分为:Ⅰ级(<300m)、Ⅱ级(300~374.9m)、Ⅲ级(375~449.9m)和Ⅳ级(≥450m),等级越高,心功能越好。此外,由 Weber KT 等提出按照峰值摄氧量及无氧阈水平进行心功能分级(其标准见表 25-2),评价结果

更为客观,更有助于评定患者的病情和预后。

表 25-2　Weber 心功能分级

分级	峰值耗氧量/[mL/(kg·min)]	无氧阈/[mL/(kg·min)]	心功能情况
A 级	>20	>14	正常或轻度心功能不全
B 级	16~20	11~14	轻度-中度心功能不全
C 级	10~15	8~10	中度-重度心功能不全
D 级	<10	<8	重度心功能不全

25.2.5　有氧运动能力评估

有氧运动能力评估可通过 6MWT、递增负荷步行试验、运动心电图试验、心肺运动试验等测定,其中心肺运动试验是金标准。以上方法不仅可评估患者的有氧运动能力,还能评估心肌梗死患者的运动风险,可在心肌梗死病情稳定后进行,根据患者的情况选择合适的评估方法。

25.2.6　骨骼肌力量评估

骨骼肌力量评估可通过 1RM(最大反复次数重量)或 10RM 测定评估最大力量,也可利用等速肌力测试评估。

25.2.7　柔韧性评估

柔韧性评估常用坐椅前伸试验、抓背试验、改良转体试验等。

25.2.8　协调性评估

协调性评估常用指鼻试验、指-指试验、握拳试验、拍地试验、跟-膝-胫试验和轮替试验等。

25.2.9　平衡能力评估

平衡能力评估常用 Berg 平衡量表、单腿直立试验、功能性前伸试验、2.4m 起身步行试验等。

25.2.10　心理评估

心理评估可采用躯体化症状自评量表、患者健康问卷-9 项(PHQ-9)、广泛焦虑问卷-7 项(GAD-7)、综合医院焦虑抑郁量表(HAD)等量表评估。

25.3　急性心肌梗死的康复治疗

AMI康复治疗原则是选择恰当的适应证,病情稳定,包括原发病和合并症、并发症,患者有起码的体力接受康复训练。康复训练宜尽早开始,一般病情稳定24~48小时即可开始,并按照一定的程序或计划进行,且应吸取前人成功的经验;强调个体化,根据每个人的具体情况修订计划。进行全面康复,不仅要考虑住院期间,而且要考虑回到社区、家庭以后,考虑到患者的社会参与。

25.3.1　康复计划

康复计划分3期进行,分别介绍如下。

1.第Ⅰ期(住院期)康复

第Ⅰ期(住院期)康复为住院期的冠心病患者提供康复和预防服务,康复目的是早期开始身体活动,以保持现有的功能水平、防止"废用"出现,解除焦虑和抑郁,以便安全过渡到ADL自理,避免卧床带来的不利影响,如运动耐量减退、低血容量、血栓栓塞性并发症;评估心脏和身体对活动和运动的反应;对患者和家属提供宣教和咨询,为出院后的康复打好基础。

该期康复计划内容包括以下几点。

(1)患者早期病情评估:进一步确定疾病的诊断,了解患者目前的症状及药物治疗情况;明确冠心病的危险因素,以便制订干预计划。

(2)加强患者教育:该期患者容易接受健康教育,因此是最佳的患者教育时期。此期应为患者分析发病诱因,从而避免再次发病;让患者了解冠心病相关知识,避免不必要的紧张、焦虑情绪,控制冠心病危险因素,提高患者的依从性;同时对患者家属的教育也同样重要。一旦患者身体状况稳定,有足够的精力和思维敏捷度,并且知晓自己的心脏问题即可开始患者教育。本期宣传教育的重点是生存急救教育和戒烟。

(3)运动康复及日常生活指导:目的是帮助患者恢复体力及日常生活能力,出院时达到生活基本自理。早期运动康复计划因人而异,病情重、预后差的患者运动康复的进展宜缓慢,反之,可适度加快进程。一般来说,患者一旦脱离急性危险期,病情处于稳定状态,运动康复即可开始。参考标准:过去8小时内没有新发或再发胸痛;心肌损伤标志物水平(CK - MB和肌钙蛋白)没有进一步升高;无明显心力衰竭失代偿征兆(静息时呼吸困难伴湿啰音);过去8小时内没有新发严重心律失常或心电图改变。通常康复干预于入院24小时内开始,如病情不稳定,应延迟至3~7天以后进行。运动康复应循序渐进,从被动运动开始,逐步过渡到坐位、坐位双脚悬挂在床边、床旁站立、床旁行走、病室内步行以及上1层楼梯或固定踏车训练(早期运动及日常生活指导计划示例,见表25 - 3)。这个时期患者运动康复和恢复日常活动的指导必须在心电、血压监护下进行,运动量宜控制在静息心率增加20次左右,同时患者感觉不大费力(Borg评分小于12);如果运动或日常活动后心率增加大于20次,患者感觉费力,宜减少运动量或日常活动。

表 25-3　住院期早期运动及日常生活 4 步指导计划

步骤	代谢当量	活动类型	心率反应适合水平（与静息心率比较）
第 1 步	1～2	被动运动；缓慢翻身、坐起；床边椅子坐立；床边坐便	增加 5～15 次/min
第 2 步	2～3	床边坐位热身；床旁行走	增加 10～15 次/min
第 3 步	2～3	床旁站立热身；在大厅走动 5～10 分钟，每天 2 次或 3 次	增加 10～20 次/min
第 4 步	3～4	站立热身；在大厅走动 5～10 分钟，每天 3 次或 4 次；上 1 层楼梯或固定踏车训练；坐位淋浴	增加 15～25 次/min

（4）拟定出院计划：给予患者出院后日常生活及运动康复指导；评估出院前功能状态，如病情允许，建议出院前进行运动负荷试验或 6MWT，客观评估患者运动能力，为指导日常生活或制订进一步运动康复计划提供客观依据；告知患者复诊时间，重点推荐患者参加院外早期心脏康复计划（Ⅱ期康复）。

出院回家后患者按出院前康复小组的建议进行低水平的运动和活动，尽快恢复体力和状态，开始健康的生活方式，注意控制危险因素。

2. 第Ⅱ期（院外早期或门诊）康复

第Ⅱ期（院外早期或门诊）康复一般在出院后 1～6 个月内进行。在 AMI 后常规 2～6 周进行。与Ⅰ期康复不同，除了患者评估、患者教育、日常活动指导、心理支持外，该期康复计划增加每周 3～5 次中等强度运动，包括有氧运动、抗阻运动、柔韧性训练等，每次持续 30～90 分钟，共 3 个月左右。推荐运动康复次数为 36 次，不低于 25 次。因目前我国 AMI 患者住院时间控制在平均 7 天左右，因此Ⅰ期康复时间有限，Ⅱ期康复为冠心病康复的核心阶段，既是Ⅰ期康复的延续，也是Ⅲ期康复的基础。

该期康复计划内容包括以下几方面。

1）患者评估和危险分层　综合患者既往史、本次发病情况、冠心病的危险因素、平常的生活方式、运动习惯、常规辅助检查[如心肌损伤标志物、超声心动图（判断有无心脏扩大、左室射血分数）]、运动负荷试验，以及心理评估等对患者进行评定及危险分层（参考标准见表 25-4），并注意排除运动禁忌证。

表 25-4　冠心病患者运动训练的危险分层

低危	中危	高危
运动或恢复期无心绞痛症状或心电图缺血改变	中度运动（5～6.9MET）或恢复期出现心绞痛的症状或心电图缺血改变	低水平运动（<5MET）或恢复期出现心绞痛的症状或心电图缺血改变
无休息或运动引起的复杂心律失常	—	有休息或运动时出现的复杂室性心律失常

低危	中危	高危
AMI 溶栓血管再通；PCI 或 CABG 术后血管再通且无合并症	—	AMI、PCI 或 CABG 术后合并心源性休克或心力衰竭
无心理障碍(抑郁、焦虑等)	—	心理障碍严重
LVEF＞50%	LVEF 为 40%～49%	LVEF＜40%
功能储备≥7MET		一功能储备≤5MET
血肌钙蛋白浓度：正常		一血肌钙蛋白浓度：升高

注：(1)低危条件每一项都存在时为低危，不符合典型高危或低危条件者为中危，存在任何一项高危条件者为高危。

(2)MET 为代谢当量，LVEF 为左室射血分数，PCI 为冠状动脉内支架置入术，CABG 为冠状动脉搭桥手术。

2)纠正不良的生活方式　对患者和家属进行健康教育，包括饮食和营养指导、改变不良生活习惯(戒烟、限酒)，以及指导患者控制体重等。

3)根据患者的评估及危险分层，给予运动指导　制订运动处方是关键，每位冠心病患者的运动处方都必须根据患者的实际情况量身定制，即个体化原则，也遵循普遍性指导原则。经典的运动康复程序包括三步。

(1)第 1 步：准备活动，即热身运动，多采用低水平有氧运动，持续 5～10 分钟；目的是放松和伸展肌肉、提高关节活动度和心血管的适应性，预防运动诱发心脏不良事件及预防运动性损伤。

(2)第 2 步：训练阶段，含有氧运动、阻抗运动、柔韧性训练等，总时间 30～90 分钟；其中，有氧运动是基础，阻抗运动和柔韧性训练是补充。

有氧运动训练的常用方式有步行、慢跑、骑自行车、游泳、爬楼梯，以及在器械上完成的行走、踏车、划船等；每次运动时间为 20～40 分钟，建议初始从 20 分钟开始，根据患者的运动能力逐步增加运动时间；运动频率为 3～5 次/周。运动强度为最大运动强度的 50%～80%。体能差者，运动强度从 50% 开始，随着体能改善，逐步增加运动强度；体能好者，运动强度可设为 80%。

确定运动强度的常用方法有以下几种。

靶心率法：运动时达到的目标心率，常用心率储备计算。心率储备是最大心率与静息心率的差值，不受药物(β 受体阻滞剂等)影响。方法为

目标心率＝(最大心率－静息心率)×运动强度%＋静息心率

最大心率建议通过运动负荷试验获得。如患者最大心率为 160 次/min，静息心率为 80 次/min，运动强度设为 60%，则

目标心率＝(160－80)×60%＋70＝118 次/min

无氧阈法：无氧阈水平的运动是冠心病患者较安全的运动强度，此参数需通过心肺运动试验或血乳酸阈值来获得。

缺血阈法:缺血阈是引起冠心病患者出现心肌缺血的运动强度,可通过运动负荷试验获得,要求运动强度不超过心肌缺血阈心率(10 次/min)以避免诱发心肌缺血。

自我感知劳累程度分级法:多采用 Borg 评分表(6～20 分),通常建议患者在 12～16 分范围内运动(表 25-5)。

表 25-5　Borg 评分表

Borg 计分	自我理解的用力程度
6 7 8	非常非常轻
9 10	很轻
11 12	轻
13 14	有点用力
15 16	用力
17 18	很用力
19 20	非常非常用力

抗阻运动可改善心内膜下血流灌注,促进心肌氧供需平衡;增加骨骼肌的质量,提高基础代谢率;增强骨骼肌的力量和耐力,改善运动耐力,帮助患者重返日常生活和回归工作。

冠心病的抗阻运动形式多采用一系列中等负荷、持续、缓慢、大肌群、多次重复的循环抗阻力量训练,常用的方法有利用自身体重(如俯卧撑)、哑铃或杠铃、运动器械及弹力带。每次训练 8～10 组肌群,躯体上部和下部肌群可交替训练,每周 2 次或 3 次,初始推荐强度:上肢为 1RM 的 30%～40%,下肢为 1RM 的 50%～60%,Borg 评分为 11～13 分。应注意训练前必须有 5～10 分钟的有氧运动热身,最大运动强度不超过 50%～80%,切记运动过程中要用力时呼气、放松时吸气、不要憋气,避免 Valsalva 动作。

抗阻运动的时期选择:心肌梗死后至少 5 周,且应在连续 4 周有监护的有氧训练之后进行;注意 CABG 术后 3 月内不应进行中到高强度的上肢力量训练,以免影响胸骨的稳定性和胸骨伤口的愈合。

柔韧性训练有利于维持关节活动度。骨骼肌的最佳功能需要关节活动维持在应有的范围内,老年人普遍柔韧性差,使日常生活活动能力降低,因此,柔韧性训练对老年人尤其重要。训练原则应以缓慢、可控制的方式进行,并逐渐加大活动范围。

太极拳、八段锦等传统功操锻炼有利于冠心病患者的康复,研究也证实了传统功操的优势和效果。

第3步:放松运动,有利于运动系统的血液缓慢回到心脏,避免心脏负荷突然增加而诱发心脏事件发生。因此,放松运动是运动训练必不可少的一部分。放松方式可以是慢节奏有氧运动的延续或柔韧性训练,根据患者病情轻重持续5~10分钟,病情越重放松运动的持续时间宜越长。

安全而有效的运动康复除制订合适的运动处方和医务人员指导外,还需要医学监护,如运动中心电图和血压监护,同时密切观察患者运动中的表现,在患者出现不适反应时能正确判断并及时处理,教会患者识别可能的危险信号。一般而言,低危患者进行运动康复时不需要监护,中危患者可间断监护,高危患者必须在严格连续监护下进行运动训练。

3. 第Ⅲ期(院外长期)康复

第Ⅲ期(院外长期)康复也称社区或家庭康复期,是为心血管事件1年后院外患者提供预防和康复服务,或Ⅱ期康复后继续进行的康复期,为Ⅱ期康复的延续。在这个时期,部分患者已恢复到可以重新工作和恢复日常活动。为减少心脏病发作或其他心血管疾病的风险,强化生活方式的改变,进一步的运动康复是必要的。因此,此期的关键是维持已形成的健康生活方式和运动习惯,继续纠正危险因素和心理社会支持。另外,运动指导应注意因人而异,低危患者的运动训练不需要医学监护,中危或者高危患者的运动训练仍需医学监护和专业人员指导,因此对患者的评估十分重要。

25.3.2 冠心病患者的循证用药

大约70%冠心病死亡和50%心肌梗死发生于已确诊的冠心病患者,这类患者发生或再发心肌梗死和猝死的机会要比无冠心病病史者高出4~7倍。斑块稳定性是影响冠心病发生和发展的主要决定因素,而前面提到的危险因素均可导致斑块不稳定。大量研究证据显示,通过有效的二级预防措施,控制多种危险因素,促使易损斑块稳定,可显著降低再次心肌梗死和猝死的发生率,提高冠心病患者的总体生存率,减少血运重建需要。充分使用有循证证据的二级预防药物是改善冠心病患者预后的重要措施,这些药物包括抗血小板药物、β受体阻滞剂、ACEI/ARB和他汀类药物。

25.3.3 冠心病术后康复

冠心病常见的手术治疗包括经皮穿刺腔内冠状动脉成形术(包括冠状动脉球囊扩张术和冠状动脉内支架置入术)及冠状动脉搭桥手术。这类术后患者也应进行康复,方法可参考AMI康复方案。无并发症的术后患者回家后可直接进入Ⅱ期和Ⅲ期康复。

25.4　慢性冠心病康复

大量研究已证实,恰当的身体活动可降低慢性冠心病的死亡率和猝死率;可明显改善症状,减少疲劳感,减少心绞痛的发作,改善情绪和睡眠,使患者的生活质量明显提高。加上危险因素控制和生活方式的改善,常会使患者受益很大。康复方法可参考AMI康复方案。要强调个体化、循序渐进,坚持系统性和长期性,要注意兴趣性,使患者能长期遵从医生的运动处方坚持下去,这是取得良好效果的关键。

　　冠心病是一种可防可治的疾病,心脏康复贯穿于冠心病三级预防中,尤其是在冠心病二级预防治疗中起重要作用。大量证据表明,以运动为基础的心脏康复不仅可提高冠心病患者的运动耐量,还能有效改善症状,提高患者生活质量,降低冠心病再发率和梗死率,减少死亡率,是一种经济有效的辅助治疗方法。

小结

　　本章介绍了冠心病的定义、流行病学、危险因素,以及冠心病康复的重要性及作用;概述了急性心肌梗死的康复评定及康复治内容,包括Ⅰ期(住院期)康复、Ⅱ期(院外早期或门诊)康复和Ⅲ期(院外长期)康复的目标和内容,其中,重点阐述运动康复的介入时机、危险分层及不同类型运动的处方的制订;另外还介绍了冠心病的循证用药、冠心病手术后的康复和慢性冠心病的康复。

思考题

1. 冠心病的康复实施过程中需注意的事项有哪些?
2. 冠心病患者运动训练有哪些禁忌证?
3. 近期国内外冠心病康复的发展?

(郭　兰　李　梅)

参考文献

[1] THOMAS R J, BEATTY A L, BECKIE T M, et al. Home-based cardiac rehabilitation: a scientific statement from the American Association of Cardiovascular and Pulmonary Rehabilitation, the American Heart Association, and the American College of Cardiology[J]. Circulation, 2019,140(1): e69 - e89.

[2] SALZWEDEL A, JENSEN K, RAUCH B, et al. Effectiveness of comprehensive cardiac rehabilitation in coronary artery disease patients treated according to contemporary evidence based medicine: Update of the Cardiac Rehabilitation Outcome Study (CROS-II)[J]. Eur J Prev Cardiol, 2020,27(16): 1756 - 1774.

[3] PELLICCIA A, SHARMA S, GATI S, et al. 2020 ESC Guidelines on sports cardiology and exercise in patients with cardiovascular disease[J]. Eur Heart J, 2021,42(1): 17 - 96.

[4] 冠心病心脏康复基层指南(2020年)[J]. 中华全科医师杂志,2021,20(2):150 - 165.

第 26 章 慢性心力衰竭康复

学习要点

了解心力衰竭及慢性心力衰竭的定义与分类;掌握慢性心力衰竭康复的内容;掌握慢性心力衰竭康复的评定内容、运动负荷试验的禁忌证,掌握慢性心力衰竭运动康复的适应证和禁忌证,掌握慢性心力衰竭运动处方制订原则及方法,了解慢性心力衰竭运动康复流程,了解慢性心力衰竭药物处方、心理处方、营养处方及危险因素干预。

26.1 概 述

心力衰竭(简称心衰)是所有心血管疾病的严重和终末期表现,具有高发病率、高住院率、高病死率等特点,给家庭和社会带来沉重负担。中国高血压调查(CHS)研究结果显示,35 岁及以上成年人心衰患病率为 1.3%,左心室收缩功能障碍患病率为 1.4%,中度或重度左心室舒张功能障碍患病率为 2.7%,目前估测约有 1370 万心衰患者。因此,心衰是严重的公共健康问题。据研究以运动为核心的心脏康复可给慢性心力衰竭患者带来很多益处,包括显著改善运动耐力、生活质量、情绪,降低再住院率、节约医疗开支等,源于通过改善心脏及周围肌肉氧代谢能力、自主神经功能、炎症免疫功能,促进血管新生等多重机制。因此,开展慢性心力衰竭心脏康复具有重要意义。美国心脏病学会(American College of Cardiology,ACC)、美国心脏协会(American Heart Association,AHA)和欧洲心脏病学学会(European Society of Cardiology,ESC)均推荐采用运动康复改善心衰患者的功能状态。

26.1.1 慢性心力衰竭的定义

心衰是多种原因导致心脏结构和/或功能的异常改变,使心室收缩和/或舒张功能发生障碍,从而引起的一组复杂临床综合征,主要表现为呼吸困难、疲乏和液体潴留(肺淤血、体循环淤血及外周水肿)等。慢性心力衰竭是在原有心脏疾病基础上逐渐出现心衰症状与体征。慢性心力衰竭的症状、体征稳定 1 个月以上的称为稳定性心衰。慢性心力衰竭患者常因各种诱因急性加重而需住院治疗。

26.1.2 慢性心力衰竭的分类

慢性心力衰竭根据左心室射血分数(left ventricular ejection fraction,LVEF)可分为射血分数降低的心衰(heart failure with reduced ejection fraction,HFrEF),射血分数保留的心衰(heart failure with preserved ejection fraction,HFpEF),射血分数中间值的心衰(heart failure with mid-range ejection fraction,HFmrEF)。

26.2　康复内容

慢性心力衰竭心脏康复包括系统评估(也称康复评定)、规范化的药物处方、运动处方、营养处方、心理处方和危险因素控制(包括戒烟处方),以及为提高依从性和自我管理能力的宣传教育。运动处方是慢性心力衰竭心脏康复的基石,因此被称为以运动为核心的心脏康复,实现慢性心力衰竭患者体力、精神、社会功能恢复。

26.2.1　慢性心力衰竭的康复评定

系统评定可全面了解心衰患者整体状况、是否存在高危因素以及影响治疗和预后的因素,从而制订合理科学的个体化康复方案。

评估内容包括以下几方面。

1. 病史采集

了解患者的心血管疾病和共患疾病的病史、症状、心衰治疗情况(包括药物与非药物治疗情况,药物情况含药物种类、剂量、依从性等)。

2. 体格检查

着重了解生命体征、心肺及骨骼肌肉系统检查结果,有助于判断病情是否平稳及是否存在运动受限。

3. 生化检测

心肌损伤标记物及 B 型利钠肽(BNP)或氨基末端-B 型利钠肽前体(NT-proBNP)升高有助于评估其严重程度及预后。

4. 功能学检查

通过心电图、X 线胸片、超声心动图、运动负荷试验及其他徒手评定方法等,了解心脏结构和功能、心电活动、心肺储备功能、潜在的心血管风险、肌力和肌肉耐力、柔韧性、平衡性、协调性等。

运动负荷试验是重要的评估手段,运动负荷试验有多种,包括低水平、症状限制性运动负荷试验、亚极量运动负荷试验等。应根据患者个体情况及所具备的检查条件选择不同的运动负荷试验,检测方法可由简单到复杂,包括 2 分钟踏步、6 分钟步行试验(6 minutes walking test,6MWT)、运动平板、心肺运动试验(cardiac pulmonary exercise test,CPET)等。其中 CPET 是评估慢性心力衰竭心肺储备能力及耐力的金标准,见图 26-1。

运动负荷试验禁忌证如下。

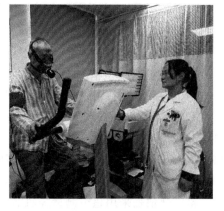

图 26-1　心肺运动试验

(1)绝对禁忌证(absolute contraindications):急性心肌梗死(2 天内);不稳定性心绞

痛；导致血液动力学不稳定的心律失常；急性心内膜炎；严重主动脉缩窄；失代偿心力衰竭；急性肺动脉血栓形成或肺栓塞或深静脉血栓形成；急性心肌炎或心包炎；急性主动脉夹层形成；因残疾不能胜任运动试验或有安全隐患。

（2）相对禁忌证（relative contraindications）：左冠状动脉主干狭窄；中度到重度主动脉瓣伴有不确定的相关症状；未控制心室率的快速心律失常；获得性高度或完全房室传导阻滞；伴有严重左室流出道跨瓣压差的肥厚型梗阻性心肌病；近期中风或短暂脑缺血；不能合作的脑功能障碍者；收缩压＞200mmHg 或舒张压＞110mmHg；身体状况未得以纠正，如严重贫血、重要的电解质紊乱和甲状腺功能亢进。

（3）运动负荷试验终止指征：达到目标心率；出现典型心绞痛；出现明显症状和体征：呼吸困难、面色苍白、发绀、头晕、眼花、步态不稳、运动失调、缺血性跛行；随运动增加出现下肢不适感或疼痛；出现 ST 段水平型或下斜型下降≥0.15mV 或损伤型 ST 段抬高≥2.0mV；出现恶性或严重心律失常，如室性心动过速、心室颤动、R on T 室性早搏等；运动中收缩压不升或降低（下降 10mmHg 以上），收缩压＞250mmHg；运动引起室内传导阻滞；患者要求结束运动。

肌力和肌耐力徒手评估的方法简单易行，建议采用，具体见表 26-1。

表 26-1 肌力和肌肉耐力徒手评估方法

评估方法	评估意义	操作方法
握力测试	衡量上肢功能	通过握力计测量个体在抓握物体时产生的最大力量，最大握力值达到 9kg 是满足日常生活各种活动的最低值
30s 手臂屈曲试验	评估上肢肌群力量	测试受试者 30s 内优势手负重情况下完成前臂屈曲的次数，测试时男性抓握 8 磅（1 磅＝454g）哑铃，女性抓握 5 磅哑铃
30s 椅子站立试验	评估下肢肌群及核心肌群力量	测试受试者在 30s 内能够完成的由坐位转换为站立位的次数
爬楼梯试验	评估腿部力量	测量受试者爬 10 级楼梯所需时间

呼吸肌评估的方法有主观评估法和经压力测试两种。

主观评估法是在正常呼吸下吸气时腹部鼓起，呼气时腹部凹陷。吸气肌无力时出现矛盾运动，吸气时腹部凹陷，呼气时腹部鼓起。

经压力测试包括用仪器测定最大吸气压（吸气肌力量）、最大呼气压（呼气肌力量）及最大跨膈压（Pdi_{max}，吸气肌力量）。最大吸气压正常值：男性为（118.4±37.2）cmH_2O（$1cmH_2O=0.098kPa$），女性为（84.5±30.3）cmH_2O。最大呼气压（MEP）正常值：男性 MEP＞9.81kPa（100cmH_2O），女性 MEP＞7.85kPa（80cmH_2O）。Pdi_{max} 正常值：8.82～20.25kPa。

超声评估是采用超声测量膈肌活动度及膈肌厚度以评定膈肌功能。

5.社会心理状态和生活质量评估

可选用健康调查 36 条简表（简称 SF-36）、健康调查 12 条简表（简称 SF-12）、欧洲五维健康量表(简称 EQ - 5D)等普适量表以及明尼苏达心衰生活质量问卷等特制量表,评估患者的日常生活能力和生活质量。通过患者健康问卷 9 项(简称 PHQ - 9)和广泛焦虑问卷(简称 GAD - 7)评估患者的精神心理状态。采用匹兹堡睡眠质量评定量表客观评价患者的睡眠质量。

6.营养评估等

慢性心力衰竭的康复评定还包括:营养评估,烟草、酒精摄入情况调查,液体出入量/体重管理,盐的摄入管理,以及自我管理效能。

26.2.2　慢性心力衰竭的运动康复

慢性心力衰竭的运动康复是心脏康复的重点及难点,应掌握如下适应证及禁忌证原则。

1.适应证及禁忌证

适应证:对纽约心脏病协会(NYHA)分级Ⅰ～Ⅲ级生命体征平稳的慢性心力衰竭患者建议运动康复。

禁忌证:急性冠状动脉综合征早期(2 天内);恶性心律失常;急性心衰(血液动力学不稳定);静息血压>200/110 mmHg;高度房室传导阻滞;急性心肌炎、心包炎或心内膜炎;有症状的主动脉瓣重度狭窄;严重肥厚型梗阻性心肌病;急性全身性疾病;心内血栓;近3～5天静息状态进行性呼吸困难加重或运动耐力减退;低功率运动负荷出现严重心肌缺血(<2MET,或<50W);血糖控制不理想的糖尿病;急性栓塞;血栓性静脉炎;新发心房颤动或心房扑动。

相对禁忌证:过去 1～3 天内体重增加>1.8kg;正接受间断或持续的多巴酚丁胺治疗;运动时收缩压降低;NYHA 心功能Ⅳ级;休息或劳动时出现复杂性室性心律失常;仰卧位时静息心率≥100 次/min;合并有运动受限的疾病。

运动危险分层也相当重要,将决定慢性心力衰竭运动康复过程中监管及血压、心电监测要求(见表 26 - 2)。

表 26 - 2　美国心脏协会危险分层标准

危险级别	NYHA 心功能分级	运动能力	基础疾病及临床特征	监管及 ECG、血压监护
A	Ⅰ级	>6MET	无心脏病史,无症状	不需要监管及 ECG、血压监护
B	Ⅰ或Ⅱ级	>6MET	有基础心脏病,无心力衰竭症状,静息状态或运动试验≤6MET 时无心肌缺血或心绞痛,运动试验时收缩压适度升高,静息或运动时未出现持续性或非持续性室性心动过速,具有自我监测运动强度能力	只需在运动初期监管及 ECG、血压监护

续表

危险级别	NYHA 心功能分级	运动能力	基础疾病及临床特征	监管及 ECG、血压监护
C	Ⅲ 或 Ⅳ 级	<6MET	有基础心脏病，运动负荷<6MET 时发生心绞痛或缺血性 ST 段压低，收缩压运动时低于静息状态，运动时非持续性室性心动过速，有心脏骤停史，有可能危及生命	整个运动过程需医疗监督指导和 ECG 及血压监护，直至确定安全
D	Ⅲ 或 Ⅳ 级	<6MET	有严重基础心脏病、失代偿心力衰竭、未控制的心律失常，可因运动而加剧病情	不推荐以增强适应为目的的活动，应重点恢复到 C 级或更高级，日常活动须根据患者评估情况由医师确定

注：ECG 为心电图。

2.运动处方制订总原则

运动处方制订总原则包括六大要素，即运动种类、运动强度、频率、时间、运动进度、注意事项。运动种类以改善心肺功能的有氧运动为主，辅助抗阻运动、柔韧性运动及呼吸肌训练，柔韧性运动可作为热身和整理运动。对大多数 CHF 患者，在 3~4 周内逐步增加运动强度、时间、频率，目标运动总量逐步达到 3~7MET-hr/k(体力活动定量值)。

1)有氧运动　有氧运动种类包括步行、功率车、跑台等，也可选择太极拳、八段锦、舞蹈、体操等。图 26-2 为有氧运动图示。

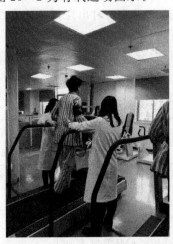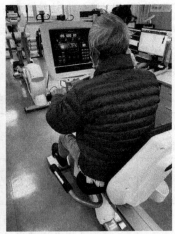

图 26-2　有氧运动训练

(1)有氧运动强度可参照运动试验测得的峰值心率、储备心率(HRR，HRR＝最大运动时心率－静息时心率)、峰值摄氧量(peak VO_2)、储备 VO_2(储备 VO_2＝peak VO_2－静息 VO_2)、无氧阈(AT)或主观用力程度分级(RPE)制订。由于 β 受体阻滞剂已经作为心力衰竭患者的基本用药，不建议将峰值心率作为运动强度参照标准。HRR 比较合理，常用 HRR 百分数(％HRR)＋静息心率百分数,从 40％到 80％不等。

(2)储备 VO₂ 百分数(％VO₂R)＋静息 VO₂ 百分数,从 40％～50％开始,逐步增加到 70％～80％;以 peak VO₂ 的百分数为标准,从 40％～50％开始,逐步增加到 70％～80％。按照 Borg scale 自感劳累分级评分,推荐 RPE 为 12～14(6-20 级表)。推荐以 AT 为标准的运动强度,AT 相当于 50％～60％ peak VO₂,对于心衰患者 AT 强度是安全有效的强度。

(3)有氧运动时间和频率要求目标水平分别为每次 20～60 分钟和每周至少 5 次。运动时间中须包括 5～10 分钟的热身和整理运动。根据患者情况选择运动时间及频次,对体弱者,遵循单次时间短、增加每日频次的原则。

(4)运动进度通常是在经过 6～8 周运动,当运动耐力有所改善时考虑增加运动强度和运动时间。

(5)注意事项是要强调安全控制,包括运动前认真评估、严格把握适应证和禁忌证、对高危患者的识别并做好急救预案,一旦出现病情变化采取正确应对措施。

2)抗阻运动　慢性心力衰竭抗阻运动的适应证是根据慢性心力衰竭情况进行选择,慢性心力衰竭急性发作只要生命体征平稳,则建议早期进行低强度抗阻运动。慢性稳定性心衰须经历 3～4 周有氧运动后方可进行有一定强度的抗阻运动。图 26-3 为抗阻运动图示。

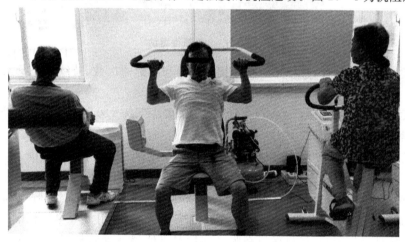

图 26-3　抗阻运动

(1)在抗阻运动前需要进行肌力测试,并据此制订抗阻运动处方。抗阻运动处方同有氧运动一样,包括运动强度、频率、持续时间、种类、进展、注意事项 6 个方面。

(2)抗阻运动种类:等张训练、等长训练和等速训练。抗阻运动方式可借助于各种设备,包括自由举重/哑铃、踝部重量袋、弹力带、滑轮或力量训练机,也可用克服自身重量的方法。

(3)抗阻运动强度:一般采用 1RM(1 repetition maximum)来定义,即单次运动完成的最大重量,％1RM 和重复次数(reps)构成抗阻运动的强度单位,％1RM 从 40％至 80％不等。通常在几周至数月内逐渐增加强度,上肢从 40％1RM 至 70％1RM,下肢从 50％1RM 至 70％1RM,分别重复 8～15 次,RPE<15。

(4)抗阻运动频率:每周 2 次或 3 次。

(5)抗阻运动时间:每次训练 8～10 个肌群,每个肌群每次训练 1～3 组,每组 10～15 次,组间休息 2～3 分钟,总共时间约 30～60 分钟。

（6）抗阻训练进展应遵循循序渐进的原则，当患者能够轻松地完成3组肌肉群并重复10～15次，重量可增加约5％，此时重复次数可相应减少。最终增加到70％1RM，重复8～15次。

（7）抗阻运动注意事项：要掌握合适强度，以不引起疼痛为原则。运动过程中注意做好保护，防止运动损伤及其他并发症，做好应急预案。

3）柔韧性运动 包括以下内容。

（1）柔韧性运动种类：包括动力拉伸和静力拉伸。图26-4为柔韧性运动图示。

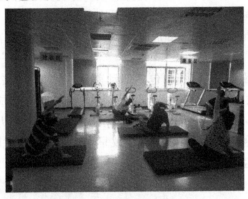

图26-4 柔韧性运动

（2）柔韧性运动强度：包括牵拉某关键肌肉群和肌腱的次数、持续时间及关节活动范围大小。

（3）柔韧性运动时间：要求牵拉肌肉群和肌腱每次持续20～30秒，3～5次，共1～3分钟。

（4）柔韧性运动频率：2～3次/周。

（5）运动进度：要循序渐进增加肌肉群的牵拉次数、时间、关节活动范围。

（6）柔韧性运动注意事项强调循序渐进、量力而行，防止拉伤。

4）呼吸肌训练 主要包括缩唇呼吸、腹式呼吸，以及人工对抗阻力呼吸训练。对抗阻力呼吸训练可借助呼吸训练器，患者含住气球吸嘴，缓慢用力吸气，自我调节吸气流速，直至浮标球全部吸起，尽量保持在吸气的情况下使浮标球较长时间停留在相应的高度，然后拔出吸嘴，再缓慢缩唇呼气。放松2分钟后再重复。每天2次或3次，每次10分钟左右。注意循序渐进，防止过度换气导致头晕、目眩、气急等不适（见图26-5）。

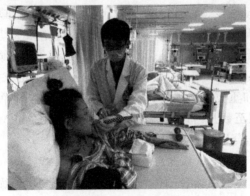

图26-5 呼吸训练

5)膈肌起搏　膈肌是重要的吸气肌,膈肌起搏是一种被动式呼吸肌锻炼方式,通过电刺激膈神经促进膈肌收缩,使膈肌规律有效收缩。膈肌起搏方式分植入性膈肌起搏及体外膈肌起搏,多用体外膈肌起搏方式,简单无创(见图 26-6)。

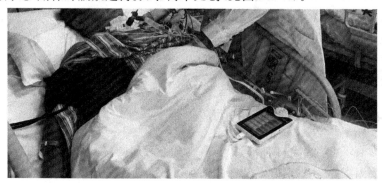

图 26-6　体外膈肌起搏器治疗

3.慢性心力衰竭患者运动康复流程

目前倾向于心衰早期开始活动。当慢性心力衰竭急性发作时,一旦生命体征平稳,在纠正诱发因素、优化药物治疗的同时,若患者不存在活动禁忌的情况下(如伤口活动性出血、谵妄状态等),建议早期活动(Ⅰ期康复),建议进行低强度抗阻运动(小哑铃、弹力带、沙袋)、关节松动术、呼吸肌训练(缩唇呼吸、腹式呼吸),目标是让患者早日离床、减少卧床带来的不利影响(见图 26-7)。

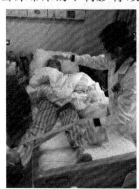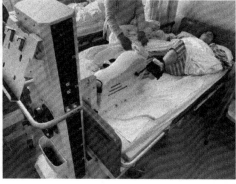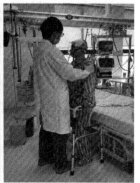

图 26-7　病房早期运动

待病情稳定、功能状态逐步改善时再次进行康复评定,以进入到下一阶段医院门诊康复(Ⅱ期康复)。Ⅱ期康复建立良好的稳定性及安全性后可转入家庭康复(Ⅲ期康复)。危险分层为 B、C 级的患者需要心电与血压监护,危险分层为 A 级的患者可不需要在监护下运动。注意随访,随访形式可以是电话随访或门诊随访,也可建立电子随访系统及微信群等,数据以数据库形式呈现。

26.2.3　慢性心力衰竭药物处方

慢性心力衰竭患者的药物处方包括改善症状和改善预后的药物:改善症状的药物包括利尿剂、地高辛和硝酸酯类药物;改善预后的药物包括 β 受体阻滞剂、血管紧张素系统抑制剂、醛固酮拮抗剂和血管紧张受体/脑啡肽酶抑制剂。伊伐布雷定适用于应用β受体阻滞剂后,窦性心律心率仍大于70次/min或不能耐受β受体阻滞剂的慢性心力衰竭患者,可降低总死亡率和心力衰竭再住院风险。对基础病为冠心病的患者应使用他汀类药物和抗血小板药物,合并心房颤动或其他血栓栓塞高危患者可根据适应证使用抗凝药物。避免应用于CHF的药物,包括噻唑烷二酮类、非甾体抗炎药和环氧化酶-2抑制剂。心力衰竭药物的适应证、禁忌证和具体使用方法可参见《2018中国心力衰竭诊断和治疗指南》。

26.2.4　慢性心力衰竭心理处方

慢性心力衰竭患者常合并抑郁、焦虑等精神心理问题,是导致心衰患者依从性差、预后不良的重要因素。运动疗法、认知行为治疗可改善轻至中度焦虑抑郁患者的精神心理状态,对中度至重度焦虑抑郁,可对症使用抗抑郁药物治疗。目前能安全供慢性稳定性心力衰竭患者使用的药物包括5-羟色胺再摄取抑制剂、5-羟色胺和去甲肾上腺素再摄取抑制剂、苯二氮卓类药物、氟哌噻吨美利曲辛片等。苯二氮卓类药物容易造成老年人跌倒风险增加,呼吸功能受到影响,应注意使用剂量和使用时间。老年慢性心力衰竭住院患者,容易发生谵妄,临床医生应及时识别,纠正各种病因导致的脑部缺血缺氧,并给予对症支持治疗,避免使用苯二氮卓类药物导致谵妄加重。慢性心力衰竭患者容易合并中枢性睡眠呼吸暂停,应及早明确诊断,给予对症治疗。

26.2.5　慢性心力衰竭营养处方

慢性心力衰竭营养处方制订原则可参照《心血管疾病营养处方专家共识》。首先须对慢性心力衰竭患者进行全面营养评价后,再制订个体化的营养处方。营养处方制订要素,包括食物的品种(按照能量和5大营养素的要求选择)、食物的量、频次。

营养处方的制订可按照以下原则。

(1)膳食结构均衡。

(2)能量摄入量合理:慢性心力衰竭患者的能量需求取决于目前的干重(无水肿情况下的体重)、活动受限程度以及慢性心力衰竭的程度,一般给予25～30kcal/kg理想体重,注意预防心脏恶病质发生。

(3)充足的矿物质营养素及维生素:注意补充钾、钠、镁、钙等必需宏量元素,也需补充多种微量营养素及维生素。

(4)补充足量的优质蛋白质,限制饱和脂肪酸的摄入。

(5)食用富含ω-3脂肪酸的鱼类:可降低高甘油三酯水平,预防心房颤动,甚至有可能降低心力衰竭患者的死亡率。

(6)足量摄入膳食纤维及新鲜蔬菜与水果。

(7)控制体重增长及合理摄入水分。严重心衰患者体重测量应在每天同一时间进行,如早上空腹、排泄后进行。如3天内体重增加2kg以上,需调整利尿剂。严重心力衰竭患者应限制水的摄入,一般为每天1.5～2.0L,同时需要根据出量进行确定。

(8)少食多餐。

（9）戒烟、戒酒。

26.2.6　危险因素控制

危险因素控制包括消除诱因、积极控制原发病、改变生活方式、预防感染、控制心律失常、纠正贫血及肝肾功能不全、保持水电解质平衡。患者对血压、血脂、血糖的合理控制非常重要，并应彻底戒烟、戒酒。学会对体重的科学管理（学会自测体重及记录尿量），根据体重调整利尿剂的剂量，并保持定期随访。

小结

本章介绍了我国心力衰竭的流行病学情况，心衰及慢性心力衰竭的定义与分类；阐述了慢性心力衰竭以运动为核心的心脏康复总体框架的内容与流程；重点讲述了慢性心力衰竭运动处方的总体原则及各种运动处方的制订方法及注意事项；简要介绍了药物处方、营养处方、心理处方及危险因素干预和患者自我管理。

思考题

1. 如何制订慢性心力衰竭运动处方（包括制订运动处方的总原则、有氧运动处方、抗阻运动处方）？
2. 如何进行慢性心力衰竭呼吸肌训练？
3. 慢性心力衰竭运动康复的流程是什么？

（沈玉芹）

参考文献

［1］　HAO G, WANG X, CHEN Z, et al. Prevalence of heart failure and left ventricular dysfunction in China: the China Hypertension Survey, 2012—2015[J]. Eur J Heart Fail, 2019,21(11): 1329 - 1337.

［2］　王华,梁延春.中国心力衰竭诊断和治疗指南 2018[J]. 中华心血管病杂志, 2018,46(10): 760 - 789.

第 27 章　高血压病康复

学习要点

　　了解高血压病的病因；掌握高血压病主要病理改变及靶器官损害；掌握高血压病的诊断；掌握高血压病康复评定内容；掌握高血压病康复治疗的适应证、康复治疗的内容以及血压控制目标；了解高血压病饮食控制的内容；了解高血压病运动治疗措施的原理、分类；掌握高血压病运动处方的制订；了解高血压病康复放松技术。

27.1　概　述

　　高血压病是心脑血管疾病的主要病因和危险因素。虽然高血压病靶器官损害发生部位和临床表现形式不同，但其共同的病理基础都是动脉粥样硬化血管损害导致相关供血部位缺血或坏死。治疗高血压病不仅要控制血压，而且要注意保护靶器官血管功能。目前药物仍是治疗高血压病的主要手段，而饮食、运动等非药物治疗方法也越来越受到人们的重视。

27.1.1　病因

　　高血压病（特指原发性高血压病）的病因为多因素，可分为遗传因素和环境因素两方面。高血压病是遗传易感性和环境因素相互作用的结果。

　　1. 遗传因素

　　高血压病有明显家族聚集性，约 60% 高血压病患者可询问到有高血压病家族史。不仅血压升高发生率体现遗传性，且高血压病相关危险因素，如肥胖、血压高度、并发症发生率等方面也体现遗传性。

　　2. 环境因素

　　环境因素主要分为饮食和精神应激。

　　(1)饮食方面，盐摄入量与血压水平和高血压病患病率呈正相关，钾摄入量与血压呈负相关。膳食钠/钾这一比值与血压水平的相关性更强。蛋白质摄入量高、饱和脂肪酸或饱和脂肪酸/多不饱和脂肪酸这一比值高、饮酒量大均属于升压因素。

　　(2)精神应激方面，从事精神紧张度高的职业和长期生活在噪音环境中发生高血压病的可能性较大。

　　3. 其他因素

　　(1)体重肥胖或超重是血压升高的重要因素。血压与体重指数（body mass index，BMI，又称体质量指数）呈正相关。肥胖的类型与高血压病发生关系密切，腹型肥胖患者易患高血压病。

（2）药物。可导致血压升高的常见药物有口服避孕药、环孢素、促红细胞生成素等。

（3）睡眠呼吸暂停低通气综合征（SAHS）。SAHS 患者 50％有高血压病，血压高度与 SAHS 病程有关。

27.1.2　病理

1. 主要病理改变

血管内皮功能障碍和动脉僵硬度增加是高血压病常见的血管损害，可作为高血压病患者发生心脑血管事件、心源性死亡和全因死亡的独立预测因子。其中，血管内皮结构和功能损伤是高血压病对血管损伤的始动环节，也是高血压病最早期和最重要的血管损伤。在高血压病程进展中，一方面高血压病可导致血管内皮功能损伤，另一方面血管内皮功能损伤可加重高血压病及其相关并发症的发生发展，两者形成恶性循环，在高血压病导致血管损伤的发病机制中起重要作用。

2. 靶器官损害

（1）心脏。高血压主要引起左心室肥厚和扩张。

（2）脑。高血压促进脑动脉粥样硬化，粥样硬化斑块破裂可引起脑血栓形成。脑小动脉闭塞性病变引起针尖样小范围梗死灶，成为腔隙性脑梗死。长期高血压可导致脑血管发生缺血变性，形成微动脉瘤，从而发生脑出血。

（3）肾脏。长期持续高血压可使肾小球内囊压力升高，肾小球纤维化、萎缩，以及肾动脉硬化，进而导致肾实质缺血、肾单位减少。

（4）视网膜。高血压可导致视网膜小动脉发生痉挛，随着病程进展导致视网膜小动脉出现硬化改变。

27.1.3　诊断

目前我国高血压病诊断主要依据诊所或医院测量的血压值，采用经核准水银柱或电子血压计，测量未服用降压药、安静休息坐位时上臂肱动脉血压，将非同日 2 次以上血压平均值作为最终测量值。2017 年美国新版高血压指南较以往更加强调诊室外血压测量（家庭血压测量和动态血压监测）的重要性。在诊断高血压病后，必须鉴别是原发性高血压病还是继发性高血压病。原发性高血压病患者需做相关检查，评估靶器官损害和相关危险因素。

27.2　功能评定

27.2.1　高血压病相关危险分层

评估高血压病患者整体血管风险水平不应简单观察血压水平高低，而需要全面评估患者整个血管系统损伤情况，并进行相关危险分层。

27.2.2 功能评定

1. 人体功能评定

人体功能评定主要包括运动功能评定、认知功能评定、独立日常生活能力评定等。高血压病不仅是心脑血管疾病的高危因素,也是运动障碍、认知功能下降、跌倒和骨折的高危因素。研究发现,高血压病可能通过炎症反应、触发氧化应激加重肌肉萎缩,从而导致运动功能和独立日常生活能力下降。高血压病既可独立影响认知功能,也可通过增加脑卒中风险以及卒中后认知功能下降影响患者认知功能。认知功能下降也可影响运动功能障碍,而运动功能障碍可降低患者独立日常生活能力,增加跌倒、骨折的风险。

2. 血管衰老的临床评估

血管衰老的临床评估一般分为有创评估和无创评估两种方法。

有创评估方法包括通过导管在冠状动脉内灌注乙酰胆碱,测量动脉血管直径和流量变化反映血管内皮舒张功能;通过心导管测定升主动脉根部压力,即中心动脉压。由于有创评估方法设备要求复杂、费用较高,且有一定损伤性,因此很少在临床应用。

无创评估方法包括检测脉搏波传导速度(pulse wave velocity,PWV)、肱动脉血流介导的血管舒张功能(flow-mediated vasodilatation,FMD)以及动脉内中膜厚度(intima-media thickness,IMT)。

PWV是心脏泵出血时形成动脉搏动波沿动脉血管壁由近心向远心端传导速度,单位为mm/s,通过测量两个记录部位距离与脉搏波传导时间比值来计算,其计算公式为:

$$PWV=L/t$$

其中,距离 L 是两个探头间距离,传播时间 t 为两个波形的时间差。目前多采用测定肱-踝动脉PWV(brachial-ankle artery PWV,baPWV)反映大动脉和中动脉系统僵硬度,baPWV值越大,提示动脉血管僵硬度越高。

FMD检测原理是用超声测量在受到切应力作用下肱动脉直径暂时的变化,即将可充气的袖带固定在前臂(超声探头的远端)充气至超过收缩压5分钟,然后放掉袖带中的气体,放气后肱动脉内突然增加的血流对血管壁产生切应力,此切应力将激活血管内皮细胞一氧化氮生成从而释放一氧化氮,一氧化氮渗透至血管平滑肌细胞引起平滑肌细胞松弛从而使血管扩张,以反应性充血后血管舒张直径变化作为评估指标。如果内皮功能受损,反应性充血刺激内皮细胞释放的一氧化氮减少,血管舒张减弱。肱动脉FMD受损与衰老相关,随年龄增长肱动脉FMD逐渐下降。目前根据大部分临床研究数据认为肱动脉FMD正常参考值≥10%,FMD值越高,表示受检者血管内皮功能越好;肱动脉FMD<10%提示血管内皮功能受损,FMD值越低表示血管内皮功能越差。

IMT是采用高频B型超声探头测定动脉腔-内膜界面与中膜-外膜界面之间的距离,IMT增厚是血管衰老的标志性结构改变。目前临床多经颈总动脉采样测量,大量临床数据显示,颈总动脉IMT是心脑血管风险的独立预测指标。颈动脉IMT每增加0.1mm,患者发生心肌梗死的危险性可增加11%。在健康人群中,IMT随着年龄增长呈现逐渐增加的趋势。在有动脉粥样硬化性心血管疾病危险因素的人群中,血管衰老加速,IMT增长速度也明显加快。

27.3　康复治疗

27.3.1　适应证

康复治疗方法适用于各型高血压病患者。对 1 级高血压病患者,运动、改变生活方式等康复治疗方法可使血压得到控制;对 2 级以上高血压病患者,康复治疗可协助药物治疗降低血压,并减少药物使用量及靶器官损害,提高体力活动能力和生活质量。

27.3.2　康复治疗的主要内容

高血压病康复治疗主要内容有合理膳食、运动训练、放松技术、物理治疗、音乐疗法、传统中药等。

27.3.3　血压控制目标值

(1)原则上应将血压降到患者最大能耐受水平,目前一般主张血压控制目标值<140/90mmHg。

(2)糖尿病或慢性肾病合并高血压病患者,血压控制目标值<130/80mmHg。

(3)根据临床试验已获得的证据,老年患者收缩压(SBP)应维持于 130~150mmHg,舒张压(DBP)<90mmHg 但不低于 65~70mmHg,舒张压降得过低可能抵消收缩压下降带来的益处。对有严重合并症及预期寿命较短的老年人群可视情况设定相对宽松的目标,以防血压过低导致心脑血管事件增加。

有学者提出,对一级预防,血压应尽可能降至成年早期血压水平;对二级预防,血压管理以延缓血管病变进展和减轻靶器官损害为目的。具体降压目标依据性别、年龄、卒中亚型、基础血管病变和患者特点来确定。

27.3.4　康复治疗措施

1.饮食控制

饮食控制的主要方法在于合理均衡营养的膳食搭配。最近研究显示,饮食可通过改善血管内皮功能、调节肠道菌群等机制降低血压。美国国立卫生院(NIH)的一项研究显示,合理饮食搭配可将高血压患者和健康人群收缩压降低 6~11mmHg。这种通过增加蔬菜、水果、瘦肉和乳制品摄入量,并在饮食中纳入微量营养元素控制血压的膳食方法又称饮食防治高血压膳食[dietary approaches to stop hypertension(DASH)diet]。结合我国具体情况,中国居民膳食指南(2016)推荐均衡饮食方案如下。

(1)食物多样,谷类为主。每天的膳食应包括谷薯类、蔬菜水果类、畜禽鱼蛋奶类、大豆坚果类等食物。建议平均每天摄入 12 种以上食物,每周 25 种以上。谷类为主是平衡膳食模式的重要特征,每天摄入谷薯类食物 250~400g,其中全谷物和杂豆类 50~150g,薯类 50~100g,膳食中碳水化合物提供的能量应占总能量 50%以上。

(2)多吃蔬果、奶类、大豆。蔬菜、水果、奶类和大豆及制品是平衡膳食的重要组成部分,坚果是膳食的有益补充。蔬菜和水果是维生素、矿物质、膳食纤维和植物化学物的重要来源。提倡餐餐有蔬菜,推荐每天摄入300～500g,深色蔬菜应占1/2。提倡天天吃水果,推荐每天摄入200～350g新鲜水果,但果汁不能代替鲜果。奶类和大豆类富含钙、优质蛋白质和B族维生素,对降低慢性病的发病风险具有重要作用。吃各种奶制品,每天摄入总量相当于300g液态奶的奶制品。经常吃豆制品,每天吃相当于25g大豆以上的豆制品。适量吃坚果。

(3)适量吃鱼、禽、蛋、瘦肉。鱼、禽、蛋和瘦肉可提供人体所需要的优质蛋白质、维生素A、B族维生素等,有些也含有较高脂肪和胆固醇。动物性食物优选鱼和禽类,鱼和禽类脂肪含量相对较低,鱼类含有较多不饱和脂肪酸;蛋类各种营养成分齐全;吃畜肉应选择瘦肉,瘦肉脂肪含量较低。但烟熏和腌制肉类可含有致癌物质,应尽量避免食用。推荐每周吃鱼类280～525g,畜禽肉280～525g,蛋类280～350g,平均每天摄入鱼、禽、蛋和瘦肉总量为120～200g。

(4)少盐少油,控糖限酒。我国多数居民目前食盐、烹调油和脂肪摄入过多,这是高血压病、肥胖和心脑血管疾病等慢性病发病率居高不下的重要因素。低钠饮食不仅可通过降低容量负荷及动脉血压改善血管壁张力,从而使收缩压降低5～10mmHg,而且可延缓血管老化。因此应当培养清淡饮食习惯,成人每天烹调油应控制在25～30g,每天食盐不超过6g。我国北方患者可先将平均食盐摄入量降低至每天8g,再逐渐降至每天6g;我国南方患者可将平均食盐摄入量控制在每天6g以下。过多摄入添加糖可增加龋齿和超重的发生风险。研究显示,长期饮用可乐等饮料会通过升高血糖和收缩压增加患胆固醇血症、甘油三酯血症的风险,破坏人体代谢平衡,增加代谢综合征的发病风险。收缩压和血糖等生化指标可在停止饮用含糖饮料较长一段时间后恢复正常,但升高的甘油三酯却会持续很长一段时间。所以尽量用日常饮用水代替可乐等含糖饮料,推荐每天摄入糖不超过50g,最好控制在25g以下。长期大量饮酒可导致血压升高,限制饮酒量可显著降低高血压病的发病风险。一天的酒精摄入量男性不超过25g,女性不超过15g。

(5)吃、动平衡,控制体重。坚持日常身体活动,尽量减少久坐时间。

2.运动治疗

研究发现,规律的有氧运动不仅可提高血管顺应性,改善年龄相关血管硬化,并可将正常人群收缩压和舒张压分别降低3～4mmHg和2～3mmHg,也可将高血压病患者收缩压和舒张压分别平均降低至7mmHg和5mmHg。不仅如此,既往研究显示,运动训练可将难治性高血压病患者收缩压和舒张压水平分别降低(6±12)mmHg和(3±7)mmHg。此外,研究提示,运动训练不仅可预防、治疗高血压病,而且可预防高血压病导致的血管性痴呆。规律的有氧运动训练也被纳入美国和欧洲降压指南推荐的降压治疗手段。

1)运动治疗降低血压的机制　规律运动一方面可通过增加一氧化氮生物利用度,减少超氧阴离子和过氧化氢的产生,改善内皮功能;另一方面可减轻血管壁氧化应激水平。研究发现,有氧运动和抗阻运动可降低老龄人群血管壁炎症反应,但需要坚持规律运动6个月才能到达这种效果。运动训练还通过减少体内低密度脂蛋白、增加高密度脂蛋白,从而控制和延缓动脉粥样硬化过程,降低外周血管阻力。此外,运动还可通过改善对其他高血压病危险因素的控制,延缓动脉粥样硬化过程,如降低体重、减轻胰岛素抵抗。

运动可作用于大脑皮质和皮质下血管运动中枢,调整人体血压控制水平,使血压稳定在较低水平。有氧训练可减少血管收缩因子释放,降低交感神经兴奋性,有助于血管舒张、血压下降。运动有助于改善患者情绪,减轻血管应激水平,从而降低血压。

运动可提高尿钠排泄,相对降低血容量,从而降低过高的血压。且活动的肌肉群内血管扩张,毛细血管密度或数量增多,总外周阻力降低,有助于降低舒张压。

运动可通过改变血流动力学和代谢相关因素影响药物代谢从而影响降压药物疗效。

规律运动可影响肠道菌群。研究发现,运动可增加人体肠道菌群种类,均衡肠道菌群,专业运动员肠道菌群种类数量多于普通人群。但目前尚不清楚运动是通过直接影响肠道菌群,还是通过影响饮食(尤其是蛋白质类食物摄入)影响肠道菌群,这需要大量研究进一步明确。

2)运动训练分类　高血压病的运动治疗措施有耐力性有氧训练、等长收缩训练、等张收缩训练、抗阻训练。

(1)耐力性有氧运动,又称为心血管运动,该类训练包括大肌肉群的动态训练和交替收缩、放松训练,如步行、跑步、游泳、骑自行车、滑雪等。

(2)等张收缩运动,即产生关节运动的肌肉收缩的运动,在肌肉收缩时肌肉纤维的长度发生改变,肌肉张力不变。该运动主要增加左心室容量负荷,而这种反应主要与收缩的肌肉数量和运动强度成正比。

(3)等长收缩运动,即不产生关节运动的肌肉收缩运动,肌肉收缩时整个肌肉纤维的长度基本保持不变,主要表现为肌肉张力增加。相对于人体提供氧气能力,等长收缩运动对左心室的压力影响大于其对容量负荷的影响。但因为肌肉收缩产生的外周阻力限制了进入周围组织的血流量,所以等长收缩运动时心输出量并没有因此而增加。

(4)抗阻运动,即等张收缩训练和等长收缩训练的综合运动训练。美国心脏协会和运动医学学会一致推荐低强度至中等强度的抗阻运动是有氧训练防治高血压病的一个重要补充,且到目前为止尚无研究发现抗阻训练可引起外周血管阻力增加、血压升高。

3)高血压病患者运动治疗原则　主要有以下几点。

(1)运动强度:推荐采用中、低强度低有氧训练。通常根据运动试验得出的代谢当量(MET)(表 27-1)或主观用力程度分级(表 27-2)确定运动强度。主观用力程度分级(rate of perceived exertion,RPE)是根据运动者自我感觉用力程度衡量相对运动水平的半定量指标,一般症状限制性运动试验要求达到 15～17 分,分值乘以 10 约等于运动时正常心率反应。

表 27-1　代谢当量与工作能力

最高运动能力	工作强度	平均值	峰值
≥7MET	重体力劳动	2.8～3.2MET	5.6～6.4MET
≥5MET	中度体力劳动	＜2.0MET	＜4.0MET
3～4MET	轻体力劳动	1.2～1.6MET	2.4～3.2MET
2～3MET	坐位工作,不能跑、跪、爬,站立或者走动时间不能超过 10%的工作强度		

表 27 - 2　主观用力程度分级

分值	7	9	11	13	15	17	19
表现	轻微用力	稍用力	轻度用力	中度用力	明显用力	非常用力	极度用力

(2)运动时间:达到靶强度的时间至少有 15～20 分钟,额外的健康方面或者功能性益处随着中等强度活动时间的增加而增加。

(3)运动频率:建议每周至少进行 3 天耐力活动,每天不低于 30 分钟。

4)专科评定与风险防范　无规律运动者,年龄大于 40 岁的男性患者或年龄大于 50 岁的女性患者,冠心病、糖尿病、慢性阻塞性肺疾病或有其他慢性健康问题的患者,在运动治疗前需由专科医生评定运动治疗风险,并为患者制订个性化运动训练方案。

5)高血压病患者运动处方的制订　根据康复评定结果并结合患者兴趣爱好制订每周 3 次以上耐力性有氧运动(如步行、慢跑、骑车、游泳、跳舞、非比赛性划船等)和/或抗阻力量训练。

典型的运动训练每次持续 30～40 分钟,主要分为 3 个阶段:5～10 分钟轻度热身活动;20～30 分钟耐力活动或有氧运动;约 5 分钟放松活动,患者逐渐减少用力使心脑血管系统反应逐渐稳定。

抗阻力量训练的常规训练频率为每周 2 次以上,从较低强度开始,逐步增加阻力,训练过程中注意避免过度屏气。上肢抗阻训练可采用相当于 30%～40% 最大一次收缩力作为运动强度;下肢抗阻训练可采用相当于 50%～60% 最大一次收缩力作为运动强度;重复收缩 8～10 次为 1 小节,8～10 节为一循环,20 分钟内完成 1 次循环,每次训练 1 或 2 个循环。

对于老年人群,最佳日常运动锻炼/训练应满足下列 5 项内容:①每周至少进行 5 次有氧运动,每次持续 30 分钟,如果因身体情况不能坚持 30 分钟有氧运动,运动 10 分钟也有益,无论运动多久都比不运动好;②每周至少进行 2 或 3 次抗阻力训练;③每周至少进行 3 次伸展训练;④每周至少进行 3 次平衡训练,如太极拳;⑤鼓励日常身体活动和避免过度久坐行为,如长时间看电视。

3.放松技术

高血压病康复的常用放松技术包括物理性放松方法和非物理性放松方法。物理性放松方法包括Jacobson渐进放松技术、Mitchell 生理放松技术、Alexander 技术、生物反馈和按摩。非物理放松方法包括 Hatha 瑜伽、Benson 放松治疗法等。

4.戒烟

大量研究表明,吸烟加速血管衰老并与动脉粥样硬化等血管疾病密切相关,是心血管疾病的首要危险因素,也是影响糖尿病患者全因致死率的一项独立危险因素。戒烟可减少血管疾病风险,任何人群均能从戒烟中获益,因此所有人群均应给予戒烟的建议。

5.控制体重

循证医学大量证据表面,肥胖是血管疾病的独立危险因素,肥胖所造成的一系列病理生理改变将加速血管衰老,所以控制体重是预防血管衰老的重要措施。研究提示,体重减少 1% 可使收缩压降低 1mmHg。建议男性腰围应小于 90cm,女性腰围应小于 85cm,控制 BMI≤24kg/m²。

6.其他方法

研究提示,放松技术、音乐疗法、传统中草药等治疗方法能降低高血压病患者血压水平。太极拳可显著降低血压正常老年人群氧化应激及血压水平。某些中药成分,例如黄连素可通过降低血液循环中内皮微粒诱导的内皮细胞氧化应激,改善血管内皮功能。此外,咖啡、绿茶也有助于降低血压。最近一项荟萃分析研究提示,每日一杯咖啡可将高血压发病风险降低 2%。咖啡中含有维生素 E、烟酸、钾、镁等矿物质以及抗氧化剂化合物多酚,长期饮用咖啡还可降低 2 型糖尿病风险。绿茶提取物中含有大量具有心脏保护作用的抗氧化剂,且可促进经胆汁排泄胆固醇。

7.血压监测

鼓励、指导患者用家庭血压计定期监测血压。有证据表明,定期自我血压监测 6 个月有助于降低平均收缩压。若患者在此基础上继续坚持自我血压监测,血压可在 12 个月内进一步降低。使用家庭血压仪定期监测血压还可以提高患者治疗的依从性。患者在医生指导下的家庭血压远程监测联合心血管疾病相关治疗也有助于控制血压水平。

小结

高血压病是可以预防和控制的疾病,降低高血压病患者血压水平可明显减少心脑血管意外事件的发生,显著改善患者生存质量,并有效降低疾病带来的生活负担。近年来研究发现,血压控制良好的高血压病患者仍存在持续血管损伤。由此可见,高血压病不是单纯的动脉血压升高,而是动脉结构与功能异常所致体循环血管病,可累及全身重要脏器包括心、脑、肾和外周血管等。因此,在影响预后因素中,除危险因素以外,是否存在靶器官损害至关重要。既往研究发现,合理膳食、规律运动等健康生活方式不仅对于预防高血压病起到至关重要作用,而且在一定程度上可有效降低血压、保护靶器官。诊断技术和药物治疗仍是目前高血压病管理的主要手段,但仍不能忽略饮食、运动等非药物治疗方法在治疗高血压病中的重要作用。

思考题

1. 通过查阅文献调研高血压病合并 2 型糖尿病的治疗新进展。
2. 通过查阅文献调研其他放松疗法,如音乐疗法,在高血压病康复领域有哪些新进展。
3. 通过查阅文献调研运动治疗在高血压病康复领域有哪些新进展。

(陶　军　张婵娟)

参考文献

[1] SHENG Y, ZHU L. The crosstalk between autonomic nervous system and blood vessels[J]. Int J Physiol Pathophysiol Pharmacol,2018,10(1):17-28.

[2] URRICO P. Non pharmacological interventions in the management of hypertension in the adult population with type 2 diabetes mellitus[J]. Can J Diabetes,2018,42(2):196-198.

[3] XIE C, CUI L, ZHU J, et al. Coffee consumption and risk of hypertension:a systematic review and dose-response meta-analysis of cohort studies[J]. J Hum Hypertens,2018,32(2):83-93.

第 28 章 慢性阻塞性肺疾病康复

学习要点

了解慢性阻塞性肺疾病的定义、病因与流行病学、病理生理;掌握慢性阻塞性肺疾病的临床特点、康复评定,并通过学习慢性阻塞性肺疾病的康复治疗技术,了解各治疗技术的作用原理,掌握具体治疗步骤,学会对患者的长期康复指导,并进行临床应用。

28.1 概　述

慢性阻塞性肺疾病(chronic obstructive lung disease,COPD),简称慢阻肺,是一种常见的、可预防和可治疗的呼吸道疾病,表现为持续性的呼吸道症状和气流受限。通常由吸入有害颗粒或气体引起呼吸道和/或肺泡畸形。慢性阻塞性肺疾病的特征为慢性气流受限,通常是由小气道阻塞(如阻塞性细支气管炎)和肺实质破坏(肺气肿)所造成。部分哮喘患者随着病程进展出现较明显的气道重塑,导致气流受限的可逆性明显降低,需注意鉴别诊断。

28.1.1 病因

据 WHO 介绍,吸烟是 COPD 最重要的病因,长时间高强度接触烟尘、特定的化学物质和室内外污染物等环境因素也会增加 COPD 患病风险。此外,COPD 的发生还与遗传因素、性别、年龄、肺部生长发育情况、社会经济情况有关。

28.1.2 流行病学

COPD 是全世界主要的慢性疾病之一,60 岁以上人群患病率较高。在美国,COPD 是第四位的死亡原因(仅次于心脏疾病、癌症和脑血管疾病)。2015 年,WHO 估计全世界有 317 万人死于 COPD。

28.1.3 病理生理

COPD 患者气道、肺实质和肺血管均有病理改变,主要包括慢性炎症、肺组织中炎症细胞数量增多、反复损伤和增生、重塑引起的结构改变。气道炎症和肺部结构的改变程度随着疾病的严重程度增加而增加。

疾病早期以累及小气道(<2mm)病变为主,后期逐渐影响大气道。慢性炎症使小气道变窄、肺实质破坏,从而导致肺泡附着物减少、肺弹性降低、纤维破坏等结构性变化,极大地削弱气道保持开放的能力,导致呼气相气道塌陷闭塞。

28.1.4　临床特点

COPD病程较长(3个月以上)且反复发作,临床多以呼吸困难、咳嗽和(或)咳痰等呼吸道症状为主。

1.慢性咳嗽

慢性咳嗽常为首发症状。初为间断性咳嗽,早晨较重,后早晚或整日均可有咳嗽,夜间咳嗽常不显著。少数患者无咳嗽症状,但肺功能显示明显气流受限。

2.咳痰

患者咳少量黏液性痰,清晨较多。合并感染时痰量增多,可有脓性痰。少数患者咳嗽不伴咳痰。

3.呼吸困难

呼吸困难是COPD的典型表现。早期仅于活动后出现,后逐渐加重,严重时日常活动甚至休息时也感气短。

4.全身性症状

全身性症状有体重下降、食欲减退、外周肌肉萎缩和功能障碍、精神抑郁和(或)焦虑等。

在诊断COPD时除考虑患者是否呼吸困难、慢性咳嗽和(或)咳痰,还需考虑环境暴露因素。

28.2　急性加重期治疗

临床治疗及康复治疗需依据COPD患者症状进行,即病程处于急性加重期还是稳定期。

COPD急性加重指呼吸道症状的急性恶化,其诱发因素有很多,最主要的是呼吸道感染。疾病急性加重时主要表现为呼吸困难,还包括脓痰、咳嗽、哮喘等症状。一些急性加重患者还合并有急性呼吸衰竭。急性加重期症状通常持续7~10天,甚至更久。COPD急性加重期的治疗目标:是尽可能减轻急性发作引发的严重后果。

当患者急性加重后,首先需要进行充分合适的氧疗,并进行全面的评估确定症状是否危及生命。

1.药物治疗

针对COPD急性加重期的患者,临床上常用的药物有三种:支气管扩张剂、糖皮质激素、抗生素。

2.呼吸支持

(1)氧气治疗:氧疗可改善患者血氧不足。氧疗过程中需规律地进行血气分析,保证血氧指标达到合适的程度。

(2)通气支持:部分患者病情严重,需要立即转入呼吸科或重症监护室(intensive care unit,ICU)。在疾病急性加重期可以进行无创通气(使用鼻罩或面罩)或侵入性通气(口腔气管插管或气管切开)。

28.3 康复评定

对 COPD 患者进行康复治疗前,应对患者临床症状进行充分了解,对患者进行全面综合的评估,确定患者目前存在的功能受限,以患者为中心,制订出客观的康复目标和康复计划,指导患者进行康复治疗。康复评定包括以下方面:临床症状评估、心肺运动测试评估、躯体功能评估、心理功能评估、日常生活活动能力评估和生活质量评估。

28.3.1 临床症状评估

COPD 临床评估的主要目的在于确定气流受限程度,以此了解患者的身体状况,预计后期可能出现的状况,如病情恶化、入院,甚至死亡。清楚了解患者症状及功能受限,才能更好地指导临床治疗和康复治疗。

1.气流受限程度评估

通常通过呼吸量测定法评定气流受限程度,依据为慢性阻塞性肺疾病全球倡议(global initiative for chronic obstructive lung disease,GOLD)给出的 COPD 气流受限程度分级,具体见表 28-1。

表 28-1 COPD 气流受限程度分级

分期	COPD 严重程度	指标
I	轻度	$FEV_1/FVC<70\%$ $FEV_1 \geq 80\%$预计值
II	中度	$FEV_1/FVC<70\%$ $50\% \leq FEV_1<80\%$预计值
III	重度	$FEV_1/FVC<70\%$ $30\% \leq FEV_1<50\%$预计值
IV	极重度	$FEV_1/FVC<70\%$ $FEV_1<30\%$预计值

注:FVC 为用力肺活量;FEV_1 为第一秒用力呼气容积;FEV_1/FVC 为一秒率。吸入支气管扩张剂后进行测定,$FEV_1/FVC<70\%$则可确诊持续性气流受限。

2.呼吸困难评定

使用英国医学研究会呼吸困难量表(Medical Research Council dyspnea scale,MPC dyspnea scale)进行评定,具体见表 28-2。

表 28-2 呼吸困难量表评定

改良后	描述
0	没有呼吸困难的困扰,除剧烈运动外
1	慌张或爬山时呼吸急促
2	因呼吸急促而比同龄人走得更慢,或者走一会儿后需要停下来休息
3	走了 100m 或几分钟后需要停下来休息
4	呼吸急促以至于不能出门,或者在穿衣甚至未进行时便呼吸急促

3. 全面疾病特征性状态评估

对 COPD 症状的评估不仅限于呼吸困难这一方面，目前可用的 COPD 特征性问卷量表有慢性呼吸道疾病调查表（chronic respiratory questionnaire，CRQ）、标准 George 呼吸问卷（St. George's respiratory questionnaire，SGRQ）、COPD 评估测试（COPD assessment test，CATTM）和慢性阻塞性肺疾病控制问卷（the COPD control questionnaire，the CCQ©）。

28.3.2　心肺运动测试评估

1.6 分钟步行试验（6MWT）

测定患者 6 分钟内在平坦、硬地上快速步行的距离。评价运动过程中躯体所有系统全面完整的反应，包括肺、心血管系统、体循环、外周循环、血液、神经肌肉单元和肌肉代谢。测试过程中患者自定速度、自选运动强度并且允许试验过程中停止行走和休息，能最好地反映完成日常体力活动的功能代偿能力水平。

2. 心肺运动测试系统（CPET）

受试者进行功率递增的平板或自行车运动，至无法继续时终止运动。测试受试者运动过程中的通气量、心率、摄氧量和二氧化碳排出量等指标，最终得出受试者的最大运动负荷和 $VO_{2\,max}$，判断其心肺功能受限的程度。

28.3.3　躯体功能评估

COPD 患者躯体运动可能会存在肌力、肌耐力减退和肢体运动功能下降等躯体运动功能受限的表现。

1. 肌力及肌耐力评定

肌力评定可采用英国医学研究会（Medical Research Council，MRC）徒手肌力评分或手持式测力计完成。

2. 平衡功能评定

平衡功能评定可采用 Berg 平衡功能评分。

28.3.4　心理功能评估

COPD 患者常伴有心理问题，如恐惧、焦虑、抑郁、疑病、敏感、过度依赖、患者角色减退或缺失等负面情绪。临床上常用自评焦虑量表（SAS）、自评抑郁量表（SDS）、汉密尔顿焦虑量表（HAMA）、汉密尔顿抑郁量表（HAMD）进行评估。

28.3.5　日常生活活动能力评估

由于呼吸困难和体能下降，多数患者日常生活活动和社会参与受到程度不同的限制，表现为日常生活活动能力减退。日常生活活动能力主要包括基础性日常生活活动能力（basic activities of daily living，BADL）和工具性日常生活活动能力（instrumental activities of daily living,IADL）。临床上评估 BADL 的依据有改良 Barthel 指数、Katz 指数、修订的 Knney 自理评定、PULSES 评定及 FIM 等；评估 IADL 能力的有功能活动问卷（the functional activities questionnaire,FAQ）、IADL 量表等。

28.3.6 生活质量评估

生活质量（quality of life,QoL），又称生命质量、生存质量。20 世纪 70 年代末医学领域广泛开展了生活质量的研究工作,探索疾病及治疗对生命质量的影响,形成健康相关生活质量（health related quality of life,HRQOL）。HRQOL 作为一种医学评价技术,全面评价疾病及治疗对患者造成的生理、心理和社会生活等方面的影响。不仅考虑客观的生理指标,而且强调患者的主观感受和机能状况。常使用 WHO 生存质量评定量表（WHOQOL－100）、健康状况调查问卷（SF－36）对患者生活质量进行评估。

28.4 稳定期治疗

对处于稳定期的 COPD 患者,治疗目标制订时应基于个体的症状体征,并考虑预防疾病急性加重的发生。稳定期的治疗目标是缓解疾病症状、提高运动耐力、提升患者健康状态来减轻症状；减缓疾病进程、预防和处理急性加重、降低死亡率。

28.4.1 药物治疗

药物治疗可减轻 COPD 症状,降低疾病急性发作的频率,延缓疾病的发展,提高患者的生活质量。药物治疗时应遵循的原则：强调治疗个体化,选用药物时应根据从患者病情特点、疾病急性发作风险、患者对药物的耐受能力、药物副作用、患者经济承受能力等方面综合考虑。临床常用药物有支气管扩张剂、抗毒蕈碱药、甲基黄嘌呤等。

针对稳定期患者,除进行药物治疗以外,还需鼓励患者积极接受非药物治疗。

28.4.2 康复治疗

1. 气道廓清

主动循环呼吸技术（ACBT）可有效地清除气道分泌物,并改善肺通气功能而不加重低氧血症和气道阻塞。此技术一个周期由三个技术阶段循环构成,即呼吸控制、胸廓扩张技术和用力呼气技术。气道廓清可帮助促进患者呼吸道分泌物排出、减少反复感染、缓解呼吸困难。

自主引流（AD）是通过改变呼气气流,改善肺通气功能并把分泌物排出体外的技术。它分为三个阶段：松动、聚集和排除。

体位引流是在特定的体位下,利用重力作用使特定支气管肺段内的分泌物从外周气道转移至上级气道的技术。体位引流常与扣拍、振动和摇动技术结合使用。

扣拍指治疗师双手呈杯状对胸部做有节律的扣拍,以松动或清除气道内分泌物。不可直接作用于患者皮肤,操作前需用薄毛巾覆盖治疗部位。扣拍节律的频率为 100～400 次/min。

振动是通过治疗师上肢的持续共同收缩对特定肺段胸壁施加高频率的振动力。摇动频率较振动低,振幅较大但更有力。振动和摇动从吸气末开始到呼气末结束,常与体位引流结合。振动的频率为 12～20Hz,摇动的频率为 2Hz。振动和摇动能增强黏膜纤毛清除分泌物,促进分泌物从末端支气管转移至上级支气管的能力。

还可借助高频胸壁振动排痰系统,通过高速地充气与放气,从而振动胸壁,利于松动、聚集和排除气道分泌物。

呼气末正压治疗具有安全性、经济性、便捷性等特点,常用气流振荡装置包括 Flutter 和 Acapala 等,治疗效果与装置的选择及患者的依从性密切相关。

2. 呼吸功能训练

呼吸功能训练主要针对吸气肌和呼气肌进行力量训练,可采用吸气肌训练器,还可进行腹肌训练、呼吸抗阻、大声唱歌等训练。

3. 全身运动训练

全身运动训练包括肌力训练、有氧训练及肌肉的牵伸训练;强调运动过程中,呼吸与动作协调配合。在可能的情况下,运动的强度尽量达到症状上限运动量的 60%～80%,或达到自感呼吸困难/疲劳程度评分(borg-rated dyspnea or fatigue score)4～6 分。运动训练方案的制订需根据不同患者的具体情况,主要考虑 4 个要素:运动训练时长、频率、强度及运动种类。有氧训练可考虑步行、踏车、划船机等方式。肌肉的牵伸训练可在肌力训练或有氧训练前后。适宜的训练可达到改善呼吸肌和辅助呼吸肌功能、改善心肺功能和整体体能、减轻呼吸困难症状、改善精神状态等目的。

4. 能量节省

在日常活动中控制和调整呼吸,如穿鞋时,移动前吸气,弯腰穿鞋时呼气;减少剧烈运动;频繁短暂休息;完成任务前先做计划。

5. 氧气治疗

氧气治疗适用于 $PaO_2 < 55mmHg$ 或 $SaO_2 < 88\%$,或 $55 < PaO_2 < 60mmHg$ 伴有右心衰/红细胞增多症的 COPD 患者。制订氧疗处方时需保持 $SaO_2 \geqslant 90\%$,并于每 2～3 个月进行复查。氧疗适用于低氧血症的患者,氧疗的时间为每日 15～18 小时。

6. 作业治疗

作业治疗的目标是提高 COPD 患者的运动能力、提高日常生活活动能力。

7. 心理治疗

对患者进行鼓励和心理疏导,增强患者对康复治疗的信心。

8. 营养支持

20%～35% 的稳定期 COPD 患者有低体重营养不良。低体重营养不良会明显增加其他呼吸系统疾病的发病率,导致呼吸肌力量、运动耐力和健康状况下降。营养不良的 COPD 患者进行营养支持后,6 分钟步行试验、呼吸肌力量以及健康状况均有明显改善,但目前营养支持的用量、持续时间等参数尚不明确。

28.4.3　手术治疗

患者肺部有较大肺泡时,可考虑进行外科手术。COPD 症状严重且没有相关的禁忌证,可考虑肺移植。

28.4.4　康复教育

COPD 的疾病管理是一个长期的过程,需要患者与医护人员积极交流,让患者正确认识疾病进程,教育患者如何自我管理,预防疾病的复发或加重。

首先,对未戒烟的 COPD 患者,戒烟管理是干预的重点。日常生活中,应减少与空气颗粒污染物的接触,佩戴口罩。其次,对日常生活中较为费力的活动,应采取能量节省和工作简化的原则,帮助患者更轻松地完成活动。此外,还应注意均衡饮食、规律服药、积极锻炼、劳逸结合。教育患者认识到康复治疗的重要性,正确自我评估疾病症状,积极进行康复训练,保持良好心态,学会减压放松,以此提高身体体能,改善各种功能障碍,提高ADL 能力。

小结

本章介绍了慢阻肺的定义、病因与流行病学、病理生理,并详细阐述慢阻肺的临床症状,指导临床中慢阻肺的诊断。重点讨论了慢阻肺的康复评定以及康复治疗,康复评定主要包括临床症状、心肺运动测试、躯体功能、心理、日常生活活动能力和生活质量方面的评定,同时详细地介绍了相应的康复评估量表。在慢阻肺的康复治疗部分指出,慢阻肺的康复治疗需要依据慢阻肺患者病程分期来决定,即稳定期或急性加重期。最后阐述了慢阻肺的康复教育,强调慢性疾病自我管理的重要性。

思考题

1. 气道廓清包括哪些技术? 具体步骤是什么?
2. 慢阻肺康复的最新进展有哪些?
3. 如何更好地指导慢阻肺患者进行自我管理?

(魏　全)

参考文献

[1] LOPEZ-CAMPOS J L, SOLER-CATALUNA J J, MIRAVITLLES M. Global strategy for the diagnosis, management, and prevention of chronic obstructive lung disease 2019 report: future challenges[J]. Arch Bronconeumol (Engl Ed), 2020, 56(2): 65 - 67.

[2] 陈亚红. 2021 年 GOLD 慢性阻塞性肺疾病诊断、治疗及预防全球策略解读[J]. 中国医学前沿杂志, 2021, 13(1): 16 - 37.

第 29 章　糖尿病康复

学习要点

　　了解糖尿病的定义、分类、诊断标准和临床表现；了解糖尿病的急慢性并发症及检查评定内容；掌握糖尿病肾病的评定；了解糖尿病的治疗目标；掌握糖尿病饮食疗法的内容；了解常用的物理因子疗法；熟悉临床需求分析，根据患者情况，选择合适的治疗方案。

29.1　概　述

29.1.1　定义

　　糖尿病（diabetes mellitus，DM）是以高血糖为主要特征，伴有脂肪、蛋白质代谢紊乱等一组慢性内分泌代谢性疾病，是由胰岛素分泌不足或/和周围组织细胞对胰岛素敏感性降低所致。其主要危害是长期高血糖等因素造成的微血管病变和大血管病变，致使患者生活质量下降，严重时可出现急性并发症和糖尿病酮症酸中毒（DKA）、高渗性昏迷等，威胁患者生命。

29.1.2　分类

　　1.1 型糖尿病（T1DM）

　　胰岛 β 细胞被破坏，常导致胰岛素绝对缺乏。

　　2.2 型糖尿病（T2DM）

　　胰岛素抵抗伴随不同程度的胰岛素分泌不足。

　　3.妊娠糖尿病（GDM）

　　妊娠中晚期诊断的糖尿病。

　　4.其他类型糖尿病

　　其他类型糖尿病常见的有单基因糖尿病（新生儿糖尿病以及青少年发病的成人型糖尿病）、胰腺外分泌疾病（囊性纤维化病）、药物或化学物品引起的糖尿病（糖皮质激素、噻嗪类利尿剂、HIV 的治疗药物以及器官移植后等）。

　　T1DM 与 T2DM 的临床表现及疾病进展差异较大。T2DM 患者有出现 DKA 的倾向；T1DM 也可出现典型的多尿、烦渴、多饮症状，同时约 1/3 T1DM 患者发生 DKA。因此正确分型、诊断对治疗很关键。

29.1.3　流行病学

1. 糖尿病是当前威胁人类健康的主要疾病之一

2016 年 4 月 6 日世界卫生组织首次发布全球糖尿病报告显示,全世界有超过 4 亿人患有糖尿病,占全球总人口的 8.5%;成年患者近 40 年内增加 3 倍,其中多数在发展中国家。WHO 预测,至 2030 年,糖尿病将成为第七大致死病因。全世界每 10 秒就有一个人因糖尿病相关原因死亡。我国成年人糖尿病患病率为 10.9%,呈爆发式增长,2010 年 3 月《新英格兰医学杂志》流行病学数据显示我国糖尿病患病率约为 9.7%;2013 年 9 月《美国医学会杂志》的另一项我国流行病调查数据显示我国成人糖尿病患病率为 11.6%,糖尿病前期(prediabetes)人群高达 50.1%。人类寿命增加、过度肥胖以及城市现代化带来的运动量减少都是 T2DM 患者增加的主要原因。目前全球糖尿病患者中,1 型糖尿病约占 5%,2 型糖尿病约占 90% 以上。

2. 致死致残情况

糖尿病是继心脑血管疾病和肿瘤之后的第三大非传染性疾病,也是致残的重要原因之一。其近期问题与血糖的控制有关,如低血糖症、高血糖症、酮症等,远期问题主要是大血管病变、微血管病变和神经系统病变。糖尿病常见的急性并发症有高血糖昏迷、低血糖昏迷、感染等,慢性并发症有高血压、卒中、冠心病、肾衰竭、血管神经病变以及眼和足的并发症等。

糖尿病微血管并发症会导致患病率和早期死亡率显著增加,但心血管疾病是糖尿病导致死亡的最大原因。糖尿病患者失明的概率是一般人群的 25 倍。足部坏疽的发生率是非糖尿病患者的 17 倍,在非创伤性截肢手术患者中 5/6 有糖尿病足。糖尿病已成为严重威胁人类健康的世界性公共卫生问题,因此预防和治疗糖尿病是异常重要和必不可少的工作。

3. 临床表现

本病在临床上为慢性进行性疾患,可分为无症状期和症状期两个阶段。1 型糖尿病起病较急,2 型糖尿病一般起病缓慢。

1)无症状期　多为中年以上 T2DM 患者,其食欲好、体胖,精神体力如常人,常在查体或诊疗其他疾病时发现尿糖阳性,空腹血糖正常或高于正常,餐后 2 小时血糖高于正常值,糖耐量试验显示糖耐量降低。

2)症状期　糖尿病典型症状是"三多一少",即多尿、多饮、多食、体重减轻。

(1)多食:由于大量尿糖丢失,如每日失糖 500g 以上,机体处于半饥饿状态,能量缺乏需要补充引起食欲亢进、食量增加。同时又因高血糖刺激胰岛素分泌,故患者易产生饥饿感,食欲亢进。

(2)多饮:由于多尿,水分丢失过多,发生细胞内脱水,刺激口渴中枢,出现烦渴多饮,饮水量和饮水次数都增多。排尿越多,饮水也越多,二者成正比。

(3)多尿:尿量增多,每昼夜尿量达 3000~5000mL,最高可达 10000mL 以上。排尿次数也增多,有的患者甚至每昼夜可达 30 余次。糖尿病患者血糖浓度增高,糖在体内不能被充分利用,特别是肾小球滤出而不能完全被肾小管重吸收,以致形成渗透性利尿,出现多尿。血糖越高,排出的尿糖越多,尿量也越多。

(4)消瘦:由于胰岛素不足,机体不能充分利用葡萄糖,使脂肪和蛋白质分解加速来补充能量和热量。结果体内碳水化合物、脂肪及蛋白质被大量消耗,再加上水分丢失,患者体重减轻、形体消瘦,严重者体重可下降数十斤,以致疲乏无力、精神不振。同样,病程时间越长,血糖越高;病情越重,消瘦也就越明显。

(5)其他:如皮肤瘙痒,尤其多见于女性外阴,由于尿糖刺激局部而引起,或可并发真菌感染,此时瘙痒更严重。另外,四肢麻木、腰痛腹泻、月经失调、性功能障碍也常见。

4. 实验室检查

糖尿病的临床诊断应依据静脉血浆血糖,而不是毛细血管血的血糖检测结果。目前常用的诊断标准和分类有 WHO(1999 年)标准和 ADA(2003 年)标准。空腹血糖≥7.0mmol/L和(或)餐后 2 小时血糖≥11.1mmol/L,即可诊断糖尿病。空腹血糖≥6.1mmol/L但<7.0mmol/L,餐后 2 小时血糖<7.8 mmol/L,称为空腹血糖受损。空腹血糖<7.0mmol/L ,餐后 2 小时血糖在 7.8~11.1mmol/L,称为糖耐量减低。

糖化血红蛋白(HbA1c)作为筛查糖尿病高危人群和诊断糖尿病的一种方法。HbA1c较口服糖耐量试验(OGTT)简便易行,结果稳定,变异性小,且不受进食时间及短期生活方式改变的影响,患者依从性好。2010 年 ADA 指南已将 HbA1c≥6.5%作为糖尿病诊断标准之一。2011 年 WHO 也建议在条件具备的国家和地区采用这一标准诊断糖尿病。

糖尿病常伴有脂质代谢紊乱,故应将血浆总胆固醇、低密度脂蛋白胆固醇、高密度脂蛋白胆固醇和甘油三酯列为常规检测项目。有条件时,也应将尿微量白蛋白列为常规检查项目,以便能早期发现糖尿病肾病。鉴于糖尿病本身就是心脑血管疾病的主要危险因素,美国糖尿病协会(ADA)推荐几乎所有糖尿病患者都应使用他汀类药物。根据患者年龄及有无存在心血管危险因素,决定他汀类药物的应用强度。ADA 还推荐,应定期进行血脂监测以评估他汀类药物治疗的依从性。

29.2　康复评定

29.2.1　生理功能评定

糖尿病的生理功能评定包括血糖监测及胰岛 β 细胞功能的评定、糖尿病慢性病变的评定与糖尿病康复疗效评定三部分。

1. 血糖监测及胰岛 β 细胞功能

血糖的检测包括空腹血糖、餐前血糖、餐后血糖、睡前血糖等的测定,检测血糖有利于了解血糖控制情况,指导临床用药及防止低血糖的发生。胰岛 β 细胞功能评估是通过测定外周静脉血中 β 细胞分泌的诸激素浓度改变来获得。一次测定意义有限,一般需多次测定,动态观察。

2. 糖尿病慢性病变的评定

(1)糖尿病性视网膜病变的评定:眼底检查及荧光素血管造影检查,视网膜毛细血管的病变表现有微动脉瘤、出血斑点、棉绒斑、静脉串珠状、视网膜内微血管异常(IRMA),

以及黄斑水肿等。广泛缺血会引起视网膜或视盘的新生血管、视网膜前出血、玻璃体积血及牵拉性视网膜脱离。患者会有严重的视力障碍。

(2)糖尿病性脑血管病的评定：主要包括认知功能评定、语言功能评定、运动功能评定。可采用 MMSE、NCSE 等进行量表及计算机辅助认知障碍评定。语言功能评定包括失语症及构音障碍等评定，可分别选用相应的评价量表或计算机辅助方法等进行评定。运动功能评定包括肌力、肌张力、关节活动度、腱反射、平衡与协调、步行能力等评定，可选用相应量表或仪器进行评定。

(3)糖尿病性冠心病的评定：包括心电图、动态心电图、心电运动试验、心脏彩超等。其中心电运动试验可为运动治疗处方提供参考依据。

(4)糖尿病肾病的评定：近年研究糖尿病肾病要历经间歇性微量白蛋白尿期、持续性微量白蛋白尿期、临床蛋白尿期及肾功能不全期共 4 期。一般认为从糖尿病发病至临床蛋白尿期有 10～15 年，然后再经 4～12 年进入尿毒症期。Mogensen 根据糖尿病患者肾功能和结构病变的演进及临床表现，将糖尿病肾病损害分成 5 期，该分期法已被临床医师普遍接受，即Ⅰ期(肾小球高滤过期)、Ⅱ期(正常白蛋白尿期)、Ⅲ期(早期糖尿病肾病期)、Ⅳ期(临床糖尿病肾病期或显性糖尿病肾病期)、Ⅴ期(肾功能衰竭期)。

(5)糖尿病周围神经病变的评定：包括感觉神经、运动神经和自主神经的体格检查及电生理检查。

(6)糖尿病足的评定：主要观察患者全身炎症反应、循环代谢状态、心理状态、认知状态、社会状态；下肢或足机械力学；血管状态(动脉、静脉与神经)及创面等。

(7)心理功能的评定：采用汉密尔顿焦虑量表和汉密尔顿抑郁量表评定患者的心理状况。

29.2.2　活动水平的评定

可选用巴氏指数评定表(BI)评定患者日常生活自理能力。

29.3　康复治疗

29.3.1　目标

专科康复治疗的目标是积极消除高血糖等代谢紊乱所引起的各种症状；纠正糖代谢紊乱，使血糖降到正常或接近正常水平；纠正脂代谢紊乱及其他代谢异常；防治各种急、慢性并发症的发生和发展，减少患者的致残率和病死率；保证儿童、青少年患者的正常生长发育；保证育龄期妇女的正常妊娠、分娩和生育；通过宣传教育，使患者掌握必要的自我监测技能和保健能力；改善患者的生活质量，能正常参与社会劳动和社交活动，享有并保持正常人的心理和体魄状态；采用综合治疗方案，包括饮食疗法、运动疗法、药物治疗、糖尿病教育与血糖检测。以下主要介绍药物以外的康复治疗方法。

29.3.2　饮食疗法

饮食控制是糖尿病治疗的根本措施，有助于降低糖尿病患者的住院率和病死率，减少心脑血管事件的发生风险。中老年体胖的轻型病例,有时单用饮食控制即可达到治愈目的。

糖尿病患者,最纠结的就是每天该怎么吃,以下有五点建议。

1.吃、动平衡,合理用药,控制血糖,达到或维持健康体重

控制腰围,预防向心性肥胖(又称中心性肥胖、腹型肥胖),男性腰围不超过 90cm,女性腰围不超过 85cm;合理饮食,预防营养不良,成年人 BMI 应在 $18.5 \sim 23.9$kg/m^2;规律运动,以有氧运动为主,每周至少 3 次,每次不少于 20 分钟。

2.主食定量,粗细搭配,全谷物、杂豆类占 1/3

碳水化合物总量越大,升糖的潜力就越大。所以,控血糖的第一个关键点,就是不要吃过多的甜食和淀粉类食物。同时,还要限制淀粉类主食的数量,除米饭、馒头、面条之类食物要限量吃外,如吃了甘薯、土豆、山药、芋头、藕、甜玉米、甜豌豆、嫩蚕豆之类含有淀粉的食物,都要相应扣减主食的量,保证一餐当中碳水化合物总量不过多。

3.多吃蔬菜、水果适量,种类、颜色要多样

增加新鲜蔬菜摄入量以降低膳食升糖指数,建议餐餐有蔬菜;每日蔬菜摄入量为 $300 \sim 500$g,深色蔬菜占 1/2 以上,其中绿色叶菜不少于 70%;两餐之间适量选择低升糖指数的水果,每次在 $150 \sim 200$g。

4.定时定量,细嚼慢咽,注意进餐顺序

定时定量进餐,餐次安排视病情而定;控制进餐速度,早餐 $15 \sim 20$ 分钟,中晚餐 30 分钟左右;细嚼慢咽,每口饭菜最好咀嚼 $25 \sim 30$ 次;改变进餐顺序,先吃蔬菜,再吃肉类,最后吃主食。还有研究证明,用牛奶、豆浆、坚果等配合主食一起吃,都能有效地降低餐后血糖的波动。

5.代餐治疗法

糖尿病医学营养治疗专家共识和指南均指出,使用糖尿病适用型肠内营养配方有助于糖尿病患者病情的控制。配方由专业营养师配制,营养素配比合理,有效避免长期饮食限制可能发生的营养不良,精确控制患者能量摄入,通过调整风味和口感来增强患者接受度。

29.3.3　运动治疗

运动在 2 型糖尿病患者的血糖管理中占重要地位。运动可有效改善糖尿病患者周围组织对胰岛素的敏感性,有助于控制血糖,预防疾病和保持身体健康等。有研究认为,体育锻炼是 2 型糖尿病患者的首选治疗方法,且体育锻炼在血糖控制、保持身体形态和减少体脂上作用非常明显。有调查显示,身体素质差和体能活动缺乏是人类也是 2 型糖尿病患者全因死亡率升高的原因之一。

1.2 型糖尿病患者运动时应注意的原则

(1)运动治疗应在医师指导下进行。

(2)血糖 $14 \sim 16$mmol/L、明显的低血糖症或者血糖波动较大、有糖尿病急性代谢并发症以及各种心肾等器官严重慢性并发症者暂不适宜运动。

（3）运动频率和时间为每周至少150分钟,如1周运动5天,每次30分钟。研究发现即使进行少量的体育运动(如平均每天10分钟)也是有益的。如果患者觉得达到所推荐的运动时间有困难,应鼓励他们尽一切可能进行适当的体育运动。控制每次坐着的时间≤90分钟。

（4）中等强度的体育运动包括快走、打太极拳、骑车、打高尔夫球和园艺活动。

（5）较强体育运动有舞蹈、有氧健身、慢跑、游泳、骑车上坡。

（6）每周最好进行3次以上抗阻肌肉运动,训练时阻力为轻或中度。联合进行抗阻运动和有氧运动在患者血糖代谢、胰岛素抵抗、血管内皮功能及抗氧化应激等方面具有优势,但有关运动处方中有氧运动与抗阻运动的具体比例尚需进行个体化制订。

（7）运动项目要和患者的年龄、病情及身体承受能力相适应。

（8）养成健康的生活习惯,将有益的体育运动融入日常生活中。

（9）运动量大或激烈运动时应建议患者调整食物及药物,以免发生低血糖。

29.3.4　物理因子治疗

可采用物理因子治疗改善糖尿病症状和治疗并发症。

1. 抗感染

患者由于血糖浓度高,蛋白质分解,抵抗力减弱,易引起皮肤感染、口腔感染、泌尿系感染等。常见的感染为皮肤及口腔感染。治疗应首先控制血糖,在控制血糖的前提下选择物理因子疗法与抗生素联合治疗。常用的有短波疗法、超短波疗法、紫外线疗法等。

（1）超短波作为一种高频电磁波可有效穿透深层肌肉组织,发挥改善微循环、促进静脉及淋巴的回流、促进组织修复的作用,并起到缓解疼痛、抗炎、促进组织液吸收、减轻水肿的作用。

（2）脉冲磁疗主要用于皮肤感染的慢性期,有纤维硬结时。

（3）紫外线疗法,如小剂量紫外线可促进新鲜溃疡愈合,大剂量紫外线可清除溃疡表面感染坏死组织。

（4）红外线照射主要用于皮肤慢性溃疡形成的治疗。需注意合并肢体感觉障碍、缺血时慎用。

2. 治疗神经病变

以对称性多发性周围神经病变多见,可出现感觉及运动神经受损表现,物理因子治疗感觉和运动障碍疗效较好。

（1）超短波:主要适用于糖尿病感觉神经受累,如肢体疼痛、麻木或感觉过敏。

（2）脉冲磁疗:主要适用于糖尿病感觉神经受累,如肢体疼痛、麻木或感觉过敏。

（3）紫外线治疗:适用于糖尿病感觉障碍。

（4）电刺激治疗:可防止肌萎缩及提高肌张力;主要适用于运动神经受累,如肌张力减低、肌力减弱、肌萎缩患者的治疗。

29.3.5　糖尿病足的治疗

糖尿病足是指糖尿病患者由于合并神经病变及各种不同程度的下肢血管病变导致

的下肢感染、溃疡形成和(或)深部组织的破坏。糖尿病足多发生于年龄较大、病程长而病情控制不佳的患者。若合并下肢动脉硬化,引起肢体缺血,可出现间歇性跛行及休息痛、夜间痛,严重时足背动脉搏动减弱或消失,导致组织缺血性坏死。若再合并神经病变、下肢感觉减退或消失,局部抵抗力减弱,微小的创伤(如不合脚的鞋挤压、局部出现胼胝、鸡眼处理不当、皮肤轻微外伤)即可造成感染。由于痛觉减弱或消失,患者往往不能及时发现病变,从而使伤口迅速扩大,造成足部感染,足底溃疡,足趾、足跟坏疽,这是糖尿病致残的主要原因之一。

糖尿病足的治疗包括全身治疗、局部治疗、康复治疗等。

1.全身治疗

全身治疗是糖尿病足治疗的基础,具体措施有:①严格控制血糖;②合理控制饮食;③抗感染治疗。

2.局部治疗

糖尿病足发展为坏疽的局部治疗手段主要是外科截肢术。糖尿病引起的肢体坏死,肢体得到挽救的可能性无论从短期或长期结果来看,均比较小,发生足部感染或坏疽的患者中约 50%需要接受某种方式的截肢治疗。

3.康复治疗

糖尿病足康复治疗手段包括运动疗法、物理因子疗法、作业治疗、康复工程、心理治疗等措施。

(1)运动疗法:穿大小适中的软鞋,早晚坚持循序渐进的步行运动。此外,可坚持按摩患肢,从足趾开始向上至膝关节。

(2)物理因子疗法:主要用于控制感染、增加血供及促进溃疡面肉芽生长。

空气压力波疗法是通过有顺序地反复充放气,形成对肢体和组织的循环间歇性压力,通过对患者患肢反复压迫和松弛,促进淋巴和静脉血液回流,防止血液在静脉中淤滞,加速血液中代谢废物、炎症因子、致痛因子的吸收,预防凝血因子的聚集及对血管内膜的损伤,促进糖原与脂类的代谢,改善肢体和末梢神经供血供氧、神经传导及临床症状。同时由于压力的作用,大大减少了创面愈合后瘢痕增生和挛缩,从而能很好地维持患者的行走功能。

下肢漩涡浴水疗的作用除清洁外,还有改善下肢血液循环和神经营养的作用。感染且坏死组织多时可选大剂量紫外线疗法,红肿无分泌物时用超短波疗法或微波疗法。超声波疗法可改善患肢血液循环,缓解疼痛。高压氧疗可提高动脉血氧分压,增加氧的弥散距离,对厌氧菌引起的坏疽有抑制作用。

局部清创每天 1 次,有腐烂坏疽的创面要将其去除掉。但是急性进展阶段一般不清创或少清创。敷料更换常选用纱布敷料。亚急性或慢性期采用敷料系列,坏死组织较多时用清创膏,表面用透明贴,待坏死清除后可用溃疡糊或溃疡粉,表面用溃疡贴。

(3)作业治疗可改善患者步行功能,提高其日常生活能力。具体方法包括 ADL 训练、矫形器具的正确使用和穿戴、拐杖或轮椅的操作技能训练、假肢步行训练、适合患者的职业训练以及适当的环境改造等。

(4)康复工程技术应用方面首选特殊鞋袜以减轻足部压力。足前损伤采用只允许足后部步行的装置来减轻负荷,即"半鞋"或"足跟开放鞋"。全接触式支具或特殊支具靴可减轻溃疡部分的压力。

（5）心理治疗。糖尿病足溃疡经久不愈及其对步行能力的影响,严重影响患者日常生活、工作和社会交往,加之对截肢的恐惧,给患者带来沉重的心理负担,实时的心理治疗不仅可帮助患者树立战胜疾病的信心,还可增强治疗效果。

29.3.6　糖尿病足的预防

有效控制血糖,是预防糖尿病并发症的关键。保持足部清洁,用温水（37～38℃）浸泡后用柔软的布将足部擦干。鞋袜要宽松合适,避免足部受损。禁用刺激性药物,如酒、石炭酸类。戒烟、戒酒,因为烟、酒能引起血管收缩,减少血液供应,从而加剧下肢的缺血状况。使用保护性鞋袜和矫形鞋。

29.3.7　糖尿病健康教育

糖尿病健康教育在提高患者自我管理能力与改善血糖控制中起着至关重要的作用。教育内容包括疾病知识、饮食运动指导、药物指导、胰岛素使用方法、自我血糖监测、糖尿病日记、并发症预防及应急情况处理等。其目的旨在改变糖尿病患者对待疾病的态度和生活方式,调动患者自我管理的积极主动性,加强患者自我管理和维持健康行为方式的能力,而非单纯地增加糖尿病患者对糖尿病知识的了解和认识。

小结

本章介绍了糖尿病的定义、分类与诊断标准,以及糖尿病的各种并发症;详细讨论了糖尿病的血糖监测及胰岛 β 细胞功能的评定、糖尿病慢性病变的评定与糖尿病康复疗效评定;详细介绍了饮食疗法、运动疗法、物理因子治疗,并强调健康教育的重要性。

思考题

1. 评价动态血糖监测系统（continuous glucose monitoring system,CGMS）对脑卒中合并糖尿病患者在康复治疗中发生无症状低血糖症的意义?
2. 分析糖尿病足患者采用常规治疗联合康复治疗的效果。
3. 简述运动康复治疗在改善糖尿病患者糖脂代谢及生活质量方面的效用及价值研究分析。

（刘朝晖　焦卉朵）

参考文献

[1] SUN H, SAEEDI P, KARURANGA S, et al. IDF diabetes atlas: global, regional and country-level diabetes prevalence estimates for 2021 and projections for 2045[J]. Diabetes Res Clin Pract, 2022,183: 109 – 119.

第 30 章　阿尔茨海默病康复

学习要点

了解阿尔茨海默病的病因、病理学特征及临床表现、临床诊断标准；掌握阿尔茨海默病的康复评定方法及康复治疗手段。

30.1　概　述

痴呆是一种因大脑多方面高级心理功能减退而产生的获得性和持续性智能障碍综合征，是老年人常见的神经精神疾患。通常引起痴呆的原因有变性病性和非变性病性，前者主要见于阿尔茨海默病（Alzheimer's disease，AD，又称老年性痴呆），后者多见于脑血管病、感染、中毒和酒精依赖等。AD 是老年期常见的痴呆类型，占老年期痴呆的 50%~70%。AD 是发生于老年期和老年前期，以进行性认知功能障碍和行为损害为特征的中枢神经系统退行性变性疾病，临床表现为记忆障碍、失用、失认、语言功能和视空间功能损害、抽象思维和计算力损害，以及情感、人格和行为改变等，但无意识障碍。这些功能障碍可导致患者日常生活活动能力、社会交往能力和工作能力的明显减退。

AD 的发病率随着年龄的增长而增高。随着全球人口老龄化时代的到来，AD 的患病率还将继续快速上升。由于本病的患病率和致残率高、病程长，护理难度高且治疗费用高昂，预防和治疗效果均不显著，给个人、家庭和社会带来了巨大的痛苦和沉重的负担，因此早期发现和开展积极的康复治疗具有重要意义。

30.1.1　病因和病理

1. 病因

AD 的病因尚未完全明确，一般认为可能与遗传和环境因素等有关。约 10% 的 AD 患者有明确的家族史。AD 可分为家族性 AD 和散发性 AD。家族性 AD 呈常染色体显性遗传，常见的是淀粉样前体蛋白（amyloid precursor protein，APP）基因、早老素 1 基因（*PSEN1*）和早老素 2 基因（*PSEN2*）突变。散发性 AD 最为明确的高危人群为载脂蛋白 Eε4（ApoE ε4）等位基因携带者。有关 AD 的致病基因目前有多种学说和假说，如 β-淀粉样蛋白瀑布学说、tau 蛋白学说、神经血管假说，以及细胞周期调节蛋白障碍、氧化应激、炎性机制和线粒体功能障碍等。许多流行病学研究结果显示，AD 的发病也受环境因素影响，如吸烟、重金属接触史等。此外，免疫机制障碍也被认为是本病的发病因素。

2. 病理

AD 的大体病理表现为脑体积缩小和重量减轻，脑沟加深、变宽，脑室扩大，脑皮质萎缩，尤以额叶、顶叶、颞叶特别是海马区萎缩明显。组织病理学改变包括出现神经炎性斑,神经元纤维缠结,神经元减少、缺失,以及胶质细胞增生等。

30.1.2　临床表现

此病起病隐袭,呈持续性进行性发展,主要表现为精神和神经方面的症状。

1. 智力衰退

记忆障碍是早期出现的症状,首先出现近记忆障碍,此后远记忆也受损,甚至出现完全性遗忘。出现记忆障碍的同时可出现定向障碍,表现为对时间、空间和人物的定向障碍。患者早期就有计算力障碍;可有言语障碍,表现为各种失语,也可有失读和失写,可有思考困难,理解、判断障碍,失用、失认,患者的日常生活能力受到影响并丧失工作能力。

2. 行为改变

患者早期常表现为行为幼稚、笨拙,常进行无效劳动,其后可有无目的性劳动、行为退缩,缺乏注意力和主动性;不注意个人卫生习惯,有时甚至出现妨碍公共秩序的行为。晚期因运动功能损害可出现行动不便、卧床、二便失禁,日常生活完全不能自理。

3. 情感障碍

初期情感可较幼稚,或呈童样欣快,情绪易激惹,以后出现表情呆板,情感迟钝、淡漠。

4. 其他

其他表现如外貌衰老、不自主摇头、口齿含糊、手指震颤、书写困难和步态蹒跚等;也可表现为肌肉失用性萎缩、肢体无力、颅神经麻痹、共济失调、生理反射迟钝、癫痫发作;还可出现强握反射、吸吮动作、刻板动作、模仿动作及厌食和贪食等。

30.1.3　临床分级

AD根据损害程度可以分为轻度、中度、重度三级。轻度AD主要表现为记忆障碍和遗忘,尤以近事遗忘为重。中度AD除记忆障碍继续加重外,工作、学习和社会接触能力逐渐减退,特别是原已掌握的知识和技能出现明显的衰退,患者常有较明显的精神和行为异常。重度AD除上述症状继续逐渐加重外,还有情感淡漠、幼稚、哭笑无常、言语能力丧失、不能完成简单的日常生活活动、大小便失禁、肌肉萎缩、肢体挛缩,患者常可并发全身各系统疾病,最终可死于肺炎、压疮、泌尿系感染等并发症。

30.1.4　辅助检查

1. 脑电图

脑电图早期改变主要是波幅降低和α波节律减慢,晚期主要变现为弥漫性慢波。重度患者可见尖波。

2. 影像学检查

头部CT检查可见脑萎缩、脑沟变宽、脑室扩大。头部MRI检查可见双侧颞叶、海马体萎缩。PET成像和SPECT灌注成像可见顶叶、颞叶和额叶(尤其是双侧颞叶)的海马区脑血流降低、脑代谢率降低。

3.基因检查

有明确家族史的患者可进行 APP 基因、早老素 1 基因和早老素 2 基因检测,致病的突变基因的发现有助于确诊。

30.2　康复评定

30.2.1　认知功能评定

对 AD 的认知功能评估包括记忆功能、语言功能、定向力、运用能力、注意力、知觉(视、听、感知)和执行功能七个领域。常用标准化评定量表包括总体评定量表〔如简易精神状况量表(MMSE)、蒙特利尔认知评估量表(MoCA)〕、分级量表〔如临床痴呆评定量表(CDR)和总体衰退量表(GDS)〕、精神行为评定量表〔如痴呆行为障碍量表(DBD)、汉密尔顿抑郁量表(HAMD)〕、记忆功能评定量表〔如韦氏记忆量表(WMS)〕、鉴别量表〔如 Hachinski 缺血量表〕。

30.2.2　日常生活活动能力和社会适应能力的评定

根据 AD 患者的情况选用日常生活活动能力评估量表,如改良巴氏指数、工具性日常生活活动能力评估量表等。对退休的 AD 老人,可酌情选用社会适应能力评估量表,了解患者居家和交往情况。

30.3　康复治疗

AD 康复治疗的目的是增强体质,促进大脑功能代偿和延缓疾病发展,主要包括认知康复、运动康复、语言训练、康复护理和康复教育等几个方面。应采用尽可能多的刺激方式,调动患者的主观积极性,利用一切可以利用的形式,使患者的身体和大脑都活动起来,从而达到延缓高级心理功能减退的目的。

康复治疗的认知功能障碍包括智力、记忆、注意、视空间、语言和情感反应障碍等。由于各种认知功能障碍的发生机制和表现形式不同,因此要根据患者的功能障碍情况灵活选用康复治疗模式,制订针对性康复训练计划。每次训练的时间不宜过长,贵在经常、反复训练,持之以恒,从而延缓认知功能衰退。

30.3.1　智力训练

智力活动包括逻辑联想能力、思维的灵活性、分析和综合能力、理解表达能力、社会适应能力、常识、计算力等多个方面。训练内容包括:①逻辑联想、思维灵活性训练,如智力拼图、搭积木等,可以培养丰富的想象力,改善思维的灵活性。②分析和综合能力训练,如将单词卡片、物体图片和实物进行归纳和分类。③理解和表达能力的训练,如听或阅读故事后进行复述或概述。④社会适应能力训练,鼓励患者积极参加各种社交活动,改善社会适应能力,增进与他人进行交往的兴趣。⑤常识训练,通过对一些常识性知识进行反复提问和提醒,或经常与实际生活相联系进行运用,可增强患者对常识的提取和再储存过程,从而使遗忘速度减慢。⑥数字概念和计算能力训练,进行一、二位数加减法运算,评定其正确率和所用时间。

30.3.2　记忆训练

根据记忆障碍的类型和程度,有针对性地进行训练,可采用多种训练方式,也可通过计算机软件进行。应循序渐进,并在训练过程中经常予以指导和鼓励等言语反馈。训练内容包括:①瞬时记忆训练,如数字记忆广度训练。②短时记忆训练,可利用识字卡片、动物和水果图片等,增加识记图片或物品的数量、时间和记忆保持时间。③长时记忆训练,如回忆几天前发生的事情,或利用患者年轻时喜爱的物品帮助患者回忆过去。

此外,也可利用环境影响患者行为,如保持恒定的训练环境,多次的重复性刺激,采用背诵法、联想法、提示法、意象法、首词记忆法、编故事、记日记、看电视等方法训练记忆力。

30.3.3　专用认知康复方法

1.无错误学习技术

由于 AD 患者矫正错误的能力明显降低,因而无错误学习技术强调在早期学习时就要养成避免出现错误的好习惯,针对某一点认知功能集中训练,反复强化,这样获得的信息记忆较深,且能够保证学习和记忆的正确性。

2.取消提示技术

此方法引入尚保存的内隐性记忆过程,即在训练和学习初期,提供部分线索帮助信息再现,随着学习进展,逐渐取消这个提示。例如记忆香蕉时告知是一种水果,当再现香蕉时,通过提示"水果"加快对香蕉的回忆。

3.其他

其他方法包括空间性再现技术、真实定向方法和确认疗法等。

30.3.4　主动康复

由于认知功能障碍和活动减少,AD 患者中晚期常出现运动功能障碍,表现为肌力下降、运动耐力下降、肌张力异常、平衡和协调功能障碍、步行能力以及日常生活能力衰退或丧失。常用干预措施包括以下几点。

1.运动疗法

运动疗法的主要目的是增强肌肉力量和活动耐力,增加关节活动范围,提高平衡和协调能力,提高日常生活活动能力。对卧床患者,可给予肢体被动活动和定时翻身,每2小时1次,预防关节肿胀和僵硬以及压疮等并发症发生。

2.作业疗法

作业疗法包括体力活动、劳动、文体娱乐活动和社交活动等。作业疗法在 AD 的康复治疗中很重要,因为安排合理而适当的工作可减轻患者的焦虑情绪,特别是对早期患者,让老年人做一些力所能及的轻松的家务劳动,有助于把他们一些良好的生活习惯和劳动能力保存并加以发挥。此外,按时参加作业训练,还可以锻炼身体、增强体质、提高和强化保存下来的智能水平。作业疗法可帮助患者最大限度地改善和提高自理、工作和休闲娱乐等日常生活活动能力和工作能力,提高生活质量,使患者早日回归家庭、回归社会。同时,通过作业疗法,患者相互接触,可改善人际交往能力和社会活动能力,培养对生活的兴趣。作业训练可从简单易行的活动开始,循序渐进。

30.3.5　日常生活能力训练

日常生活能力训练的目的是使患者保持或养成基本的日常生活习惯和技能。对生活尚能自理的早期患者,可督促和提醒他们主动完成日常生活活动,如督促患者按时起床,自行洗脸、刷牙、梳头、吃饭、穿(脱)衣服和排大小便等。中期患者可通过训练来恢复其丧失的部分生活能力。晚期患者的日常生活能力受损严重,训练有一定的难度,应从基本的生活功能开始训练,可按照一定的训练步骤,将整个训练分解成若干个小步骤,一步一步训练。对于二便失禁的患者,要进行排尿和排便训练。

30.3.6　运动训练

运动训练包括有氧耐力训练、体育运动、太极拳和医疗体操等。运动训练前应进行身体检查,如有感染、心功能差、身体衰弱难以承受训练以及剧烈疼痛、运动后加重等情况存在时,不宜进行训练。治疗过程中适时让患者感受到治疗效果和自己的进步,提高其治疗的信心和积极主动性;也可在治疗过程中发挥竞争意识,互帮互学,提高训练成绩,并能避免老年人的孤独。注意运动量不宜过大,应根据个人体力选择适合老年人的运动。

30.3.7　语言训练

根据障碍的类型选择合适的训练方法,包括对失语症和构音障碍患者的训练。失语症的治疗可针对患者的听、说、读、写障碍进行循序渐进的训练。构音障碍的治疗包括唇、舌、软腭等发音器官的运动训练、语音训练和言语的清晰度以及韵律、节奏等的训练。

30.3.8　康复护理

加强家庭和社会对患者的照顾和帮助。将患有 AD 的老年人安置在良好的生活环境和保护环境中是非常重要的。不论是在养老机构还是在社区家庭中,康复护理都起着重要的作用。康复护理是改善患者功能状态、维持良好的日常生活活动必不可少的。例如加强看护,不要让患者单独外出,以免走失;行走时应有人扶持或关照,以防跌倒摔伤;洗澡时保证患者的安全及注意避免烫伤;对卧床者,要采取保护性措施,以免坠床;有二便失禁的患者频繁排便时,每 2 小时一次的护理不仅会减少对衣物和被褥的污染,还可增加患者的舒适程度,减少皮肤感染、压疮等并发症的发生;有视空间能力障碍的患者应尽量减少外出,以防意外。

30.3.9　心理疗法

要充分了解老年痴呆患者的心理和精神方面的特点,注意调节环境,经常给予患者精神上的鼓励,增强患者的信心。对有焦虑、抑郁的患者,要耐心倾听患者的要求,安排舒适安静的房间或者放一段轻松的音乐。对情绪易激惹的患者,要给予热情耐心的安抚和劝慰。经常组织患者参加看电影、听广播等活动,提供话题与之交谈,以培养患者的思维能力和判断能力。

30.3.10　饮食干预

合理均衡的饮食对延缓病情和促进健康亦十分关键,食物要清淡、细软、易消化,增加蛋白质和维生素的摄入,减少脂肪和碳水化合物的摄入,严防对铅、铝等重金属的摄入。要注意患者的营养状况,在饮食方面要耐心诱导,避免偏食。对食欲不振或厌食患者,要耐心照料其饮食。对便秘患者,要嘱其多进食粗纤维食物,多吃新鲜的蔬菜和水果。对有吞咽障碍的患者,要对患者的吞咽功能进行详细的评估,根据患者的情况选择合适的食物,采用安全的进食体位,严格控制进食量和速度,必要时采用支持疗法。

30.3.11　康复教育

AD 重在预防,强调早发现、早诊断和早治疗。要对家庭人员宣传教育 AD 的症状、防治要点和康复措施,使家属能了解患者产生症状的一般知识。患者及其家属要树立战胜疾病的信心,互相配合,提高患者生活质量。

小结

本章介绍了阿尔茨海默病的病因、发病率及病理特点、临床特征和诊断方法;详细介绍了阿尔茨海默病的康复评定方法,以及临床常用康复评定量表;还介绍了 AD 的康复治疗方法,包括认识康复、智力训练、运动疗法、心理干预、康复护理及宣教内容;较系统地介绍了 AD 的康复过程。

思考题

1. AD 患者的头部影像学检查有何种表现?
2. AD 患者有哪些区别于其他疾病的专用认知康复方法?
3. AD 患者的最新康复方法有哪些?

(于惠秋　宗敏茹)

参考文献

[1] 刘志杰,刘竟芳,陈哲,等.老年住院患者患老年痴呆的现况调查与影响因素研究[J].中国医师杂志,2020,22(11):1715-1718.

[2] 刘建英,于毚荔,何明鸣.早期康复训练联合健康教育对老年痴呆患者认知功能、生活质量和肢体功能的影响[J].中国老年学杂志,2022,42(7):1703-1705.

[3] 王艳青.人文关怀在老年痴呆症患者康复护理中的应用及对患者认知功能的影响[J].国际护理学杂志,2021,40(15):2835-2838.

第31章 退行性骨性关节炎康复

学习要点

了解退行性骨性关节炎的病因及辅助检查,熟悉退行性骨性关节炎的分类、辅助检查、诊断,掌握退行性骨性关节炎的定义、临床表现、康复评定及治疗。

31.1 概 述

退行性骨性关节炎(degenerative osteoarthritis)又称骨关节炎(osteoarthritis,OA)、增生性骨关节炎(hypertrophic osteoarthritis),是一种常见的慢性进展性骨关节疾病。OA 实际上并非炎症,其主要病变是关节软骨退行性变和继发性骨质骨关节增生,尤其是关节软骨老化,好发于负重较大的髋关节、膝关节、脊柱及手指关节等部位,多见于中老年人,女性发病率高于男性,也称老年性骨关节炎(senile osteoarthritis)。在 60 岁以上的人群中,50%X 线片有骨关节炎表现,其中 35% 以上有临床表现,75 岁以上者发病率可达 80% 左右,其中致残率高达 53%。因此,OA 的康复治疗和康复工程方法应得到足够重视,以期有效减缓该病的发生和发展。

31.1.1 病因

退行性骨性关节炎的发病原因十分复杂,迄今尚不完全清楚。其发生和发展为长期、慢性、渐进的病理过程涉及全身、局部及外在等许多因素。

1. 一般性因素

(1)年龄:全身主要关节会随年龄增加而出现退行性病变。

(2)性别:一般女性发病率高于男性,目前认为可能与绝经期后内分泌改变有关。

(3)肥胖:体重超重人群发病率高于正常体重者。肥胖明显增加负重关节负荷,目前已证明减轻体重,将 BMI 降至 18.5~23.9 能明显降低膝关节 OA 25%~50%的发病率,对尚未发生 OA 的人,也能有效降低发生 OA 的风险。

(4)营养:目前研究表明,食物中的多种维生素(如维生素 A、维生素 C、维生素 D、维生素 E)可能与 OA 的发病和进展有关。

(5)环境:寒冷、潮湿的环境会诱发和加速 OA 的发生和发展。

2. 遗传性因素

研究表明,有 OA 家族史者,其本人发生 OA 的危险性将增高。此外,遗传机制涉及常染色体单基因异常,受性别影响且女性占优,故该型 OA 在女性中发生率比男性高 10倍。遗传因素还与远端指间关节 OA(Heberden 结节)的发生有关。

3.机械损伤性因素

关节损伤及机械应力因素被认为是 OA 的重要危险因素。

(1)关节损伤:动物实验和临床研究均发现,膝关节损伤可导致膝关节 OA 发生,而避免膝关节损伤,则可明显降低膝关节 OA 的发病率。放射学检查研究发现,既往膝关节外伤史与日后同侧(受伤侧)膝关节 OA 之间有十分密切的联系,而与肥胖有关联的膝关节 OA 则多发生在双侧。

(2)机械应力因素:因职业因素或非职业因素使关节反复过度使用,如长期弯曲膝关节者、举重物者、马拉松运动员等,其 OA 的发病率均增加。

4.免疫学因素

目前研究证实,在 OA 患者的滑膜组织中有淋巴细胞聚集及单核细胞浸润。在损伤的关节软骨中存在抗 II 型胶原免疫球蛋白 IgG、IgA 和补体 C3。而细胞因子 IL-1 和 TNF-α 在软骨细胞中的表达增多并促进软骨基质降解和关节软骨破坏。胰岛素样生长因子-1(IGF-1)能刺激分化中的软骨细胞增殖并合成软骨基质,还具有维持软骨细胞表型的能力;IGF-β 能刺激软骨细胞的修复活动,并通过下调 IL-1 受体在软骨细胞的表达,对抗 IL-1 对软骨的损害作用,通过自分泌和旁分泌的方式对骨及软骨形成和修复起局部调节作用。

5.其他因素

其他因素,如骨质疏松、关节软骨代谢异常、肌肉萎缩、内分泌紊乱等因素,都会对 OA 发生和发展产生一定影响。

31.1.2　分类

按照病因可把 OA 分为原发性 OA 和继发性 OA。原发性 OA 指随着年龄增长,不和其他疾病相关的、病因尚不完全清楚的 OA,此类患者一般有多个关节受损,常见于负重大关节。继发性 OA 有明确的发病原因,如运动损伤、关节发育不良、关节感染、内分泌疾病、代谢性疾病等。

31.1.3　病理改变

OA 最早期病理变化发生在关节软骨,首先是关节软骨局部发生软化、糜烂,导致软骨下骨外露;随后继发骨膜、关节囊及关节周围肌肉等多种结构改变,使关节面上的生物应力平衡失调,这些病理改变互为因果,形成恶性循环,使病情不断加重。

1.关节软骨变性

关节软骨变性是最早也是最重要的病理变化,表现为软骨由淡蓝白色、表面光滑、有弹性、边缘规整逐渐变为淡黄色、表面粗糙、局部发生软化,随后失去弹性。磨损严重时,可出现软骨碎裂、剥脱,软骨下骨质外露,导致关节面生物应力不均衡。

2.骨赘形成

软骨下骨在承受压力和摩擦力最大的中央部位,其骨密度增加,骨小梁增粗,呈象牙质硬化改变。而外围部位因承受应力较小,发生萎缩、骨质疏松或囊性改变,软骨下骨随着生物应力变化不断再塑形，而逐渐导致关节变性。在软骨边缘或肌腱附着处，因血管增生，通过软骨内骨化，形成骨赘。

3.滑膜病理改变

滑膜与关节囊剥脱的软骨碎片漂浮于滑液内或黏附于滑膜上，刺激富含黏蛋白的滑膜发生两种病理改变。①增殖型滑膜炎：大量滑膜增殖、水肿，关节液增多，呈葡萄串珠样改变；②纤维型滑膜炎：关节液量少，葡萄串珠样改变大部分消失，被纤维组织所形成的条索状物代替。同时，关节囊产生纤维变性和增生，进一步阻碍关节活动。

4.僵直畸形

周围肌肉病变部位因长期疼痛产生保护性痉挛，使肌肉逐渐萎缩，关节活动进一步受到限制，逐渐导致纤维性僵直畸形。

31.1.4　临床表现

1.疼痛

疼痛为首发症状，也是多数患者就诊的主要原因，通常只局限在受累关节内，下肢髋、膝关节骨关节炎可致大腿有痛感。疼痛可因关节负重或活动较多而加剧。

2.关节僵硬

部分患者于早晨起床时感觉受累关节轻度僵硬；长期处于静止状态的受累关节开始活动时也会出现僵硬感，开始困难。骨关节炎的关节僵硬在活动开始后15～30分钟内消失。

3.关节肿胀

当骨关节炎合并急性滑膜炎发作时，会出现关节肿胀。

4.关节变形

关节变形见于病程较长、关节损害较严重的患者，由于长时间关节活动受限、关节囊挛缩、关节周围肌肉痉挛而出现畸形。

5.关节弹响

关节弹响见于病程较长的患者，由于关节面受损后变得粗糙，甚至关节面破裂、增生的骨赘破碎，在关节腔内形成游离体，以及包绕并维持关节稳定的韧带变松弛，因此在关节活动时出现弹响。

6.肌肉萎缩

肌肉萎缩见于支撑关节的肌肉，由于长期关节活动受限出现失用性萎缩。

31.1.5　辅助检查

1.影像学检查

早期X线摄片无明显变化，晚期可见关节间隙不等宽或狭窄、关节边缘骨质增生明显、骨赘形成、软骨下骨板硬化和囊性变、关节表面不平整、关节变形，伴滑膜炎时髌下脂肪垫模糊或消失。目前膝骨性关节炎主要应用1957年美国 J. H. Kellgren 医生和

J. S. Lawrence医生提出的 Kellgren & Lawrence(K/L)评分系统,共分5级:Grade 0,正常;Grade Ⅰ,关节间隙正常,骨棘形成, 或者软骨下骨硬化;Grade Ⅱ,关节间隙变小,骨质正常;Grade Ⅲ,关节间隙变小,骨棘形成,有骨硬化征象;Grade Ⅳ,关节间隙变小,骨硬化征象显著。CT可优于X线显示一些关节重叠结构。MRI可显示早期滑膜、韧带、半月板、软骨等组织的异常,有利于OA的早期诊断。

2.实验室检查

一般在正常范围内,在伴有滑膜炎时可出现C反应蛋白和红细胞沉降率轻度升高。关节液检查可呈黄色,黏度和凝固实验正常,白细胞增多,偶见红细胞。

31.1.6 诊断标准

根据患者临床表现和影像学等辅助检查,骨关节炎诊断并不困难。目前,国内多采用美国风湿病协会1995年的诊断标准(表31-1、表31-2、表31-3)。

表31-1 手骨关节炎的分类标准(临床标准)

序号	条件
1	近1个月大多数时间有手痛、发酸、发僵
2	10个指间关节中,骨性膨大关节≥2个
3	掌指关节肿胀≤2个
4	远端指间关节骨性膨大>2个
5	10个指间关节中,畸形关节≥1个
满足1、2、3、4条或1、2、3、5条者可诊断为骨关节炎	

注:10个指间关节为双侧第2、3远端及近端指间关节,双侧第1腕掌关节。

表31-2 膝骨关节炎的分类标准

临床标准		临床+影像学标准	
序号	条件	序号	条件
1	近1个月大多数时间有膝痛	1	近1个月大多数时间有膝痛
2	有骨摩擦音	2	X线片示骨赘形成
3	晨僵≤30分钟	3	关节液检查符合骨关节炎表现
4	年龄≥38岁	4	年龄≥40岁
5	有骨性膨大	5	晨僵≤30分钟
		6	有骨摩擦音
满足1、2、3、4条,1、2、5条,或1、4、5条者可诊断为膝骨关节炎		满足1、2条,1、3、5、6条,或1、4、5、6条者可诊断为膝骨关节炎	

表 31 - 3　髋骨关节炎分类标准(临床＋放射学标准)

序号	条件
1	近 1 个月大多数时间髋痛
2	血沉≤20mm/h
3	X 线片有骨赘形成
4	X 线片髋关节间隙狭窄
满足 1、2、3 条，1、2、4 条，或 1、3、4 条者可诊断为骨关节炎	

31.2　康复评定

通常根据患者实际情况进行疼痛、运动功能、日常生活活动能力及生活质量等功能评定，为个性化康复治疗提供可靠的依据。

31.2.1　疼痛评定

目前国际上多采用视觉模拟评分指数(visual analogous score or scale，VAS)来测量评估。

31.2.2　关节及肢体围度评定

测量关节及关节上、下相应肢体部位的围度，观察是否有肿胀或膨大以及变性，肌肉是否有萎缩。

31.2.3　肌力评定

目前多采用 MMT 进行肌力评定，严重关节疼痛会影响检查结果，因此客观的力量测定会比主观肌力检查更为重要。

31.2.4　关节活动度测量

采用关节量角法进行病损关节和相邻关节的关节活动度测量，也可评估单个关节的关节活动度改变。目前计算机三维步态分析可客观分析多数的单个关节活动度改变，且可评价各关节之间联合运动时的功能性改变，从而更全面地分析因某单个关节活动受限对相邻关节的影响。

31.2.5　日常生活能力评定(ADL)和生活质量评定(QOL)

1.日常生活能力评定

日常生活能力评定目前多采用 Barthel 指数评定。此外，各个关节功能受限所涉及的相关评定方法亦可使用,如改良 Larson 膝关节评分、改良 HSS 肘关节评分等。国际膝关节疾病分类标准(IKDC)不但有针对膝关节的详细评分,也包括全身健康状况和病史评分等。

2.生活质量评定(QOL)

生活质量评定多采用 WHOQOL-BREF 测定量表,主要包括生理、心理、社会关系和环境 4 个领域。

31.3　康复治疗

1.康复治疗目标

一般康复治疗目标分近期目标和中远期目标。近期目标是减轻或消除关节疼痛,保护关节、减轻受累关节负荷;中远期目标是改善关节活动度,增加肌力,改善步态和步行能力,提高日常生活活动能力和生活质量,回归家庭,回归社会。

2.康复治疗原则

(1)循序渐进:避免因为急于改善功能进行过度康复训练和治疗而造成附加性损伤。

(2)以非药物治疗为主:在非药物治疗效果欠佳的情况下可进一步实施药物治疗和手术治疗。

(3)因人而异:根据客观全面康复评定和患者需求为患者制订个性化治疗方案。

3.康复治疗措施

在 OA 的发展进程中,从病理学角度分析其关节组织结构的改变目前是不可逆转的,但规范的治疗可以阻断恶性循环、增加关节活动范围、增强关节的功能和稳定性、缓解或解除症状,从而延缓病情发展,提高 ADL 能力,改善生活质量。

(1)适当休息和调整活动量:减轻关节负荷,根据情况适当休息和调整活动量。OA患者超重引起膝、踝等关节负荷加大,关节受损危险增加,所以控制体重、适当调整活动量,是支持和保护病变关节、减轻病变关节负荷、防止其进一步恶化的重要措施。而休息可以减少炎症因子的释放,减轻关节炎症,缓解关节疼痛症状。因此,在关节疼痛严重的急性期,适当休息是必要的。但关节较长时间制动会导致关节僵硬、关节周围肌肉疲劳,造成肌肉失用性萎缩、关节囊和韧带挛缩。因此,需避免长时间制动,进行适度的关节活动。另外,避免有害运动动作,在日常和文体活动以及关节劳损性工作时注意预防肩、膝、踝等关节损伤,以免增加劳损部位关节患 OA 的危险。

(2)物理因子治疗:物理因子治疗具有改善局部血液循环、消炎止痛、预防肌肉萎缩、延缓关节软骨退变和改善关节功能的作用。如 TENS、中频电疗、针灸疗法、热疗(蜡疗、热敷、中药熏洗、红外线、局部温水浴)等,可根据病情需要及治疗条件,选择 2 或 3 种物理因子综合治疗。尽量使用简便、经济、安全的物理因子治疗,作为一种辅助性对症性的治疗方法,常需配合其他治疗手段使用。

(3)运动疗法:具有增强肌肉力量,增加关节稳定性和平衡能力,缓解关节疼痛的作用,主要包括肌肉力量和耐力的训练、本体感觉训练、平衡训练以及关节活动度训练。国际骨关节炎研究学会(Osteoarthritis Research Society International,OARSI)基于循证医学及国际共识所制定的髋与膝骨关节炎治疗指南中对运动治疗的推荐强度为96％,但OA患者运动强度应根据患者病变关节的实际情况量力而行。

肌力和肌耐力训练主要在不引起关节疼痛的角度,以静力性等长收缩运动训练为主。一般认为最大收缩持续6秒可较好地增强肌力,而持续较长时间、较小幅度收缩更有利于增强肌耐力。动力性肌力训练和等速肌力训练因为伴有关节活动,会增加关节负荷,一般不适用于OA患者。在增加关节稳定性肌肉训练中,应同时进行原动肌和拮抗肌肌力训练,因为关节稳定性是靠原动肌和拮抗肌共同维持,所以肌力不平衡会直接导致关节不稳定。如膝OA患者,要同时进行股四头肌肌力和腘绳肌肌力训练,并保证二者之比为1:0.6左右,才可以更好地维持膝关节的稳定性。

关节运动主要包括以下几种:①关节被动活动:可采用关节松动术等手法或使用CPM等器械进行被动活动;②关节功能牵引:通过支架或牵引器等将关节固定在不引起疼痛的角度,并施以牵引力,以达到缓解和治疗关节内粘连和关节囊及韧带组织的挛缩;③关节被动助力运动和不负重主动运动:活动时应避免重力的应力负荷,在不引起明显疼痛的关节活动范围内进行主动活动,如采用坐位或卧位行下肢活动等。

(4)康复工程及辅助技术:辅助器具和适应性支具是OA患者重要的康复治疗手段,可改变关节生物力线,增加关节稳定性,平衡和减轻关节负荷,有效保护受累关节,主要包括以下几类。①矫形器:软式膝矫形器,软式脊柱矫形器,踝-足矫形器等;②助行器:手杖、拐杖、步行器、轮椅等;③自助具:手部自助具、长柄取物器、拉锁环、穿袜器等,各种升降、转移设备和助推设备等。

(5)传统康复:应用推、拿、揉、捏及被动活动等方法,能促进局部毛细血管扩张,使血液和淋巴循环速度加快,从而改善病损关节的血液循环,减轻炎症反应,改善症状;并可防止肌肉、萎缩,松解粘连,防止关节挛缩,改善关节活动度。

(6)药物治疗:一般给予非甾体镇痛抗炎药,可抑制环氧化和前列腺素的合成,对抗炎症反应,缓解关节水肿和疼痛。可选用布洛芬每次200～400mg,1日3次;或氨糖美辛每次200mg,1日3次;尼美舒利每次100mg,1日2次,连用4～6周。而甾体类消炎药,仅用于关节腔内注射治疗,一般应用类固醇进行关节腔内注射治疗,但目前仍然存在争议。

(7)手术治疗:如康复治疗和药物治疗不能收到良好的效果,可考虑游离体摘除术、关节清理术、关节融合术及人工关节置换术等手术治疗。在术后进行相应康复治疗,方能达到理想的效果。

(8)预防保健和健康教育:应尽量减少关节的负重和大幅度活动,以延缓病变进程。根据自身情况适当进行文体活动,减少肌肉萎缩,减轻局部炎性物质堆积。肥胖者应减轻体重,减少关节负荷。下肢关节有病变时,可用拐杖或手杖,以减轻关节负担,病变关节应用护套保护。发作期应遵医嘱服用消炎镇痛药,尽量饭后服用,关节局部可用热敷。适当加强营养,多吃高钙、高蛋白、易消化食物。注意天气变化,避免潮湿寒冷。

小结

　　本章介绍了退行性骨性关节炎的病因、分类、病理改变、临床改变、辅助检查、诊断、康复评定及治疗;着重讨论了退行性骨性关节炎的诊断标准和在康复领域中的应用,尤其是康复目标的制订,康复治疗措施的选择和应用;剖析了各种康复治疗措施介入的适应证及注意事项,阐述了对骨性关节炎进行全面康复介入的重要性和必要性。

思考题

1. 思考列举机械应力因素导致骨关节炎的现实案例。
2. 针对骨关节炎患者的运动治疗需要注意哪些问题?
3. 根据本章所学知识,思考如何能够有效地预防骨关节炎的发生和发展。

（许　卓）

参考文献

[1]　邢丹,林剑浩,胡永成.《中国骨关节炎疼痛管理临床实践指南(2020 年版)》解读与实施建议[J]. 中华骨科杂志,2020,40(20):1429 - 1434.

[2]　谢天顺,邱萍,朱锦宇.2019 版 OARSI《膝、髋和多关节骨关节炎非手术治疗指南》膝关节骨关节炎部分更新内容的解读[J]. 中华骨与关节外科杂志,2020,13(9):705 - 708.

[3]　刘静.中国老年膝关节骨关节炎诊疗及智能矫形康复专家共识[J]. 临床外科杂志,2019,27(12):1105 - 1110.

第32章 骨质疏松症康复

学习要点

掌握骨质疏松症的临床症状、临床诊断、康复诊断、康复目标、康复方案;掌握骨质疏松症的康复评定,准确判断出患者的结构、功能、活动与参与受限,根据患者康复需求制订个体化的骨质疏松症康复治疗方案;了解骨质疏松的流行病学、分类、低骨量及骨质疏松症的危害。

32.1 概　述

32.1.1 定义及分类

骨质疏松症(osteoporosis,OP)作为一种骨脆性增加、骨折易发生的全身性骨病,其由骨量低下、骨微结构破坏而导致。同时,骨质疏松症也是一种以骨强度下降及骨折风险性增加为特征的骨骼系统疾病。

骨质疏松症分为原发性、继发性两大类。原发性骨质疏松症又分为绝经后骨质疏松症(Ⅰ型)、老年性骨质疏松症(Ⅱ型)和特发性骨质疏松症(包括青少年型和一过性骨质疏松)3种。继发性骨质疏松症是由疾病或药物等原因所致的骨量减少、骨微结构破坏、骨脆性增加和易于骨折的代谢性骨病。引起继发性骨质疏松症的病因很多,临床上以内分泌代谢疾病、结缔组织疾病、肾脏疾病、消化道疾病和药物所致者多见。

骨质疏松性骨折(或称脆性骨折)即老年人患骨质疏松症后,由于骨密度减小、骨强度下降,受到轻微暴力甚或在日常活动中可发生的骨折(非外力性骨折),是骨质疏松症最严重的后果。据统计,全球平均每3秒,就有一例骨质疏松性骨折发生。常见骨折部位为脊柱、髋部、桡骨远端和肱骨近端,其他部位也可发生。骨质疏松性骨折愈合缓慢,内固定治疗稳定性差,内固定物容易松动、脱出甚至断裂,且其他部位发生再骨折的风险明显增大,致残率、致死率高,并发症多,骨折即使愈合后康复也很缓慢。因此骨质疏松性骨折已成为严重威胁老年人身心健康、生活质量和寿命的危险因素。

32.1.2 临床表现

1.疼痛

疼痛是骨质疏松症最常见、最主要的症状,以腰背痛多见,占疼痛患者的70%~80%。其原因主要由于高骨转换率,破骨速度加快,即骨吸收增加。在骨吸收过程中,骨小梁的破坏、消失,骨膜下皮质骨的破坏等均会引起全身性骨痛。另一个引起疼痛的重要原因是骨折,即在受外力压迫或非外力性压迫脊椎压缩性骨折,扁平椎、楔椎和鱼椎样变形而引起的腰背痛。此外,骨质疏松症患者因内分泌代谢水平紊乱、体内环境改变、激素水平下降而出现的低免疫状态,对骨与关节、组织的无菌性炎症的免疫力下降,容易出现疼痛。

2.身高缩短、驼背

骨质疏松症又称为"沉默的疾病",患者往往在无声无息中身高变矮或者驼背,是继腰背痛后出现的重要临床体征之一,有时身高缩短 5～20cm 不等。国际骨质疏松基金会(International Osteoporosis Foundation,IOF)的一分钟骨折风险评估和骨质疏松症的危险因素中,也将身高变短 3～6cm 作为骨折风险和抗骨质疏松治疗的重要参考依据。脊椎椎体前部负重量大,尤其第 11、12 胸椎及第 3 腰椎负荷量更大,容易压缩变形,使脊椎前倾,形成驼背。且随着年龄增长,骨质疏松加重,驼背曲度加大,严重者可影响内脏功能。

3.脆性骨折

骨质疏松症患者骨强度降低,骨骼脆而弱,骨折阈值明显下降。因此,受轻微外力作用易发生骨折。骨折是骨质疏松症最严重的后果,严重影响患者的生活质量,甚至缩短寿命。好发部位为胸腰段椎体、桡骨远端、肱骨近端、股骨近端及踝关节等。各种骨折的发生,分别与年龄、女性绝经时间长短及骨质疏松程度有一定关系。

4.呼吸功能障碍

严重骨质疏松症所致胸椎及腰椎压缩性骨折、肋骨骨折,常常导致脊柱后凸、胸廓畸形,胸腔容量明显下降,有时可引起多个脏器功能变化,其中呼吸系统表现尤为突出。脆性骨折引起的疼痛,常常导致胸廓运动能力下降,也造成呼吸功能下降。

32.2　康复评定

1.骨密度的评定

单位体积下的骨骼矿物质密度(BMD)简称骨密度,反映大约 70% 的骨强度。双能 X 线骨密度检测是诊断骨质疏松症的金标准,也是预测骨质疏松性骨折风险、监测自然病程以及评价药物干预疗效的最佳定量指标。

骨密度测定方法:因双能 X 线骨密度检测辐射量较小,且有大量数据库作为对比,双能 X 线吸收法(DXA)是目前国际学术界公认的骨密度检查方法,故其测定值可作为骨质疏松症的诊断金标准。其他骨密度检查方法有各种单光子(SPA)技术、双光子技术、单能 X 线(SXA)、超声骨密度、PET－CT、定量计算机断层照相术(QCT)等,根据具体条件也可用于骨质疏松症的诊断参考。超声骨密度及 QCT 因没有标准化数据库作为参照,所以不能作为骨质疏松症诊断的依据,但 QCT 在原发性骨质疏松症和继发性骨质疏松症的鉴别诊断、疑难诊断中有着重要的意义。

诊断标准:建议参照世界卫生组织(WHO)推荐的诊断标准。对于绝经后妇女及≥50岁的中老年男性,基于 DXA 测定:骨密度值低于同性别、同种族健康成人的骨峰值不足 1 个标准差属正常;降低 1～2.5 个标准差之间为骨量低下(骨量减少);降低程度等于和大于 2.5 个标准差为骨质疏松;骨密度降低程度符合骨质疏松诊断标准同时伴有一处或多处骨折时为严重骨质疏松。现在也通常用 T－score(T 值)表示,T 值＝(测定值－骨峰值)/正常人骨密度标准差。T 值≥－1.0 为正常,－2.5＜T 值＜－1.0 为骨量减少，T 值≤−2.5 为骨质疏松。而对于未绝经妇女以及 <50 岁男性，以上标准并不适用，国际临床骨测量学会(the International Society for Clinical Densitometry, ISCD)推荐使用 Z 值，Z 值＝(测定值−同龄人骨密度均值)/同龄人骨密度标准差。Z 值≤−2.0 则被认为是"骨量低于该年龄预期范围"状态。

2. 骨代谢标志物测量

骨密度测量作为一个变化的标记和疗效评价依据，可根据患者情况选择 6 个月至 1 年复查一次，稳定期(没有出现骨密度下降、没有新发的骨质疏松性骨折、没有新增任一点骨质疏松症的危险因素)可 2 年复查一次。而骨代谢指标能准确、灵敏地反映每一个测量时间点的骨代谢状态，也是重要的抗骨质疏松治疗疗效评价指标。

1)一般生化标志物　主要有以下几种。

(1)血钙：血钙分为血清总钙和游离钙，是反映钙和磷稳态变化的基本指标。游离钙受钙调节激素(如甲状旁腺素、维生素 D 和降钙素)的严密调控，能更准确地反映钙代谢状态。

(2)血磷：引起血磷升高的主要原因包括慢性肾功能衰竭等肾滤过磷障碍性疾病、维生素 D 中毒和甲状旁腺功能减退症等。

(3)尿钙：临床上常用 24 小时尿钙排出量或尿钙/尿肌酐比值反映尿钙排泄水平。

2)骨代谢调控激素　主要有以下几种。

(1)维生素 D：是调节钙磷代谢的重要激素。

(2)甲状旁腺素：增加尿钙重吸收、抑制尿磷重吸收并调节维生素 D 在肾脏的活化和代谢；刺激骨形成和骨吸收，但通常情况下以刺激骨吸收占主导地位。

3)骨转化指标　分为骨形成标志物和骨吸收标志物。

(1)骨形成标志物：反映成骨细胞功能状态的直接或间接产物。

成骨细胞中含有大量的 I 型前胶原，骨形成时 I 型前胶原被分泌到细胞外，裂解为 I 型前胶原 N 端前肽(N−terminal propeptide of type 1 precollagen, P1NP)、I 型前胶原 C 端前肽(C−terminal propeptide of type 1 precollagen, PICP)和 I 型胶原 3 个片段。而 P1NP 和 PICP 则作为代谢产物，进入血液和尿液中，故检测 P1NP 和 PICP 可反映骨形成水平。

骨特异性碱性磷酸酶：当骨源性碱性磷酸酶升高时，总碱性磷酸酶也相应升高，故后者可部分反映骨形成水平。

(2)骨吸收标志物：反映骨吸收过程中由破骨细胞分泌的或被代谢的骨组织产物。

在骨组织中，I 型胶原在赖氨酰氧化酶作用下降解后，释出羟脯氨酸(hydroxyproline, HOP)、吡啶啉(pyridinoline, Pry)、脱氧吡啶(deoxypyridinoline, D−Pry)、I 型胶原交联氨基端肽区(type I collagen cross−linked N−telopeptide, NTX)和羧基端肽区(type I collagen cross−linked C−telopeptide, CTX)，因此这 5 个标志物反映了骨吸收过程中的胶原降解水平。抗酒石酸酸性磷酸酶−5b(tartrate−resistant acid phosphatase 5b, TRAP−5b)是由破骨细胞产生的非胶原蛋白。其中，血清 TRAP−5b 与骨吸收水平正相关。

3. 疼痛的评定

疼痛是骨质疏松临床常见的症状，对疼痛进行评估是一项基本的工作，应该始于治疗开始之前，贯穿于整个治疗过程之中，并持续于治疗之后。可采用视觉模拟评分法

(visual analog scale,VAS)进行疼痛程度的评定。

4.平衡功能评定

平衡反应是人体维持特定的姿势和运动的基本条件,是人体为恢复被破坏的平衡作出的保护性反应,包括静态平衡功能及动态平衡功能评定两种。重心移动或摆动测定是目前评定人体在静立状态下姿势的稳定性(即静态平衡功能)的主要方法,可客观、定量地记录身体重心摆动的程度和性质,提供准确的平衡功能评定。人体在保持静态平衡的基础上具有在动态条件下仍能够维持平衡和姿势稳定性的能力,才可能参与实际生活中的各种活动。动态平衡功能所反映的是人体的随意运动控制能力。

32.3　康复治疗

32.3.1　康复目标

1.近期目标

近期目标以治疗骨质疏松症及缓解症状为原则:抗骨质疏松治疗应贯穿整个治疗疗程,保护脊柱及身体的稳定性、预防加重,缓解疼痛,改善步态及活动能力,提高平衡功能等。

2.远期目标

远期目标以预防并发症发生及改善生活、参与能力为原则:帮助患者提高生活、生存质量及寿命,就需要从患者的姿势、体位改变和衣食住行各种活动中融入康复的作用,帮助患者避免并发症,回归日常生活和社交、娱乐等。

32.3.2　康复治疗方法

1.物理治疗

(1)运动疗法:在骨质疏松的治疗的研究中,获得较多证据支持。但由于骨质疏松症的轻重存在较大差异,因此,对于伴有严重骨折或明显活动受限而暂时不进行手术治疗的患者,建议优先考虑医院就诊。

(2)手法治疗:手法治疗骨质疏松症目前还缺乏足够的证据支持,或许对部分患者有效。对同时存在其他骨骼肌肉问题而采用手法的情况,参照相关标准或指南进行。

(3)牵伸训练:可有效缓解肌肉痉挛,改善软组织长度和柔韧性,但其对骨质疏松症患者的作用,目前缺乏足够的研究证据支持。

(4)电疗法:经皮神经电刺激(TENS)在绝大多数疼痛治疗临床指南中被推荐作为骨骼肌肉疼痛物理因子治疗的方案。TENS可有效缓解患者的疼痛,且无严重的不良反应。但在临床经验中,不可单纯依赖TENS对所有患者进行有效治疗。

(5)超短波透热疗法:国内大量研究认为超短波对缓解骨质疏松症症状具有良好治疗效果,但国际上研究尚不予推荐。且其远期治疗效果研究在国内外均较少,考虑其主要机制为消炎,因此推荐急性期和亚急性期使用。

（6）超声疗法：治疗性超声波对缓解疼痛、促进骨折愈合有的可靠治疗效果,但研究领域给予证据支持尚不充分。

（7）体外冲击波疗法：目前有体外冲击波治疗骨骼肌肉相关疼痛的研究,认为其具有可靠的治疗效果。

（8）温热疗法：大量研究认为热疗法对骨质疏松症具有较好治疗效果,但循证研究尚未给出推荐建议。

（9）低频脉冲电磁场：目前低频脉冲电磁场用于骨质疏松症治疗的研究较多,但大多集中在基础研究领域,临床方面缺乏足够研究证据支持。

2. 作业治疗

1）治疗性作业治疗　包括以下内容。

（1）缓解疼痛的作业治疗：骨质疏松患者常因椎体压缩性骨折和异常姿势等而疼痛,棋牌类游戏、绘画、书法、泥塑、音乐等可以转移注意力,减轻疼痛,缓解症状；治疗时间20～30分钟,每日1次或2次,每周3～5次。

（2）步行与平衡训练适当步行及平衡训练可帮助降低跌倒风险,减少因跌倒导致的骨折概率。可在步行及平衡训练中升降级,适当调整训练难度,如增加障碍物及坡度、手中持物等以增加难度；治疗时间20～30分钟,每日1次或2次,每周3～5次。

2）功能性作业治疗　包括以下两点。

（1）改善日常生活活动能力的作业治疗：体位转移训练,使用助行器、手杖支持下的步行和上、下楼梯训练；洗澡、出入浴盆、上厕所等日常生活活动能力训练；治疗时间20～30分钟,每日1次或2次,每周3～5次。

（2）改善工具性日常生活活动能力的作业治疗：家务活动,如烹饪、洗衣和打扫卫生等训练；社会生活技巧,如购物、使用交通工具等训练；个人健康保健、安全意识、环境设施及工具的使用等训练等；治疗时间20～30分钟,每日1次或2次,每周3～5次。

3）患者及家属健康教育　包括以下三点。

（1）疾病相关知识及自我情况认识：向患者及家属普及骨质疏松相关知识。因大多骨质疏松患者为老年人,其生活需家属或照顾者陪同,了解自身疾病情况,有助于增强患者依从性,减少心理负担。

（2）生活习惯：日常生活中,适当运动,晒太阳、补充钙质有利于骨质疏松的预防及减慢老年退行性变的进展。老年人需从膳食中获得足够的各种营养素,尤其是钙等微量元素,老年人和绝经前期的妇女每天需钙量约1000mg,每杯牛奶含钙252mg。

（3）良好的身体姿势：保护背部及双下肢各关节。在工作和日常活动中,应安排休息时间以节省能量,并预防损伤及意外。

4）自我管理团体小组　小组形式的患者教育项目可帮助患者及家属建立自助团体,并系统性学习如何进行长期自我管理,内容包含疾病病理生理,预防跌倒及相关风险因素等。小组开展频率：2节/周,每个主题（日常锻炼可按设计动作酌情安排）1节或2节,每节40～50分钟。

5）辅具使用　及时使用辅具,如腰围、胸围,不仅可以帮助缓解症状,还可防止关节功能进一步退化；同时拐杖及助行器的使用可帮助患者提高转移能力。

6）院内安全教育　当患者独立或者在辅助下完成日常活动时,应遵守医疗团队给出的髋关节禁忌;在准备上、下床之前,请确保房间有合适的光线;如果需要紧急帮助,请使用床边的电铃呼叫护士,如果呼叫器无法使用,请大声喊出;确保椅子足够高后才可以坐下,可向治疗师咨询所需的椅子高度;辅具放床边;所需物品放身侧,避免身体旋转取物;不要弯腰拾取地上物品,可用取物器;注意地板和障碍物:电线、错放的家具、地板上的水和可能打滑的物质;如果治疗师告知只能用轮椅,请千万不要行走;如果治疗师告诉行走时需使用助行器或手杖等辅具,请务必每次走路都使用;如果治疗师告诉必须在帮助下行走,请千万不要独自走动;请穿防滑并可以包住脚趾和脚后跟的鞋。

3.药物治疗

1)钙剂　我国营养协会建议,成人每日钙摄入推荐量为 800mg(元素钙),绝经后妇女和老年人每日钙摄入推荐量为 1000mg,平均每日从饮食中获得钙 400mg,故平均每日应补充钙剂 500~600mg。

2)维生素 D　维生素 D 对肌肉骨骼健康至关重要,可促进肠道钙磷吸收,并在肌肉功能中起重要作用,在改善骨质矿化提高骨密度方面与钙剂具有协同作用,可促进钙的吸收,对骨骼健康、维持肌力、改善身体稳定性、降低骨折风险有益。活性维生素 D 在骨质疏松症防治领域内有重要地位,应用最广的是骨化三醇和阿法骨化醇,骨化二醇也被应用于治疗骨质疏松症。

3)抗骨质疏松药物治疗　主要包括抑制骨吸收的药物和促进骨形成的药物。抑制骨吸收的药物主要有以下的几种:二磷酸盐、降钙素、雌激素、选择性雌激素受体调节剂、甲状旁腺素及雷奈酸锶等。

(1)二膦酸盐:是骨代谢调节剂,对矿化骨具有高度亲和力,可选择性作用于骨骼,可改变骨基质特性,抑制破骨细胞生成和骨吸收,可阻止骨细胞和成骨细胞凋亡,因而具有抗骨质疏松作用。阿仑膦酸钠作为第 3 代二膦酸盐类药物,因治疗效果显著,副作用少,临床上广泛应用。唑来膦酸是第 3 代二膦酸盐,通过抑制破骨细胞的活性,诱导破骨细胞凋亡从而抑制骨吸收。

(2)降钙素(calcitonin,CT):是甲状腺滤泡旁细胞(C 细胞)分泌的一种 32 肽激素,具有钙-磷代谢调节功能,即抑制破骨细胞活性,减少骨的吸收,防止骨钙丢失;同时可降低血清钙,对骨质疏松有改善骨强度、骨皮质厚度、骨钙质含量、骨密度等作用,有效缓解骨质疏松患者的骨痛症状。降钙素有中枢止痛效果,对有骨质疏松患者合并明显疼痛较为适用,如骨质疏松患者出现急性椎体的压缩性骨折,这种情况非常适合运用降钙素。

(3)雌激素:女性绝经期后,卵巢功能减退,内源性雌激素分泌减少,破骨细胞和成骨细胞之间平衡被打破,使骨吸收超过骨形成,从而导致骨质疏松。ER 是成骨细胞中的主要受体,对骨组织代谢过程起到重要作用,雌激素通过 ER 可以直接抑制破骨细胞作用,还可以通过作用于破骨细胞前体,抑制其生长及分化,与绝经后骨质疏松有重要关系。

(4)选择性雌激素受体调节剂(雷洛昔芬):人们使用选择性雌激素受体调节剂(SERMs)来治疗绝经后妇女骨质疏松。抑制骨吸收、破骨细胞形成而阻止骨质流失,SERMs 是目前比较理想的治疗绝经后妇女 OP 的药物。

(5)甲状旁腺素:促进骨形成药物有多种,除较熟悉的甲状旁腺素还有氟化物、胰岛素样生长因子、雄激素、他汀类、骨保护素,但在临床中较常用的只有甲状旁腺素。甲状旁腺素在合适条件下可治疗骨质疏松,但其含量过高可导致骨质疏松发生。

（6）雷奈酸锶：有双重药理作用。雷尼酸锶是唯一一种既能刺激成骨细胞形成，又能抑制破骨细胞吸收的治疗骨质疏松的药物，由于该药物有很好的生物利用度、耐受性，因而对其进一步的研究对骨质疏松症的预防和治疗将会有重要作用。

骨质疏松症患者在绝经后骨质吸收迅速，骨代谢转换率高，为高转换型，治疗可考虑应用骨吸收抑制剂；部分老年性骨质疏松症为低转换型，可考虑联合应用骨形成促进剂，以改善骨微结构及促进骨量形成，降低再骨折风险。患者具体属于何种转换类型，可通过测定骨代谢指标帮助判定。由于降钙素能减少急性骨丢失、缓解骨质疏松性骨痛，必要时可采用间歇性重复给药。

小结

骨质疏松症发病率高、危害大，提高对骨质疏松症的认识，尤其做到早期诊断、及时预测骨折风险并采取规范的防治措施十分重要。本章介绍了骨质疏松症的定义、分类、危害、临床症状与体征，详细描述了骨质疏松症的诊断标准，并详细介绍了骨质疏松症的康复评定；尤其对骨质疏松症康复治疗进行了讲解，包括物理治疗、作业治疗、药物治疗。

思考题

1. 查血钙不低是不是就没有骨质疏松症？如何诊断骨质疏松症？
2. 骨密度测定有哪些方法？骨密度多久检查一次？
3. 骨质疏松康复治疗方案有哪些？

（郭　华　何成奇）

参考文献

［1］　郑苗,魏祺,徐又佳.重视骨质疏松性骨折后康复治疗[J].中国骨质疏松杂志,2022,28(4):619－624.

第33章　疼痛康复

学习要点

掌握疼痛的主观及客观评估方法、康复治疗的具体方法；熟悉疼痛的最新定义、分类，导致疼痛的病因和疼痛的临床表现；了解疼痛康复的理论基础。

33.1　概　述

2016年国际疼痛研究学会（IASP）重新修订疼痛的定义为"Pain is a distressing experience associated with actual or potential tissue damage with sensory, emotional, cognitive, and social components"，即"疼痛是一种与组织损伤或潜在组织损伤相关的感觉、情感、认知和社会维度的痛苦体验"。这一定义使研究疼痛的科学家和医护人员，在日常关注疼痛强度的单一维度时，也兼顾感觉、情感、认知和社会四个维度。

临床中广泛认可的疼痛分类方法为"三分类法"。第一类称"伤害感受性痛"，指感觉神经末梢感受器受到伤害性刺激直接兴奋引起疼痛；第二类称"神经病理性疼痛"，指感觉神经传导路径上纤维或细胞有损伤或紊乱，可分为外周神经损伤引起的疼痛和中枢痛；第三类称"心因痛"，指脑皮层分析发生紊乱而形成的疼痛。同时有两种以上类型疼痛为"混合痛"。

33.1.1　疼痛康复理论基础

目前有关镇痛神经生理机制还未阐释清楚，以下主要介绍三种广泛认可的理论。

1. 闸门控制理论（gate control theory）

1965年，Ronald Melzack和Patrick Wall提出有关疼痛控制的门控理论。有髓鞘的 Aδ、Aβ和无髓鞘C类三种周围神经纤维参与这种疼痛控制，其中Aδ纤维和C型纤维是痛觉传入纤维，Aδ纤维传导刺痛；C类纤维传导慢性疼痛；Aβ纤维携带无害的温和的刺激信息，Aβ纤维兴奋使闸门关闭，阻断疼痛感觉信号的传导。

2. 内源性痛觉调制系统

疼痛的产生依赖于疼痛信号上行传导至中枢神经系统，中枢神经系统又通过内源性痛觉调制系统对痛觉进行调制。5-羟色胺和去甲肾上腺素是内源性痛觉调制系统中重要的两种神经递质，5-羟色胺通过激活脑啡肽中间神经元突触抑制Aδ纤维和C类纤维释放致痛P物质；去甲肾上腺素既可以通过直接作用于脊髓背角投射神经元，通过激活 α_2 受体，使神经元超极化，抑制伤害性信息向丘脑传递，也可以直接作用于胶状质的兴奋性中间神经元轴突终末上的 α_2 受体，抑制兴奋性神经递质谷氨酸和P物质释放。

3. β-内啡肽和强啡肽对疼痛的控制

β-内啡肽和强啡肽是在中枢和周围神经系统神经元内发现的内源性阿片肽,是机体镇痛系统的组成部分。β-内啡肽与 μ 受体结合,活化抑制型 G 蛋白,抑制腺苷酸环化酶活性,使胞内 cAMP 减少,从而抑制靶细胞功能,发挥镇痛作用。

33.1.2　疼痛的病因

引起疼痛的病因很多,临床上可大致分为以下几种。

1. 创伤性疼痛

身体某部位遭受创伤后发生的疼痛,有明确的机械性创伤和(或)物理性创伤病史,其疼痛强度可随体位发生变化。初期疼痛局限于创伤部位或受伤神经的分布区,随后可扩展到整个肢体。这种疼痛一般多表现为开始比较剧烈,随着时间的延长而逐渐缓解。

2. 病理性疼痛

病理性疼痛是指在伤害性刺激消除后仍然有疼痛的持续存在,主要包括炎症性疼痛、神经病理性疼痛、癌性疼痛三类。其病程长、易反复发作、发病机制复杂、疼痛程度较重。

3. 代谢性疾病引起的疼痛

由于代谢紊乱导致异常物质沉积,激活神经末梢或敏化周围神经末梢引起的疼痛,如糖尿病周围神经病、尿酸沉积引起的痛风性关节炎和骨代谢异常引起的骨关节痛等。

4. 神经源性疼痛

神经源性疼痛是外周或中枢神经系统的原发或继发性损害或功能障碍引起的疼痛综合征,以自发性疼痛、痛觉过敏和痛觉超敏为特征。临床常见三叉神经痛、幻肢痛等周围性神经病理性疼痛,卒中后疼痛等中枢性神经病理性疼痛,丘脑综合征等。

5. 组织、器官畸形引起的疼痛

组织、器官畸形引起的疼痛指因组织发生退变或器官畸形导致机械性压迫神经根引起的疼痛。临床有畸形性骨炎导致的骨痛等。

6. 精神心理性疼痛

当明确排除伤害感受性疼痛或神经病理性疼痛,但有足够的精神症状符合躯体疼痛、抑郁的诊断标准时,即为心理性疼痛。这类疼痛是由心理因素或心理障碍造成的,如幻觉性疼痛、焦虑性疼痛、癔症等。

7. 复合因素引起的疼痛

复合因素引起的疼痛是指由上述两种或两种以上因素综合作用、相互影响而引起的疼痛,临床常见有膝骨关节炎、局部受创后的膝关节痛等。

33.1.3　疼痛的临床表现

按照伤害感受性疼痛发生的部位,疼痛分为躯体痛和内脏痛。

躯体痛包括体表痛和深部痛。发生在体表的疼痛称为体表痛,发生在躯体深部(如骨、关节、骨膜、肌腱、韧带、肌肉等部位)的疼痛称为深部痛。体表痛表现为锐痛、刺痛,定位准确;深部痛通常表现为慢痛,定位不准确,可伴有恶心、出汗和血压改变等自主神经反应。深部痛会反射性引起骨骼肌收缩,导致局部组织缺血,使得疼痛加剧,形成恶性循环。

内脏痛不同于躯体痛,因机械性牵拉、痉挛、炎症、缺血等刺激所致,突出的特点是定位不准确,是因痛觉感受器在内脏的分布比在躯体稀疏得多,一般发生缓慢,持续时间较长,常呈渐进性增强,常引起不愉快的情绪活动,并伴有恶心、呕吐和心血管及呼吸活动的改变。

神经病理性疼痛的临床表现概括为痛性感觉和非痛感觉,前者包括撕裂样痛、针刺样痛、电击样痛和烧灼样痛等,后者包括麻木感、瘙痒、蚁行感和感觉迟钝。

慢性疼痛主要表现为三联征,即疼痛、睡眠与情绪。持续反复的疼痛可影响患者睡眠、改变患者情绪,尤以焦虑、抑郁多见,同时对疼痛的害怕引起行为的改变,严重影响生活质量。

33.1.4 疼痛的诊断

引起疼痛的原因复杂多样,因此在治疗疼痛之前,进行正确的诊断和鉴别诊断至关重要。在诊断疼痛患者时,应正确判断致痛病因,询问清楚疼痛的性质,分清病变所在部位,辨别致痛部位及其深浅,掌握发病日期和病程长短。需详细询问病史,细致体格检查(全身检查、神经系统检查),同时辅以影像学和实验室检查等手段进行分析得出诊断。

33.2　疼痛的评估

准确的疼痛评估是疼痛管理的基础,应始于治疗开始之前,贯穿于整个治疗过程之中,并持续至治疗之后。评估涉及疼痛强度和性质,主要的评估手段是主观性量表,客观检查手段有神经电生理测试(quantitative sensory testing,QST)、神经影像学(functional magnetic resonance imaging,fMRI)及压力测痛法,由于客观测量仪器价格不菲,临床应用较少,多应用在科研方面。根据最新疼痛定义,要强调感觉、情感、认知和社会四个维度,所以综合的疼痛评估应重视和适当选用精神行为和心理情绪状态的评估。

33.2.1　主观评定量表

疼痛强度的评估量表有视觉模拟评分法(visual analogue scale,VAS)、数字评分法(numeric ratting scale,NRS)、口述分级评分法(verbal rating scale,VRS)或词语描述量表(verbal rating scale,VDS),针对儿童老年人制订的面部表情疼痛量表(face pain scale,FPS),以及 McGill 疼痛问卷(McGill pain questionnaire,MPQ)。

1.视觉模拟评分法

视觉模批评分法使用灵活、方便,易于掌握,是临床常用疼痛评定量表。

2.数字评分法

数字评分法是用 0 到 10 的 11 个点来表示疼痛强度,0 表示无疼痛,疼痛强度与点数呈正比,10 表示最剧烈的疼痛。NRS 的灵敏度低于能连续性测定疼痛的 VAS。

3.口述分级评分法

口述分级评分法运用言语评价量表进行疼痛评价。将疼痛程度分成轻度、中度、重度、极重度四个等级,描述从"无痛"到"最痛"。0 为无痛;1~4 级为轻度疼痛,虽然有疼痛但可忍受,能正常生活;5~6 级为中度疼痛,评定者疼痛明显不能忍受,影响睡眠;7~10 级为重度疼痛,疼痛剧烈不能入睡,可伴有被动体位或植物功能紊乱表现。口述分级评分法适用于临床简单的半定量测评疼痛强度及观察疗效。

4.面部表情疼痛量表

面部表情疼痛量表采用 6 种不同面部表情,从"微笑"至"哭泣"来表达疼痛程度,较为直观,特别适合小儿疼痛的评定。

5.McGill 疼痛问卷

1975 年 McGill 疼痛问卷问世,MPQ 因制订年代久远未包含神经病理性疼痛的评估条目,有一定局限性。Dworkin 等人在简版 MPQ 基础上制订 SF-MPQ-2,共包括 22 个条目,其中 6 条针对神经病理性疼痛,操作简便省时,且能全面评估神经病理性疼痛与非神经病理性疼痛。我国学者制订 SF-MPQ-2 进行中文版标准化验证,经多中心临床试验观察,结果认为中文版 SF-MPQ-2 具有良好的效度和信度指标。

32.2.2　客观评定

1.痛阈测定

痛阈测定包括测定疼痛感受阈和疼痛耐受阈。任何伤害性刺激都可引起疼痛,可采用不同的刺激测定痛阈,如机械刺激、电刺激、热刺激等。理想的刺激应具有足够幅度的变化范围、标准明确、重复性好、操作简便以及使用安全。

(1)压力测痛仪测定:其刺激因子是压力,刺激部位是手、足或测定者任选的部位,逐渐增加压力,测定压力疼痛感觉阈和压力疼痛耐受阈。压力疼痛感觉阈是受试者感觉刚由压觉转为痛觉时的压力大小;压力疼痛耐受阈是受试者能耐受的最大压力。

(2)热测痛仪测定:其刺激因子是热,测定部位是手、足或测定者任选的部位,逐渐增加温度,测定热疼痛感觉阈和热疼痛耐受阈。热疼痛感觉阈是受试者感觉有温度觉转为痛觉时的温度,热疼痛耐受阈是受试者能耐受的最高温度。

(3)电刺激测痛仪测定:其刺激因子是电流,逐渐增加电流强度,测定电流疼痛感觉阈和电流疼痛耐受阈。电流疼痛感觉阈是受试者自我感觉由针扎、发麻等电流刺激感觉转为疼痛时的电流强度,电流疼痛耐受阈是受试者能耐受的最大电流。

(4)冰水试验:其刺激因子是冰水,受试者将手浸入冰水中,记录受试者刚刚感到疼痛的时间和不能再耐受的时间。冰水由水泵不断搅动,减少由皮肤接触而引起的局部水温的变化。

2. 神经电生理测试

在频域内,研究最多的用于评价痛觉的神经生理技术是广泛存在大脑皮层 α 波振荡(7.5~12Hz)。大脑反应皮层区内,α 波幅度随躯体感觉刺激和自发活动的减少而减少。当中枢神经系统感受外来或内在刺激时,其产生的生物电活动称为感觉诱发电位(sensory evoked potential,SEP)。引起疼痛的伤害性刺激均可诱发脑电位。痛觉电位成分分析包括潜伏期痛觉诱发电位(早成分)和长潜伏期诱发电位(晚成分)。体表电刺激诱发的痛觉SEP 主要表现为 N2 和 P2 成分,其潜伏期分别为 150ms 和 250ms,均为晚成分。Zeng 等采用电刺激为诱发刺激,观察到痛觉 SEP 和 VAS 执行过程具有相关性,间接说明痛觉SEP 的成分 P2 波幅变化可能成为检验疼痛的定量指标之一。

3. 神经影像学

慢性疼痛不断刺激使特定脑区功能异常,通过神经影像学手段可观察到这些结构和功能的改变。功能磁共振研究发现,以接近阈值的疼痛刺激时,导叶和中脑导水管周围灰质功能连接下降;当主诉疼痛更明显或给予更强烈刺激时功能连接下降更加明显。而正电磁发射断层扫描和功能磁共振成像技术研究发现慢性偏头痛患者处理疼痛信号的相关脑区出现低代谢和低激活。

32.3　康复治疗

疼痛治疗方法多种多样,常用的有物理因子治疗、药物治疗、神经阻滞、认知行为疗法、心理干预及辅助治疗等。疼痛康复治疗的目标是控制疼痛,减少并发症,增加活动能力,提高生活自理能力,提高生活质量。

32.3.1　物理因子治疗

1. 经皮神经肌肉电刺激

经皮神经肌肉电刺激疗法(transcutaneous electrical nerve stimulation,TENS)是应用一定频率、一定波宽的低频脉冲电流作用于体表刺激感觉神经达到镇痛作用的治疗方法。TENS 可用于缓解各种急慢性疼痛。一般来说兴奋神经粗纤维最适电流是频率100Hz、波宽 100μs 的方波。TENS 适用于伤口周围疼痛、神经痛、扭挫伤、分娩时宫缩痛、肌痛、关节痛等。

2. 深部脑刺激

深部脑刺激(deep brain stimulation,DBS)是一种用于治疗中枢神经及精神疾病的功能型手术疗法。临床实践证实,DBS 能有效缓解多种顽固性疼痛,包括神经损伤性疼痛、患肢痛、丛集性头痛等。

3. 脊髓电刺激

脊髓电刺激(spinal cord stimulation,SCS)是指将脊髓刺激器的电极置于硬膜外腔后部,通过电流刺激脊髓后柱的传导束和后角感觉神经元从而治疗疼痛或其他疾病。这一技术主要适用于慢性顽固性疼痛、脊髓损伤后疼痛、缺血性疼痛等,对血管性疼痛尤其有效。

4. 冲击波

冲击波是一种通过振动、高速运动等导致的介质极度压缩而聚集产生能量的具有力学特征的声波,可引起介质的压强、温度、密度等物质性质发生跳跃式改变。采用适宜的能量和选择准确的部位直接决定疾病的治疗效果,能量过低达不到治疗效果,能量过高则产生不良反应。其物理特性包括:①机械效应;②空化效应;③热效应。冲击波具有镇痛及神经末梢封闭的生物学效应。其主要适应证包括:肌腱炎症、腱鞘炎、筋膜炎症、骨折不愈合和骨不连的等。常见的不良反应有:①治疗部位局部出现血肿、瘀紫、点状出血;②治疗部位疼痛反应增强;③治疗部位局部麻木、针刺感、感觉减退等。

5. 冷疗

冷疗通过降低疼痛部位局部温度,使神经纤维和痛觉感受器的敏感性下降,肌梭的激活率降低,从而使疼痛肌肉组织的张力下降,缓解痉挛,减轻疼痛。冷疗的应用形式有固态、液态或气态。临床最常用冰块放置在局部疼痛区域。急性骨骼肌肉损伤后可用冰块直接置于受伤部位,以减轻血管扩张、阻滞局部炎症反应、抑制水肿的产生及缓解疼痛。冷疗时注意防止冷冻温度太低和时间过长,以免造成冻伤。治疗过程中偶尔会出现冷疗的过敏反应和荨麻疹。

32.3.2 药物治疗

药物治疗是临床缓解疼痛的主要措施之一。镇痛药选择性作用于中枢神经系统特定位点,既能消除或减轻疼痛,又可缓解由疼痛引起的不愉快的情绪反应。

1. 阿片类药物

阿片类药物根据药效的强弱,分为弱阿片类和强阿片类药物,前者包括可待因、曲马多、二氢可待因等;后者包括吗啡、芬太尼、美沙酮、羟考酮、哌替啶等。对慢性疼痛患者需每年定期评估药物疗效,如中途更换镇痛药物或药物使用后出现并发症则需缩短评估周期。

2. 解热镇痛的非甾体抗炎药

解热镇痛的非甾体抗炎药均可抑制环氧酶,进而抑制体内前列环素合成,具有中等程度的镇痛作用,适用于轻、中度疼痛,对炎症引起的疼痛尤为有效,对中空脏器的疼痛效果不佳,对手术后的慢性疼痛有效。常见的不良反应是胃肠道刺激和组织损害,主要表现为消化不良、上腹部不适、腹痛、腹泻、恶心、呕吐、溃疡和出血。其不产生呼吸抑制、耐受性及成瘾性的中枢不良反应。

3. 用于镇痛的抗抑郁药

用于镇痛的抗抑郁药主要为三环类抗抑郁药,临床广泛用于各种神经病理性疼痛的治疗,主要通过抑制突触部位的 5-HT 和 NE 再摄取,进而影响中枢递质的数量而产生镇痛及抗抑郁作用,也可阻断 Na^+、Ca^{2+} 和 N-甲基-D-天冬氨酸(N-Methyl-D-Aspartate,NMDA)受体而抑制神经元的过度兴奋性。其中阿米替林是应用最广泛的药物,尤其是对糖尿病周围神经病变者疗效肯定。最常见的不良反应是抗胆碱能作用,如口干、便秘、尿潴留及体位性低血压等。

4. 用于镇痛的抗癫痫药

用于镇痛的抗癫痫药物以加巴喷丁和普瑞巴林为代表,两者是多项指南推荐的治疗神经病理性疼痛的药物,加巴喷丁的作用机制是通过阻断新的突触信息,调节 γ-氨基丁酸受体的活性及 GABA 释放,同时还可抑制电压门控 Ca^{2+} 通道,抑制兴奋性氨基酸及去甲肾上腺素的释放,从而抑制神经病理性疼痛的产生。

5. 肉毒毒素

肉毒毒素(botulinum toxin,BTX)是由肉毒梭菌在生长繁殖过程中产生的一种细菌外毒素。近年来随着研究不断深入,发现 A 型肉毒素的外周神经去敏化镇痛机制,临床医生尝试将其广泛应用至各种慢性疼痛中。最新的研究显示 BTX－A 能逆向轴突运输至中枢神经系统发挥作用,可能为 BTX－A 治疗中枢敏化从而缓解慢性疼痛提供理论依据。现有的研究主要针对慢性头部和颌面部疼痛、神经病理性疼痛和慢性骨骼肌疼痛。

32.3.3　神经阻滞

直接在神经干、神经丛的末梢以及脊髓根、交感神经节等神经组织内或附近注射药物或给予物理刺激而阻断神经功能传导称为神经阻滞。神经阻滞有化学性阻滞和物理性阻滞两种。神经阻滞根据阻滞和时间长短可分为可逆性阻滞不可逆性阻滞,可逆性神经阻滞所用药物主要是局麻药、皮质类固醇,用于手术镇痛、肌腱炎、滑囊炎和关节囊炎的治疗;不可逆性神经阻滞的药物主要是乙醇、苯酚,该种阻滞非永久性,持续时间几天至数月,过后疼痛将复发,常用于终末期患者。

32.3.4　认知行为疗法

认知行为疗法(cognitive behavioral therapy,CBT)是根据认知过程影响情感和行为的理论假设,通过认知和行为方式来改变患者的不良认知,从而使患者的情感、行为得到相应改变的一类心理治疗方法。CBT 是一种干预性研究,其目的是增加自我意识和开发一系列的认知、情感和行为策略来管理疼痛,是一种基于学习理论和认知心理学的心理性治疗技术的科学方法,主要的治疗方法有心理教育技术、认知改造技术、放松训练和生物反馈治疗等。心理因素在慢性疼痛的发生、发展中扮演着重要角色,目前 CBT 主要用于治疗慢性疼痛。

32.3.5　心理干预

慢性疼痛患者通常有心理和情绪问题,焦虑、抑郁发生率很高,这些负面情绪会对疼痛起着促进作用,使患者自我感觉疼痛加重,二者相互作用形成恶性循环。心理干预对慢性疼痛患者而言是不可忽视的重要方面。

32.3.6　辅助疗法

1. 针刺疗法

据记载,在 4000 年前～5000 年前,我国就已经开始使用针刺疗法。针刺疗法是将针灸针具刺入人体以减轻或治愈疼痛的方法,从解剖上说这些部位包括人体皮肤、筋膜、肌肉、肌腱、韧带、骨膜和神经等。针刺疗法选取腧穴,基于脏腑经络理论的指导,针型分为毫针、三棱针、梅花针、电针和磁化针等,对带状疱疹后遗神经痛效果明显。

2.瑜伽

瑜伽广义上是古印度六大哲学派别之一,狭义上讲,是一种养生方法,可使修炼者的身体、精神和心智保持健康。现代人们练习的瑜伽是一种包括徒手体位、心理调节、行为学、经络学、意念引导术、意识形态、心理卫生和日常起居等一整套完整的养生健体的方法。有研究显示瑜伽可提高组织的伸展性,增加内源性镇痛物质脑啡肽和内啡肽的释放。对慢性腰背痛、骨关节炎、纤维肌痛综合征、原发性痛经具有较好的疗效。

小结

本章从疼痛最新概念引出疼痛的分类、病因、临床表现、诊断及治疗.围绕疼痛的分类及诊断评估进行细致的描述,其中重点是对疼痛的治疗手段进行详细的剖析。

思考题

1.描述长期伏案工作导致的慢性颈、腰背痛患者的疼痛特点,应如何治疗?

2.试列举三种新型疼痛康复治疗措施及其适应证。

3.针对一位60岁老年女性膝关节骨关节炎所致疼痛可采取哪些治疗措施?

（谢 青）

参考文献

[1] WILLIAMS A, CRAIG K D. Updating the definition of pain[J]. Pain,2016,157(11):2420-2423.

[2] 张柳娟,徐春燕,王飞飞,等.运动康复护理结合疼痛管理预防老年关节置换患者深静脉血栓及术后疼痛的效果[J]. 中华现代护理杂志,2022,28(25):3465-3469.

第34章　功能病征康复

学习要点

(1)了解吞咽障碍的定义、分类及常见病因;了解吞咽障碍过程;熟悉吞咽障碍的临床表现;熟悉吞咽障碍的评估和治疗方法;掌握吞咽障碍的筛查及分级标准;掌握吞咽造影的实施及观察内容;了解吞咽障碍诊疗技术在康复医学领域中的开展和应用;通过学习临床吞咽障碍的病例,了解吞咽障碍的诊疗思路。

(2)掌握神经源性膀胱的定义;了解神经源性膀胱的评估方法;掌握神经源性膀胱的分类;了解尿流动力学的结果解读;掌握神经源性膀胱的治疗;掌握神经源性肠道的评估方法;掌握神经源性肠道的康复治疗。

(3)掌握痉挛的定义的演变、痉挛的评定方法和痉挛的康复治疗方法,了解痉挛的发生机制。通过学习对痉挛的定义、评定方法和康复治疗有全面的认识和掌握,对痉挛的发生机制有初步的了解。

(4)了解压疮的定义、发病机制和相关因素;掌握 NPUAP(2016)压疮分期及其特点;了解 Norton 量表的内容和使用;掌握压疮不同分期的处理原则;通过压疮的全身治疗,掌握压疮患者每天的能量、蛋白质以及液体摄入量的补给标准;了解局部换药的方法;熟悉创口的物理治疗技术;掌握体位变换的方法和注意事项。

(5)掌握深静脉血栓形成的定义、危险因素、风险评估及预防措施;熟悉深静脉血栓的临床表现及诊断;了解深静脉血栓形成的流行病学、发病机制及功能结局。

34.1　吞咽障碍

34.1.1　概述

吞咽(swallowing)是指人体从外界经口摄入食物并经食管传输到达胃的过程,是人体最复杂的行为之一。吞咽障碍(dysphagia,deglutition disorders,swallowing disorders)是由于下颌、双唇、舌、软腭、咽喉、食管等器官结构和(或)功能受损,不能安全有效地把食物由口送到胃的一种临床表现。轻者仅感吞咽不畅,重者滴水难进。

1.分类

吞咽障碍按临床有无解剖功能结构的变化,分为神经性吞咽障碍和结构性吞咽障碍。神经性吞咽障碍多由中枢性神经系统及末梢神经系统障碍、肌肉病变等病理因素所致,如脑卒中、帕金森病、脑外伤、痴呆、多发性硬化、重症肌无力等。结构性吞咽障碍是口、咽、喉、食管等解剖结构异常引起的吞咽障碍,如头颈部肿瘤、外伤手术或放射治疗等。

吞咽障碍按发生的时期分为口腔期吞咽障碍、咽期吞咽障碍和食管期吞咽障碍。口腔期吞咽障碍临床表现为流涎,食物或水从口角漏出;舌肌无力,饮水呛咳,进食时间延长或口内食物残留等。咽期吞咽障碍临床表现为进食时咽部有梗阻感,进食有呛咳等。食管期吞咽障碍临床表现为食物滞留,常见于胃食管动力性病变的患者。

2. 吞咽过程及分期

正常情况下,根据食团在吞咽时所经过的解剖部位,将吞咽全过程分为五期,即口腔前期、口腔准备期、口腔期、咽期、食管期。

在口腔前期,患者通过视觉和嗅觉感知食物,用餐具、杯子或手指将食物送至口中。在口腔准备期,患者要充分张口,接受食物并将其保持在口腔内,在口腔感知食物,咀嚼食物并形成食团。软腭位于舌后部以阻止食物流入咽部。在吞咽的口腔期,预备好的食团经口腔向咽推动。唇及颊肌收缩向后传递食团,同时舌尖上举,接触硬腭,将食团推向软腭后方而至咽。在咽期,食团刺激咽部产生吞咽反应,软腭上抬与鼻咽壁接触,防止食物进入鼻腔,会厌关闭喉前庭,声带闭合防止食物进入气管;咽缩肌收缩,食管上括约肌松弛、开放,食团进入食管。在食管期,食团进入食管后,继而引起食管蠕动。通过食管上端的阶段性收缩和食管下端的括约肌放松,将食团推向前进。当食团到达食管下端时,贲门舒张,食团进入胃中。

3. 吞咽障碍的病因

导致吞咽障碍的因素有很多,临床常见的有各种神经系统疾病、机械性和阻塞性的因素。

(1)脑血管疾病:脑血管疾病引起的吞咽障碍,在急性期发生率高,这一时期,摄食不当,很容易引起吸入性肺炎。其根据障碍部位可分为大脑半球病变和以延髓为中心的脑干病变。

(2)痴呆:多见于阿尔兹海默症、血管性痴呆等。

(3)神经肌肉疾病:临床常见于肌萎缩侧索硬化症、延髓空洞症、硬皮病、帕金森病(或综合征)等。

(4)机械性和阻塞性因素:可见于头颈部肿瘤手术后,以及放射性损伤、颈部骨赘、甲状腺肿等。

34.1.2　康复评定

对吞咽功能的检查和评定主要包括主观资料、客观评估、摄食评估和仪器检查等。

1. 主观资料

(1)病史采集与记录:收集与吞咽有关的既往病史及其相应的检查、治疗情况、通常包括一般状况、家庭史、以前的吞咽检查、神经病学状况、肺部情况、外科情况、X线检查,以及精神/心理病史。

(2)营养状态:由于患者营养摄入不足,常有贫血、营养不良及体重下降。

2. 客观评估

(1)直接观察:观察口腔内结构是否完整,黏膜是否破损,舌的外形及表面是否干燥,牙齿及口腔分泌物状况等。

（2）唇、颊部的运动：观察静止时唇的位置，有无流涎，唇拢、唇缩、闭唇鼓腮等动作。

（3）颌的运动：观察静止时下颌的位置、张口幅度及咀嚼的动作。

（4）舌的运动：观察伸舌、运动、舌抬高运动、舌向双侧的运动、舌的交替运动、言语时舌的运动。

（5）软腭运动：当发"a"音时观察软腭的抬升，言语时是否有鼻腔漏气；软腭抬升差的患者刺激腭弓看是否有上抬。

（6）喉功能：在持续发元音和讲话时聆听音质、音调及音量（如声音震颤和沙哑等情况），观察吞咽时的吞咽动作，观察喉上抬幅度。

（7）咽反射：用棉签或尺寸为 0 号的喉镜，触碰硬腭与软腭的交界处或软腭和腭垂下缘，引起软腭向上向后动作。

（8）反复唾液吞咽测试：观察 30s 内患者的吞咽次数和动度。

（9）饮水检查及试验：对饮水呛咳或疑有误吸风险的早期或急性期卧床患者，可用 10mL 注射器进行饮水检查，从患者健侧口角分别注入 1mL、3mL、5mL、7mL 及 9mL 饮用水，当出现呛咳时中止并记录毫升数，可用以指导临床护理及陪护照顾，以及后续吞咽观察。

饮水试验：先让坐位或靠坐位患者单次喝下 2 或 3 茶匙水，如无问题，让患者像平常一样喝下 30mL 水，观察和记录饮水时间、有无呛咳、饮水状况等。饮水状况的观察包括啜饮、含饮、水从嘴唇流出、边饮边呛、小心翼翼地喝等表现。饮后记录声音变化、患者反应、听诊情况等（表 34 - 1）。

表 34 - 1　饮水试验分级及判断标准

分级	判断
Ⅰ.可一次喝完，无呛咳	正常：Ⅰ级，5s 内完成
Ⅱ.分两次以上喝完，无呛咳	可疑：Ⅰ级，5s 以上完成；Ⅱ级
Ⅲ.能一次喝完，但有呛咳	
Ⅳ.分两次以上喝完，且有呛咳	异常：Ⅲ、Ⅳ、Ⅴ级
Ⅴ.常常呛住，难以全部喝完	

3.摄食评估

临床通过观察患者的摄食过程和向家属或陪人了解进食的情况进行评估。

（1）观察时使用的食物：①流质，如水、清汤、茶等；②黏稠流质，如稀粥、麦片饮料等；③糊状食物，如米糊、浓粥等；④半固体，如软饭等，必要时可选取食物增稠剂进行调制。

（2）进食观察内容包括：①进食的姿势；②对食物的认知；③放入口的位置；④一口量；⑤进食时间；⑥呼吸情况；⑦食物的内容及质地选择；⑧分泌物情况；⑨口服药物的评估；⑩是否有吞咽失用等。

4.仪器检查

（1）电视 X 线透视吞咽功能检查（VFSS）：吞咽造影检查是在 X 线透视下，针对口、咽、喉、食管的吞咽运动所进行的造影检查,是吞咽障碍检查的理想方法和诊断的金标准。此项检查可对整个吞咽过程进行详细的评估和分析,如观察患者吞咽不同黏稠度的由造影剂调制的食物和不同容积的食团的情况。

(2)电视内镜吞咽功能检查:使用喉镜,经过咽腔或鼻腔观察会厌软骨、勺状软骨、声带等咽及喉的解剖结构和功能状况,如梨状窝的唾液滞留、唾液流入喉部的状况、声门闭锁功能、有无器质性异常等。还可让患者吞咽蓝染的液体、浓汤或固体等不同黏稠度的食物,可更好地观察吞咽启动的速度、吞咽后咽腔残留,以及是否出现会厌下气道染色,由此评估吞咽能力及估计吸入程度。

(3)咽腔测压检查:由于吞咽过程中咽期和食管期压力变化迅速,所以使用带有环周压力感应器的固态测压导管进行检查。分析括约肌开放、括约肌的阻力和咽推进力有无异常。

(4)肌电图检查:使用表面肌电图,将电极贴于上口轮匝肌、下口轮匝肌、咀嚼肌、颏下肌群、舌骨下肌群表面,检测吞咽时肌群活动的生物电信号。

34.1.3　康复治疗

目前针对吞咽障碍开展的康复治疗越来越多,并逐渐细化方案和技术。

1. 口颜面肌群的运动训练

(1)下颌的运动训练:下颌开合、向左/右移动、张口说“呀”、下颌肌痉挛的放松。

(2)唇的运动训练:交替发“衣”“乌”音;或重复说“爸”或“妈”;唇肌张力低下时,用冰块迅速敲击唇部,令患者在抗阻力下紧闭口唇。

(3)舌的运动训练:加强舌的运动控制、力量及协调,从而提高进食及吞咽的功能;包括训练舌肌的侧方运动,练习舌尖和舌体向口腔背部升起、舌体卷起、抗阻等动作。

2. 腭咽闭合的训练

(1)口含着一根吸管(封闭另一端)做吸吮动作,感觉腭弓有上提动作为佳。

(2)两手在胸前交叉用力推压,同时发“ka”或“a”音,或按住墙壁或桌子同时发声,感觉腭弓有上提运动。

(3)寒冷刺激:用冰棉棒刺激腭咽弓,同时发“a”音,可起到以下作用:提高对食物知觉的敏感度;减少过多的唾液分泌;通过刺激,给予皮质和脑干警戒性的感知刺激,提高进食吞咽的注意力。

3. 呼吸训练

正常吞咽时,呼吸停止,而吞咽障碍患者在吞咽时有时会吸气,引起误吸。呼吸训练的目的是提高呼吸控制能力,学会随意咳嗽,及时排出误吸入气道的食物,强化声门闭锁。

(1)缩口呼吸:用鼻吸气,缩拢唇呼气,呼气控制越长越好。此方法可调节呼吸节奏、延长呼气时间,使呼气平稳。

(2)腹式呼吸:患者卧位屈膝,治疗师两手放在患者的上腹部,让患者用鼻吸气,以口呼气,并在呼气结束时在上腹部稍加压力,让患者以此状态吸气。单独练习时,可在患者上腹部放 1kg 沙袋,使患者体会吸气时腹部膨胀、呼气时腹部凹陷的感觉。卧位腹式呼吸熟练掌握后,可转为坐位练习,最后将腹式呼吸转为咳嗽动作。强化咳嗽力量的练习,有利于去除咽部残留的食物。

(3)强化声门闭锁:患者坐在椅子上,双手支撑椅面做推压运动和屏气,此时胸廓固定、声门紧闭。然后,突然松手、声门打开、呼气发声。此运动可训练声门的闭锁功能、强化软腭的肌力,有助于除去咽部残留的食物。

4.吞咽辅助手法

(1)声门上吞咽法:方法是依次进行深吸气—屏气—进食—吞咽—呼气—咳嗽—空吞咽—正常呼吸;适用于吞咽反射触发迟缓及声门关闭功能下降的患者。

(2)超声门上吞咽法:吸气并且屏气,用力将气向下压。当吞咽时持续保持屏气,并且向下压,当吞咽结束时立即咳嗽。本法适用于呼吸道入口闭合不足的患者,特别适合做过喉声门上切除术的患者。

(3)用力吞咽法:吞咽时,用所有的咽喉肌肉一起用力挤压,减少吞咽后的食物残留。其作用是帮助患者最大限度地吞咽。

(4)门德尔松手法:喉部可上抬的患者,喉上抬时保持数秒并感受喉结上抬;喉部上抬无力的患者,治疗师助其喉上抬并保持。其作用是改善整体吞咽的协调性,增加环咽肌开放时间。

5.感觉促进综合训练

对吞咽失用、食物感觉失认、口腔感觉降低或吞咽启动延迟的患者,在进食吞咽前增加口腔感觉训练,如采用汤匙下压舌部的压觉刺激;用酸或较强味道食物以达到味觉刺激;用冰棉签刷擦患者软腭、腭弓、咽喉壁及舌后部。

6.摄食直接训练

1)体位的选择　取坐位,不能取坐位的患者至少取躯干30°仰卧位,头部前屈,喂食者位于健侧。

2)姿势的选择　改变进食的姿势可改善或消除吞咽误吸症状。

(1)头颈部旋转:适用于单侧咽部麻痹患者,方法是头颈部向患侧旋转。此法可关闭该侧梨状窝,使食物移向健侧。

(2)侧方吞咽:适用于一侧舌肌和咽肌麻痹患者,方法是头部向健侧侧倾吞咽。

(3)低头吞咽:适用于吞咽启动延迟的患者,方法是颈部尽量前屈吞咽,可使会厌、咽后壁后移,气管入口收窄,使食团后移避免入喉,有利于保护气道。

(4)空吞咽与交互吞咽:适用于咽收缩无力患者,方法是进食后空吞咽或饮少量水,此法既能诱发吞咽反射,又能去除咽部残留物。

3)食物的性状和黏稠度　根据吞咽障碍程度及阶段,本着先易后难来选择,一般首选糊状食物。

4)食团在口中的位置　最佳位置是健侧舌后部或健侧颊部。

5)一口量及进食速度　根据患者情况选用适当的速度和一口量,一般先以少量(1～4mL)试之,然后酌情增加。吞咽时可结合声门上吞咽法,吞咽后紧接着咳嗽以清除食物残留,减少误吸危险。

6)进食时提醒　用语言、手势、身体姿势、文字示意等方法提醒患者吞咽,帮助患者减少误吸危险。

7.电刺激治疗

(1)神经肌肉低频电刺激:临床上常用 Vital Stim 电刺激治疗仪。本法属于神经肌肉电刺激疗法,主要作用是强化肌力,帮助喉提升,增加咽肌收缩力量和速度,增加感觉反馈和时序性。

(2)肌电生物反馈技术:使用 SEMG 生物反馈可明显提高吞咽训练的疗效。电脑生物反馈训练仪能无创探测吞咽时喉上抬的幅度,实时显示在电脑屏幕上,并能与正常人的喉上抬动作比较。训练时要求患者尽力吞咽使喉上抬幅度尽量增加,达到正常幅度。

8.球囊扩张术

采用机械牵拉的方法,使环咽肌张力、收缩性和(或)弹性正常化,促进食管上括约肌生理性开放,解决环咽肌功能障碍导致的吞咽困难,称为扩张术。采用充水气囊或充水球囊扩张治疗方法操作简单,安全实用,作为一种介入技术被广泛使用。有研究报告使用改良式导管球囊扩张治疗脑干病损后环咽肌不开放/开放不完全,临床实践表明该法无创安全,且疗效确切。

9.针灸治疗

中医学理论认为脑卒中的病机为气血亏虚,心肝肾三脏阴阳失调,加之忧思恼怒,起居失宜以致脏腑功能失常,气机逆乱,气血上逆,夹痰夹火,流窜经络,蒙蔽清窍。临诊采用针刺疗法,取穴:天突、廉泉、丰隆;或耳穴贴压,取穴:神门、交感、皮质下、食管、贲门。

(兰　月)

34.2　神经源性膀胱及神经源性肠道

34.2.1　神经源性膀胱

由控制膀胱的中枢或周围神经发生双侧性病变而引起的排尿功能障碍,称为神经源性膀胱。

1.康复评估

1)病史　包括以下几个方面。

(1)一般情况和排尿情况:是否有尿频、尿急、排尿中断、尿失禁和尿潴留;询问日/夜排尿次数等。

(2)既往史:肾脏疾病、糖尿病、高血压、泌尿系感染、神经性疾病、外伤史和排便情况、性生活史等可能影响现有症状的其他问题。

(3)用药史:是否使用镇静剂、利尿剂、钙通道阻滞剂、抗乙酰胆碱药和肾上腺素能阻滞剂等。

2)体格检查　检查一般集中在腹部、外生殖器和会阴皮肤,包括腹肌张力、小腹部有无包块、压痛、膀胱充盈情况、肛门括约肌张力、会阴部感觉和肛门反射、球海绵体反射等。

3)实验室和影像学检查　包括以下方面。

（1）常规检查：血常规、尿常规、细菌培养、细菌计数、药敏试验、肾功能等。

（2）有条件应进行泌尿系超声检查、膀胱镜、腹部X线平片、膀胱造影、放射性核素扫描、CT和MRI等检查。

4）尿流动力学检查　尿流动力学（urodynamics）检查是借助流体动力学和电生理学的基本原理和方法，检测尿路各部压力、尿流率及生物电活动，了解尿路排送尿液的功能机制，以及排尿功能障碍性疾病的病理生理学变化。尿流动力学检查可为排尿功能障碍性疾病的诊断、治疗方法的选择及疗效评定提供客观依据。常见的尿动力学检查内容包括以下几种。

（1）尿流率（uroflowmetry，UF）测定：是指单位时间内自尿道外口排出的尿量，单位是mL/s。最大尿流率男性为20～25mL/s，女性为25～30mL/s。尿流率受尿量、年龄和性别等因素影响。尿量在150mL以上时，尿流率的测定才有意义。

（2）膀胱压力容积测定：正常膀胱压力容积测定结果为无残余尿；膀胱充盈期压力恒定维持在1.47kPa（15mmH$_2$O），顺应性良好；膀胱没有无抑制性收缩；膀胱容量为350～500mL；排尿及终止排尿受意识控制。

（3）尿道压力分布测定：测出的压力曲线称尿道压力图（urethral pressure profile，UPP）。男性最大尿道闭合压为8.33～12.35kPa（85～120mmH$_2$O），女性最大尿道闭合压为3.43～11.27kPa（35～115mmH$_2$O）。功能性尿道长度男性为（5.4±0.8）cm，女性为（3.7±0.5）cm。

（4）括约肌肌电图（sphinctoelectromuography，SEMG）：可用来了解尿道外括约肌的功能状态，是确定尿道肌肉是否神经支配异常的可靠检查项目。

（5）影像尿动力学检查：是在膀胱测压显示和记录尿动力学参数的同时显示和摄录X线透视或B超的下尿路动态变化图形。

2.分类

神经源性膀胱的分类方法较多，各有优缺点。常见的分类方法有以尿动力学为基础的综合膀胱和尿道功能的分类（如国际尿控协会，International Continence Society，ICS）、按神经损伤部位分类（如Hald-Baldley）、根据尿动力学表现的分类（如Lapides）及功能分级（如Wein）等。理想的分类法包括以下内容：原发病的部位，能表示膀胱尿道功能障碍的发病机制，可提示膀胱尿道功能障碍的特征，能为临床治疗提供直接依据。

3.治疗

神经源性膀胱的治疗应遵循两个主要原则，一是减轻症状；二是减少肾功能损害的危险。治疗的基本要求为膀胱保持一定低压状态、有贮尿功能并有较大的膀胱容量、能在不使用导尿管情况下排尿、无尿失禁、上尿路功能不受损害。还要注意保护逼尿肌功能，预防和治疗尿路感染等。

1）非手术治疗方法　主要包括行为治疗和支持管理，以及药物治疗。

（1）行为治疗和支持管理。①增加膀胱内压：对于逼尿肌收缩无力、低压膀胱者可采用Valsalva屏气法和Crede手压法使膀胱内压增加超过50cmH$_2$O，帮助排空膀胱。②刺激逼尿肌收缩：对上运动神经元性损伤致逼尿肌反射亢进者可采用此方法。通过牵拉耻骨上、会阴部或大腿内侧毛发，轻叩下腹部，挤压阴茎，刺激肛门部等寻找触发点，诱发逼尿肌收缩，尿道外括约肌松弛，产生排尿。③间歇导尿：每日控制液体摄入量约

2000mL,要求均匀摄入,每小时 125mL 左右,避免短时间内大量饮水,防止膀胱过度充盈。每日导尿次数根据膀胱排空情况和膀胱压力决定。一般 4～6 小时导一次,每次导尿前进行各种膀胱刺激方法,促使自行排尿。膀胱残余尿量减少可减少导尿次数,残余尿量降到 80～100mL 及 80mL 以下,可停止间歇导尿。间歇导尿期间,每 1～2 周检查尿常规,如尿内白细胞计数>10/HP,或细菌培养菌落数>10^5/mL,应立即给予抗菌药物。④留置尿管。当患者合并以下情况时适合留置尿管:重症和虚弱者不能排空膀胱、尿潴留或尿失禁女性患者、应用间歇导尿有困难者、上尿路受损或膀胱输尿管返流者。留置尿管容易发生以下合并症:尿路感染、膀胱结石、慢性膀胱痉挛、阴茎和阴囊部并发症、血尿、自主神经反射亢进等。⑤使用外部集尿器、尿片。

(2)药物治疗。①逼尿肌无力:乙酰胆碱类制剂能增强膀胱逼尿肌张力,增高膀胱内压,主要用于手术后及各种原因导致逼尿肌无力引起的尿潴留者。②逼尿肌亢进:抗胆碱能药物、解痉药等可用于逼尿肌痉挛者,对膀胱逼尿肌有松弛作用。③药物注射疗法:对逼尿肌反射亢进、高张力的痉挛膀胱可采用膀胱内注射苯酚、A 型肉毒毒素、辣椒素等药物的方法治疗。

2)手术治疗　其目的包括改变尿道顺应性、减少逼尿肌不自主的反射亢进以及处理持续性尿失禁。手术方法包括膀胱颈切开术、括约肌切开术、尿流改道术、膀胱扩大术、神经电刺激等。

3)针灸治疗　尿频和尿潴留患者还可选择针灸治疗。

34.2.2　神经源性肠道

支配肠道的中枢或者周围神经结构受损或功能紊乱导致的排便功能障碍,称为神经源性肠道。

1.康复评估

1)病史　包括询问患者体位、饮食、伤前排便习惯、每日活动情况、药物、排便情况等方面。

2)肛管直肠测压　包括以下内容。

(1)适应证:便秘,大便失禁,药物、手术、生物反馈治疗的评价,术前、术后评价等。

(2)测定内容:包括以下几点。①最大肛管静息压:反映内外括约肌的静息张力;②肛管高压带:指内外括约肌功能的分布范围;③最大肛管收缩压和收缩时间:反映外括约肌的功能,与肛管静息压结合可了解肛管括约肌的整体功能;④直肠压:正常状态下直肠压很低,在某些生理活动如排便、咳嗽时可短暂升高;⑤直肠容量感觉阈值:检测直肠牵张的感觉容量,反映直肠的储存功能;⑥直肠肛门抑制反射:又称直肠括约肌反射,反映内外括约肌功能,在大便节制中有重要作用;⑦直肠顺应性:记录随直肠容积改变所产生的压力变化值,通过压力-容积曲线直观反应,代表直肠的可扩张性,反映直肠的容受性和存储功能,是评价直肠功能是否健全的重要指标;⑧排便时直肠-括约肌的协调性:是排便过程顺利完成的重要条件。

3)分类评定　神经源性直肠按神经损伤部位可分为两类。

(1)上运动神经源性损伤:脊髓排便中枢即 S_2～S_4 脊髓及以上的损伤。其特点为排便反射存在,通过局部刺激能排出大便。评定内容包括:①局部刺激是否能引起排便;②每次大便耗时:通常能在 30 分钟内完成;③每次排便量及性状;④每次大便间隔时间。

(2)下运动神经源性损伤:$S_2 \sim S_4$ 及以下的脊髓损伤或马尾神经损伤。特点为内外括约肌功能均丧失,无排便反射,用局部刺激不能排出大便。功能评定包括:①两次排便间隔是否有大便失禁;②每次大便耗时和大便量;③每次大便间隔时间。

2.治疗

1)肠道管理 早期有效的肠道管理训练是神经源性直肠功能障碍患者重要的肠道康复手段,使大部分患者自己能在厕所坐便器上利用重力和自然排便的机制独立完成排便,具备在社会活动时间内能控制排便的"社会节制"功能。

(1)排便训练原则:急性期过后即应鼓励患者开始进行排便训练,可遵循下列原则。尽量沿用伤前的排便习惯,避免长期使用缓泻剂,可使用大便软化剂,用量个体化;当出现问题时,应找出是由何种原因引起;如患者有陪护,尽量安排在有陪护的时间进行训练;如患者不是每天排便,不应强迫患者每天进行;向患者讲解排便障碍的有关问题,取得患者的理解和配合,鼓励患者主动参与解决问题。

(2)训练方法有以下几种。①行为管理:养成每日定时排便的习惯。每日早餐后胃结肠反射最强。②排便体位:排便体位以蹲、坐位最佳。如不能蹲、坐,则采取左侧卧位较好。肌肉训练:站立和步行可减少便秘。腹肌和骨盆肌肉的力量在排便动作中有非常重要的作用,应进行腹肌训练和吸气训练,如仰卧起坐、腹式深呼吸和提肛运动等。③排便方法:餐后半小时进行腹部按摩,或用手指轻柔地按摩肛门周围,刺激排便反射产生。定时刺激使肛门括约肌和盆底肌收缩可促进低级排便中枢反射形成。如上述方法无效,可用手法清除大便,操作应轻柔,避免损伤肛门和直肠黏膜及肛门括约肌。

2)饮食管理 应进食高纤维素(如糙米、全麦食品、蔬菜水果等)、高容积和高营养食物。便秘时多吃桃、樱桃、杨梅等食物,腹泻时加茶、白米、苹果酱等。应每日摄入适量的水,每日 $2 \sim 2.3L$ 为宜,不应包含酒精、咖啡和利尿剂。

3)药物治疗 针对便秘的治疗目的是软化粪便,促进肠道动力,刺激排便,而不是造成腹泻。可选用下列药物。

(1)容积性泻药:又称膨松剂,主要为含纤维素和欧车前的各种制剂、小麦麸皮、玉米麸皮、魔芋、琼脂、甲基纤维素、车前子制剂等。

(2)渗透性泻药:①口服盐类渗透性泻药,如硫酸镁、硫酸钠等。②糖类渗透性泻药,如乳果糖。

(3)刺激性泻药:又称接触性泻药,主要作用为刺激肠道蠕动,促进排便。①蒽醌类植物性泻药:主要作用于大肠,包括大黄、番泻叶、芦荟等。②双苯甲烷类:酚酞等;③蓖麻油:本身无致泻作用,通过在小肠被脂肪酶分解,释放出有刺激性的蓖麻油酸,引起肠蠕动增加,促进排便。④润滑性泻药:如液体石蜡,可软化粪便,适用于避免用力排便者;甘油制剂:如开塞露,可软化粪便和对肛门直肠产生刺激作用,促进排便;多库酯钠:宜短期用于排便无力的患者。⑤中成药:四磨汤、六味安消等,作用主要为和胃健脾、导滞消积、行血止痛,用于治疗胸腹胀满、胃痛、腹满、消化不良和便秘等。

4)肌电生物反馈疗法 适用于以下情况。

(1)大便失禁:可将特制监测电极放置于肛门外括约肌,使患者学会控制肛门外括约肌的功能,从而治疗大便失禁。

(2)便秘:可将监测电极放置于盆底肌肉对应皮肤,使患者学习放松并模拟练习排便。

5)手术治疗　顽固性便秘或失禁的患者,经一般康复治疗无效者,需外科手术治疗。常用方法有功能性神经、肌肉移位或移植,选择性骶神经根切断配合骶神经前根电刺激,建立人工可控制的躯体-内脏神经反射弧,肠造瘘和肠缩短吻合术等。对于严重的顽固性便秘和每次排便时间过长者可选择结肠造瘘术或回肠造瘘术。

6)针灸　对便秘患者还可选择针灸治疗。

(潘　钰)

34.3　痉　挛

34.3.1　概论

1.定义

有关痉挛的定义,国际上尚未统一。1980 年,Lance 认为痉挛是"速度依赖性的肌肉牵张反射亢进,是上运动神经元综合征(upper motor neuron syndrome,UMNS)的症状之一"。2005 年,Pandyan 等将痉挛定义为"由上运动神经元损伤所致的一种感觉运动控制障碍,表现为间断或持续的不自主肌肉活动"。该定义扩大了痉挛状态的内涵,即除了 Lance 所说的牵张反射亢进外,痉挛状态还包括其他上运动神经元综合征阳性征(positive sign)在内的异常肌肉活动,如紧张性和位相性牵张反射亢进、共同收缩(co-contraction)、联合反应(associated reactions)、屈肌反射传入释放(released flexor reflex afferents)和痉挛性肌张力障碍(spastic dystonia)。随着人们对痉挛认识的深入,痉挛的定义将更加准确。

2.流行病学

导致上运动神经元受损的神经系统病变时常会继发出现肌肉痉挛,如脑卒中、颅脑外伤、脊髓损伤、脑性瘫痪、多发性硬化等。各种疾病所致痉挛的发生率目前没有准确的统计数据,据估计全世界有超过 1200 万痉挛状态患者,大约有 1/3 脑卒中患者、60％重度多发性硬化患者、75％重度创伤性脑损伤及 60％脊髓损伤患者,会发生需要治疗的痉挛状态。痉挛可由脑或脊髓损伤引起,可导致在运动系统各个水平上的异常,包括肌肉、肌腱、关节和骨骼,最终阻碍患者运动功能恢复,严重影响患者生活质量。

34.3.2　发生机制

痉挛的发生机制非常复杂,到目前为止尚没有单一学说可以完整解释痉挛发生的病理生理学机制。通常认为是由脑或脊髓损伤导致背侧网状脊髓束、红核脊髓束等下行抑制性传导束受损,引起脊上对脊髓前角 α 和 γ 运动神经元的抑制性输入减弱,最终导致 α 运动神经元兴奋性增高,从而出现对牵伸刺激的过度反应。另外,许多脊反射通路也可能有增强或降低 α 运动神经元对牵伸刺激的反应,如来自肌梭群 Ⅱ 传入导致的兴奋和抑制、来自高尔基腱器官的自身抑制(通过 Ib 传入)、回返性抑制(通过运动神经元轴突侧枝和闰绍细胞)、Ia 传入终端的突触前抑制、来自拮抗肌肌梭 Ia 传入的交互性抑制。但这些机制只能解释上运动神经元综合征的大部分症状。

34.3.3　康复评定

临床上通常采用量表法评定痉挛的严重程度。其中常用的量表有改良 Ashworth 量表（modified Ashworth scale，MAS）和改良 Tardieu 量表（modified Tardieu scale，MTS）。由于 MAS 只使用一种牵伸速度，因此并未体现 Lance 关于痉挛定义的内涵"速度依赖性的牵张反射亢进"，临床上多用于评定成年人痉挛严重程度，具体方法见表 34 - 2。MTS 通过三种不同速度下的牵伸反应（特定速度的肌肉反应品质以及肌反应时所处的关节角度）来进行定量评估，该方法强调牵张反射的速度依赖性，比 MAS 更符合 Lance 定义，常用于儿童的评估。

表 34 - 2　改良 Ashworth 量表

级别	表现
0 级	肌张力无增加
Ⅰ级	肌张力轻度增加：受累部分被动屈伸时，ROM 之末突然出现卡住，然后释放或出现最小的阻力
Ⅰ⁺级	肌张力轻度增加：被动屈伸时，在 ROM 后 50％范围内突然出现卡住，当继续把 ROM 检查进行到底时，始终有小的阻力
Ⅱ级	肌张力较明显增加：通过 ROM 大部分时，阻力均较明显地增加，但受累部分仍能较容易地移动
Ⅲ级	肌张力严重增高：进行 PROM 检查有困难
Ⅳ级	僵直：受累部分被动屈伸时呈现僵直状态，不能活动

MTS 是按照特定速度牵拉肌肉，用肌肉反应质量（见表 34 - 3）和肌肉发生反应时角度来进行描述的。肌肉反应时所处的关节角度包括用尽可能快和尽可能慢两种速度进行牵拉时，肌肉出现"卡住"所处的角度，分别为 R₁（快速牵拉）和 R₂（慢速牵拉），临床上可根据 R₂ 与 R₁ 角度差来选择治疗方法。

表 34 - 3　肌肉反应的质量

级别	反应
0	整个被动活动中无阻力
1	被动活动中感到轻微阻力，但没有在特定角度出现明显的卡住感
2	特定角度出现明显卡住，被动运动受阻，后会有释放感
3	特定角度出现阵挛（持续给予压力时，阵挛持续时间小于 10s）
4	特定角度出现阵挛（持续给予压力时，阵挛持续时间远大于 10s）

通过量表法评定痉挛是以评定者的主观感受来评估被测关节对于牵伸运动的反应，故容易出现主观性偏差。有很多学者尝试通过神经电生理方法(肌电图检查 H 反射和 F 波)和生物力学方法(等速测试仪测试牵伸反射阻力)来间接地评定痉挛的严重程度，由于方法较为复杂，多用于临床研究。

34.3.4　康复治疗

痉挛治疗应是以患者为中心的多模式综合性治疗，包括避免不良刺激、早期预防体位、运动疗法等物理治疗、系统药物治疗、局部药物注射、巴氯芬泵植入及手术等。

1. 减少加重痉挛的不良刺激

减少不良刺激是治疗痉挛的第一步。"不良刺激"包括外周体表和内脏两种类型，前者包括嵌甲、压疮、挛缩、体表各种疼痛刺激等，后者包括应激性溃疡、泌尿系感染、深静脉血栓形成(DVT)、异位骨化、便秘、败血症、电解质紊乱等，这些因素均可使痉挛加重。

2. 正确的体位姿势

正确的体位姿势也是治疗痉挛的重要组成部分。在神经系统疾病早期，良好体位的摆放，可使异常增高的肌张力得到抑制，如脑卒中、颅脑外伤的急性期可采取不同卧位下的抗痉挛体位，以减轻肌痉挛，脊髓损伤患者可利用斜床站立减轻下肢肌痉挛。必要时可采用支撑软垫来辅助维持各种正确的体位和姿势。

3. 运动疗法及物理因子治疗

(1)持续被动牵伸：每日进行关节活动训练，是防治痉挛的最基本方法。其具有局部治疗的优点，可以防止肌肉缩短和肌梭敏感性增加。关节活动应缓慢、稳定而达全范围。每日持续数小时的静力牵伸，可使反射亢进降低，有助于主动肌和拮抗肌的随意运动。除被动牵伸外，通过夹板、矫形器、石膏管型技术等可保持软组织长度、伸展痉挛肌肉、维持肢体在功能位。

(2)常用物理因子治疗：物理因子治疗对局部痉挛具有良好的治疗作用。常用的方法有：①冷疗法，可以抑制单突触反射，同时可降低外周感受器的敏感性。冷疗法有多种使用方法，如冰块冷疗法利用冰块进行快速移动摩擦，从而使 α 和 γ 运动神经元易化，促进拮抗肌功能；喷雾剂喷涂法，如用氯乙烷可在短时间内减弱肌肉过度活动，而为其他治疗方法介入提供条件。②热疗法，包括传导热(沙，泥，盐)、辐射热(红外线)、内生热(微波，超短波)等，常用方法有热敷、蜡疗、红外线、微波等。③电刺激疗法，可利用低频脉冲电流交替刺激痉挛肌和拮抗剂，产生交互抑制以缓解痉挛。④震动疗法，也是通过交互性抑制来缓解痉挛的。

34.3.5　药物、介入及手术治疗

1)口服药　①巴氯芬(baclofen)，是脊髓内突触传递强有力的阻滞剂，作用于脊髓水平以抑制单突触和多突触反射的传递以缓解痉挛。该药物对脊髓性痉挛有效，对脑损伤痉挛效果欠佳。②丹曲林(dantrolene)，是目前使用的唯一作用于骨骼肌而非脊髓的抗

痉挛药,可防止肌肉肌浆网中的钙释放,在脑源性痉挛中特别有效。③替扎尼定(tizani-dine),为咪唑衍生物,是选择性肾上腺素受体激动剂,可选择性地抑制与肌肉过度紧张有关的多突触机制,减少中间神经元释放兴奋性氨基酸。替扎尼定不影响神经和肌肉的传递,且耐受性良好,并可减少被动运动的阻力,减轻痉挛和阵挛,增强随意运动强度。该药物临床疗效类似巴氯芬和地西泮,但比巴氯芬少出现无力,比地西泮镇静作用弱,耐受性更好,常见副作用为体位性低血压。④乙哌立松(eperisone),主要对 α 和 γ 运动神经元有抑制作用,可抑制脑干、脊髓等中枢内的多突触反射及单突触反射。⑤其他口服药,有地西泮、氯硝西泮、复方氯唑沙宗、吩噻嗪类等中枢神经抑制制剂,也可降低过高肌张力。地西泮通过结合 GABA－A 型受体发挥作用,使 Cl⁻ 通道开放的数目增多,Cl⁻ 进入细胞内数量增加,产生超极化而引起抑制性突触后电位,减少中枢内某些重要神经元的放电,引起中枢神经系统的抑制作用。可乐定可刺激脑干 α－2 受体,减少交感神经流出,也可用于脊髓损伤和脑损伤后的痉挛状态。

2)局部注射　包括以下方法。

(1)局部肌肉神经肌肉接头或神经阻滞:可通过将肉毒毒素注射在运动终板附近,通过阻断乙酰胆碱在神经肌肉接头处乙酰胆碱的释放,可使肌肉松弛 3~6 个月;也可以将无水酒精或苯酚注射在支配肌肉的运动神经周围,起到使外周运动神经鞘蛋白凝固坏死,降低外周运动神经冲动传导的速度,从而抑制和缓解痉挛。

(2)鞘内注射疗法:控制痉挛状态的最有效的药物方法是鞘内注射巴氯芬。对口服药物及物理治疗等效果不明显的难治性痉挛,以及严重痉挛伴剧烈疼痛的患者可考虑鞘内注射,所需剂量仅为口服的 1%。主要副作用为药物过量可导致呼吸抑制。

3)手术治疗　骨科手术干预虽然不改变痉挛本身,但可通过挛缩释放和肌腱拉长来纠正痉挛导致的关节畸形。神经外科技术,如选择性背侧神经根切断术,可在其他保守治疗无效或经济与依从存在问题时选择使用。脊髓切开术和小脑刺激等神经外科技术则很少使用。

(吴军发　吴欣桐)

34.4　压　疮

34.4.1　概述

压疮是危重症患者中易被忽视的医疗问题之一。压疮延长患者住院时间、增加发病率和死亡率、影响康复进程、降低生活质量。历经"褥疮""缺血性溃疡""压疮""压力性损伤"等术语之争,目前"压力性损伤"得到越来越多的认可和使用。随着生物力学研究的深入、新型评估检测设备的发展,人们对压疮的病因、预防和治疗有了更新的认识。

34.4.2　压疮的定义和流行病学

压疮是指身体局部组织长期受压出现持续缺血、缺氧、营养缺乏,致使皮肤失去正常功能引起局部组织破损和坏死。美国国家压疮咨询委员会(National Pressure Ulcer Advisory Panel,NPUAP)2016 年更新定义:压疮即压力性损伤,是位于骨性隆起处、医疗器械或其他器械下皮肤和/或皮下软组织的局部损伤；表现为皮肤完整或开放性溃疡伴/或不伴疼痛感。压力性损伤不限于体表皮肤，也可在黏膜上、黏膜内或黏膜下。黏膜（呼吸道、胃肠道和泌尿生殖道黏膜）压力性损伤主要与医疗器械有关，因其解剖特点，这类损伤无法进行分期。医疗器械相关性压力性损伤是指使用用于诊断或治疗的医疗器械导致的压力性损伤，形状常与医疗器械形状一致，这类损伤可以进行分期。

研究报道，社区居民压疮的发生率为 0.046%，养老院中居住人员的发生率达 4.8%，而居家长期照护的老年人压疮发生率高达 25.77%。压疮常见于重症、脊髓损伤、姑息治疗、肥胖、养老院和康复机构的患者中，多发生在卧床 1 周至 1 个月，其发生率随年龄增长而升高。好发部位前 3 位依次是骶尾部、髋部和足跟。

34.4.3　压疮的发病机制和相关因素

压疮的发生机制复杂，目前有缺血损伤、微循环障碍、再灌注损伤、细胞变形、肌肉组织病变等多种假说。不同损伤机制会影响不同组织，包括细胞变形损伤（在单个细胞中）、炎症相关损伤（在细胞和组织中）以及局部缺血和再灌注损伤（也在细胞和组织水平）。

正常人平卧位时，人体皮肤毛细血管压力为 15～30mmHg。当压力超过这一数值时，局部血管、组织、细胞扭曲持续变形引起的局部缺血导致缺氧、营养供应减少以及代谢废物的清除受到损害；由于废物积累、营养物质缺乏和 pH 值的降低导致更酸性的细胞外环境，将引起细胞死亡和组织损伤。变形诱导的细胞死亡，直接破坏细胞结构，引发炎性水肿、组织间隙压力升高，致使细胞进一步变形等一系列瀑布式连锁反应并相互作用；最终导致局部组织缺血损伤、细胞死亡和组织坏死。

1.压疮的危险因素

1）机械边界条件　即机械力的类型（压力、摩擦力、剪切力）、大小和持续时间。

（1）压力：垂直压力是压疮形成的主要原因。如局部有压力增高，那么只要 30 分钟就会产生压力损伤；当局部压力达到 30～35mmHg，持续 2～4 小时可引起压疮。

（2）摩擦力：由自身体重或医疗器械施加的平行于皮肤表面的接触力，可以是静态的或动态的。这种类型的损伤通常发生在足跟和肘部。

（3）剪切力：发生在深部组织中引起软组织在横切方向上变形的机械力，是摩擦力的反作用力。皮肤的外层（表皮和真皮）保持静止而深筋膜随着骨骼移动导致血流中断，最终破裂。剪切力是压力损伤形成的一个重要危险因子。

浅表压力损伤主要是由皮肤表面的高剪切力引起的，而深部组织压力损伤主要是由高压和作用于骨突表面的剪切力共同造成的。

2）个体的敏感性和耐受力　包括组织的机械特性、骨骼和组织的几何形态、生理和修复能力以及传输和热属性。实际上，肌肉组织比皮肤组织更容易受到伤害。

2.压疮的影响因素

压疮与许多影响因素相关，主要是行动不便；其他包括年龄、衰老、生活方式、急慢性疾病、合并症、血管疾病、潮湿环境、局部微环境、灌注、温度异常等。

34.4.4　压疮的评定

压疮的评定是压疮治疗的基础,有助于详细了解创面的情况,客观准确地评价压疮的性质、部位、范围、严重程度等,根据评定结果,制订或修改治疗计划,并对治疗效果和预后做出客观的评价。

1.常用压疮分类系统——NPUAP分类系统

最新的NPUAP(2016)压疮分期如下。

(1)1期:局部皮肤完整,出现指压不变白的红斑,与周围皮肤界限清楚。深色皮肤表现不同,与周围组织相比,出现痛感、皮温、硬度上的改变。此期的颜色改变不包括紫色或栗色。

(2)2期:部分皮层缺失伴真皮层暴露,呈现为粉色或红色、潮湿的开放性伤口,或表现为完整或破溃的浆液性水疱。脂肪及深部组织未暴露。无肉芽组织、腐肉、焦痂。该分期不能描述潮湿相关性皮肤损伤。

(3)3期:全层皮肤组织缺失,但肌肉、肌腱和骨骼尚未暴露。溃疡、肉芽组织中可见脂肪组织。可见腐肉和/或焦痂。可见皮下分离或窦道。如果组织缺损的深度被掩盖,则为不明确分期的压力性损伤。

(4)4期:全层皮肤和组织缺失,肌肉、肌腱和骨骼暴露。可见腐肉和/或焦痂。常见窦道和/或皮下分离。如果组织缺损的深度被掩盖,则为不明确分期的压力性损伤。

不明确分期的压力性损伤:全层皮肤和组织缺失,损伤程度被腐肉和/或焦痂掩盖。只有去除足够的腐肉和/或焦痂,才能判断损伤是3期还是4期。除非创面出现感染,否则不要去除缺血肢端或足跟的稳定型焦痂(即干燥、紧密黏附、完整无红斑或波动感)。

深部组织压力性损伤:局部皮肤完整或破损,出现持续指压不褪色的深红色、栗色、紫色或表皮分离呈现黑色的伤口创面或充血水疱。疼痛和皮温变化常先于颜色改变。该期伤口可迅速发展暴露组织缺失的实际程度,也可能分解而不出现组织缺失。如见坏死组织、皮下组织、肉芽组织、筋膜、肌肉或其他深层结构,说明是全皮层压力性损伤(不明确分期、3期或4期)。该分期不能描述血管性、创伤性、神经性伤口或皮肤病。

2.常用的评估量表

选择适宜的压疮评估表进行评估,如Norton量表(见表34-4)。分数为5~20分,得分越低,提示发生压疮的风险越大。评分<10分为极高危风险;10~14分为高危风险;14~18分为中度风险;>18分为低风险。评分≤14分,则有发生压疮的危险,建议采取预防措施。

表34-4　Norton量表

项目	身体状况	精神状况	活动能力	灵活程度	失禁情况
1分	极差	昏迷	卧床	不能活动	完全大小便失禁
2分	不好	不合逻辑	坐轮椅	非常受限	常常失禁
3分	一般	无动于衷	帮助下可以走动	轻微受限	偶尔失禁
4分	好	思维敏捷	可以走动	行动自如	无失禁

34.4.5 压疮的治疗

治疗压疮时要明确并及时去除病因。1 期、2 期压疮的处理原则是防止继续受压、保护创面、去除危险因素、预防感染,避免压疮进展。3 期、4 期的处理原则是解除局部受压、去除坏死组织、控制创面感染、促进肉芽组织生长,必要时行手术修复。

1. 定时变换体位、早期活动和使用减压设施

定时变换体位和早期活动是治疗压疮的基本措施。卧床患者,采用 30°侧卧位(右侧、仰卧、左侧交替进行)且保持床头尽可能平放,至少每 2 小时翻身一次。教会患者正确使用"抬高减压法"等手法进行人工辅助。体位变换时,抬起而不是拖动患者。需完全辅助时,使用"分腿式机械悬吊抬升装置"。在椅子上为骶部/尾部或坐骨压疮的患者进行体位变换,尽量缩短坐位时间;如必须坐,次数限制在每天 3 次,每次最多 60 分钟。

1 期、2 期足跟压疮患者,将腿放在枕头上或使用足跟悬吊装置将足跟"抬离"床面;3 期、4 期的,使用足跟悬吊装置将足跟"抬离"床面,酌情使用预防足下垂的器械。1 期、2 期压疮患者,选用高规格记忆性泡沫床垫或非动力性压力再分布支撑面;3 期、4 期的,选用强化式压力再分布、降低剪切力、带微环境控制的支撑面。

一旦患者病情允许,就应快速进行早期活动,提高其活动和移动能力。

2. 全身治疗

(1)加强营养,保证充足能量、蛋白质摄入,提供均衡膳食。营养在压疮治疗中扮演重要的角色。越来越多的研究指出,营养不良与压疮的发生、严重程度和愈合时间有关;营养不良的患者愈合慢。压疮创面富含蛋白质、维生素和矿物质的液体持续丢失,因此要保证患者基本的营养需求。经评估有营养不良风险和压疮的成人,保证每天 30～35kcal/kg 的能量摄入并酌情调整。每天至少摄入 1mL/kcal 的液体,为脱水、发烧、呕吐、大汗、腹泻或伤口重度渗出的患者额外补液。

(2)提供高蛋白质、富含维生素和矿物质的均衡膳食。每天需患者提供 1.25～1.5g/kg 的足够蛋白质以达到正氮平衡。维生素 C 影响结缔组织蛋白分泌、成纤维细胞增殖及血管形成;早期压疮患者建议每日服用维生素 C 100～200mg,严重者应服用 1～2g。锌主要参与 DNA 合成、细胞增殖和伤口愈合。补锌(＜40mg/d)对于压疮的预防和发展有较大的改善作用。

如正常饮食无法满足营养需求,还应向患者提供高热量、高蛋白营养补品。

(3)使用抗生素:如果出现全身感染症状,或出现蜂窝组织炎或痈肿,则需给予抗生素治疗;必要时结合手术治疗,如外科清创术或截骨术。

3. 局部治疗

1)局部换药 换药是治疗压疮的基本措施,换药时应遵循无菌原则。重点是保持创面清洁、防止伤口受损和外来感染。

遵循湿性愈合原则,保持创面湿润环境。保持伤口湿润既有利于坏死组织的溶解,又有利于清创,还能帮助新生血管和肉芽组织形成;且细胞在湿润环境下移行速度加快,更利于伤口的愈合。

根据伤口分期和渗出物的多少选用治疗性水胶体敷料、泡沫敷料等伤口敷料和调整换药频次,必要时下引流。每次更换敷料时需进行清洁处理,酌情用生理盐水或其他消毒液冲洗伤口和周围皮肤。每次清洗创面时要更换敷料,清除掉表面的异物、坏死组织等。维持清创处理,直至伤口再无失活组织且有新的肉芽组织覆盖。清创时必须保证伤口有充足的灌注。

2)局部抗感染 引起创面感染的细菌种类较多,多数对常用抗生素耐药。去除坏死组织,使用抗菌清洗液来冲洗创面;同时,根据细菌培养等检查结果,局部选用敏感抗生素。

3)创口的物理治疗 生物物理因子可提供不同类型的生物物理能量以促进创口愈合。

(1)紫外线可使人体皮肤血管扩张,加速炎症介质排除;并可刺激表皮细胞分裂增殖,促进肉芽和上皮的生长。传统治疗无效时,可考虑短期应用紫外光治疗辅助降低细菌负荷。

(2)超声波加速局部血液和淋巴循环,改善组织营养和物质代谢,提高组织再生能力;其机械振动产生的微细按摩效应可使组织硬块软化。考虑使用低频(kHz)超声对坏死组织(非焦痂)进行清创,高频(MHz)超声作为感染压疮的辅助治疗。此外,脉冲式电磁场、脉冲射频能量可用于难治性2期压疮及3期、4期压疮,但是不得用于装有起搏器或其他电子植入设备的患者、孕妇或器官移植者。负压伤口治疗用于深的3期、4期压疮的早期辅助治疗,但是不得用于清创不充分的、坏死的伤口或恶性伤口、无渗出的伤口、患有未经处理的凝血疾病、骨髓炎或全身感染症状的患者。

(3)高压氧治疗慢性伤口得到越来越多的关注;可能由于在高压氧状态下,厌氧菌无法从代谢过程中获取能量而导致菌体代谢功能出现障碍、抑制厌氧菌的生长。

(4)目前唯一被指南作为A类推荐的是直接接触(电容)电刺激用于难治性2期压疮及所有3期、4期压疮。电刺激通过促进角质形成细胞和巨噬细胞的迁移、刺激成纤维细胞、促进血管生成影响炎症期、增殖期和塑形期等各阶段的蛋白质合成来增强伤口愈合。

4)手术治疗 经非手术治疗无法愈合的3期、4期压疮,发展为蜂窝组织炎或疑似有败血症的,非手术治疗无法去除皮下分离/窦道/瘘管和/或广泛坏死组织的患者,合并关节骨髓炎或希望尽快关闭压疮皮瓣的患者,应选择手术治疗。手术方法包括急诊引流术、清创术、直接闭合,甚至截骨术等。

34.4.6 压疮的预防

预防是避免压疮发生的主要手段,基本原则是避免皮肤受压并保护有风险的皮肤表面。

1.定期进行皮肤检查和风险评估

保持皮肤完整性对预防压力损伤至关重要。对有压疮风险的患者,定期进行全面皮肤评估是预防压疮的关键一步。积极治疗原发病,及时改善低白蛋白血症、脱水等情况。为兼有压疮风险和营养不良风险的成人每天提供至少30~35kcal/kg能量、1.25~1.5g/kg蛋白质和1mL/kcal液体;如正常饮食无法满足营养需求,还应提供高热量、高蛋白强化食品和/或营养补品。对患者及其照料者和医务人员进行相关健康教育。

2. 定时变换体位和早期活动

体位转换和早期活动是预防压疮的一个重要组成部分。为卧床和坐轮椅的患者制订定时翻身和变换体位计划表并实施提醒策略。可使用泡沫楔形物和枕头辅助体位摆放。体位摆放、体位变换技术、早期活动要求同前，变换频率因人而异。使用高规格记忆泡沫床垫预防压疮。

3. 预防性皮肤护理

摆放患者体位时，尽量避免红斑区域受压。保持皮肤、床单、衣服清洁干燥，酌情使用保湿护肤品。失禁患者排便后及时清洗皮肤，避免使用碱性肥皂和清洁剂。使用防护品防止皮肤受潮。禁止用力按摩或擦拭有压疮风险的皮肤。不要将发热或冷冻物品直接放在皮肤表面。

4. 压疮预防的新兴疗法

使用带有温湿度微环境控制的、特别设计的支撑面。对坐在椅子上、行动受限的患者，使用压力再分布坐垫。使用尺寸合适的硅酸盐泡沫敷料等预防性敷料来预防压疮；每次更换敷料时或至少每天一次全面评估皮肤。使用丝质面料等低摩擦系数的纺织品。禁用橡皮圈等环状设备进行压力再分布。

（王宏图）

34.5　深静脉血栓形成

34.5.1　概述

深静脉血栓形成（deep venous thrombosis，DVT）是外科手术后早期并发症之一。骨科、普外科术后 DVT 发生率为 10％～63％，而危重患者 DVT 发生率高达 80％，相关疾病及后遗症严重影响患者工作能力，甚至致残，其引起的肺栓塞则严重威胁生命。DVT 是血液在深静脉内不正常凝结引起的静脉回流障碍性疾病，常发生于下肢；深静脉血栓脱落可引起肺动脉栓塞（pulmonary embolism，PE）。DVT 和 PE 合称静脉血栓栓塞症（venous thromboembolism，VTE）。除 PE 外，DVT 后期常导致血栓后综合征（post-thrombotic syndrome，PTS），严重时将显著影响生活质量，甚至导致死亡。

1. DVT 病因、病理及危险因素

静脉壁损伤、血流缓慢和血液高凝状态是 DVT 发生的三大因素。静脉壁损伤可造成内皮细胞脱落及内膜下胶原裸露，启动内源性凝血系统。久病卧床，术中术后等肢体固定的制动状态及久坐不动等可导致静脉血流缓慢。血液高凝状态则常见于妊娠、产后或术后创伤、长期服用避孕药等，使血小板数量增高，凝血因子含量增加，而抗凝血因子活性降低，导致血管内异常凝结形成血栓。常见的原发性、继发性危险因素归纳见表34－5。

表 34-5 深静脉血栓形成的原发性危险因素和继发性危险因素

类别	危险因素	
原发性危险因素	抗凝血酶缺乏 先天性异常纤维蛋白原血症 高同型半胱氨酸血症 抗心磷脂抗体洋相 凝血酶原 20210A 基因变异 Ⅵ、Ⅸ、Ⅺ 因子增多	蛋白 C 缺乏 V 因子 Leiden 突变（活化蛋白 C 抵抗） 纤溶酶原缺乏 异常纤溶酶原血症 Ⅺ 因子缺乏
继发性危险因素	髂静脉压迫综合征 脑卒中、瘫痪或长期卧床 中心静脉留置导管 吸烟 Crohn 病 血液高凝状态（红细胞增多症，骨髓增生异常综合征，Waldenstrom 巨球蛋白血症） 血小板异常 长期使用雌激素 肥胖 长时间乘坐交通工具 狼疮抗凝物 重症感染	损伤/骨折 高龄 下肢静脉功能不全 妊娠/产后 肾病综合征 手术与制动 恶性肿瘤、化疗患者 心、肺功能衰竭 口服避孕药 人工血管或血管腔内移植物 骨髓增生异常综合征

2.临床表现及分型

深静脉是血液回流主要通路，一旦因血栓形成阻塞管腔，将引起远端静脉回流障碍。主要临床表现为受累静脉及其属支扩张、受累肢体或器官发生肿胀、疼痛。

按血栓形成部位，DVT 分为上肢深静脉血栓形成，上、下腔静脉血栓形成，以及下肢深静脉血栓形成，其中下肢深静脉血栓形成最为常见。

下肢深静脉血栓形成后，按病程分为急性期、亚急性期和慢性期。急性期是发病 14 天内；亚急性期是发病 15～30 天；发病 30 天后进入慢性期。

根据急性期血栓形成部位，DVT 可分为以下三型。

（1）中央型：即髂-股静脉血栓形成。患肢起病急骤，全下肢肿胀明显，患侧髂窝、股三角区有压痛及疼痛、浅静脉扩张，患肢皮温及体温均升高。

（2）周围型：包括股静脉或小腿深静脉血栓形成。临床特点是突然出现小腿剧痛，患足不能着地踏平。查体见小腿肿胀且有深压痛（Neuhof 征），踝关节过度背屈试验可致小腿剧痛（Homans 征）。

（3）混合型：即全下肢深静脉血栓形成。临床表现为全下肢明显肿胀、剧痛，股三角区、腘窝、小腿肌层均有压痛，常伴有体温升高和脉率加速（股白肿）。如病程继续进展，患者肢体极度肿胀，压迫下肢动脉，可出现股青肿，是下肢 DVT 中最严重的情况。临床表现为下肢极度肿胀、剧痛,足背动脉和胫后动脉搏动消失,小腿和足背出现水泡,皮温明显降低并呈青紫色,如不及时处理,可发生静脉性坏疽乃至休克。

　　至亚急性期,血栓部分再通,肢体疼痛和胀痛减轻,但浅静脉扩张更明显或呈曲张,可有小腿远端色素沉着出现。至慢性期血栓部分或完全再通后,下肢肿胀减轻,但症状可在活动后加重,小腿可出现广泛色素沉着和慢性复发性溃疡。

34.5.2　临床检查和诊断评估

　　肢体突然发生肿胀,伴胀痛、浅静脉扩张,均应考虑 DVT。近期有手术、严重外伤、骨折或肢体制动、长期卧床、肿瘤等病史,出现下肢肿胀、疼痛、小腿后方和/或大腿内侧压痛,提示下肢 DVT 可能性大。下列检查有助于确诊和了解病变的范围。

　　1. 血浆 D-二聚体测定

　　下肢 DVT 时,血液中 D-二聚体浓度升高,但临床一些情况如手术后、孕妇、危重及恶性肿瘤,D-二聚体也会升高。因此,D-二聚体检查的特异性差。

　　2. 彩色多普勒超声检查

　　彩色多普勒超声检查是 DVT 诊断的首选诊断方法,适用于筛查和监测。在检查前,按 DVT 诊断临床特征评分,可将 DVT 临床可能性分为高度、中度、低度(见表 34-6)。如连续两次超声检查均为阴性,对低度可能性者可排除诊断,对高度、中度可能性者,建议做血管造影等影像学检查。

表 34-6　预测下肢深静脉血栓形成的临床模型(Wells 评分)

病史及临床表现	评分
肿瘤	1
瘫痪或近期下肢石膏固定	1
近期卧床＞3 天或近 12 周内大手术	1
沿深静脉走行的局部压痛	1
下肢水肿	1
与健侧相比,小腿肿胀周径长＞3cm	1
既往有下肢深静脉血栓形成病史	1
凹陷性水肿(症状侧下肢)	1
有浅静脉的侧支循环(非静脉曲张)	1
类似或与下肢深静脉血栓形成相近的诊断	—2
≤0 分,低度;1～2 分,中度;≥3 分,高度	

3. CT 静脉成像（computed tomographic venography，CTV）

CTV 主要用于下肢主干静脉或下腔静脉血栓的诊断，准确性高，联合应用 CTV 及 CT 肺动脉造影检查，可增加 VTE 确诊率。

4. 核磁静脉成像

核磁静脉成像能准确显示髂、股、腘静脉血栓，但不能很好显示小腿静脉血栓，不需要使用造影剂，尤其适用于孕妇，但有固定金属植入物及心脏起搏器植入者禁用。

5. 静脉顺行造影

静脉顺行造影准确率高，可有效判断有无血栓，血栓部位、范围、形成时间，以及侧支循环情况，目前仍是诊断下肢 DVT 的金标准。其缺点是有创、存在造影剂过敏风险、肾毒性以及造影剂本身对血管壁的损伤等。

34.5.3 干预措施和康复治疗

1. 风险评估

对患者进行深静脉血栓的评估，主要是风险评估，根据评估结果给予相应的干预措施，常用 Autar DVT 风险评估表（表 34-7）。

表 34-7 Autar DVT 风险评估表

项目	情况	分值
年龄	10～30 岁	0 分
	31～40 岁	1 分
	41～50 岁	2 分
	51～60 岁	3 分
	61～70 岁	4 分
	>71 岁	5 分
BMI	<20	0 分
	20～23	1 分
	23.1～25	2 分
	25.1～30	3 分
	>30	4 分
活动度	自由活动	0 分
	受限（自用步行器）	1 分
	非常受限（需帮助）	2 分
	坐轮椅	3 分
	绝对卧床	4 分

项目	情况	分值
特殊风险	无	0 分
	服用避孕药(20～35 岁)	1 分
	服用避孕药(>35 岁)激素治疗	2 分
	妊娠/产褥期	3 分
	血栓形成	4 分
创伤	无	0 分
	头部或胸部受伤	1 分
	头部及胸部或脊柱受伤	2 分
	骨盆受伤	3 分
	下肢受伤	4 分
外科干预	无	0 分
	小型手术(时间小于 30 分钟)	1 分
	择期大手术	2 分
	急诊手术及胸部、腹部、妇科、泌尿系统、神经系统手术	3 分
	脊柱手术、骨科手术(腰部以下)	4 分
疾病	溃疡性结肠炎	1 分
	镰刀型贫血/红细胞增多症/溶血性贫血	2 分
	慢性心脏疾病	3 分
	急性心肌梗死(心肌炎)	4 分
	恶性肿瘤	5 分
	静脉曲张	6 分
	DVT 史/脑血管意外	7 分
风险程度:<6 分为无风险,7～10 分为低危险,11～14 分为中度危险,≥15 分为高度危险		

2.风险干预措施

1)基础预防 包括以下内容。

(1)对患者或家属进行 DVT 相关知识的健康教育;

(2)禁烟;

(3)进食低脂高纤维饮食,保持大便通畅;

(4)病情许可多饮水,每天 2000mL 以上;

(5)制动时尽早开始下肢主动或被动运动;

(6)病情许可尽早下床活动,日间每天 4 次或 5 次,每次 15 分钟;

(7)进行踝泵运动、股四头肌运动、直腿抬高运动、腘绳肌运动、环抱式挤压运动,建议 10 次/组,每天 3 或 4 组,可依据病情改变运动量;

（8）尽量避免双下肢静脉穿刺及输液；

（9）尽早拔除下肢静脉置管；

（10）观察下肢远端皮肤色泽、温度、感觉、肿胀程度及动脉搏动强度；

（11）动态监测患者凝血四项、D-二聚体及四肢血管彩超；

（12）在病情的允许下留置中心静脉导管使用 0～10U/mL 肝素生理盐水。

2）机械预防　采用各种辅助装置和器械，促进下肢的静脉回流，以减少静脉血栓发生的方法。

（1）机械预防的适应证和禁忌证如下。

适应证：①VTE 风险为低危的患者，可以选择机械预防；②VTE 风险为中危或高危的人群，如有抗凝禁忌证，建议单用机械预防；③VTE 风险为高危的人群，如无抗凝药物应用禁忌，建议机械预防与药物预防联合应用。

禁忌证：①充血性心力衰竭、肺水肿；②下肢局部情况异常，如皮炎、感染、坏疽、近期接受皮肤移植手术等；③新发的 DVT、血栓性静脉炎；④下肢血管严重动脉硬化或其他缺血性血管病、下肢严重畸形等；⑤严重的下肢水肿应再查明病因后权衡利弊应用。

（2）机械预防常用措施：①梯度压力弹力袜（graduated compression stockings，GCS）主要通过挤压表面及深层静脉，加快血液流动速度，防止血液滞缓，从而预防 DVT 发生。②间歇加压充气装置（intermittent pneumatic compression，IPC）是通过加压泵装置从远心端到近心端有序充盈产生的生理性机械引流效应加快血液流动，促进静脉血液和淋巴液回流的装置。③足底加压泵（venous foot pumps，VFP）通过外力使下肢静脉被动受压，阻止深静脉扩张，促进足、股部静脉血液回流，预防 DVT 形成。

3）药物预防　可使用抗凝药物并观察药物不良反应。

3.康复治疗

1）急性期治疗　主要目的是预防肺栓塞，急性期治疗措施可分为非手术治疗和手术治疗两类。

（1）非手术治疗。①一般处理：卧床休息，抬高患肢，适当使用利尿剂以减轻肢体肿胀。②抗血小板聚集药物：如阿司匹林等，可降低血黏度，防治血小板聚集。③抗凝治疗：能降低机体凝血功能，预防血栓形成，防止血栓增长，促进静脉再通。通常先用普通肝素或低分子肝素（分子量<6000）静脉或皮下注射，达到低凝状态后，改用香豆素衍化物如华法林或利伐沙班口服，一般维持两个月或更长时间。④溶栓治疗：链激酶、尿激酶、组织型纤溶酶原激活剂等能激活血浆中的纤溶酶原成为纤溶酶，使血栓中的纤维蛋白裂解，达到溶解血栓的作用。可经外周静脉滴注，或经插至血栓头端的静脉导管直接给药。早期（2～3 天）的溶栓效果优于病期较长者，当病程较长（10～15d）也可适用本法。

出血是抗凝溶栓治疗的严重并发症，应严密观察凝血功能的变化，建议凝血时间不超过正常的 2～3 倍，活化部分凝血时间延长 1.5～2.5 倍，凝血酶时间不超过 60s，凝血酶原时间不超过对照值的 1.3～1.5 倍，INR 控制在 2.0～3.0。纤溶治疗时，尚需测定纤维蛋白原，不应低于 0.6～1.0 g/L。一旦出现出血，除停药外，应采用硫酸鱼精蛋白对抗肝素，采用维生素 K 对抗口服抗凝剂，使用 10% 6-氨基乙酸、纤维蛋白原制剂或输新鲜血以对抗出血。

（2）手术疗法。①取栓法：是清除血栓的有效治疗方法，可迅速解除静脉梗阻。②机械血栓清除术;经皮机械性血栓清除术(PMT)主要是采用旋转涡轮或流体动力的原理打碎或抽吸血栓,从而达到迅速清除或减少血栓负荷、解除静脉阻塞的作用。

发病后 3 天内,血栓与静脉内腔面尚无明显粘连,超过 5 天则粘连明显,因此取栓时机应在发病后 3~5 天内。对于病情继续加重或已出现股青肿,即使病期较长,也可手术取栓,力求挽救肢体,手术后服用抗凝、抗血小板疗法两个月防止再发。

2)慢性期治疗　DVT 患者需长期抗凝等治疗以防止血栓蔓延和/或血栓复发。

(1)抗凝治疗:根据 DVT 发生的原因、部位、有无肿瘤等情况不同,DVT 的长期抗凝时间不同。对由于手术或一过性非手术因素所引起的腿部近端或腿部孤立性远端的 DVT 或 PE 患者,应抗凝治疗 3 个月。无诱因的腿部近端或腿部孤立性远端的 DVT 或 PE 患者,抗凝治疗至少 3 个月。3 个月后,评估出血风险决定是否延长抗凝治疗时间。高度出血风险者不必延长,低或中度出血风险者,可延长抗凝治疗。

(2)其他治疗:静脉活性药,如黄酮类(如地奥司明)具有抗炎、促进静脉血液回流,减轻患肢肿胀和疼痛作用,从而改善症状;七叶皂苷类(如马栗种子提取物)具有抗炎、减少渗出、增加静脉血管张力、改善血液循环、保护血管壁等作用。类肝素抗栓药物,如舒洛地特,有较强的抗血栓作用,同时具有保护内皮、抗血小板和抗炎作用。

4.并发症和后遗症

病程期间深静脉血栓一旦脱落,可随血流漂移,堵塞肺动脉主干或分支,根据肺循环障碍不同程度引起相应 PE 临床表现。轻度 PE,患者可无任何症状,但严重 PE 可能导致猝死。随 DVT 进入慢性期,可逐渐发展为血栓后综合征(post-thrombotic syndrome, PTS)。主要临床表现包括:患肢沉重感、胀痛、静脉曲张、皮肤瘙痒、色素沉着、湿疹等,严重者出现下肢高度肿胀、脂性硬皮病、经久不愈的溃疡。如静脉管腔未再通或再通不完全,即形成慢性下肢静脉阻塞,如合并侧支静脉代偿不足,患肢肿胀将难以消退,给患者生活和工作造成很大影响。

　　　　　　　　　　　　　　　　　　　　　　　　　　　　　　　(欧海宁)

小结

(1)本章第一节介绍了吞咽障碍的定义、分类及分期,以及吞咽障碍康复治疗评估和治疗的难点与要点;详细介绍了吞咽障碍的康复评定以及康复治疗手段:评定手段包括饮水筛查试验,临床评估和仪器评估等;在康复治疗方面重点介绍口颜面肌群的运动训练、呼吸训练、吞咽辅助手法以及摄食训练。

(2)本章第二节介绍了神经源性膀胱的定义、评估方法、分类及治疗方法;介绍了神经性肠道的定义、评估方法以及治疗方法。

(3)本章第三节介绍了痉挛的定义、发生机制、临床上常用的康复评定方法和康复治疗方法,尤其在痉挛定义、康复评定和康复治疗方法方面做了详细的介绍。

(4)本章第四节介绍了压疮的定义、发病机制和相关因素;详细描述最新的 NPUAP(2016)压疮分期及其特点;介绍目前评估压疮的常用工具——Norton 量表的内容和评分标准的意义;阐述压疮的各期处理原则,如何进行正确的翻身和变换体位,分别介绍每天能量、蛋白质、液体量、维生素等的供给标准,局部换药的要点,创口的物理治疗以及手术治疗的指征和方法;介绍压疮预防中皮肤检查和风险评估的要求、预防性皮肤护理等。

(5)本章第五节介绍了深静脉血栓形成的定义、流行病学、发病机制、危险因素、功能结局,详细描述深静脉血栓的临床表现及诊断、风险评估及干预方法。

思考题

1. 治疗吞咽障碍的新技术有哪些?
2. 神经源性膀胱患者的尿流动力学报告有哪些数据?
3. 如何判断神经源性膀胱患者的类型?
4. 如何指导神经源性肠道患者进行排便管理?
5. 临床上常用的痉挛评定方法有哪些?
6. 痉挛的康复治疗方法有哪些?
7. 以一名体重65kg的骶部压疮患者为例,为该患者设计卧位和靠坐位的减压措施?
8. 如何更好调控机械预防的压力达到预期效果。
9. 新科技转化应用可提高静脉血栓的早期检出率吗?

参考文献

[1] 况莉,许燕玲,章惠英,等. 脑卒中患者吞咽障碍相关临床实践指南内容分析[J]. 中国实用护理杂志,2019(6):469-474.

[2] 中国健康促进基金会血栓与血管专项基金专家委员会.静脉血栓栓塞症机械预防中国专家共识[J]. 中华医学杂志,2020,100(7):484-485.

第三部分

康复治疗导论

第 35 章　康复治疗概述

学习要点

掌握康复治疗的定义和作用;熟悉主要康复治疗措施和技术;了解康复治疗的教育和职业发展。

35.1　康复治疗的基本概念

康复治疗(rehabilitation sciences and therapies)着重于恢复和发展人的功能活动,包括运动、感知、心理、语言交流、日常生活、职业劳动、社会生活等方面的能力,重视功能的检查和评估,采取多种方式进行功能训练和干预。康复治疗是通过功能的增强、代偿、代替、矫正、调适等手段尽量恢复患者或/和有各种功能障碍者生活、劳动(工作)、学习所需的能力。

世界卫生组织在 2011 世界残疾报告中将康复治疗定义为"致力于在人类生命过程各个阶段恢复和代偿损失的功能,预防或减缓功能退化"的学科领域。治疗师和康复工作者包括物理治疗师、作业治疗师、矫形支具师、假肢制作师、心理医生、康复及技术助理、社会工作者,以及言语-语言治疗师等,有越来越多的专业加入这个领域为其提供服务。

康复治疗的措施包括:训练、练习和代偿技术,教育教导,支持和咨询服务,环境的改造,提供资源和辅助技术等方面。积极采用功能促进干预技术方式促进对象功能,为各类有功能障碍、失能、衰弱残疾的人群服务。这些技术根据功能干预方式包括以下方面。

增强性技术(strengthening):增强肌力,增加关节活动范围;改善日常生活活动能力;改善步行能力;提高心肺耐力;改善认知能力。按循序渐进原则,也选用和利用器械或不同仪器设备进行干预。

发展性技术(development):学习新的功能技巧,发展职业劳动能力。

矫正性技术(correction):矫正异常的姿势、步态,矫正运动方式、呼吸方式等。

代偿性和补偿性技术(compensation):佩戴助听器、使用助视器的技术及练习指导,补偿听力/视力损失;使用 ADL 辅具,补偿日常生活活动能力缺陷;以拐杖、轮椅补偿步行能力缺陷;以支具、矫形器补偿关节不稳、肌肉无力;按病理生理学原理进行代偿性练习,以运动疗法代偿心肺功能不足。

代替性技术(substitution):用假肢代替截断的下肢或上肢,进行佩戴假肢的练习。

调整及适应性技术(adaptation):如心理情绪调整训练、社会适应技巧训练等。

35.2　康复治疗教育及职业发展

根据国际和国内专业职业分类和专业范畴,目前在康复领域比较活跃的医学技术专业很多,如物理治疗师、作业治疗师、义肢矫形师(假肢矫形师)、言语语言病理学治疗师(言语治疗师)、心理咨询师、传统治疗师(如针灸按摩师)等。随着我国医学发展和社会疾病谱的变化,康复服务需求急速增长,不断有更多医学技术专业加入康复领域,如呼吸治疗、高压氧治疗、精神运动康复等,也有体育、教育、社会人文等其他学科领域积极加入,如社会工作、运动康复、特殊教育、教育康复、音乐治疗、文娱治疗、园艺治疗等。

我国现代康复治疗发展正如著名康复医学理论家、教育家卓大宏教授所说,得益于 20 个世纪 80 年代初改革开放大好形势和社会环境,引入国际医学发展新理念、新思维,整个医学发展进入新时期,而处于改革开放前沿的广东则成为康复医学创新发展的热点并处于前列。卓大宏教授根据早年我国康复发展初期阶段实际情况,以及在未来相当一段时期内的发展趋势,充分探讨和分析我国国情,针对地域辽阔、幅员广大、各地社会发展非常不平衡、卫生健康政策推进程度不一、医疗卫生技术能力建设正处于恢复和完善时期、社会民众对医疗及康复的认识和需求差异悬殊等问题,提出发展“一专多能康复治疗”的思路,并在临床服务和教育培训中积极探索和丰富康复治疗理论。于 1987 在中山医科大学护理系招收本科 5 年制康复治疗学分流班,探索康复治疗学历教育。经过多年积极推动和艰苦努力,逐步建立起康复治疗的教育培训架构和临床康复治疗服务。

目前我国具有完善的康复治疗专业教育体系和医疗机构康复治疗专业的服务体系。2002 年教育部将康复治疗学正式纳入大学本科教育目录,按教学质量国家标准,康复治疗学专业课程建议包括人体发育学、人体运动学、神经科学、康复心理学、康复评定学、运动疗法学、物理因子治疗学、作业治疗学、临床康复学(含骨骼肌肉康复、神经康复、精神康复、心肺康复、儿童康复等);建议选修老化与老年康复、妇女健康与康复、言语-语言治疗学、辅具制作与环境改良、传统康复治疗等相关课程。目的是培养能够提供物理治疗、作业治疗等康复专业技术服务的高素质应用型专门人才。毕业生应具备可信的、有效的专业理论、知识和技能,拥有医学人文精神和敬业的专业态度,致力于教导患者、公众和下一代的专业人员了解物理治疗、作业治疗、语言治疗、假肢矫形等康复相关专业知识,并肩负起专业的社会责任;具备终身学习能力、批判性思维能力、创新能力和一定的科研潜能,毕业后能够胜任在各级医疗机构、中国残疾人联合会、民政、教育等相关机构及政府管理部门从事康复治疗服务、教育、科研、管理等工作,能够适应我国及全球对健康事业发展的需求。

教育部有关康复治疗目录颁布后,全国各高等院校陆续开设康复治疗学专业,为我国康复人才培养起到根本性作用。康复治疗学专业已成为我国高等学校竞相开设的热门专业,目前国内备案开设康复治疗学专业的本科院校已有 160 多所,其中公办高校与民办高校(包含独立学院)分别占 73.75% 和 26.25%。在此基础上,康复治疗领域各专业教育也逐渐建立,尤其是物理治疗、作业治疗、言语听力康复专业发展迅速,部分有条件的大专院校积极开设这些专业的本科学历教育,为临床和社会有关机构提供专业人才,满足社会发展和现代医学服务能力建设的需要。

　　康复治疗学本科学历教育也为医疗卫生岗位提供了标准基础,《综合医院康复医学科建设与管理指南》(卫医政发〔2011〕31 号)在康复治疗职业岗位编制比例方面做了明确要求,也设立医疗卫生系统职称系列考试康复治疗专业科目,为在医疗机构就业建立稳定基础,让康复治疗师们能在医疗卫生领域以及相关机构积极为大众提供高质量和高水平的康复治疗服务。

小结

　　本章介绍了世界卫生组织关于康复治疗的概念和定义,以及康复治疗的措施和作用;叙述康复治疗的发展简史和未来趋势。

思考题

1. 康复治疗是如何在康复领域发挥作用的?
2. 了解本校和当地康复治疗的历史、发展和服务现状。
3. 如何做好康复治疗师?
4. 了解科技在康复治疗领域的转化应用。

(黄东锋)

参考文献

[1]　世界卫生组织,世界银行. 世界残疾报告[J]. 中国康复理论与实践,2011,17(6):501-505.
[2]　张弘,黄璟,李淳,等. 我国高等学校康复治疗学专业本科教育现状分析[J].中华医学教育探索杂志,2021,20(3):260-266.

第 36 章　物理治疗

学习要点

　　掌握物理治疗的内涵及治疗范畴、运动疗法的概念及类型、物理因子疗法的分类,熟悉各种运动疗法的特点与常用物理因子疗法的作用,了解各种物理因子疗法的适应证及禁忌证;熟悉临床常用的手法治疗技术,同时了解各种手法治疗技术的特点;了解物理治疗领域的几种高新技术。

　　物理治疗(physical therapy,PT)是利用力、电、磁、声、光、水、温度等物理因素及运动、手法等方式进行治疗,以恢复功能为主要目的的治疗方法。物理治疗主要涵盖运动疗法、物理因子和手法三大技术。由物理治疗师通过上述技术对患者存在的日常活动、运动等方面功能障碍进行干预,从而达到提高患者生活质量、恢复最佳功能状态的目标。物理治疗是一个覆盖许多专科的专业化医疗职业,包括肌肉骨骼、运动、神经、伤口护理、心肺、老年病科、骨科、妇女健康和儿科等。美国物理治疗学会对该学科的论述是:物理治疗是一种医疗专业,其主要目标是促进人体的健康和功能,通过运用人体科学原理来预防、诊断、评定、矫正或减轻急、慢性身体功能障碍。

36.1　运动疗法

36.1.1　运动疗法的概念

　　运动疗法(therapeutic exercise)是采用主动与被动运动,旨在改善肌肉、骨骼、关节、韧带等运动组织的血液循环和代谢,提高肌力、耐力、平衡功能和心肺功能等,纠正躯体功能障碍。运动疗法是系统的、有计划的身体运动、姿势或体力活动,旨在为患者纠正或预防损伤,改善、恢复或增强身体机能,预防或减少与健康有关的风险因素,优化整体健康状况或生活质量。

36.1.2　运动疗法中有关运动方式的一些基本概念

　　主动运动:完全由患者主动完成的运动,不需要借助外力作用,也不必克服外来阻力。

　　被动运动:患者完全不用力,全部借助外力来完成的运动。

　　助力运动:患者借助外界的辅助力量来完成肌肉主动收缩的运动。

　　抗阻运动:患者主动进行对抗阻力的活动。

　　等长运动:肌肉收缩时肌纤维长度不变、张力增加、关节角度不变的活动。

等张运动:肌肉收缩时肌纤维长度延长或缩短、张力保持不变、关节角度变化的活动。其中肌纤维长度延长的称离心性收缩,长度缩短的称向心性收缩。

等速运动:运动中速度与力矩保持不变,肌肉在运动中的任何一点都能达到最大收缩力的活动。

36.1.3　运动疗法的类型

运动疗法具有多样性,体现在各种各样的活动形式、迥异的运动方式和完成运动所依赖的技术手段。按干预的功能目的可分以下几类。

1.有氧运动

有氧运动是采用大肌群、动力性、周期性运动,持续一定时间,提高机体氧化代谢及能量储备能力的运动类型。具体运动方式有步行、跑步、游泳、自行车、划船、滑雪、跳绳、登山等。有氧运动常用于心肺疾病、代谢性疾病、老年人的康复以及健康人群强身健体。有氧运动有助于改善患者心肺功能,提高患者心肺耐受力。

运动过程中所做的功或消耗的能量称为运动量,其国际单位为焦耳,生活中为了方便计算常用卡(cal)表示($1J=0.2389cal$),运动量要达到一定值才能产生效应。其基本的三个要素分别是运动强度、频率、时间。训练时的基本训练目标强度称靶强度,可用心率、运动负荷/时间及代谢当量(MET)和吸氧量(VO_2)作为指标表示。一般来说,1MET相当于$1kcal/(kg \cdot h)$(每公斤体重每小时消耗1kcal)或相当于静息坐位状态时的能耗。运动频率一般为每天或隔天一次,靶强度的运动时间为15~40分钟。

根据运动强度可以将有氧运动分成三个等级。

低强度运动:2.0~2.9MET或每分钟吸氧量3.5~10.15mL(或<3.5kcal/min)。例如:缓慢步行2.5km/h。

中强度运动:3.0~5.9MET或每分钟吸氧量10.5~10.65mL(或3.5~7kcal/min)。例如:步行5km/h。

高强度运动:6.0~8.8MET或每分钟吸氧量21.0~30.8mL(或>7 kcal/min)。例如:快走(>8km/h)、爬山。

2.肌肉训练

肌肉训练包括肌力(strength)、爆发力(power)及耐力(endurance)训练。抗阻训练是进行肌肉力量训练的主要方式。从肌肉收缩形式上抗阻运动可分静力性收缩和动力性收缩,则由来自他人的手法抗阻训练和来自器械的器械抗阻训练。手法抗阻训练给予的阻力大小无法确切测定,器械抗阻训练是通过器械提供一定的阻力对患者进行训练,因此阻力值可精确设定。器械性抗阻训练有以下4种基本方法。

(1)渐进抗阻训练:指抗阻运动强度逐渐增加的训练方法,训练前先测定受训肌肉的最大收缩力,然后按最大收缩力的50%、75%、100%逐步进行肌肉收缩训练。一般采用杠杆原理的器械,利用杠杆的长度调节抗阻力量,作为施加运动负荷的方式。

(2)等速训练:指以恒定的速度进行肌力锻炼的方法,速度根据需要设定,用一定阻力予以保证,用力大时阻力相应增加。由于速度恒定,训练时具有只能使肌肉张力增加、肌肉收缩兼有等张与等长的特点,从而使肌肉得到较有效的训练,且不易引起肌肉酸痛与损伤。需要专门的等速训练设备进行训练。

（3）等长训练：一种利用抗阻等长收缩来增强肌力的训练方法。

（4）最大负荷训练：一种等张训练与等长训练联合应用的肌力训练方法，即在最大负荷下以等张收缩完成关节运动，并在完成时接着做等长收缩若干秒。

3.拉伸技术

拉伸技术包括肌肉的牵拉技术和关节松动技术

1）牵拉技术　一种使病理性缩短的软组织延长的治疗方法；有手法被动牵拉、机械被动牵拉、主动抑制、自我牵拉几种类型。

（1）手法被动牵拉：指治疗者对患者发生紧张或挛缩的组织或活动受限关节，通过手力牵拉，并控制牵拉方向、速度和持续时间来增加挛缩组织的长度和关节活动范围。

（2）机械被动牵拉：借助机械装置，增加小强度的外部力量，较长时间作用于缩短组织的一种牵拉方法。其牵拉力量通过重量牵引、滑轮系统或系列夹板而发生作用。

（3）主动抑制：指在牵拉肌肉之前患者有意识地放松该肌肉，使肌肉收缩机制受到人为抑制，此时进行牵拉的阻力最小，主动抑制技术只能放松肌肉组织中具有收缩性的结构，而对结缔组织影响不大。

（4）自我牵拉：患者自己完成的一种牵拉练习，可利用其自身重量作为牵拉力量，牵拉强度与持续时间和被动牵拉相同。

2）关节松动技术　指治疗者用手法使组成关节的骨端能在关节囊和韧带等软组织的弹性所限范围内发生移动的操作技术；根据关节的可动范围和操作时治疗者应用手法的幅度大小，分为 4 级手法。

Ⅰ级：在关节活动起始端，小范围、节律性地来回松动关节。

Ⅱ级：在关节生理活动范围内，大范围、节律性地来回松动关节，但不接触关节活动的起始端和终末端

Ⅲ级：治疗者在关节活动允许范围内，大范围、节律性地来回松动关节，每次均接触到关节活动的终末端，并能感觉到关节周围软组织的紧张。

Ⅳ级：治疗者在关节活动的终末端，小范围、节律性地来回松动关节，每次均接触到关节活动的终末端，并能感觉到关节周围软组织的紧张。

4.关节活动度训练

关节活动度训练指用以维持和恢复关节活动范围的训练。关节活动度指关节活动时所经过的活动范围，其中作用关节的肌肉主动收缩所产生的关节活动范围为主动关节活动度；主动收缩加上一定外力产生的关节活动范围为主动-助力关节活动度；而完全由外力作用产生的则为被动关节活动度。

5.平衡训练

平衡训练指维持和发展平衡能力的训练方法。平衡指人体在静止或受到外力作用时保持姿势稳定的能力。平衡训练能激发姿势反射，强化前庭器官的适应性，从而改善平衡功能。

6.放松训练

放松训练指通过精神放松和肌肉放松，缓解肌肉痉挛和疼痛、降低身体和心理应激、

调节自主神经、改善睡眠的锻炼方法。

7. 呼吸训练

呼吸训练指保证呼吸道顺畅、提高呼吸肌功能、促进排痰和痰液引流、改善肺和支气管组织血液代谢、加强气体交换效率的锻炼方法。

8. 水中运动疗法

水中运动疗法指在水的特殊环境下进行的运动训练，以缓解患者症状或改善功能的一种治疗方法。水具有阻力、浮力、压力、热传导性等特点，利用其特点进行康复训练，可提高肌肉的力量和耐受性、改善患者肢体的疼痛、增大关节的活动范围，对患者自身控制能力、平衡能力和身体协调性的恢复有很好的效果。例如利用水的浮力作用减轻身体重量负荷进行步态、平衡、协调等训练，利用水的阻力作用进行抗阻运动。

36.2　物理因子疗法

36.2.1　物理因子疗法的概念

物理因子疗法(therapeutic modalities)是应用声、光、电、磁、冷、热、水等天然或人工物理因子作用于人体以预防和治疗疾病的方法。

36.2.2　物理因子疗法分类

1. 冷疗法

冷疗法是应用比人体温度低的致冷物质刺激来达到治疗目的的一种物理疗法。常用的致冷源有冷水、冰块、氯乙烷等。

冷疗法对局部组织有降低神经末梢敏感性以镇痛、收缩血管、减轻局部充血肿胀、解痉、降低局部组织代谢的作用，对全身多个系统如中枢神经系统、呼吸系统、消化系统、组织代谢等均有反应。

冷疗法适用于软组织急性创伤、虫咬伤、急性烧伤、皮肤及皮下软组织化脓性炎症的浸润早期、高热、中暑、肢体肌肉痉挛、局部性急性皮炎及瘙痒症；禁用于动脉血栓、雷诺氏病、系统红斑狼疮、血管炎、动脉硬化、皮肤感觉障碍。老年人、婴幼儿、恶病质者慎用。

注意事项：

(1)掌握治疗时间，观察局部情况，防止过冷引起组织冻伤。

(2)非治疗部位应注意保暖，并注意观察全身反应。

(3)冷过敏出现局部瘙痒、红肿疼痛、荨麻疹、关节痛、血压下降、虚脱时应立即停止治疗。

2. 传导热疗法

以各种热源为递质，将热直接传至机体达到治疗作用的方法称为传导热疗法，也称温热疗法。应用的热源有石蜡、泥、砂、热空气、化学热袋及中药热袋等。各种热源作用于人体时共同的治疗作用是温热效应，可改善血液循环、镇痛、促进炎症吸收、降低肌肉张力、加速组织修复生长。常见的传导热疗法有石蜡疗法、泥疗法、干热空气浴疗法。

(1)石蜡疗法:利用加温后的石蜡作为导热体敷于患部,达到治疗目的的方法。石蜡疗法具有温热、机械压迫、润滑作用;适用于扭伤、挫伤、劳损、瘢痕、粘连、外伤性滑囊炎、腱鞘炎、关节炎、关节强直、肌炎、神经炎和神经痛、冻疮、冻伤后遗症、营养性溃疡等;禁用于恶性肿瘤、活动性结核、出血性疾病、甲状腺功能亢进、心脏功能不全、急性传染病、感染性皮肤病、婴儿等。

(2)泥疗法:以各种泥类物质加热后作为介质涂敷于人体一定部位将热传至机体以治疗疾病的方法。泥疗法具有温热、机械及泥类中物质产生的化学作用;适用于风湿性关节炎、脊髓损伤后遗症、脊髓灰质炎后遗症、多发性神经根炎、神经炎、神经痛、周围神经损伤后遗症、骨折愈合不良、慢性肌炎、瘢痕、关节挛缩等患者;禁用于结核病、心功能衰竭、肿瘤、出血倾向等。

(3)干热空气浴疗法:用一定的热源,使患者治疗部位周围的空气变热,以热空气作为递质,将热能传至机体达到治疗作用的方法。其主要作用是扩张血管、改善血液循环、加强细胞吞噬功能及新陈代谢、加速细胞氧化过程、降低肌张力;适用于外伤性或代谢性关节炎、肌炎、神经痛、神经炎、盆腔炎、肥胖症等;不适用于上述两种热疗法的禁忌证。

3.电疗法

1)直流电疗法 利用方向恒定不变的电流作用于人体以治疗疾病的方法。该疗法通过直流电使人体组织产生离子移动引起组织间液离子浓度比例变化从而产生组织内理化反应,是直流电治疗作用的基础。直流电在临床应用中起到以下作用。

镇静和兴奋作用:局部治疗时,直流电阴极有提高组织兴奋性的作用,阳极有降低组织兴奋性而达到镇静的作用。全身治疗时,下行的电流起镇静作用,上行的电流起兴奋作用。

消炎作用:直流电有明显改善局部血液循环的作用,能促进炎性产物的排除。

调整自主神经:应用直流电对有关反射区进行通电影响器官的功能状态。

其他作用:阴极可软化瘢痕、促进骨折愈合;用于电诊断。

适应证:深浅静脉血栓、营养不良性溃疡、冠心病、骨折不连或延迟连接等。

禁忌证:湿疹、心衰、有出血倾向及对直流电过敏等。

2)直流电药物离子导入疗法 利用直流电场的作用,使药物离子经过皮肤或黏膜进入人体,达到治疗疾病的目的,称为直流电离子导入法。同时兼有直流电和药物的综合作用。离子导入是利用直流电场作用和电荷同性相斥、异性相吸的特性,使无机化合物或有机化合物药物离子、带电胶体微粒进入人体,药物离子通过汗腺、皮脂腺的开口,进入人体后在皮肤内形成离子堆,以后逐渐进入血液或淋巴,然后被带到全身。

适应证:炎性疼痛、肌肉痉挛、水肿等。

禁忌证:急性湿疹、心衰、出血倾向、对直流电过敏等。

3)低频电疗法 应用频率在1000Hz以下的脉冲电流治疗疾病的方法称为低频脉冲电疗法。脉冲电流以小于1000Hz的频率来回震荡,使机体内离子和带电胶粒沿电场方向冲击式移动,对运动、感觉神经和自主神经有强烈的刺激作用。

常用的低频脉冲电疗法有神经肌肉电刺激疗法、功能性电刺激疗法、经皮神经电刺激疗法、间动电疗法、痉挛肌电疗法、感应电疗法等。

（1）神经肌肉电刺激疗法：利用低频脉冲电流刺激失去神经支配的肌肉以促进恢复其功能的方法，又分为失神经肌电刺激和痉挛肌及其拮抗肌交替电刺激两种方法。前者选用神经肌肉电刺激的三角波形和/或指数曲线刺激失神经支配的肌肉，使其产生节律性收缩，从而利于周围神经损伤的神经再支配，适用于各种原因所致的周围性瘫痪；后者应用两组频率和波宽相同但出现时间有先后的方波分别刺激痉挛肌的肌腱和拮抗肌的肌腹，以达到松弛痉挛肌的目的，适用于各种痉挛性瘫痪，对肌萎缩侧索硬化症与多发性硬化进展期则禁用。

（2）感应电疗法：应用电磁感应原理产生一种双相、不对称的低频脉冲电流治疗疾病的方法。当脉冲电流频率大于 20Hz 时，肌肉发生不完全强直收缩，频率为 60～80Hz 时，可引起正常肌肉完全强直收缩。由于其脉冲是双相不对称的，故感应电流的电解作用不明显，刺激感觉神经末梢可降低其兴奋性。感应电疗法具有兴奋平滑肌、防止失用性肌肉萎缩、防止肌肉与周围组织粘连、促进肢体静脉和淋巴回流等作用，适用于癔症性瘫痪、癔症性失语、产后尿潴留、软组织损伤劳损、失用性肌肉萎缩、股外侧皮神经炎、轻度周围神经损伤等，对痉挛性麻痹、严重心功能衰竭、安装心脏起搏器等患者禁用。

（3）间动电疗法：应用间动电流作用于人体以治疗疾病的方法。间动电流是将 50Hz 正弦交流电整流以后叠加在直流电上构成的一种低频脉冲电流。间动电疗法具有止痛、促进周围血液循环、锻炼肌肉等作用，适用于各种软组织损伤劳损所引起的疼痛、雷诺病、失用性肌萎缩等，同样不适用于其他低频电疗法的禁忌证。

（4）经皮神经电刺激疗法：通过皮肤应用特定的低频脉冲电流刺激感觉神经来控制疼痛的一种无创性镇痛电疗法。止痛是其主要治疗作用，可用于各种急慢性疼痛，禁用于装有心脏起搏器者、妊娠期、颈动脉窦部位。

（5）功能性电刺激疗法：用低频电流刺激丧失功能的肢体或器官，以其产生的即时效应来代替或纠正肢体和器官功能的一种方法。其在控制麻痹肢体运动中的作用是减轻痉挛，在损害早期协调恢复随意运动的控制，改善基本运动机制在脊髓水平的整合和用电刺激代替某些简单的动作。本法一方面兴奋运动神经纤维，直接控制肌肉的收缩，另一方面，可使传入冲动通过Ⅰ纤维促进协同肌的运动和抑制拮抗肌的活动。这些有助于建立脊髓反射，这种传入信息进入中枢神经系统、触发本体反射机制，在中枢留下持久的记忆痕迹，从而对步态、姿势和随意运动的控制产生持续影响。功能性电刺激疗法可用于偏瘫、脑性瘫痪和截瘫时下肢运动障碍，马尾或其他脊髓损伤引起的排尿功能障碍，呼吸功能障碍，特发性脊柱侧弯等；禁用于有心脏起搏器的患者。

4）中频电疗法　应用频率为 1～100kHz 的电流治疗疾病的方法，具有兴奋神经肌肉组织、镇痛、改善血液循环、电诊断等作用，有正弦调制中频电、干扰电、音频电等疗法。目前临床使用的设备大多同时可开展几种疗法，分别对应不同的处方。

（1）正弦调制中频电疗法：使用一种低频调制的中频电流，频率在 2000～5000Hz，调制频率在 10～150Hz，调制幅度为 0～100%。本法具有镇痛、促进局部血液循环和淋巴回流以及锻炼肌肉的作用；适用于关节周围组织的劳损、挫伤、神经痛、周围神经麻痹、肌肉萎缩和内脏平滑肌张力低下等。

（2）干扰电疗法：将两种不同频率或不同相位的正弦电流交叉地通过人体，在电力线的交叉部形成干扰场，在深部组织产生有如低频电的治疗作用。其突出的特点是治疗时电极下输入的是中频,干扰场产生低频,兼有低频电和中频电的作用。干扰电疗法具有改善周围血液循环、镇痛、刺激运动神经和骨骼肌、促进内脏平滑肌活动、提高内脏平滑肌张力、改善内脏血液循环、调整支配内脏的自主神经等治疗效果;可用于痉挛期闭塞性动脉内膜炎、肢端发绀症、雷诺病、关节和软组织损伤、颈椎病、腰椎间盘突出症、肩周炎、周围神经麻痹、肌肉萎缩、胃下垂、习惯性便秘、产后尿潴留;禁用于急性炎症、出血倾向、局部有金属、严重心脏病等。

(3)音频电疗法:应用频率 1000～5000Hz 的中频电流治疗疾病的方法;具有松解粘连、软化瘢痕、镇痛、促进血液循环等作用。

5)高频电疗法　应用频率大于 100kHz 的高频电流治疗疾病的方法。高频电疗法根据不同波长可分为长波、中波、短波、超短波、微波等。临床应用较广泛的是短波、超短波和微波。

高频电作用于人体主要产生热效应和非热效应。热效应有镇痛、改善周围血液循环、消炎、治癌、加速组织生长修复、提高机体免疫力、降低肌张力等作用。高频电可降低感觉神经的兴奋性、干扰痛觉冲动传导从而达到镇痛的目的,亦可通过加热后使支配肌梭内的 γ 纤维传导活动减弱,缓解痉挛性肌疼痛。高频电流可使局部血管扩张、血流加速,从而改善血液循环。通过血液循环的增强、免疫功能的增强促进慢性炎症的消散。肿瘤组织血流低于正常组织,加热后热量不易散发,当局部温度大于 42℃ 时,抑制细胞呼吸、代谢,细胞自溶而死,大剂量高频电流可恒定地控制局部温度在 46～48℃ 之间,达到治癌作用。高频电的非热效应则主要用于控制急性炎症、促进伤口愈合。

(1)短波疗法:应用频率 3～30MHz、波长 10～100m 的短波电流治疗疾病的方法。短波疗法具有高频电疗法共有的生物学效应和治疗作用。其温热作用较明显,可改善组织血液循环、镇痛、缓解肌肉痉挛等。短波疗法也有一定非热效应,适用于扭挫伤、腰肌劳损、骨及关节退变、关节炎、颈椎病、肺炎、胃炎、坐骨神经痛等疾病的亚急性期、慢性期或恢复期,也可用于急性肾功能衰竭等;禁用于恶性肿瘤(中小剂量)、妊娠期、有出血倾向、高热、急性化脓性炎症、心肺功能衰竭、装有心脏起搏器、体内有金属异物等,妇女经期血量多时也应暂停使用。

(2)超短波疗法:应用频率为 30～300MHz、波长为 1～10m 的超短波电流治疗疾病的方法。其具有高频电疗法共有的生物学效应和治疗作用,尤其具有较明显的非热效应。在皮肤、皮下软组织、骨关节、胸腹腔、盆腔内脏器官的急性感染性炎症时为首选理疗之一,对扭挫伤、神经炎、神经痛、骨关节退行性病变、慢性腰肌劳损等也有效,还可用于急性肾功能衰竭作肾区透热治疗,使尿量增加。其禁忌证与短波的相同。

(3)微波疗法:应用频率为 300～300000MHz、波长为 1mm～1m 的微波电流治疗疾病的方法;主要适用于慢性伤口的治疗,亦可用于急性、亚急性炎性疾病(小剂量)和恶性肿瘤(大剂量)。其禁忌证与短波相同。

高频电疗法注意事项:①治疗时必须用木制床椅,治疗局部的金属物品必须去除,体内有金属异物,特别是在重要脏器(如心、脑)附近有金属异物者禁用高频电疗,患者治疗时不可接触接地的导体。②患者如有局部感知觉障碍,治疗时应谨慎、多观察,剂量不宜大。③衣服潮湿应换去,对小儿应注意观察尿布是否潮湿,潮湿时应更换。④电极导线或电缆线圈应尽量平行,不可交叉,导线不可打圈,不可过于靠近,以免造成短路,导线不可接触患者身体。⑤对头部剂量不能过大,老年人患脑血管硬化者慎用头部高频电疗。⑥机器宜在谐振状态下工作,此时输出较大。用含电子管整流的机器,预热时间要充分,有利于延长机器使用寿命。⑦儿童骨骺部位不宜做微波治疗;眼部微波治疗宜慎重,应使用小剂量。患者做头部微波治疗时,应带防护微波的眼镜或用铜网盖住眼部及脑部,下腹部治疗注意保护睾丸部位。⑧血管硬化或动脉闭塞时不可用大剂量高频电疗,以免加重组织缺氧,化脓性疾病不做短波治疗。⑨装起搏器及心瓣膜置换者禁用高频电疗。

4. 光疗法

光疗法指利用自然光源或人工光源辐射能量治疗疾病的方法。常用的光源有红外线、可见光、紫外线和激光等。

1)红外线疗法　波长范围在 0.4～760nm 的光线为红外线。应用红外线治疗疾病的方法称为红外线疗法。红外线的主要生物学作用是热作用,不同组织吸收红外线的能力不同,其产生的热效应也不同。热可加速化学反应,导致局部组织血管扩张,加速代谢过程,增加吞噬细胞活力,降低感觉神经兴奋性,促进肉芽组织和上皮细胞的生长。

红外线疗法通过降低感觉神经兴奋性达到镇痛效应,具有缓解肌肉痉挛、改善血液循环与组织营养、加快渗出物吸收、利于炎症吸收与消散的作用,还具有促进组织再生、伤口溃疡愈合的作用。其适用于扭挫伤、腰肌劳损、周围神经损伤、冻伤、术后粘连、腱鞘炎、关节痛、风湿性肌炎、慢性胃肠炎等;禁用于恶性肿瘤、出血倾向、高热、重症动脉硬化患者。

2)可见光疗法　波长范围在 400～760nm,作用于视网膜能引起光感的辐射线称为可见光,包括红、橙、黄、绿、青、蓝、紫等七色光。利用可见光治疗疾病的方法称为可见光疗法。常用于物理治疗的可见光有红光和蓝光。可见光对人体的作用主要是通过皮肤和视觉器官起作用。在对神经系统的作用中红光使呼吸、脉搏加快,蓝光则相反;此外,红光使神经反应加速、肌张力增加,具有兴奋作用,蓝光则使神经反应减慢,降低神经兴奋性,具有镇静作用。在对皮肤、黏膜作用中,红光的组织穿透力较其他可见光、紫外线、红外线强,对皮肤、黏膜的作用主要是热作用,因而对人体的治疗作用与红外线相同,但热刺激较红外线弱。蓝光的刺激作用较温和,有镇静作用。红光的适应证同红外线的适应证相同;蓝光适用于急性和亚急性湿疹、带状疱疹、烧灼性神经痛、新生儿核黄疸。两者禁忌证和红外线的禁忌证相同。

3)紫外线疗法　利用波长 180～400nm 的紫外线防治疾病的方法称紫外线疗法。其主要有消炎、镇痛、加强某些药物作用、促进肉芽组织和上皮生长、加速组织增生、杀菌、促进维生素 D_3 形成、脱敏以及免疫保健等治疗作用。紫外线疗法适用于皮肤、皮下急性化脓性感染、急性神经痛、急性关节炎、感染或愈合不良的伤口、佝偻病、软骨病,此外也可用于银屑病、白癜风、变态反应性疾病(如支气管哮喘、荨麻疹)等;禁用于恶性肿瘤、心肝肾功能衰竭、出血倾向、活动性肺结核、急性湿疹、光过敏性疾病、应用光敏药物(除外光敏治疗)的患者。

4)激光疗法　处于高能级的电子在外来光的诱发下,回到低能级同时发出光的现象称为受激辐射,这种受激辐射光放大所发出的光就是激光。应用激光治疗疾病的方法称为激光疗法。根据低能量、中能量、高能量激光以及激光光敏的不同激光疗法具有以下治疗作用:①扩张局部血管,改善血液循环;改变血管壁通透性,减轻充血和水肿;增加机体免疫功能,提高局部抗感染能力;②能提高痛觉阈值,降低末梢神经兴奋性;加快致痛物质的排除,抑制致痛物质的合成,达到止痛目的;③提高代谢能力,刺激蛋白质合成和胶原纤维、成纤维细胞的形成,加速伤口、溃疡的愈合,促进毛发和断离神经再生;④刺激神经反射区的神经末梢,反射作用于相应节段和全身,有调节神经功能和免疫功能的作用。

激光疗法适用于以下疾病:高血压、气管炎、支气管哮喘、胃肠功能紊乱、神经痛、周围神经麻痹、扭挫伤、关节炎、网球肘、乳腺炎、淋巴结炎、伤口感染、慢性溃疡、遗尿症、宫颈糜烂、湿疹、皮炎、咽炎、喉炎、鼻炎、下颌关节炎等。对于恶性肿瘤、有出血倾向、高热者慎用。

5.超声波疗法

超声波是频率大于 20000Hz、不能引起正常人听觉反应的机械振动波。应用超声波治疗疾病的方法称超声波疗法。临床治疗使用的超声波频率多在 1~3MHz。其对人体组织的作用原理有机械作用、温热作用和理化作用三种。

(1)机械作用:超声波对人体的主要作用由直线传播的行波和入射波与反射波的相互干扰产生的驻波来完成。行波的振动使组织内的质点规律地、交替地压缩和伸张,使体内压产生或正或负的双相变化,这种变化改变细胞的容积和运动,在体内形成细微的按摩作用。驻波可影响介质张力和压力以及质点的巨大加速。这些机械作用可增强细胞的通透性,促进内外物质交换,改善血液和淋巴循环,增强新陈代谢,利于渗出物吸收,促进细胞功能恢复和组织再生。

(2)热作用:超声波通过人体组织时被介质吸收转化为热能,介质发生交替性变化可引起局部温度升高,同时,驻波能促使质点、离子相互摩擦生热。

(3)理化作用:超声波能提高生物膜的渗透性,增加弥散作用,可使高分子化合物聚合与分解,激活多种酶的活性,改变局部代谢状态。

在以上原理作用下可产生以下治疗作用:①缓解肌痉挛、软化瘢痕;②降低神经兴奋性,抑制疼痛冲动的传导;③加强组织代谢、提高细胞再生能力;④促进骨痂生长;⑤改善局部血液循环,促进炎症吸收和消散等治疗作用。大剂量、多声头聚焦还可使局部组织产生高温以杀伤肿瘤细胞。

超声波疗法适用于瘢痕、注射后硬结、扭伤、关节周围炎、肌肉血肿、骨膜炎、肩周炎、腱鞘炎、类风湿性脊柱炎、坐骨神经痛等疾病患者;对急性化脓性炎症、严重心脏病、局部血循障碍、骨结核、椎弓切除后的脊髓部位、小儿骨骺部位、孕妇下腹部等禁用;对头、眼、生殖器等部位慎用。通常剂量的超声波禁用于肿瘤。

6.磁疗法

磁疗法指应用磁场作用于人体以治疗疾病的方法;有静磁场法(治疗时磁场的方向和强度不变)、动磁场法(磁场强度和方向随时间改变而改变)、磁处理水疗法(饮用经一定强度的磁化器处理后的水)等治疗方法。

磁场可降低末梢神经兴奋性,阻滞感觉神经传导,提高痛阈;使血管扩张血流加速,缓解致痛物质积聚所致的疼痛,提高某些致痛物质水解酶的活性,使致痛物质分解转化,缓解肌肉痉挛。磁场可以通过抑制中枢神经兴奋性,改善睡眠,调整自主神经功能,缓解肌肉痉挛,起到镇静作用。磁场还可影响大脑皮层兴奋与抑制过程,加强其对皮质下中枢的调控。磁场作用于骨折部位可引起机体生物电变化,促进成软骨细胞、软骨细胞与骨细胞释放大量钙,从而加快骨折区钙沉淀,利于骨痂生长。基于以上原理,磁疗法在临床中可起到止痛、镇静、消肿、消炎、降压等作用;可应用于软组织损伤、血肿、神经炎、神经痛、关节炎、神经衰弱、高血压、颈椎病、肩周炎、面肌抽搐、乳腺小叶增生、颞颌关节炎、支气管炎、哮喘、视网膜炎、痛经等患者;对高热、出血倾向、孕妇、心力衰竭、极度虚弱、皮肤溃疡者禁用。少数患者进行磁片敷贴后出现无力、头昏、失眠、嗜睡、恶心、血压波动等反应,停止治疗后症状即消失。

7. 水疗法

水疗法指利用水的温度、静压、浮力及所含成分,以不同方式作用于人体来防治疾病和促进康复的方法;有水中运动疗法、气泡浴疗法、涡流浴等疗法。

(1)水中运动疗法:在水中进行各种运动训练的治疗方法,有水疗和运动训练双重治疗作用。其有温热、浮力、促进体内新陈代谢以利于代谢产物排出的治疗作用,适用于强直性脊柱炎、类风湿性关节炎、骨关节病、骨折后关节功能障碍、脊髓损伤、颅脑外伤及脑血管病后遗症状;禁用于传染性皮肤病、癫痫、心功能衰竭、血压过高或过低等;对大小便失禁患者应慎用。

(2)气泡浴疗法:以混有气泡的浴水治疗疾病的方法。全身浴适用于类风湿性关节炎、腰背肌筋膜炎等,局部浴适用于骨折、扭挫伤、烧伤后遗症等。本法不适用于有水中运动疗法禁忌证的患者。

(3)涡流浴疗法:是一种以涡流水流治疗疾病的方法。临床上还可以在浴水中加入针对各种疾病的药物从而起到水浴、涡流、气泡和药物的联合作用。根据加入药物的不同涡流浴疗法有盐水浴、碱水浴、松脂浴、中药浴等。

36.3　手法治疗

手法治疗(manipulative therapy)是物理治疗的主要技术之一,是利用熟练的动手技术,包括但不限于操作/运动,由物理治疗师用于诊断和治疗软组织、关节疾病,以减轻疼痛、增加运动范围、减少肌筋膜限制以改善肌肉长度,减少肿胀或炎症,协助身体肌肉或软组织修复、恢复伸展性和/或稳定性,并促进运动以改善功能的方法。不同的专科领域有其专科的治疗手法,以下主要介绍临床常用的骨科治疗手法及神经康复治疗手法。

36.3.1　骨科治疗手法

骨科治疗手法种类繁多,归纳起来有三大种类:①传统手法,如北欧手法、巴黎手法、澳洲手法、麦肯基手法、穆里根手法、麦特兰德手法、加拿大手法、功能整复法等;②软组织手法,如软组织整复法、肌筋膜放松法、肌筋膜扳机点法等;③辅助与替代手法,如脊柱疾病的治疗性运动、治疗性瑜伽、神经动力学治疗法、淋巴水肿消除手法等。

1. 麦肯基手法(McKenzie方法)

McKenzie方法是集力学诊断、治疗技术、预防于一体的针对颈胸腰及四肢关节疾患的康复方法。此项技术从检查到分类、从诊断到治疗都有独到之处,并独成系统。其力学诊断治疗中的特有现象是"向心化现象",即有放射症状的患者无论近心端症状的最初效果如何,只要外周疼痛早期消失,即为治疗的最佳反应,治疗有效的患者常在其远端症状解除时躯干中线及邻近部位的疼痛加重。而这一现象往往是某一反复运动或体位调整的结果,一旦确定导致这一现象的运动,该运动可用于消除放射性和牵扯性症状。"反复运动"是 McKenzie 力学诊断中独特而重要的检查手段,借助反复运动可达到诊断、治疗、预防的目的。

McKenzie 方法在诊断上总结颈胸腰等疾患有三种综合征,即姿势综合征、功能不良综合征、移位综合征。姿势综合征患者的疼痛仅由正常组织过久地在运动终点受牵拉造成脊柱软组织力学变形所致,一旦解除静态力学负荷则疼痛迅速停止。功能不良综合征患者的疼痛是由脊柱受累节段及其邻近组织结构挛缩而产生力学变形所致,以致在试图达到活动范围终点时出现疼痛。移位综合征患者的疼痛是由椎间隙内在解剖学紊乱和/或移位刺激外部伤害感受器所致。

2.穆里根手法(Mulligan 技术)

Mulligan 技术是一种动态的关节松动术,采用脊柱小关节松动法(natural apophyseal glides,NAGS)协同患者的主动运动(mobilizations with movement,MWM),治疗师将手法治疗技术应用和患者主动参与很好地结合。

Mulligan 技术治疗要遵循两个基本原则:①手法治疗师必须确保接触和施力尽可能靠近关节;②治疗师施加的活动力量必须与治疗关节平面平行。

Mulligan 技术有以下几个临床指导方针:①在无痛条件下进行该运动技术,如出现疼痛表明技术错误;②手法治疗师应确保使用最小的力以达到无痛,该力量应直接抵达症状发生的位置。治疗师的手触点应使施加的活动力量与治疗关节平面平行;③手法治疗师在关节活动范围内维持一个启动的力量,一旦达到关节可动范围的终末时,在患者的辅助协同下可给治疗关节被动施力;④许多运动动作是在负重情况下进行的。

3.肌筋膜扳机点法(myofascial trigger point approach)

肌筋膜扳机点法是以肌肉功能为关注点的手法治疗技术。肌筋膜扳机点(myofascial trigger points,MTrPs)可定义为"在紧张带中与超敏感可触及结节相关的骨骼肌中的超节点"。MTrPs 在手压时疼痛明显,根据其敏感程度,分为活动触发点和潜在触发点。活动的 MTrPs 产生症状,包括局部压痛和疼痛,疼痛或其他感觉异常向远处转移,伴有外周和中枢敏化。与 MTrPs 相关的运动现象包括运动功能紊乱、运动抑制引起的肌肉无力、肌肉僵硬和运动范围受限。根据定义,MTrPs 位于绷紧的肌肉紧张带内。因此,识别 MTrPs 首先要确定紧张带,最好通过垂直于肌肉纤维方向的触诊来完成。活动 MTrPs 与多种肌肉骨骼疼痛综合征有关,包括偏头痛、紧张型头痛、腰背痛、颈部疼痛、神经根病、带状疱疹后神经痛和复杂区域疼痛综合征等。

MTrPs 的识别没有金标准或影像学的识别依据,主要依靠触诊进行判断,因此要求手法治疗师清楚掌握肌肉解剖及其运动模式,还要有清晰的临床推理能力。扳机点治疗技术可分为非侵入性肌肉手法技术和侵入性注射或干针技术。上述主要介绍非侵入性肌肉手法技术。该手法的要点是扳机点的放松和缺血性按压/深部按压。

4. 摆位放松技术（strain counter-strain technique，SCS 技术）

SCS 技术也被称为"摆位放松"技术，主要用于局部肌肉软组织疼痛的治疗，通过这种方法可评估患者全身疼痛情况及功能障碍情况。该手法治疗技术通过治疗师双手使患者身体从肌肉痉挛或关节活动障碍的姿势被动活动，以转向使受压或短缩的病变结构放松的姿势或者使组织紧张缓解。肌肉被动短缩的目的是放松引起肌肉痉挛的异常反射，迫使状况立即回复到正常水平。这样允许受现在肌肉放松影响的关节最大程度增加关节活动范围并缓解肌肉疼痛。SCS 技术是一种有效但非常温和的技术，其治疗动作使患者身体远离疼痛和受限的运动方向。

SCS 技术适用于多种骨关节病变，可用于急性损伤（如运动损伤、车祸、手术后等），也可用于慢性损伤（如骨关节炎、纤维肌痛、头痛等）。临床上以患者感觉良好为原则，有助于患者更快更好地恢复。SCS 技术柔和的特点使其对治疗虚弱患者（如斜颈、老年骨质疏松症、应激性骨折、妊娠或盆腔疼痛患者、术后疼痛等）更为安全和有效；可解决慢性疼痛患者长期存在的神经肌肉问题，减少痉挛肌肉的张力，通过减少痉挛肌肉疼痛使关节功能正常化。

36.3.2　神经康复治疗手法

神经肌肉促进技术是进行神经系统疾病康复治疗的常用方法，以神经生理学和神经发育学为理论基础，促进中枢性瘫痪患者的神经肌肉功能恢复，即促进肌肉弛缓和抑制过度兴奋的肌肉，恢复肌肉随意协调收缩的能力。常用技术有本体感觉促进技术（proprioceptive neuromuscular facilitation，PNF）、Bobath 技术、Brunnstrom 技术。

1. 本体感觉促进技术

该技术的核心是通过刺激本体感觉，促进或抑制肌肉运动。其基本原理包含发育概念，所有人均具有发育与再发育的潜力，该技术的重点是尽可能促进许多有利影响来发展患者的潜力。

该技术强调多关节、多肌群参与的整体运动而不是单一肌肉的活动，增强关节的运动性、稳定性、控制能力以及完成复合动作的技巧，同时利用运动觉和姿势感觉等刺激增强有关神经肌肉反应和促进相应肌肉收缩的治疗性干预方法。

PNF 中常用对角线模式（diagonal D），这是一种在多数功能活动中都能见到的粗大运动。身体每一主要部位都有两种对角线运动模式（D1、D2），每个运动模式有三种成分：屈伸、外展内收和内外旋的组合；头颈和躯干的对角线模式为屈曲伸展伴左右旋。在功能性活动中不需要每一种动作模式的所有成分都参与或全范围的关节运动。此外对角线运动相互影响，可从一种模式向另一种模式转变或两者结合起来。

PNF 可增强肌力和改善关节活动，最终目标是改善运动模式，因此肌肉拉伸和加强肌力训练过程中正常模式的建立非常重要。PNF 可奠定关节和肌肉的正常活动基础，从而建立有效的神经肌肉反应，因为充分的活动状态将有助于更有效地使肢体训练转变为功能活动。如没有打好基本活动的基础，在功能训练中可能会出现异常运动代偿模式。

2. Bobath 技术

Bobath 技术(亦称 neurodevelopmental treatment,NDT)旨在改善患有中枢神经系统损伤者的运动和活动能力。物理治疗师使用 Bobath 技术治疗神经系统疾病,以促进感觉和运动通路,促进正常运动和运动控制。Bobath 技术的概念一直在发展,在不同的神经系统疾病患者中呈现出不同的变化。Bobath 技术也随着新理论、模式和信息的出现而变化。

Bobath 技术基于神经损伤后大脑适应变化与重组和恢复的能力。其遵循以下几个原则:

(1)鼓励正常的运动模式。

(2)关注运动的质量。

(3)使张力正常化以促进主动运动。

(4)关注躺着、坐着和站立位置与姿势。

(5)关注抑制代偿运动。

(6)关注抑制肌肉力量训练。

(7)促进最大限度的功能恢复,以提高独立性。

该技术目前用于多种神经损伤的治疗,主要有脑损伤、中风、脊髓损伤、脑瘫、帕金森病等。

近代 Bobath 技术通过建立人类行为构成和运动控制以及使用神经肌肉可塑性重新恢复或帮助其建立高效的运动模式。其特点是遵循运动控制理论,将运动、感觉、认知、知觉、生物力学统合考虑进运动控制理论体系。

3. Brunnstrom 技术

该技术的核心为中枢神经兴奋扩散原理,早期利用协同运动和反射模式作为促进手段诱发肢体的运动反应,再从异常模式中引导正常运动成分,最终脱离异常模式,形成正常模式,恢复运动控制能力。鼓励在早期恢复期间产生屈肌和伸肌协同运动,其目的是肌肉的协同运动将随着训练转变为自主运动。

Brunnstrom 技术提出中风后偏瘫康复的七个阶段。①1 期:弛缓状态,没有反射和随意运动;②2 期:肌张力开始增大,肢体出现协同运动伴随着联合反应,出现屈肌协同运动(在伸肌协同运动之前);③3 期:肌痉挛达到顶峰,肢体可随意发起协同运动,但无法控制;④4 期:肌痉挛开始下降,肢体除协同运动之外出现共同运动(能够混合拮抗协同运动);⑤5 期:痉挛状态继续减弱,呈现出更多的共同运动,协同运动不再占主导地位;⑥6 期:不再有痉挛,出现分离运动,协调逐渐正常;⑦7 期:正常的运动功能恢复。上肢、下肢及躯干在各分期有相应的表现。

基于 Brunnstrom 的干预方法有以下几个要点:①恢复过程必须遵循通过反射、随意运动和功能性活动的发展进程;②利用反射和联合反应使肌肉产生张力再产生随意运动;③通过本体感受和体外感受刺激以及对协同运动的抵抗促进分离运动(肌张力);④当引出反应时应让患者坚持;⑤重复进行运动学习。

针对运动恢复的不同阶段,Brunnstrom 技术有相应的治疗目的和方法。

1 期和 2 期治疗目的是利用躯干肌的活动,通过对健侧肢体的活动施加阻力引起患侧肢体的联合反应或协同运动,以及姿势反射等,提高患侧肢体的肌张力和肌力,促使肩胛带和骨盆带的功能部分恢复,并注意预防痉挛。

3期治疗目的是学会控制屈、伸协同运动,促进伸肘和屈膝,伸腕和踝背伸,诱发手指的抓握,并将屈伸协同运动与功能活动和日常生活活动结合起来。

4期治疗目的是促进上下肢共同运动的随意运动,以及手的功能性活动。

5期治疗目的是脱离共同运动,增强肢体功能。

6期治疗目的是恢复肢体的协调运动。

小结

本章介绍了物理治疗的含义、应用范围,以及各种物理治疗技术的概念与分类;详细讲述了各种物理治疗技术的特点、适应证及禁忌证,对主要物理因子疗法技术的原理进行了介绍,就常用手法治疗技术的要点进行了解说。

思考题

1. 运动疗法中常见的运动方式有哪些? 请举例说明。
2. 冷疗法是如何对中枢神经系统、呼吸系统、消化系统及组织代谢起作用的?
3. 直流电在临床的治疗作用是由其怎样的生理作用决定的?
4. 对下腰痛患者,在其急性期及慢性期可分别采取哪些物理治疗措施?
5. 可采取什么物理治疗措施控制脑卒中患者张力过大的肌肉?
6. 对臂丛神经损伤的患者可采取哪些物理治疗措施?

(刘　浩　郭媛媛)

参考文献

[1] KISNER C, COLBY L A. Therapeutic Exercise [M]. 5th ed. Philadelphia: F. A. Davis Company, 2007.

[2] SUSAN L. MICHLOVITZ. Modalities for therapeutic intervention [M]. Philadelphia: F. A. Davis Company, 2012.

[3] CHRISTOPHER H W. Orthopaedic manual physical therapy [M]. Philadelphia: F. A. Davis Company, 2014.

第 37 章　作业治疗

学习要点

了解作业治疗学科及作业治疗师在康复中的角色;掌握作业治疗的定义;掌握作业活动的分类以及作业活动的意义;掌握作业治疗的实施流程以及评估方式;掌握活动分析和作业分析的异同;熟悉作业治疗的常用治疗手段;学会评估患者作业活动受限程度,并根据患者的需求有针对性地转介作业治疗服务。

作业治疗(occupational therapy,OT)20 世纪早期起源于美国,引入我国后有不同的翻译方式,现统一称为作业治疗。作业治疗是一门独立的康复治疗学科,是基于生物-心理-社会的医学模式,强调全人的观点,提供涵盖从婴儿到老年全生命周期的健康促进服务,是失能者回归家庭、回归社会的重要桥梁,是康复科学的重要组成部分。

37.1　概　述

37.1.1　作业治疗的定义

2012 年世界作业治疗师联盟(World Federation of Occupational Therapists,WFOT)将作业治疗定义为:以患者为中心,通过作业活动促进健康和福祉的医疗卫生职业。作业治疗的首要目标是促进人们参与日常生活活动的能力。作业治疗师通过有目的、有意义的作业活动提高患者的功能能力,或通过改造环境、改良作业活动等方式减轻其活动和参与受限,助其完成想要、需要或被期望从事的作业活动,以最大限度地回归家庭及社会。

作业(occupation)又称为作业活动,是人们利用时间、空间及自身能力所完成的一切活动的总称,是在特定文化背景下可被命名的活动,构成个体每日生活的全部内容,包括日常生活活动、休闲娱乐活动、生产性活动等。作业对个人具有独特的目的和意义,只要符合对人类"有意义"的活动便可被称为作业。作业治疗正是利用这些有意义的作业活动作为治疗媒介,提高患者在自我照顾、休闲娱乐及工作方面的独立能力,最终提高患者的生活质量。

37.1.2　作业治疗的流程

与其他康复治疗学科类似,作业治疗也遵从一系列的治疗流程,包括明确问题、分析问题、确定可行的治疗方案、实施治疗措施、评估疗效、调整治疗方案等。然而,不同于其他治疗学科,作业治疗师关注的问题主要集中在患者的作业活动层面,也包含各种作业活动之间的平衡,主要明确什么是患者需要做、想要做、能做的作业活动,同时鉴别患者需要做的、想做的作业活动和能做的作业活动之间的差距。作业治疗临床流程以及每一阶段的核心内容将在以下段落进行说明。

1. 初筛

初筛是对患者的临床诊断以及功能障碍的典型问题进行初步了解的过程。治疗师回顾患者的背景信息,了解患者的临床诊断;清楚该诊断下患者通常可能会存在的损伤、功能障碍、活动参与受限;初步确定该患者目前是否需要作业治疗服务。

2. 作业治疗评估

初筛确定患者需要作业治疗服务后,需要对患者进行全面而详细的作业治疗专业评估。本阶段作业治疗师需要完成以下内容:①评估患者个人情况:了解患者现在和过去的作业情况,以及患者目前潜在的作业意愿;②整理患者背景因素:分析社会、文化、个人因素是否会影响评估结果和后续的干预措施;哪些人能够提供更加有效的关于患者的信息;患者已经接受哪些康复服务以及取得的康复疗效如何;未来还需要哪些康复服务等;③反思胜任力:评估自己是否有处理该患者的知识、能力以及实践经验。若否,是否需要寻求指导者或者专业协助,或将患者转介给其他的专业人员;④形成临时假设:假设哪些生理、心理及环境因素可能会干扰该患者的作业功能;⑤考虑评估方法:选择合适的评估工具和评估方法,确定选择标准性还是非标准性评估工具,标准性评估方法是否能够准确反映该患者的根本问题和严重程度,评估方法的效度和信度如何,哪些方法和工具对该患者来说更易于实施;⑥记录并解读评估结果:重点关注该评估工具的说明是否全面,患者是否理解,患者评估过程中的表现;⑦得出评估结论:根据患者的评估结果给出最后的评估报告。

3. 制订治疗计划

根据评估结果制订合适的治疗计划,该过程主要包括以下步骤。①形成治疗假设:分析影响患者作业功能的主要障碍是什么;②考虑循证证据:该问题现有的最佳科学证据是什么,若缺乏有效证据,那么针对该问题的专家意见是什么,自己的实践经验中针对该问题有效的方法是什么;③选择合适的干预措施:综合循证过程确定最佳的治疗方案;④征求患者的评价:与患者沟通评估结果以及治疗计划,征求患者意愿;⑤制订治疗计划:确定治疗计划包括哪些治疗技术,确定所选治疗技术的最佳时长和疗程等;⑥确定患者对治疗计划的认可:与患者进行讨论,结合患者的适应和禁忌情况,有针对性地做出合理的调整。

4. 实施治疗计划并监控治疗进展

实施治疗计划是患者取得康复疗效的前提。在治疗计划实施过程中,作业治疗师主要关注以下内容:①评估患者的理解力水平,根据患者的理解力提供恰当的作业治疗指导方式;②观察患者的作业表现,将患者的实际作业表现与期望的作业表现水平进行比较并动态调整治疗方案;③考虑现有治疗方案的替选方案,若患者实现了当前的治疗目标,则下一步的方案需要提前考虑。

5. 结束作业治疗服务

作业治疗服务的最后阶段是结束作业治疗相关工作,该阶段重点内容包括:根据患者目前的问题以及将来可能面临的问题,确定患者是否还能从其他或进一步的治疗中获益;给予有针对性、个性化的出院计划及建议;制订恰当的随访日程及计划;完成患者出院宣教并总结治疗过程。

37.1.3　作业治疗的从业人员

作业治疗的从业人员称作业治疗师。作业治疗师是康复跨学科团队的重要成员,需要经过专业培养,必须具有作业治疗理论和实践能力,具备从业资格,方可为服务对象提供作业治疗服务。

作业治疗师的工作内容包括全面的康复评估、针对性的作业活动分析和作业评定、评定结果的解读、确定治疗目标、制订干预方案、再评估、制订出院计划、必要时家访等。此外,与其他专业人员(如物理治疗师、假肢矫形师、言语治疗师、专科医生、护士等)的交流合作也是其重要工作内容。作业治疗师工作的领域涵盖从婴幼儿到老年全生命周期,从生理功能障碍到心理社会功能障碍;从业地点因服务对象特点而异,包括综合性医院、康复中心、健康中心、社区、家庭、工作场所、学校等。

作业治疗师的职责和角色可归纳为四大方面:作为管理者(manager)协助管理与患者作业行为和作业表现相关的个人内在因素、时间因素、作业活动因素、环境因素等;作为教授者(teacher)教会患者各种作业活动所需技能以满足家庭、工作、学校以及休闲娱乐活动所需的能力要求;作为赋能者(enabler)促进患者从事有意义、有目的的作业活动,使其更好的恢复及保持良好的身心状态;作为推动者(prompter)关注患者良好的健康状态和福祉。

37.2　作业治疗的评估

作业治疗评估是治疗的前提,作业治疗服务始于评估,止于评估。作业治疗师运用专业理论架构对患者的个人(people)、作业(occupation)、环境(environment)进行评定,明确患者功能障碍的程度,恢复的潜力,代偿方法的选择;确立作业治疗目标,制订作业治疗方案。

全面的作业治疗评估内容应当包括:①功能障碍的评估:主要评定患者的运动感觉功能、认知知觉功能、心理社会功能等方面的障碍程度;②作业表现和作业能力的评估:主要评估患者在日常生活活动、娱乐休闲和/或生产性活动方面的表现和能力;③背景因素的评估:包括患者的个人因素以及环境因素的评估。本节中主要介绍作业治疗表现与参与能力评定,并附上部分具有代表性的评估量表。

37.2.1　功能障碍的评估

功能障碍是指患者躯体或心理受到疾病或者创伤以后出现的功能降低或丧失,是康复医学里最初始层次的损伤,也是高级别能力的基础。康复从业人员都需要掌握这些基本功能障碍的一系列评估方法。与康复治疗其他学科相比,作业治疗更加关注患者的认知、精神、心理、社会功能。

　　1.运动感觉功能障碍评定

　　常见评定内容包括肢体完整性以及姿势评定、肌力评定、肌张力评定、关节活动度评定、灵巧性评定、平衡协调功能评定、步态评定、手功能评定躯体感觉功能评定、疼痛评定以及心肺功能评估等。

　　2.认知知觉功能评定

　　作业治疗通常会更加关注患者的认知知觉功能,一方面由于这是脑损伤患者常见的功能障碍之一;另一方面在于认知知觉功能是作业技能学习必不可少的功能成分,大部分作业活动的完成都依赖于一定水平的认知知觉能力。作业治疗中的认知知觉评定的内容包括:注意力、计算力、记忆力、执行力、定向能力等认知成分评估以及失认症、失用症等知觉障碍的评估。

　　3.社会心理功能评定

　　作业治疗中涉及的心理社会功能评估主要包括:焦虑、抑郁等情绪的评估,社交技能(如社会感知、自我控制、言语非言语技能以及人际互动能力)的评估。

37.2.2　作业表现和作业能力评估

　　作业表现和作业能力评估是作业治疗师进行的核心评定,也是作业治疗重点关注的领域。评估的重点在生活自理能力、学习能力、工作能力等作业活动层面。

　　1.作业表现评估

　　作业表现(occupational performance,OP)指个体从事具体作业活动时的表现,作业活动受限本质是作业表现的障碍,提高作业表现是作业治疗的根本目标。作业表现是个人因素、环境因素以及所从事的作业活动三者共同作用的结果。作业表现不仅反映身体结构本身的作用和效能,更强调个体完成作业活动的能力及表现,体现患者在不同环境下能否很好地表达自我。

　　作业表现的评估主要针对特定个体的角色和需求展开,与服务对象的个人意愿及其对作业表现的满意度密切相关。作业表现评估通常采用加拿大作业活动表现测量表(the Canadian occupational performance measure,COPM)进行评估。COPM最早由加拿大作业治疗师 Mary Law 博士创立,于1991年由加拿大作业治疗师协会认定并发表,作为加拿大和美国作业治疗的临床主要指导思想之一,继而在欧美等地传播开来,广泛用于不同阶段及不同类型患者的康复疗效判断。使用 COPM 问卷调查表可帮助作业治疗师和患者确立功能受限的作业活动。初评在首次问诊患者时进行,复评则可在治疗过程中按需进行。在进行 COPM 评估时,主要基于自我照顾活动、生产性活动以及娱乐休闲活动三方面进行。COPM 具体步骤可参考表 37-1。

表 37-1 COPM

项目	步骤 1 作业表现方面的问题	步骤 2 重要程度(1~10)
A:自理 个人自理 (如:进食、穿衣、洗漱修饰等) 功能性移动 (如:转移,室内/室外行走等) 社区活动 (如:交通工具使用、购物、理财等)		
B:生产活动 有薪/无薪工作 (如:找工作/保持工作、志愿服务等) 家务活动 (如:卫生打扫、洗衣、准备食物等) 玩耍/上学 (如:玩耍技巧,做家庭作业)		
C:休闲 安静娱乐 (如:各种爱好、手工艺、阅读) 动态娱乐 (如:体育活动、郊游、旅行) 社交活动 (如:探亲访友、电话联络、聚会、通讯)		

步骤 1:筛查存在障碍的作业活动。让患者列出自己不能完成,或者自认为有困难的作业活动。

步骤 2:评估活动的重要性。让患者就每项存在困难的作业活动的重要性进行评估。"能从事这项活动对你来说有多重要?"重要的程度分为 10 个等级,从 1 分到 10 分。1 分为完全不重要,10 为极其重要

存在问题的作业活动	作业表现	满意度
1.		
2.		
3.		
4.		
5.		
总分	作业表现总分/问题个数	满意度总分/问题个数

步骤 3 和步骤 4:让患者根据步骤 2 重要程度评分确定 5 个最重要且完成有困难的作业活动并记录在上面的表格中。每项活动都对自己的作业表现和满意度分别进行评分,然后计算总分

2.作业活动能力评定

作业活动能力评定主要针对日常生活活动能力、娱乐休闲参与、生产性活动等专项评估,其中最重要的内容是日常生活活动能力的评估。日常生活活动(activities of daily living,ADL)是人们在每日生活中,为照料自己的衣食住行,保持个人卫生整洁和独立的社区活动所必需的一系列基本活动,是人们为了维持生存及适应环境而每天必须重复进行的、最基本的、最具有共性的活动,反映人们在家庭(或医疗机构内)和在社区中的最基本的能力,是康复医学关注的最基本和最重要的内容。ADL又可分为基础性日常生活活动(basic activities of daily living,BADL)和工具性日常生活活动(instrumental activities of daily living,IADL)。为保证评估的全面性和可比性,日常生活活动能力的评估通常选用标准化量表进行。

基础性日常生活活动(BADL)反映较粗大的、基本的运动功能,常在医疗机构中使用,评估常用 Barthel 指数、Katz 指数、修订 Kenny 自理评定、PULSES 及 FIM 等,其中使用最广泛是 Barthel 指数(见表 37 - 2)。

表 37 - 2　Barthel 指数评定表(Barthel index,BI)

ADL 项目	完全自理	稍依赖	较大依赖	完全依赖
进食	10	5	0	0
洗澡	5	0	0	0
修饰	5	0	0	0
穿衣	10	5	0	0
控制大便	10	5	0	0
控制小便	10	5	0	0
如厕	10	5	0	0
床椅转移	15	10	5	0
步行/轮椅操控	15	10	5	0
	5	0	0	0
上下楼梯	10	5	0	0

注:"轮椅操控"只适用于在"步行"项目中被评为"完全不能步行"的患者,而此类人士必须曾经接受轮椅操控训练。

工具性日常生活活动(IADL)是指个人维持独立生活所进行的较精细的、复杂的日常活动,其范围不局限于基本的自理活动。IADL 常在社区老年人和残疾人中使用,包括家务劳动、电话的使用、阅读报纸、使用公共的娱乐设施、乘车、处理突发事件等。IADL 常用的评估工具包括功能活动问卷(the functional activities questionnaire,FAQ)、快速残疾评定量表(rapid disability rating scale,RDRS)见表 37 - 3。

表 37 - 3　工具性日常生活活动量表

项目	得分
1. 电话的使用 "你能独立使用电话吗?"包括查找电话号码、拨出及接听电话	
2. 交通工具的使用 "你能自己搭车吗?"包括自己准确地确定乘坐什么车、买车票、上/下车 (假设你必须要搭交通工具去一个较远的地方,例如探朋友/看病)	
3. 购物 "你能自己购买物品吗?"包括自己选物品、付钱及带回家 (假设你必须要到附近商店买食物或日用品)	
4. 准备食物 "你能自己做饭吗?"包括自己计划食物、准备材料、烹煮食物及将食物盛入碗碟内 (假设你必须要自己准备一顿饭)	
5. 家务活动 "你能自己做家务吗?"包括简单家务(如抹桌子、叠被子、洗碗)及较重的家务(如擦地/窗) (假设你必须要自己做家务)	
6. 家居维修 "你能应付简单的家居维修吗?"例如更换灯泡、维修桌子及上螺丝等 (假设你必须要自己做)	
7. 卫生 "你能自己洗衣服吗?"包括清洗及晾晒自己的衣衫、被套、床单等 (假设你必须要洗自己的衣衫、被套、床单等)	
8. 服药 "你能自己服用药物吗?"包括能依照指示在正确的时间内服用正确的量 (假设你必须要自己擦药或服药等)	
9. 财务管理 "你能自己处理财物吗?"包括日常的找零钱、交租/水电费及到银行取款等 (假设你必须要买物品、自己交租/水电费及银行业务)	
总分:	/27
评分标准:3=不需要任何帮助;2=可以自己做,但做的时候有困难;1=需要一些帮忙;0=完全不能自己做	

注:参考 Chinese Lawton IADL scale (Tong & Man,2002)。表中还需记录评估者。

37.2.3　背景因素评估

作业治疗评估中考虑的背景因素主要指环境因素和个人因素。作业治疗的最终目标是提高患者的作业表现和作业参与能力,个人因素和环境因素是作业活动的主体和依托,这两方面的信息是制订个性化作业治疗计划必须要考虑的因素。

1. 环境因素的评估

人类所有的作业活动都依托于特定的环境进行,因此环境也是影响患者独立、影响作业表现的重要因素。作业治疗要求对患者环境有全面而详细的评估,包括物理环境以及社会文化环境。环境评估可通过详细问卷的方法访谈患者及其家属,也可采用现场家访的形式进行。

物理环境的评估主要是明确建筑物等人工环境以及各种自然环境中对患者回归有利或有弊的方面,其中家居环境、社区环境尤其重要。评估核心主要集中在道路经行途中是否有障碍设施,是否有门槛、斜坡,室内通道的可进出性,物件的可获得性,以及安全保护措施的到位与否。了解患者家居环境中门厅入口、卫生间、起居室、厨房等高频率进出空间的特点。除家居环境,还应评定患者生活相关的社区环境,包括公共活动的环境和公共建筑环境。社会文化环境也同样与患者的独立和回归密切相关,对患者的社会角色、患者所处的社交网络的情况、可获得的社会支持力度的大小、经济环境、政策环境、文化环境等均应进行评估。

在环境评定的过程中,应重点关注环境的安全性,以保障患者及照顾者所处环境的安全,避免不必要的人身伤害及损伤,同时兼顾患者的社会、文化背景,尊重患者的个人生活习惯,充分与患者及其照顾者进行沟通。此外,在环境评估过程中还应该有针对性的评估患者对于辅助设施和辅助技术的需求情况。

2. 个人因素评估

个人因素是影响康复和回归的重要因素,因此在进行作业治疗服务时,尤其需要进行准确的评定,以便制订有针对性的康复计划。个人因素的评估通常采用访谈法,广泛的收集患者的个人信息和个人情况,通常包括患者的基本个人信息(如性别、年龄、职业、学历、兴趣爱好、婚姻状态、经济条件、个人信仰等),患者的主要社会角色,患者的个人期望,患者的主要照顾者等信息。

总之,全面而详尽的作业治疗评估有助于全面了解患者的综合情况,能为患者个体化康复目标提供依据,也为制订个体化治疗方案提供参考。

37.3　作业活动分析

作业活动是作业治疗关注的核心内容,是个人利用其身心能力、时间、精力、兴趣及意志力达到预定目标的过程。活动过程有具体的部分,也有抽象的部分,有生物属性的内容,也有社会属性的内容。作业活动具有个体特异性,受其生活经历、角色、兴趣、年龄及文化背景的影响,也受现实环境的影响。作业活动既是作业治疗最终要实现的目标,又是作业治疗常用的治疗手段,要达到治疗目的,就必须要对作业活动进行分析。

作业活动分析(occupational analysis,OA)是指作业治疗师运用专业知识,基于一定的理论框架,分析作业活动的构成、活动所需要的基本技能、活动对患者的意义以及潜在治疗价值的系统过程。治疗师通过作业活动进行分析,准确了解患者真正想要、需要做的活动,并分析患者在完成该作业活动过程中的优势和可能存在的困难,为治疗提供参考,最终促使患者能参与或重新参与那些对其有特别意义和价值的作业活动。作业分析除分析作业活动本身,也包括分析患者安排和平衡他们一天、一周甚至更长时间段内所有作业活动的能力。

在作业治疗实践中涉及的作业活动分析有两层意义:活动分析(activity analysis,AA)和作业活动分析(occupational analysis,OA)。

1.活动分析

活动分析是指将某一项特定的活动分解成恰当的步骤序列,再分析每一步骤需要使用的设备清单并分析完成活动过程中的安全隐患以及完成该活动所需的特定技能。活动分析通常不需要考虑不同的个人因素以及进行该活动的不同方式,也不需要考虑围绕在活动周围的背景因素,治疗师只需要分析在特定的文化背景下抽象的活动。治疗师进行活动分析的目的是为遴选出有治疗作用的作业活动,积累可用于日常治疗的"活动素材"。活动分析是治疗师通过典型活动特点抽象出来的可用于治疗的活动,活动分析更多强调以治疗师为中心的干预模式。活动分析内容可参见表 37-4。

表 37-4　活动分析内容

分析条目	具体内容
活动所需技能	(1)躯体功能:运动(肌力、关节活动度、肌张力、平衡、步态等)、感觉功能(深感觉、浅感觉、复合感觉、特殊感觉)等; (2)认知知觉功能:记忆、注意、思维、计划、解决问题能力、视知觉等; (3)心理功能:认同、解决以及恰当的情绪控制能力;顺应变化能力、自尊等; (4)精神层面:对人生观、价值观的探索及认识能力; (5)社交技能:与他人有效互动所需的语言及非语言技能、社交技巧及社交问题应对能力
活动实施	(1)活动时间:个体从事活动的具体时间点; (2)活动地点:分析活动进行的地理位置、具体场地及其对活动的影响; (3)活动所需设备:活动所需的材料或特定设备,以及这些设备和材料是否便于获取; (4)活动步骤:分析实施活动的步骤,活动实施的规则等; (5)活动安全性:分析与活动相关的安全隐患,以及如何有效避免风险等

2.作业活动分析

作业活动分析关注特定情境下的具体患者从事作业活动的情况,是分析具体患者在其真实生活环境中想要或需要完成的具体的作业活动,并深入剖析患者在真实环境中的作业活动表现。作业活动分析将狭义的活动转移到使用有意义的作业活动,转移到不仅考虑活动本身,更考虑活动结合特定的背景因素对个人的意义和价值,更好地体现以患者为中心的治疗模式。作业活动分析包含作业治疗的全部思维和关注内容,作业活动分析包括的内容可参见表 37-5。

表 37-5　作业活动分析内容

分析条目	具体内容
作业活动描述	简单描述被分析的作业活动,描述个体完成该活动的通常方式及常见环境
所需物件及其特征	描述活动过程中实际使用的物件、材料或设备
物理环境	描述作业活动实施的真实环境,评价物理环境如何支持或阻碍活动表现,关键内容包括: (1)活动发生在自然环境还是建筑环境; (2)活动环境的特点(结构特点、光线水平、声噪特点、温度、湿度等)及对活动表现的影响; (3)分析患者是否还需要在不同于上述环境的其他环境进行该活动,并描述与上述环境的异同
社会环境	描述患者进行该作业活动涉及的社会和文化环境,具体包括: (1)分析与该活动相关的人员,以及相互的关系和彼此的期望; (2)分析该活动从事者需要遵守的活动规则、规范以及期望; (3)分析该活动对患者及其亲属赋予的意义; (4)分析该活动可能涉及的其他异于上述特点的社会环境及与上述社会环境的异同
顺序/时间/模式	从事该活动的详细步骤(通常 10~15 个步骤),包括每一步所需要耗费的时间,需要考虑下述内容: (1)分解活动步骤和每一步所需时间的灵活程度; (2)分析活动发生的通常时间; (3)分析活动发生的通常频率(多久 1 次)
所需技能	应用 OT 理论框架,明确作业活动过程中必需的核心技能(同表 37-4 活动分析所列举的相关技能)
身体结构功能	考虑在已知条件下从事该活动所需的能力: (1)分析完成该活动需要具备的身体结构(人体解剖学部分); (2)分析完成该活动需要具备的核心身体功能(生理/心理功能)
安全性	分析某一具体患者在完成该活动时存在的安全隐患,重点考虑认知障碍、感觉减退等问题
活动适应	分析患者以非常规方式进行该活动的可能性、意愿及主要获益: (1)基于内在因素(个人背景、损伤)的活动调整; (2)基于外部情境(物理、社会、经济、技术等)的活动调整
活动分级	分析增加或降低活动任务难度的可行性方式

无论作业分析还是活动分析,都需要对所分析的活动进行合成,使活动具有治疗作用或使活动能够被患者顺利完成,最终提高患者的活动表现。活动合成包括根据患者功能水平对活动难易程度进行等级设计,以调节患者完成活动所需的技能水平。活动合成也包括对患者的作业活动进行改良,通过改变活动从事方式或者配置必要的辅助器具等方式降低患者参与的难度,从而帮助患者顺利完成其所需从事的作业活动。

活动分析以及作业分析贯穿于作业治疗全过程,是作业治疗师必须掌握的基本专业技能。治疗师既要能够分析特定文化背景下某一活动的抽象概念,也要能够分析真实活动以及不同个体从事具体作业活动的真实情境。

37.4 临床常用作业治疗技术

作业治疗根据不同的标准可进行不同的分类。目前国内通常根据作业活动的功能作用将作业治疗分为作业咨询与宣教、治疗性作业活动、功能性作业活动、环境干预技术及辅助技术等。也可根据作业治疗的理论框架,将作业治疗技术分为基于个人的作业治疗技术、基于活动的作业治疗技术、基于环境的作业治疗技术三大类,每一大类下面又包含特定的治疗技术和治疗内容。综合起来,作业治疗中常用的治疗技术包含以下几个方面。

37.4.1 作业咨询与宣教

作业治疗服务过程中针对服务对象及其家人所做的各种作业治疗相关宣教以及提供的作业咨询服务。在各种疾病、损伤康复训练过程中以及常见慢性疾病的健康促进过程中都广泛使用该项治疗措施。

37.4.2 治疗性作业活动

治疗性作业活动使用经过精心选择的、具有针对性的活动作为治疗手段,其目的是维持和提高患者的残存功能,预防功能障碍或失能的加重。按照活动的治疗目的和作用,治疗性作业活动又可分为针对运动、感觉、认知、知觉以及社会心理功能的作业治疗技术。

(1)改善运动功能的作业技术:用于改善患者运动功能的治疗性活动较多,按照治疗的目的分为增加肌力的作业技术、增加耐力的作业技术、改善关节活动度的作业技术、改善平衡协调能力的作业技术等。

(2)改善感觉功能的作业治疗技术:作业治疗师通常运用感觉脱敏技术、感觉再训练技术、镜像治疗技术以及感觉统合等改善骨骼肌肉系统病损、神经系统病损所致的各种感觉功能障碍。

(3)改善认知功能的作业治疗技术:认知功能损害常见于中枢神经系统损伤的患者,主要包括记忆、计算、定向、执行能力、语言言语能力以及注意力障碍等。作业治疗运用针对性的活动改善患者的认知功能。例如:设计字符查找活动以改善脑卒中患者的注意力;运用日常活动计划表来改善患者日常活动中的计划执行和自我监管能力,并训练其高效地规划自己的日常生活活动能力；使用各种记忆策略训练患者的记忆能力；使用便签、记事本、提醒装置等外部策略改善记忆障碍患者的记忆能力等。

（4）改善知觉功能的作业治疗技术：包括失用症训练技术、失认症训练技术、单侧忽略训练、躯体构图训练、视觉辨别功能训练；用视觉扫描、振动刺激等作业治疗技术来改善单侧忽略患者的忽略症状，提高患者的生活自理能力，促进回归家庭和社会。

（5）改善社会心理功能的作业治疗技术：包括心理支持技术、压力管理技巧、社交能力训练、家庭治疗技术、团体治疗技术、认知行为疗法、自我管理等。例如运用 STRESS 压力缓解法（S：self-awareness and acceptance，T：thought pattern，R：relaxation & rest，E：emotional self-care，S：self-control，S：social & spiritual support）或渐进性肌肉放松疗法进行压力管理；运用主动打招呼训练、心理暗示游戏来训练社交技巧能力。

（6）发育障碍的作业治疗技术：包括感觉统合技术、引导式教育技术、游戏治疗等。

37.4.3　功能性作业活动

功能性作业活动即功能性作业治疗技术，直接针对患者受限的作业活动，治疗内容包括日常生活活动能力训练、工作能力训练、休闲活动训练等。基本日常生活活动包括进食、穿衣、如厕、个人卫生、洗澡、转移、步行/轮椅移动、上下楼梯、大/小便管理，也就是常说的 ADL。工具性日常生活活动则包括准备食物、电话使用、搭乘交通工具/开车、家务活动、购物、财务管理等；休闲娱乐活动主要针对闲暇时间的兴趣爱好及娱乐活动，如打牌、看电视、钓鱼等。生产性活动则包括工作、兼职、学习等，其中职业治疗又包括职业功能训练、职前训练、工作能力强化训练、工作模拟训练等。

37.4.4　环境干预技术

作业治疗通过环境与人的交互影响促进个体的作业活动表现。环境对个体作业活动有两方面影响：一方面是环境不利于个体生存及作业表现的阻碍或负性影响，这些影响个体作业表现的介质即是环境中的障碍物；另一方面是环境可提高个体作业活动表现的支持或正性影响，环境支持主要是通过人为使用通用设计和无障碍设施，对特定环境进行改造或控制，并恰当运用辅助技术从而提高个体完成各种作业活动的能力。环境支持需要专业人士的评估、分析，从而制订出个体化的解决方案，再结合实际的环境改造而最终成形。环境技术主要包括：环境改造技术、环境控制技术等。

37.4.5　辅助技术

作业治疗根据患者的功能障碍程度以及恢复潜力，针对性的为特定患者完成个体所需作业活动提供必要的辅助技术，包括辅助器具、矫形器的评估、配置和使用训练，假肢的穿戴及使用训练，轮椅处方及轮椅使用训练，压力治疗技术等。

小结

作业治疗是一门专业的治疗学科，具有独立的理论体系和治疗框架，是康复科学的重要组成部分。本章对作业治疗进行概述，包括作业治疗的定义和概念，作业治疗的临床推理及实施流程,作业治疗的评估以及作业活动分析;介绍作业治疗常用技术。本章旨在让学生了解作业治疗学科特点及作业治疗师的角色,熟悉作业治疗的范畴,学会甄别和转介需要作业治疗服务的患者,以便在未来的康复工作中更好地参与团队协作,实现学科交叉,专业互补。

思考题

1. 活动分析和作业分析的异同是什么?
2. 全面的作业治疗评估应包含哪些内容?
3. 基础性日常生活活动和工具性日常生活活动的区别以及对个体的意义是什么?
4. 作业治疗中为什么强调要关注患者的个人因素和环境因素?
5. 根据本章所学内容,分析哪些患者需要作业治疗的介入?
6. 请基于人-环境-作业(PEO)模式,试为慢性阻塞性肺病患者制订全面的 OT 评定计划。

(杨永红)

参考文献

[1] AMINI D A, KANNENBERG K, BODISON S, et al. Occupational therapy practice framework: domain & practice, [J]. 2nd ed. American Journal of Occupational Therapy, 2014, 62(6): 625 – 683.

[2] CARSWELL A, MCCOLL M A, BAPTISTE S, et al. The Canadian Occupational Performance Measure: a research and clinical literature review [J]. Canadian Journal of Occupational Therapy-revue Canadienne D Ergotherapie, 2004, 71(4):210 – 222.

第 38 章　言语语言病理学

学习要点

　　掌握言语语言病理障碍的定义和流行病学；掌握言语障碍、语言障碍的类型和表现；熟悉言语障碍、语言障碍、吞咽障碍的治疗方法。

38.1　概　述

　　人类沟通交流需要两个层面，信息的发送者及信息的接收者，信息包括说话、文字、手势动作等言语和语言方式，正确完整的沟通则是发送者和接收者对信息的传递与接收完全无误。当其中一方存在沟通问题或障碍，可能是说话不清楚或不完整，导致信息传递有误差，接收者无法完整、准确听懂信息，无法理解信息内容，则形成沟通障碍（communicative disorders），即听力、言语、语言、吞咽障碍，后三者即言语语言病理（speech language pathology）障碍。沟通障碍发生率较高，依据学者推测，沟通障碍发生率在美国人口中为 17%，其中听觉障碍者占 11%、语言言语障碍者占 6%、吞咽障碍者占 3%。沟通障碍会随着年龄、性别不同，表现出不同的语言障碍，也会与患者所患的疾病或残疾有关；沟通障碍可以发生在人生的各个阶段，通常在儿童、老人、残疾者之中发生率更高。许多因素会造成言语、语言、吞咽障碍，如相关器官结构生理受损、疾病、遗传、认知、学习、环境、发展性或老化等因素，都可能造成这类障碍。

　　言语语言病理障碍与一般的沟通差异（communicative differences）有着明显区别，言语语言病理障碍会显著影响人与人之间的沟通交流，可能是言语不清楚（语音、声音、流畅度不佳或言语系统动作障碍）、无法言语（运动性言语障碍、失语症、痴呆等）、语言表达不完整，或用字、语句、阅读、书写错误，或不能书写（语言障碍、语言发展迟缓、失语症、痴呆等）、语言使用不当（语用障碍、孤独症）。而言语语言因不同的环境或学习经历，可能存在个体差异，但通常不会影响沟通内容的表达与理解，只是在说话者口音、乡音、语气、外语学习方面有表达差异而已。

　　言语系统包括呼吸、发声、共鸣、构音、神经、听觉等系统，前四种是说话声道（vocal tract）重要的系统，说话动作在此基础上相互协调、互补、并且快速运作，言语动作及部位需精确、快速、稳定、一步到位，才具可辨识性（recognition）与可理解性（comprehensibility）。言语需具备两方面要求：①语音层面，例如语系的元音、辅音、声调、语调、节奏、语音强弱等，言语多变性可凸显说话者的重点、情绪、感情、语气；②言语是精细动作的组合，其动作表现与一般身体肢体动作不同，言语动作的强度、幅度、速度、精细性都要求更高。一般言语动作要通过大量练习才能熟练，反映在其声音、流畅度、言语共鸣、语音产出的正确性。幼儿言语通常不如儿童、成人的言语准确，言语残疾者则更不清晰。

　　先天、后天或发育性因素的影响，如遗传、发育、言语或语言器官异常或受损、疾病、创伤、颅脑损伤、心智、学习、老化、中毒、环境因素等,会造成言语系统受损、语言形式和内容的表达有错误、吞咽系统或器官受损,从而导致言语、语言或吞咽障碍。言语语言病理学障碍的严重程度不一致,由轻微的咬字不清(语音错误)至无法言语或重度语言障碍(语言障碍、失语症、智力障碍、运动性言语障碍等),轻微的进食困难到无法进食的吞咽障碍。言语语言障碍需经专业的言语治疗师(speech therapist,ST)或言语语言病理学家(speech and language pathologist,SLP)的评估、干预和治疗,而治疗方法及效果与障碍的类型、严重性、治疗师专业专长和经验有关。

临床上,言语障碍主要包括音韵障碍、构音障碍、语畅障碍(口吃)、嗓音障碍、共鸣障碍、运动性言语障碍;语言障碍主要包括失语症、儿童语言发展迟缓;还有吞咽障碍。各类障碍的特点与定义、类型、病因、评估方法及相关康复治疗方法详述如下。

(王南梅)

38.2　言语障碍

38.2.1　音韵障碍与构音障碍

1.定义

正确使用言语语音才能清楚表达信息。语音知识、语音产生与语音之间相结合规则的知识,称为音韵学(phonology)。通过口腔内外神经肌肉的动作协调产生言语,从而正确说出语音、词汇或句子的知识,称为构音学(articulation)。音韵与字中语音分类及特色有关,如中文字"好"读音是 hǎo,有三个语音——声母 h、韵母 ao、声调为上声(三声);词汇"好马"读音是 hǎo mǎ,有 2 个声母 h 与 m,2 个韵母 ao 和 a、2 个声调均为上声(三声);外加调律。以及高低抑扬起伏。而音韵障碍是语音发音或语音结合规则的错误,例如 hǎo 念成 gǎo 等。

2.病因

目前这两种障碍合并称为语音异常(speech sound disorders,SSDS),传统分类将音韵障碍归属于功能性障碍、发展性音韵异常、原发性语音障碍、不明原因性构音障碍;构音障碍属于器质性障碍,病因为发音器官(唇、舌、颚、鼻咽)结构与生理异常、相关遗传性疾病,如唐氏综合征、听力障碍、神经性运动疾病造成的构音障碍及言语失用症等。学者Shriberg进一步将其分为八个亚型:言语迟缓-基因性,言语迟缓-中耳炎积水,言语迟缓-发展性社会心理因素,运动言语异常-言语失用症,运动言语异常-构音障碍,运动言语异常-其他,语音错误-齿擦音,语音错误-卷舌音。

3.汉语语音分类及特色

汉语语音分成声母、韵母、声调、语句的调律,对儿童而言,语音的发展是有一定阶段,例如前期语音发展以元音为主,早期容易发出的是辅音及部分调律,2～5 岁是汉语声母的主要发展阶段包括完整的韵母、声调、大部分的辅音及调律等。表 38-1 为声母发音位置与发音方法对应表。

表 38-1　声母发音位置与发音方法对应表

发音部位			发音方法						
			塞音		塞擦音		擦音	鼻音	边音
			不送气	送气	不送气	送气			
上唇	下唇	双唇音	b	p				m	
上齿	下齿	唇齿音					f		
上齿背	舌尖	舌尖前音			z	c	s		
上牙龈		舌尖音	d	t				n	l
硬腭	舌尖后	舌尖后音			zh	ch	sh／r		
	舌面	舌面音			j	q	x		
软腭	舌根	舌根音	g	k			h		

常见的汉语音韵历程（phonological process）错误，主要为替代历程（substitution process），即由简单语音取代复杂的音。

（1）发音位置替代：后置音化（胖嘟嘟→胖姑姑、飞机→背机）、前置音化（公公→咚咚、功课→东特）、双唇音替代（放开→棒开、窗户→框户）等。

（2）发音方法替代：塞音化（毛线→毛便、考试→讨字）、擦音替代（早早→草草、姐姐→鞋鞋）、不送气音替代（跑跑→宝宝、跳舞→调舞）、边音替代（牛奶→流奶）等。

构音障碍语音错误的传统分类包括：替代音错误（由另一个语音替代之，如流/牛、保/跑、昨/左）、省略音错误（语音省略，如：会→为、跳→要）、歪曲语音错误（因语音特质无法正确发出，显得扭曲含糊）。

4. 评估

语音错误的评估包括患者身体或疾病的数据、听力筛查、非正式语音筛查、口腔脸部结构与动作功能检查、患者所在年龄阶段的词汇及语句测验、患者所在年龄阶段的语言样本收集与错误语音的分析（包括错误语音数量计算、错误语音的特色与类型、语音错误规则分析、整体语音清晰度评分）等；正式语音库测验及语音可变性测试是检测患者是否有改善错误语音的潜力等。言语治疗师可通过专业的评估对患者的语音特点和错误进行听觉判断与记录。幼儿的语音错误还需考虑年龄因素，因为语音错误涉及儿童发育阶段。评估可适当录音或录像制作语音样本，以备后续反复聆听。

5. 康复治疗

语音数据搜集及分析后，确定为音韵障碍与构音障碍，则应进行康复治疗。治疗中先选择目标语音，为简单或是复杂性语音，言语治疗师会根据经验来判断。常见治疗策略归类如下。

（1）由下而上的训练模式：由单一错误语音训练开始，按照字、词汇、语句、对话等顺序，逐渐加重语音结构复杂性，经由发音动作及听觉反馈进行大量的语音发音训练。

（2）语言融合训练模式：在游戏、看图说话、对话等语言情境中，通过提高语言能力进行错误语音的修正。这个模式比较适合错误语音轻微或已经恢复到一定阶段的语音错误的患者。

(3)音韵本位模式：应用多的是 Hodson 与 Paden 提出的循环模式(cycles approach)，以 60 min、30 min、20 min 的时间订出三个阶段练习，以音韵历程项目进行阶段训练。此模式对严重型语音错误的情况有帮助，可在一定时间内处理相当多的语音错误。

(4)复杂模式：选择最复杂的错误语音开始修正，可逐渐类化(转化)至其他未经训练过的错误语音。此法的疗效具有循证医学证据。

(5)神经性言语动作障碍训练法(请参阅本章节运动性言语障碍治疗)。

制订训练模式与策略需考虑患者年龄、兴趣爱好、背景、耐受度，儿童患者尽量以轻松愉快的方式进行，大量练习需使用行为改变技术，例如正确语音刺激、患者语音表现、增强修正语音、削弱错误语音等行为模式进行。错误语音修正需大量重复训练，家庭支持与后续的练习相当重要。目前已开发多项数字语音训练软件协助家庭延续训练，未来智能科技在此可扮演重要的角色，需通过言语治疗师专业的协助来使用，方能事半功倍。

38.2.2　语畅障碍(口吃)

1.定义

语畅障碍又称流畅障碍(fluency disorders)，即一般所指的口吃(stuttering)、说话结巴(stammering)。美国听语学会(ASHA)关于口吃的定义为会影响说话者的言语流畅性，常发生于儿童期，但仅部分儿童口吃会持续至成人。对口吃者而言，不流畅言语沟通会影响其生活质量，有些口吃者为逃避困难会绕道表达(使用其他字词替代)，反而使沟通更加困难。

口吃主要核心行为(主要表现)包括字音、字词重复、语音拖长、发声困难、气流中断，口吃者是无法控制这些行为；次要/附属行为包括身体多余动作，如眨眼、耸肩、脸部颤抖等怪异表情或换字、说话挣扎等状态；口吃者心理反应包括害怕、紧张、焦虑等负面情绪。

口吃发生率为 4.5%～5%，发生率与年龄成反比，如幼儿园儿童约 2.4%，就学后约为 1%，青少年到成人又逐渐下降至 1%以下。口吃者的性别比为男：女为(2.3～3)∶1。幼儿口吃的发生率远高于成人，但是自然恢复(不需要治疗)率也较高，一般可达 75%以上。

2.病因

口吃的病因仍未完全确定，Guitar 等研究显示其与生理结构因素和发展性、环境、学习因素有关。

(1)生理结构因素：口吃与遗传有关，即家族史，遗传基因研究发现口吃与 1、7、9、12、13、15、16、18 号等染色体异常有关；右脑优势及左脑处理语言言语能力不足；听觉反应与口语动作控制能力异常；语言学习、情绪与焦虑反应异常。

(2)发展性、环境、学习因素：口吃儿童在发育过程有许多能力发育迟缓，当然言语流畅度也有问题；环境因素则可能是双亲照顾者过于严格、完美主义，对幼儿的要求过度会导致其言语不流畅；语言或言语发展环境不佳、儿童生活不稳定(搬家，照顾者换人，家人生病、离异、死亡等)；学习因素则是指家人不当的引导，导致错误的发音方式，致使发音系统不顺畅,从而导致习惯性口吃。

3.分类与表现

口吃是一个多向度的现象,杨淑兰认为判定口吃现象应以发生的不流畅类型作为指标,国外资料显示口吃者说话不流畅有多项表现。

Manning将口语不流畅区分为两类:①口吃(stuttering)即是典型的不流畅表现。②非口吃性不流畅及亚型/非典型的流畅异常(atypical fluency problem),包括神经性口吃或心理性口吃。口吃式的不流畅(stuttering-like disfluency, SLD)是一种计算指标,正常儿童有发展性,不流畅情形会随着成长而减少,但口吃患者发音不流畅的现象并不会随年龄增长而减少,反而会日益显著。

口吃患者除说话时结巴外,尚包含核心行为(core behaviors)、附属/次要行为(accessory behaviors)和口吃心理反应(affective reactions)。评估口吃者除评估其说话的不流畅的程度外,还需要考虑其附属的行为表现。

4.评估

评估要排除非典型的流畅问题,如心理性口吃、神经性口吃或其他痉挛性发声障碍等,确认是典型的不流畅——口吃,则进入评估与诊断。

评估步骤可包括患者基本数据搜集、相关口吃测验工具的使用、各种说话情境下语言样本搜集、语言样本分析,目前较常使用的标准化工具有繁体中译版《口吃严重度评估工具》(第4版)(SSI-4),可对无法阅读幼儿与可阅读儿童(3年级以上儿童或成人)进行评估。评估项目包含口吃频率、口吃持续时长、可观察到生理动作、说话的自然度和患者自我报告,并附有计算机软件计算口吃百分比。

幼儿施测前先分成无法阅读者与可阅读者,通过对话话题、看图说话、增加说话压力,例如打断或不同意等方式,观察记录并计算口吃的表现、频率、口吃事件的平均时间、附属动作、说话自然度评分或口吃者自我说明说话的困难处等以了解患者内心感受。

5.康复治疗

口吃的治疗对象按年龄可分为幼儿、儿童、青少年、成年。幼儿口吃治疗又分成直接治疗和间接治疗,直接治疗方法是家长陪着口吃幼儿通过以有趣的活动教导流畅度的技术,通常使用慢速、轻松的说话方式,尽量给予支持与鼓励;间接治疗法则是教导口吃幼儿家长在家中如何以轻松缓慢的说话模式与幼儿对话。目前澳洲悉尼大学的Lidcombe训练(Lidcombe program)是具有循证医学证据推荐的幼儿治疗法。

儿童、青少年与成人口吃治疗策略需要考虑口吃造成的负面情绪反应,修正口吃治疗技术有流畅塑造法与口吃修正法。流畅塑造法强调放慢说话速度,即将言语拉长,可有效减少与减轻口吃,不仅能改善说话速度,也可改变口吃的发生,使肌肉的张力降低。将构音器官轻轻接触(light articulatory contact)和轻松发声起始(gently voicing onsets),都可减少构音/发音器官的紧张性、压力,使口吃者能轻松发声或发音。口吃修正法则是教导口吃者对口吃保持平静,避免用力或挣扎。Van Riper提出三项步骤,即取消(cancellation)、拉出(pull-out)、心理准备(preparatory sets)。取消是发生口吃时继续说完口吃字词,之后暂停数秒,再调整发声方式重新说出流畅的字词;拉出是停止口吃状态,口吃当下重新使用缓慢、夸张的口腔动作说出流畅言语;心理准备即是预期会有口吃发生时,先行准备好新的策略来说出流畅的言语。

循证医学证据显示口吃的早期诊断与治疗会有好的疗效;早诊断、早治疗对学前儿童口吃者 91% 有效果,对学龄儿童治愈率平均为 61%,对成人口吃者则治愈率为 60%~80%。

38.2.3　嗓音障碍与共鸣障碍

1. 定义

言语是人类独特的表现,嗓音是主要的表达方式,可反应性别、年龄、情绪、个人风格、身体状况等。嗓音可表现于说话、歌唱、表演、情绪,也与地理环境、文化、语言、方言等有关。声学分析主要包括音高/频率、音量/振幅、音质/信噪比、共鸣性/鼻音与口音特质分析。共鸣以声音信号经由咽腔、鼻腔、口腔共振产生。发声管道的三个腔室是声学的共振器,说话时随着语音改变这三个腔室会跟着调整形状及大小,其中腭咽机制在言语及吞咽时发挥重要开关连接作用,这样能正确发出口压语音(p、t)或鼻音(m、n),也让食物在吞咽时能顺利完成。

发声管道中呼吸、发声、共鸣系统的异常会造成嗓音障碍或共鸣障碍,即嘴唇发出的声音信号与其年龄、性别、文化与环境不相适应且干扰正常的沟通。

2. 分类、病因与表现

嗓音障碍按《嗓音障碍分类手册》(Verdolini 等,2006)分为 7 种:①与发声有关的喉部问题;②发炎;③创伤或受伤;④系统性疾病;⑤非喉部的呼吸和/或消化道疾病;⑥精神心理上的疾病;⑦神经性疾病。临床上,嗓音问题常分为两大类:第一种是器质性(organic)嗓音障碍,是由喉部或声道功能改变引起的结构异常。其包含影响声带功能的器质性改变和影响声音机制的物理变化。例如囊肿或声带沟等喉部结构老化;涉及中枢或周边神经系统的神经系统疾病,影响喉部支配而影响发声的功能机制,例如原发性嗓音颤抖(essential vocal tremor)、痉挛性发声障碍(spasmodic dysphonia)或声带麻痹(paralysis of vocal folds)等。第二种是功能性(functional)嗓音障碍,指患者的语音生理结构正常,但出现不正确或低效率使用发声机能,导致功能性嗓音障碍。例如复声和假声带发声障碍;喉部肌张力过度使用而导致的良性病理变化,例如声带小结、声带息肉和喉炎等。其中肌肉紧张性嗓音异常(muscle tension dysphonia)是一种在成人及儿童常见的功能性嗓音障碍,也是嗓音机能过度使用(vocal hyperfunction)常见的表现方式;心因性嗓音障碍(phychogenic voice disorders)通常是儿童及成人经历过重大的情感创伤或冲突,导致完全失声,这常被称作转化性失声(conversion aphonia)。

嗓音障碍,包括嗓音音高单调、不适当、破裂;音量单调、不恰当(过小、过大、无法控制)、音质稍哑、声音粗糙、气息音、颤抖、发声紧张、清喉咙过度、喘鸣、失声等各类现象。共鸣异常则可能表现为鼻音过重、不足、不适当、鼻漏气、气息声等。

3. 评估

嗓音障碍患者常用的评定方法很多,较常使用的方法是言语治疗师专业听觉评估及观察、通过仪器进行较客观的声学分析、声道气流分析、各类喉内视镜的声带动态检查及患者自我生活质量评估。

日本声音医学会 1980 年提出嗓音听感知评估表(GRBAS),根据嗓音的整体严重度(overall grade degree,G)、粗糙度(rough,R)、气息音(breath,B)、无力音(asthenia,A)、紧张度(strained,S)等参数,以 0~3 分的四点量表计分法计分。而美国听语学会 2006 年嗓音专业委员会制订的嗓音听知觉评估正式版 CAPE-V(consensus auditory - perceptual evaluation of voice),则以类似项目(整体严重性、粗糙度、气息音程度、紧张度、音高、响度等),以声音样本(韵母发声、句子、叙述等方式)进行 1~100 分评分,分数越高越严重。

嗓音障碍指数量表(voice handicap index,VHI)是另一项重要的患者自我评估工具该量表评估嗓音障碍影响生活的质量,包括情绪、功能和身体三类项目,共计 30 个题目,由患者自我评估嗓音障碍影响,此测验以五等量分数计分。

针对喉部结构、生理、功能的仪器检查,包括前述声学仪器(以分析嗓音声学参数)、发声气流分析仪(分析声带振动气体动力学参数),以及分析发声肌肉动作的喉肌电图分析;各类喉内视镜则以视频评估声带振动。言语治疗师在嗓音障碍评估方面常使用听觉评估及声学分析,而嗓音障碍的听知觉评估需要经由大量的听觉训练方可执行。

共鸣障碍评估可使用语音样本以听觉评估侦测患者的鼻漏气及鼻音过度/不足的程度,而进阶鼻咽镜检查、腭咽功能 X 线影像学检查更能提供客观、多角度的腭咽结构及功能检测。

4.康复治疗

嗓音障碍的干预是高度个性化的,遇到复杂的患者更需要嗓音医疗团队共同处理,治疗计划根据评估的结果来制订,一般分成以下步骤。①临床处理:例如喉科医师的手术、药物、填充物、注射等;②嗓音误用/滥用造成发声功能受损:言语治疗师可通过嗓音保健观念建立及嗓音重建的各类发声行为治疗法进行;③嗓音循证基础训练法:包括 Stemple 等人提出的嗓音功能训练法(vocal function exercise)平衡发声各系统步骤以强化发声的效率,Verdolini 等人提出的共鸣法(Lessac-Madsen resonant voice therapy,LMRVT)利用口鼻前区共振方法发声以减轻喉部用力度,Lorraine 等人提出励-协夫曼嗓音训练法(Lee Silverman voice treatment,LSVT)针对帕金森患者的嗓音障碍等;④心理性或压力造成心因性嗓音障碍可通过心理辅导和嗓音行为疗法来治疗。

38.2.4 运动性言语障碍

1.定义与病因

运动性言语障碍是指由于神经系统疾病或损伤造成的说话不清晰的言语障碍,包括严重的语音错误、声音沙哑、共鸣或呼吸等多种问题,属于言语整体系统障碍而非单一的语音错误或构音障碍。言语/说话属于一系列动作系统,如呼吸、发声、共鸣、构音等快速、精致、正确、协调性的动作。言语动作需要经过动作计划、程序化、神经性肌肉的控制或执行。而受损言语系统动作控制则产生不正确、清晰度降低的言语,甚至无法言语。运动性言语障碍分成两大类:神经性言语障碍(dysarthria)和言语失用症(verbal apraxia)。神经性言语障碍是执行说话动作的神经肌肉失常造成的问题;言语失用症则是言语的动作程序规划的障碍、说话意志与动作的脱节。Duffy(2005)等研究观察统计显示,神经性言语障碍占 54%,言语失用症占 4%;而神经性言语障碍中运动性言语障碍占 92%,言语失用症仅占 8%。

言语产生的过程极为复杂，由记忆中提取动作计划/编码、动作排序、发送至大脑动作控制区，由言语中枢与周边神经精准、快速传至言语系统的动作肌肉群，而传递过程的神经信号会被调控，以确保言语肌肉动作力度、幅度、速度、流畅、正确和稳定。正常的言语动作是精确、快速且高效能，这涉及脑部许多区块参与、脑部回路系统反馈与微调、言语中枢与周边神经等。

造成运动性言语障碍可能是神经性疾病、退化行疾病、脑血管疾病、脑损伤、脑肿瘤等。常见的疾病包括脑瘫、帕金森病、小脑病变与退化、进行性延髓麻痹、肌肉萎缩等。

2. 分类与表现

(1)迟缓型：声音表现为息声、音调单一、鼻音过重、短语句、语音不清楚。

(2)痉挛型：说话费力、声音拖长、声音不自然中断、音调与音量急剧变化、嗓音粗糙、发音费力、元音和辅音歪曲、鼻音过重等。

(3)失调型：初始发音困难、声音大、重音和语调异常、语音错误等。

(4)运动过强型：辅音歪曲、语音强弱异常、语调单一、发声费力、说话速度异常。

(5)运动过弱型：嗓音粗糙、气息声、沙哑、音调单一、语速过快、语音不正确等。

(6)混合型：嗓音异常单调、语音错误、鼻音过重、语调单一等。

3. 评估

运动性言语障碍的评估不仅涉及言语生理机制，还涉及整体的言语功能；包括言语障碍的病理损伤(impairment)、功能障碍、能力不足(disability)、生活限制(limitation)各个层面。临床上，运动性言语障碍的核心评估有以下三种。

(1)言语生理机制评估：检查言语运动四个次级系统(即呼吸、发声、共鸣、构音系统)的结构与功能是否正常。

(2)语音感知觉的评估：主要评估语音的清晰度，从患者说话的语音及声音等信号来判断语言的可理解程度。

(3)言语沟通功能的评估：评估指标包括口语使用量、言语可理解程度、说话速度、沟通能力等。

评估项目可分成语言性项目和非语言性项目。语言性项目只评估测验刺激项目具有语言性质、语音形式、语法及语意的刺激材料；非语言性评估项目则是使用动作，如口腔唇舌轮替动作(DDK)或是生理功能检查，如口内压力、肺活量、舌头运动、发声等。

4. 康复治疗

儿童或成人运动性言语障碍的治疗基本原则包括：①尽量恢复失去的言语功能；②若无法恢复可使用补偿性原则；③对失去功能进行调整。成人后天性运动言语障碍，如神经性言语障碍或失用症，是有可能完全恢复的，特别是轻度脑卒中的患者。但后天障碍的患者有严重疾病影响或先天的脑瘫儿童可考虑对失去言语功能进行补偿的方法，如使用沟通辅具来取代无法恢复的口语能力，而对许多退化性疾病(如肌萎缩性脊髓侧索硬化症、肌肉萎缩、帕金森病)患者则需根据疾病严重程度，进行阶段性口语沟通功能的调整。

38.3　语言障碍

38.3.1　语言发育迟缓

1.定义

语言发育迟缓是指儿童在语言发展中语言的形式、内容、使用,无论在语言理解、表达或使用方面,较同龄者有明显偏差或迟缓现象。Owen 等学者将造成语言发育迟缓的因素分成下列八个类型,主要为非言语语言等器官受损所造成的语言异常,如听力障碍、唇腭裂、颅脑病变。

2.病因与表现

(1)心智障碍/智能障碍:心智障碍儿童在沟通上有很大的差异,例如唐氏综合征在语言沟通领域发展上有中度到重度的迟缓。约半数以上的心智障碍患儿的语言理解与/或表达能力低于其认知程度。

(2)学习障碍:泛指个体在听、说、读、写、推理或数学能力等方面知识的获取与运用上有显著困难的症候群,是一种学习困难。学习障碍儿童的语言表现,无论是说与写通常都受到影响。他们在交谈对话与使用语言形式及内容上有困难,学习词汇与复杂语句、口语沟通有困难及迟缓。

(3)特定型语言障碍(specific language impairment,SLI):这类儿童无明显身体结构、生理、智能或知觉病因,其非口语智能正常,但语言表现分数低于非口语智力表现。其语言表现包括无法学习语言的规则、无法依据语言情境表达、无法扩充词汇量。

(4)泛孤独症(autism spectrum disorder,ASD):表现为社交沟通与互动的问题,局限性与重复性的行为模式、兴趣或活动,早期即可出现,而后期因环境或社会互动要求更为明显;这些症状限制日常生活活动能力。患儿会有语言及沟通发展迟缓、鹦鹉式仿说现象,缺乏相互交流,会出现答非所问、音调单一、语调和节律缺乏变化、缺乏情绪的表达。严重的儿童则无口语交流。

(5)颅脑损伤:指脑部功能缺损,其中以创伤性颅脑损伤(traumatic brain injury,TBI)常见,这类患者会出现认知缺陷及语言问题。虽然康复效果良好,但语言问题仍存在。重度脑损伤后认知及语言问题明显,无法聚焦对话的重点。一般来说,其语言形式方面相对影响不大,但理解高层次的语言能力下降,如象征性语言及多义字及词汇的提取仍有问题。

(6)忽视与虐待:由于儿童在成长发育中受到忽视与虐待,儿童学习语言的社会环境,尤其是家庭环境被剥夺。其语言表现在各个层面都受到影响,尤其是严重的语用问题。患儿缺乏对话技巧、很少主动提供语言信息或分享,其语句与对话能力均受限。

(7)胎儿酒精症候群与药物暴露:对于胎儿酒精症候群(fetal alcohol syndrome,FAS),酒精会破坏脑重要信号分子活化,干扰胎儿发展,影响其整体发育;而药物影响会改变胎儿神经化学运作。其语言特色是明显的语言发育迟缓、鹦鹉式仿说及理解困难,甚至语用困难,可能继续影响上学后的阅读及学习成绩。

(8)其他类型的儿童语言障碍：如非特定型语言障碍(nonspecific language impairment,NLI)、迟语(late talker)、儿童期精神分裂症(childhood schizophrenia)、选择性缄默症(selective mutism,SM)、中耳炎及人工耳蜗等。

3.评估

语言能力的评估一般可分为三个部分：第一，语言行为观察(语言形式与内容、对话技巧、语言使用)；第二，语言样本取得与分析；第三，适龄儿童语言测验。这三个部分需要结合运用以获得儿童语言的多样化。以下提供现阶段国内常用的两个儿童语言测验。

(1)皮博迪图片词汇测验(Peabody picture vocabulary test)：此检查简便易操作，评估 2.5 岁幼儿至 18 岁青少年的词汇能力，可预测智力水平。测验由 120 张图片组成，每张图片上有 4 幅不同的画，每组图按所表达的词义由易到难排列。此测验结果并不全面反映智力水平，主要侧重语言智力。

(2)S-S 语言发育迟缓评价法(sign-significant relations)：此检查由三个方面组成，即符号形式-指示内容的关系、基础性过程、交流态度。本法适用于 1.5 岁至 6.5 岁儿童，不适合听力障碍引起的语言障碍者。

4.康复治疗

根据儿童的年龄与功能程度制订相应的训练内容。早期干预可带来正面的帮助，尤其是心智障碍即孤独症障碍儿童。训练开始以建立符号为主的沟通技巧与提升认知能力为目标，例如肢体动作模仿、对手势表达物品名称的理解指认。治疗师需要训练儿童父母参与训练。治疗原则以语言发育状况为训练的出发点，强调儿童的听、说、读、写等语言使用能力，含对话、叙事及说明。利用情境制造功能语言行为目标，由浅显易懂、结构完整的词汇、语句提供儿童学习、使用多重口语及非口语策略，诱发、修正儿童的语言，且提供运用语言完成沟通需求练习的机会。

(1)聚焦刺激法：提供儿童语言目标多刺激、重复性的刺激，以提高听觉、视觉、触觉注意力与记忆训练。

(2)语用目标的沟通交流学习：对有社交性语用问题的儿童(孤独症等)，使用日常生活交流情境来诱发儿童参与回答问题，通过交流活动技巧或学习语言对话等语用能力的训练可以让语言发展迟缓儿童产生有用的语言。对能力较差的儿童，通过游戏完成语言训练，或在日常活动中用提问或回答、角色互换游戏来提升其语言能力。

(3)环境导向的口语表达与对话训练：通过对话交流完成信息传递、想法互换，交流训练需要情境-语言使用环境，而根据儿童语言发育的水平，选用合适的语言目标进行训练。语言训练场所不受限，可在家中、幼儿园或学校等。训练的方式以询问、答案提示、对话为主，而非仅仿说。

(4)行为学派学习模式：无论哪个阶段、层面的语言问题，训练模式以示范、提示、响应、增强等方式进行，让语言学习成为快乐的活动，随时提供正确反应认可、口语奖励以扩增儿童的响应。将治疗室学习的语言目标类化(运用)到生活情境更为重要。

儿童语言发育迟缓的干预根据儿童的年龄与功能程度的不同而不同，早期干预效果已经建立，但是语言康复是终生的需求，幼儿、儿童语言能力需要持续关注，适时提供必要的训练与支持。

38.3.2 失语症

1. 定义与病因

失语症是指由脑部受损引起的语言功能丧失或受损,可能会影响听、说、读、写以及特定的语言功能。如命名能力或相关语言功能,具体如算数、打手势、告诉时间、解释环境的声音(如狗吠)等。失语症是属于多重症状的综合征候群。常见的问题是语言听理解和表达,文字、数字或他类符号辨识和书写等障碍。病因包括脑血管病变、脑外伤、脑肿瘤、感染等,而脑血管疾病是最常见的病因。

2. 表现

(1)听理解障碍:听理解是语言符号译码过程,此功能的损伤是失语症患者常见症状。听觉理解障碍与文字检索(word retrieval)困难,包括口语或书面语听理解困难。失语症患者的听力、视力正常,但是语言理解方面有障碍。他们的困难在于解释输入信息符号能力包括字词意义、语句理解、篇章文意的理解等问题。若是文字层面则涉及文字、文意的理解困难,从而造成阅读障碍。

(2)主语表达障碍:语言表达损伤包括词汇量降低、漏字、缀语、固着性说话、说话拖延、减少或过度说话的现象,有时有超速或过度流畅或语无伦次、不知所言的口语表达现象。若是文字部分则涉及用字、文意、语句文法及篇章段落等书写困难。

3. 分类

失语症根据患者的语言表现,可分成流畅性失语症(感觉性、命名性、传导性、经皮质感觉性共四类)、非流畅性失语症(运动性、经皮质运动性、混合型共三类)、其他类型失语症(如失读、失写、纯词聋等)。

(1)感觉性失语:说话快速流利,但语言内容可能显得杂乱、无头绪、语无伦次或令人难以理解,听觉能力正常,但因听不懂他人的话语,语言流畅却有显著的听理解障碍。

(2)命名性失语:言语能力正常,找词困难;说话或书写有命名不能的问题,听理解也受影响。

(3)传导性失语症:言语表达快速与丰富,但复述、重复他人的语言、命名有困难,有词汇或文字使用不当、语音错误等现象。

(4)经皮质感觉性失语:此种类型较少见,表现为语言表达流畅但口语错误、字词替换名词有困难且命名有困难、听理解能力不佳。或许患者有鹦鹉式说话的特色,因为其口语重复功能未受损。

(5)运动性失语症:左侧大脑额叶布洛卡区受损,语句的词汇及文法能力不佳、命名困难、语音错误、言语及书写有困难,仿说也有困难。听理解较少受损,主要是言语语言表达障碍。

(6)经皮质运动性失语:包括启动言语或书写困难、说话及对话有障碍、仿说能力佳、听理解轻度受损。

(7)混合型失语症:语言功能各个方面受到严重损害,无任何语言,理解力丧失,是最严重的失语症。

4. 评估

评估失语症包括五个关键方面(听理解、口语表达、阅读、书写及物体和图像的识别)的损伤及损伤程度,需要进行一系列的评估,非正式评估有床边探访与观察语言表现记录(观察与记录导向);正式评估有听、说、读、写、计算等测验(具有测验特色的正式评估方法),以及失语症患者功能性评估(社交沟通导向)。常见失语症测验如下。

(1)波士顿诊断性失语症检查(Boston diagnostic aphasia examination,BDAE):此检查是目前英语国家普遍应用的标准化失语症检查。此检查由 27 个分测验组成,分为五个大项目:会话、自发性言语、听觉理解、口语表达、阅读理解及书写层面。

(2)西方失语评定量表(Western aphasia battery,WAB):此检查是简易版的波士顿失语症检查,检查时间大约 1h,该测验提供一个失语商数(AQ)总分,可分辨是否属于正常或异常语言,可了解大脑的阅读、书写、运用、结构、计算、推理等功能,也可了解大脑认知功能,并可区分一些失语症类型。

(3)汉语标准失语症检查(standard language test of aphasia,SLTA):此检查包括两部分内容,第一部分是了解言语的一般情况;第二部分评估听理解、复述、说话、朗读、阅读理解、抄写、描写、听写和计算能力。

(4)汉语失语症检查(aphasia battery of Chinese,ABC):此检查是参考西方失语症评定量表并结合国情编制的。ABC 包括会话、听理解、复述、命名、阅读、书写、结构与视觉空间、运用和计算、失语症总结十大部分,1988 年开始用于临床。

5. 康复治疗

(1)认知神经心理学法:是直接针对损伤的治疗伴随其他整体交流水平的心理学疗法,还需要支持处理失语症患者和看护者的心理和社会心理方面的问题,含启动、再学习、大脑功能的重组、认知中继、替代、补偿等策略。

(2)Schuell 刺激促进法:利用强度听觉刺激、适当语言刺激、多途径的语言刺激,反复利用感觉刺激,并利用刺激引出反应,正确反应强化并矫正刺激;通过"刺激—产生反应—进一步刺激",形成反馈回路。

(3)功能重组法:通过对语言功能系统残存功能重新组织或加上新的成分,通过对被抑制的通路和其他通路的训练使功能重新组合、开发,以达语言运用的目的。强调高度意识化的一般策略的训练,利用外部功能代替受损功能,意识化在反复运用中渐渐内化、自动化。

(4)交流辅助替代系统:提供沟通辅助的系统,利用残存的沟通能力替代或补偿患者语言及言语限制,发展出新的沟通交流技能。

(5)沟通功能导向的小组治疗:强调沟通交流功能性,在日常活动中学习。

38.4　吞咽障碍

1. 定义

吞咽障碍是指由于下颌、双唇、舌、软腭、咽喉、食管等器官结构和(或)功能受损,因而不能安全有效地把食物输送到胃内的过程;广义的吞咽障碍概念应包含认知和精神心理等方面的问题引起的行为异常导致的吞咽和进食问题,即摄食-吞咽障碍。进食是健康的基础,没有足够的营养,人无法生存。吞咽与有效的食物摄取有着医疗及心理社会层面的意义,儿童与成人都可能发生吞咽问题。而吞咽障碍引起的呛咳可能导致异物吸入肺部及呼吸系统疾病,如肺炎;吞咽功能不足也可能导致胃食道逆流,咽下的食物或胃酸回流到食道。吃东西是日常生活的重要活动也是社交活动。儿童喂食不佳可能造成亲子关系紧张,老人的吞咽困难可能造成人际关系疏离、焦虑、情绪低落而影响生活质量。

正常吞咽由四个阶段快速(约20s)完成:①口腔准备期:吃东西时将食物或饮料放入口中,闭唇,舌头形成杯状将食物变成食团,口内的腭、舌头、牙齿、双颊各自发挥对食团的功能,且混合唾液,将食物或液体残留在口腔内;②口腔期:将口内食团由口腔往后运送的阶段;③咽部期:由口腔将食物推向咽部,通过咽部肌肉收缩、喉部向前和向上移动、声带关闭等动作,防止食物进入气管,相关肌肉群运动将食团推入食道;④食道期:食物由食道蠕动将食物推向胃部,是吞咽的最后一个阶段。

吞咽障碍可能发生在任何阶段,也可能发生在数个阶段或全部阶段,包括没有食欲、没办法将食物变成食团、无法送至口腔后方、运送状况不佳或从咽部经由食道至胃部过程受阻等。

2.病因

婴幼儿、儿童、成人、老人都可能发生吞咽障碍,其病因包括先天因素,如脑瘫、吞咽相关结构异常、智力障碍或发育迟缓、孤独症、唇腭裂等结构异常、相关症候群等;后天因素,有脑卒中、头颈部肿瘤、神经性退化性疾病、脊髓损伤、药物、痴呆、抑郁及社会疏离等问题。

3.评估

吞咽障碍的评估需要经过专业训练的医护团队共同参与,言语治疗师在吞咽障碍评估中扮演重要的角色,并提供专业的服务及咨询。

(1)吞咽障碍筛查:对于婴幼儿、成人、老人患者,通过对其吞咽过程的专业观察,以筛查出吞咽障碍的存在及是否需要进一步评估。

(2)病史及吞咽问题:医护团队需根据病史清楚认识患者的相关疾病、治疗情况,观察患者吞咽时的行为与表现,了解其用药、营养状态、有无心理问题等。

(3)临床评估:留意照顾者与患者之间喂食时的互动状况;患者是否清楚与觉醒,一般生活功能含头部与身体姿势、口腔结构与功能、喉部功能等;床边的吞咽检查,以喂食各类食物(稀、稠)来观察/记录患者吞咽的表现。

(4)吞咽仪器的检查:对吞咽障碍种类及严重程度则需依靠专业吞咽团队的成员(医生、护士、言语治疗师、营养师、作业治疗师、胃肠科医师、放射科医师、耳鼻喉科医师等),进行吞咽造影、喉镜评估、超声等仪器检查,对吞咽结构、功能、动作等提供客观检查依据,来制订康复治疗方案。

4.康复治疗

吞咽障碍导致患者在医疗、营养、心理、社会及沟通等方面出现问题,其康复治疗需要专业团队的合作,而言语治疗师通常担任协调者及主要执行者角色。

（1）喂食环境：包括提供舒适、轻松、自然的喂食环境，照顾者态度和气、饮食工具适宜等。

（2）身体姿势及头部摆位：对各类吞咽障碍患者，提供合适的姿势与头部位置，协助患者以轻松正确的方式进食。

（3）食物与饮料的调整：包括食种各类、量、温度要适宜；对于各类因手术、神经疾病患者，其对食物的感觉能力下降，如何将食物放置在口腔内的正确位置及患者对食物的感觉至为重要。

（4）行为吞咽治疗法：言语治疗师在吞咽障碍中扮演重要角色，包括多种增加吞咽结构、功能、动作的技能，治疗师需依照患者的现有的吞咽能力与动作限制反复训练，并随时检测是否改善。

（5）手术和药物治疗：由医师评估患者吞咽障碍以予药物治疗以减轻吞咽的异常；对丧失吞咽器官结构的提供辅具以协助功能完成；通过相关手术来补偿吞咽功能缺失或提供非口腔进食的方法，例如鼻胃管进食。

吞咽治疗的重要目标在于改善患者的饮食状况，避免食物进入肺部。无论儿童、成人、老人，有喂食困难均需经团队评估，及时提供安全的方式进行处理非常关键。

小结

本章介绍了言语语言病理学的基本知识、分类及特点，常见的言语障碍（音韵/构音、口吃、嗓音、运动性言语等）、语言障碍（儿童语言发展弛缓、失语症等）及吞咽障碍的分类、表现、病因、评估和康复方法。

思考题

1. 言语系统包括呼吸、发声、共鸣、构音四个次级系统，请思考每个系统的作用。
2. Schuell 刺激促进法是失语症经典的康复方法，请思考针对每种类型失语症的具体训练方法。
3. 对于吞咽障碍患者，言语治疗师会采用行为吞咽治疗法进行康复训练，请思考具体的操作方法。

（王南梅　何宏祥　李咏雪　谭茗丹）

参考文献

［1］　常静玲.失语的认知神经心理学评估与治疗:临床指南［M］. 北京:北京大学医学出版社,2017.
［2］　汉语失语症康复治疗专家共识组. 汉语失语症康复治疗专家共识［J］. 中华物理医学与康复杂志,2019,41(3):161-169.
［3］　中国吞咽障碍康复评估与治疗专家共识组. 中国吞咽障碍评估与治疗专家共识［J］. 中华物理医学与康复杂志,2017,39(12):881-892.

第 39 章　中国传统康复医学

学习要点

掌握中国传统康复医学的基本概念和定义；了解中国传统康复医学的发展史；熟悉中国传统康复技术的特色和优势；掌握常用中国传统康复技术的作用原理及应用；了解常用的中医康复仪器设备及其作用机制和临床应用。

39.1　概　述

中国传统康复医学（Chinese traditional rehabilitation medicine）是基于中医学理论与传统技法实践经验结合的康复原则、技术和方法，是促进患者病证及功能恢复的临床学科。中国传统康复医学的目标与现代康复医学是一致的，旨在促进、恢复和提高病伤残者的机体功能和潜在能力，立足于身体结构与功能、活动和社会参与能力的整体康复，提高患者的生活自理能力和生存质量，使其重新回归社会。临床上对疾病伴各种功能障碍综合运用现代康复和传统康复技术，以现代科学发展的观点，强调天人合一、动静结合，取得良好的康复疗效。在此基础上发展具有中国特色的现代与传统康复相结合的中西医结合康复疗法，丰富了康复医学的内涵与手段。

中国传统康复医学历史悠久、内容丰富，其理论与技术蕴藏在历代中医临床各科医籍和养生康复典籍之中，随着中医学的发展而不断发展。

先秦、秦、汉时期是中国传统康复医学理论与技术的起源时期。这个时期的《黄帝内经》奠定了中医学的两大哲学基础——阴阳学说和五行学说，在此基础上构建与发展了中国传统康复医学的理论依据与治疗原则。三国时期的名医华佗，创立用于养生康复的"五禽戏"，被认为是中国传统运动疗法的奠基人。

魏晋、隋、唐时期是中国传统康复医学理论与技术的发展期。中医学家在倡导药物康复治疗的同时，发展了许多非药物的康复技术，如针灸、饮食、气功、熨疗、导引、按跷、按摩等，相关康复治疗著作相继出现。晋代皇甫谧所著《针灸甲乙经》是现存最早的针灸疗法专著，隋代巢元方所著的《诸病源候论》记载 200 余种导引运动疗法，并提到康复治疗的适应证和禁忌证，可视为中国第一部康复医学著作。

宋、金、元时期是中国传统康复医学理论与技术的学术繁荣期。官方在这个时期开始设立安济坊、养济院等收治老弱病残者的康复疗养机构。北宋王惟一主持设计制造针灸铜人，著《铜人腧穴针灸图经》，对中医学、康复治疗教学和临床实践指导有着重要的意义。《易筋经》《洗髓经》等，都是养生和导引的专著，丰富了中国传统康复技术和方法。另外，金元四大家对中国传统康复技术的发展做出很大的贡献。

明清时期，中国传统康复医学理论与技术得到进一步深化与普及，出现众多集大成的医学与康复著作。如徐春甫著《古今医统大全》，辑录 230 余部医籍，其中包括中国传统康复治疗理论和方法。杨继洲著《针灸大成》，综合介绍明代之前针灸与部分药物治疗经验。明代李时珍编写的《本草纲目》是世界公认的医药学的伟大著作。明成祖朱棣还在北京兴建安乐堂，是官办的比较完整的康复疗养机构。清代沈子复的《养病庸言》则是清代出版的有关中国传统康复技术的专著，内容丰富。

近现代，如吴尚先著《理瀹骈文》，利用外治法通治内、外诸病，不但广泛吸取前人的外治论述，又收集民间外治法经验。周松龄著《小儿推拿辑要》发展了传统按摩疗法在儿科杂病方面的应用等。

中华人民共和国成立后，党的卫生工作方针提出要"团结中西医"。改革开放以后，卫生工作方针提出"中西医并重"。1982 年通过的《中华人民共和国宪法》中写入"发展现代医药和我国传统医药"，在法律上确定中医学的合法地位。2016 年颁布的《"健康中国2030"规划纲要》，首次提出"大力发展中医非药物疗法""发展中医特色康复服务"，明确要求"到 2030 年，中医药在治未病中的主导作用、在重大疾病治疗中的协同作用、在疾病康复中的核心作用得到充分发挥。"奠定中国传统康复医学在疾病康复中的重要地位。目前，我国的太极拳、针灸、推拿等在康复治疗的显著作用和特色已为世界康复医学界所重视。现代康复医学与中国传统康复医学的交流融合，促进了中国传统康复医学的进步和发展。

39.2　特色与优势

39.2.1　整体康复与辨证康复相结合

整体康复和辨证康复是中医学整体观念和辨证论治在中国传统康复医学中的体现，也是中国传统康复治疗获得良好疗效的关键。在康复过程中，对局部的功能障碍应从整体出发，采取全面的康复措施。强调充分调动内在的机体与脏腑功能，以促进某一外在的功能障碍的康复。

辨证是决定中国传统康复技术选择的前提和依据。通过辨证论治运用合适的传统康复疗法消除造成各种功能障碍的内在原因，体现中医学"治病求本"和整体康复的原则。

39.2.2　养生与康复相结合

注重养生保健是中医学的特色，中医称"治未病"。养生保健与康复的结合，能有效地实现康复的目标。机体的功能障碍可以是现存的，也可以是潜在的。因此，康复技术运用不应局限在功能障碍出现之后，而应当在发病之前或发病过程中就采用，以防止病残的发生，或将病残降低到最低程度；发生病残后，应积极采取康复治疗，预防功能障碍的加重和新的功能障碍的发生。"未病先防""既病防残"和"已残防障"，符合现代康复预防的"三级预防"思想。

许多中国传统康复技术来自中医养生学，如自然康复法中用到的香花、森林、空气、日光、泉水以及声疗等都有良好的作用。许多中国传统康复技术，如针灸、气功、推拿、传统功法、情志、饮食、药物调养等也常用于中医养生。这些技术的优点是既能养生防病，又能用于已病康复和病后养生，即能防、能治、能康、能养。这也是中国传统康复医学的特点之一。

39.2.3　内治与外治结合

中医学在漫长的发展过程中，创造出多种多样的康复治疗和养生的方法。各种方法均具有不同的治疗范围和优势，将这些办法综合运用，发挥各自的优势，以取得较好疗效也是中国传统康复医学的特色之一。

康复治疗的对象主要是功能障碍者、慢性病患者和老年人群等，其病程长，久病必虚，单一的治疗方法难以取得较好的疗效，只有"内外相扶""药食并举"，综合内外治法，充分调动人体自我康复能力，才能取得更好的效果。在康复实践中往往是突出运用外治法，配合使用内治法，重在培补元气，调整脏腑功能，促进功能恢复。在内治方面，首重食治，然后药治。通过调、养、治并举，促使功能障碍者形神功能最大限度地康复。

39.2.4　经济、简易、实用

中国传统康复技术经济方便、容易掌握、适用范围广、不需要复杂的场所和设施就能开展，且疗效独特、确切，又适合我国城乡居民的传统观念和生活习惯，群众容易接受，尤其适宜在老年病康复、慢性病康复、社区康复、家庭康复中推广应用。运用中国传统康复技术以较少的资源投入，达到为更多的康复对象提供基本康复需求的目的，在实现我国"人人享有基本康复服务"的目标过程中，应当大力推广。

总之，中国传统康复医学具有独特的理论基础、实用的技术方法和良好的治疗效果，在康复领域中发挥着重要作用，体现中医学的特色和优势，是适合我国国情的康复治疗方法。将中国传统康复技术与现代康复治疗技术相结合，探索创建传统与现代结合的具有我国特色的康复医学模式具有重要的意义。

39.3　常用中国传统康复技术的作用原理及应用

中国传统康复技术主要有针灸、推拿、拔罐、中药熏洗与熏蒸、传统功法（太极拳、八段锦、五禽戏等）以及药食、情志（心理）和音乐等。

中医学认为，中国传统康复技术的作用机制主要是通过调和阴阳、补虚泻实、疏通经络、活血祛瘀、运行气血、濡养周身等作用促进机体功能的恢复，从而恢复健康。

现代医学研究表明，中国传统康复技术通过多种途径作用于人体，引起人体生理、病理的变化与恢复，从而达到临床康复的目的。在运动系统方面，中国传统康复技术可增强肌力、调节肌张力、改善关节活动度、促进无菌性炎症的吸收、促进关节肌肉骨骼功能的恢复、改善平衡功能；在神经系统方面，中国传统康复技术可调节神经的兴奋性，促进中枢神经和周围神经的修复；在循环系统方面，可改善局部及全身血液循环，促进组织修复，双向调节心率和血压；在呼吸系统方面，可调节支配平滑肌的交感神经和副交感神经状态，改善肺功能和呼吸功能；在消化系统方面，可双向调节胃肠交感神经的兴奋性，缓解胃肠痉挛性疼痛,加快胃肠的蠕动。中国传统康复技术还可通过多种途径调节机体免疫能力和血压、血脂和血糖水平。

39.3.1　针灸

针和灸是两种不同而又相互联系的中国传统康复技术。针刺,是指利用金属针具,通过一定行针手法,刺激人体经络或腧穴,激发经气,调整经络、脏腑功能,达到疾病防治与康复目的的一门技术。灸法,是指将晒干后的艾叶加工成艾炷或艾条,点燃后对人体的经络或腧穴实行热灼或温熏达到预防、治疗与康复目的的一门技术。针灸具有疏通经络、调畅气血运行,濡养周身,扶正祛邪,维持人体阴阳平衡,以保持和促进人体健康的作用。近年来,针灸与现代康复治疗技术联合应用在神经康复、肌肉骨骼康复、心肺康复、老年病康复等领域治疗运动功能障碍、吞咽功能障碍、认知功能障碍、呼吸功能障碍、二便功能障碍等的有效性和优势越来越受到重视和肯定。

针灸治疗首先需遵循"虚则补之,实则泻之,宛陈则除之,不盛不虚以经取之"这一原则。通过针刺手法、穴位配伍选择,以补虚泄实,疏通瘀阻,达到补益正气,祛除疴疾,恢复健康的目的。无明显虚实表现者,平补平泻即可。其次,"热则疾之,寒则留之"提示行针手法之重要性,行针轻快可排泄热疾。而深刺久留针,则可温经散寒。再次,治病求本,因人、因时、因地制宜,去伪存真,抓住疾病本质,既不拘泥现病,又能辩证地把握病情演变,做到防治结合,有效恢复健康。

下面介绍几种常用的刺法和灸法。

1.毫针刺法

毫针刺法(filiform needle therapy),是以毫针为针刺工具,通过在人体经络腧穴上施行一定的操作方法,以通调营卫气血,调整经络、脏腑功能而治疗相关疾病的一种方法(图 39-1)。毫针刺法也是刺法中的基本操作方法,头皮针、电针及温针灸等皆以其为基础。

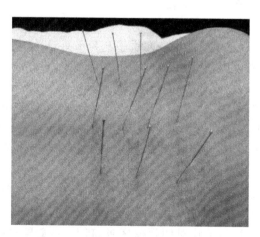

图 39-1　毫针刺法

毫针规格多种,临床可根据患者的体质、体形、年龄、病情和腧穴部位等不同,选用长短、粗细不同规格的毫针,以 25～75mm(1～3 寸)长、0.32～0.38mm(28～30 号)粗细者最常用。

进针手法常用执笔势持针法。毫针刺入腧穴后,为使患者产生针刺感应、进一步调整针感强弱和使针感向某一方向扩散、传导,可使用行针手法,常用行针手法有提插法、捻转法、循法、弹法、刮法、摇法、飞法和震颤法等。

中医学理论认为针刺入腧穴后要讲究得气。针刺得气表现在两个方面:其一,当针刺腧穴得气时,患者的针刺部位有酸麻胀重等感觉,有时还会出现热、凉、痒、抽搐、蚁行等感应,这些感应有时还可沿一定的方向和部位传导、扩散;其二,在患者产生感应的同时,医者亦能体会到针下沉、紧、涩、滞或针体颤动等感觉。若针刺后未得气,患者则无任何特殊感觉或反应,医者亦感到针下空松、虚滑。

针对患者不同的机能状态,需配合使用一定的补泻手法,常用的补泻手法有单式补泻手法和复式补泻手法两种。单式补泻手法包括疾徐补泻、呼吸补泻、开阖补泻、提插补泻、迎随补泻、捻转补泻六种。复式补泻手法应用较多的有烧山火法和透天凉法等。

目前针对针刺得气和补泻的现代科学研究,常见的有以下方面:从生物力学角度研究针刺过程中应力分布和能量传输;从施术者角度研究其针刺手法与力度、速度、角度和频率的关系;从患者角度研究穴位局部肌电信号发放、指尖容积脉搏波的测量等。

2.头皮针法

头皮针法(scalp-acupuncture therapy),又称头针疗法,是通过毫针或其他手段刺激头部特定感应区,以治疗疾病的一种疗法,主要应用于颅脑外伤性和脑源性疾病的康复治疗。最早使用的是焦氏头针分区法,该方法是以现代医学的大脑皮质的功能分区理论为基础,把头皮分为运动区、感觉区和平衡区等。1984年5月在日本东京召开的世界卫生组织西太平洋地区针灸穴位标准化会议上,中国针灸学会主持制定了《头针穴位标准化方案》。本文仅介绍焦氏头针分区法的部分内容。

为准确地划分刺激区,首先要在头部确定两条标准定位线,简称“标定线”。一是前后正中线:眉间和枕外隆凸顶点下缘连线;二是眉枕线:眉中点上缘和枕外隆凸顶点的头侧面连线。在此基础上,确定各个刺激区。

1)运动区　其定位和主治如下。

(1)定位:上点在前后正中线的中点向后移0.5cm处,下点在眉枕线和鬓角发际前缘相交区(若鬓角不明显者,可从颧弓中点向上引一垂直线,将此线与眉枕线交点前0.5cm处作为下点),上下两点的连线即为运动区。将运动区划分为5等份,上1/5是下肢、躯干运动区,中2/5是上肢运动区,下2/5是头面部运动区,也称言语一区。

(2)主治:运动区上1/5,治疗对侧下肢及躯干部瘫痪;运动区中2/5,治疗对侧上肢瘫痪;运动区下2/5,治疗对侧中枢性面瘫、运动性失语、流涎、发音障碍等。

2)感觉区　其定位和主治如下。

(1)定位:自运动区后移1.5cm的平行线,即为感觉区。将感觉区划分为5等份,上1/5是下肢、躯干感觉区,中2/5是上肢感觉区,下2/5是头面部感觉区。

(2)主治:感觉区上1/5,治疗对侧腰腿疼痛、麻木、感觉异常;感觉区中2/5,治疗对侧上肢疼痛、麻木、感觉异常;感觉区下2/5,治疗对侧面部麻木、疼痛,偏头痛。

3)舞蹈震颤控制区　其定位和主治如下。

(1)定位:自运动区向前移1.5cm的平行线。

(2)主治:舞蹈病、帕金森病、肌张力过高。

头针操作时一般取坐位或卧位,局部常规消毒。一般选用 28~30 号长 1.5~3 寸的毫针,小儿则用 0.5~1 寸针。针与头皮成 30°夹角,快速将针刺入头皮下,当针尖达到帽状腱膜下层时,指下感到阻力减小,然后使针与头皮平行,继续捻转进针,根据不同穴区可刺入 0.5~1 寸。头皮针运针只捻转不提插。

目前在中风病治疗中,头皮针疗效显著,应用非常广泛,主要用于中风后吞咽功能障碍、言语障碍、运动功能障碍及平衡功能障碍等。

3.电针法

电针法(electropuncture)是在毫针刺法的基础上,用电针器输出微量脉冲电流,通过毫针作用于人体经络腧穴发挥治疗作用的一种方法。此法既可提高疗效,又能节省人力,能比较客观地控制刺激量,临床应用广泛。

针刺"得气"后,接通电针器,把每对输出的两个电极分别接在两根毫针上。负极接主穴,正极接配穴(也可不分正负极,任意链接)。通电前,选好波型,慢调至所需输出电流量。通电时间一般为 5~20 分钟。

常用电针刺激波形有 3 种,即尖波、方波和正弦波。尖波易兴奋运动神经和肌肉,可改变肌肉血液循环和组织营养,促使神经再生。方波具有消炎止痛、镇静催眠、解痉等作用。正弦波可调节肌肉张力。

根据电针脉冲频率的疏密,电针又可分为密波、疏波、疏密波、断续波等波型。频率不变连续的脉冲称为连续波,其中频率快的为密波,一般是每秒 50~100 次;频率慢的为疏波,一般每秒 2~5 次。密波能降低神经应激功能,有止痛、镇静、缓解肌肉和血管痉挛等作用,常用于急性软组织损伤、肩周炎、骨关节炎等疾病,减轻疼痛效果显著。疏波可引起肌肉强烈收缩,提高肌肉韧带张力,常用于治疗中风后偏瘫、脊髓损伤后截瘫及周围神经损伤等所致的肌肉无力、肌肉萎缩等。频率在疏、密波之间,且有规律变化的是疏密波,疏密波可提高治疗适应性,能调节循环代谢,消除炎性水肿,改善组织营养,常用于周围性面瘫等疾病中。频率不变、有节律的、不连续的脉冲为断续波,断时,在 1.5s 内无脉冲输出;续时,密波连续工作 1.5s 以上。断续波,机体不易产生适应性,可增强肌肉组织兴奋性,尤其是对横纹肌的收缩作用,常用于治疗各种瘫痪。

针刺前应做好充分准备,安抚好患者,消除顾虑,取得患者积极配合后,再予以操作。避免晕针、滞针、弯针、断针,特别是针刺头颅、脏器、血管、神经走行等关键重要部位时,一定要规范操作,安全第一,谨慎行针,避免损伤引发医源性功能障碍。

4.艾炷灸法

艾炷灸又可分为直接灸法和间接灸法。

直接灸法是将艾炷直接放置于患者皮肤上施灸的方法,根据灸后对皮肤刺激的程度不同,包括化脓灸和非化脓灸两种。化脓灸现在比较少用。非化脓灸采用中、小艾炷放在穴位上,点火后,不等艾火烧到皮肤,当患者感到烫时即用镊子将艾炷夹去或压灭,一般连续 3~7 壮,以局部皮肤发生红晕为止,因艾炷小,灼痛时间短,故不留瘢痕。本法适用于虚寒的轻症,常用于气血虚弱、眩晕和皮肤疣等。

间接灸法又称间隔灸或隔物灸,即在艾炷下垫衬一些药物进行施灸的方法。间接灸法因衬隔物的不同,可分为多种灸法,如隔姜灸、隔蒜灸、隔药饼灸等,此法火力温和,具有艾灸和药物的双重作用,易被患者接受。

除化脓灸等少数灸法可令患者有不适感外,余多数灸法因其无痛、易得、疗效确切而被患者广泛接受,常用于寒性胃痛及腹痛、消化不良、小儿遗尿、肢体麻木、痈疮、疔肿等。

目前灸法的现代医学研究主要包括:艾蒿与艾灸生成物的成分及其效应机制研究,艾灸的热敏规律研究,艾灸的温通效应规律研究,艾灸的红外物理效应研究等。

5. 温针灸法

温针灸是针刺与艾灸相结合的一种中国传统康复治疗方法,是在针刺得气后留针在适当深度,在针柄上装上一段约 2cm 长的艾条,或在针尾处搓捏少许艾绒,点燃后施灸,待艾燃尽后出针。本法既能发挥针刺的作用,又能发挥灸法的作用,故临床应用较多。用此法应注意防止灰火脱落而烧伤皮肤。

近 20 年来,针灸在世界上获得越来越多的认可和应用。循证医学新方法的运用也给针灸的规范化和推广做出来很大的贡献。在此基础上,也陆续制订出治疗面神经炎、偏头痛、原发性三叉神经痛、腰痛、中风假性延髓麻痹等疾病的针灸临床循证指南,为针灸临床康复治疗方案的使用提供依据。同时,针灸的器具已经从一次性针灸用针发展到如激光针灸仪、微波针灸仪、超声波针灸仪、电脑针灸仪、多功能艾灸仪系列、可调式微细艾灸器及配套用艾炷(条)、艾灸刮痧罐及专用艾炷、全身焗灸桶等现代针灸器具。这些新一代的针灸器具,为针灸刺激的无形化、无痛化、量化和智能化,以及针灸机理的深入研究提供了良好的基础。此外,依据经络学说发展起来的中医康复治疗仪器设备,如经络导平治疗仪、数码经络仪、子午流注低频治疗仪等,也越来越多地应用于康复临床。

39.3.2　推拿

推拿(massage)是运用一定的手法技巧或借助器具在人体经络穴位或某个部位上施术操作,以功能康复为目的的一种物理疗法。推拿通过对肌肉、软组织、骨骼关节施加一定的力,这种力的作用可以疏通经络,行气活血,理筋整复,滑利关节,调整脏腑功能,增强抗病能力,以达到康复治疗目的。推拿技术与解剖学、生理学、运动力学等现代科学理论紧密结合,科学高效,适应性广。推拿技术以手法实施和功法训练为基础,同时必须把握好适应证和禁忌证。强调整体观念,辨证论治;标本同治,缓急兼顾;以动为主,动静结合的操作原则。

中国传统康复医学与现代科学理论的密切结合是推拿技术的理论基础,所用手法力的大小和施力的部位是康复效果优劣的始动因素。通过手法在人体的体表进行操作,手法的力作用于人体感受器,感受器受到刺激向中枢传入感觉性冲动信号,与不同的神经核团发生广泛的突触联系,并影响其功能状态,从而发挥对人体整体功能的调整作用;手法的力作用于关节骨骼,导致骨关节结构空间位置的改变,从而缓解或消除对滑膜、关节囊、韧带、神经、血管的压迫或牵拉刺激,解除病理状态,起到理筋整复的作用。目前许多临床和实验研究侧重于结合生物力学方面的研究,拟对推拿手法的效果及安全性进行标准化研究。

推拿手法可分为基本手法和复合手法两大类。基础手法有揉法、摩法、擦法、推法、一指禅推法、搓法、抹法、按法、点法、捏法、拿法、捻法、抖法、振法、拍法、击法、摇法、扳法、拨法，每种手法因手法动作和施力方法不同而得名。临床常用的复合手法有按揉法、拿揉法、拔伸法、牵抖法四大类。推拿手法操作时常需借助一定介质，在推拿操作中起着润滑、保护皮肤及提高功效的作用。常用介质有各类药膏、润滑剂、粉剂、蛋清等。

推拿目前广泛应用于肌骨康复、神经康复，如颈椎病、腰腿痛、下背痛、肩周炎、筋膜炎、急性软组织损伤、骨关节炎和失眠等的康复治疗，疗效显著。

39.3.3　拔罐

拔罐技术（cupping technique）是以杯罐为工具，利用燃火、抽气等方法排空罐内空气形成负压，使其吸附于施术部位，进而造成皮肤瘀血现象，从而鼓动经脉气血，引导营卫之气，振奋脏腑功能，恢复经络气血运行，调整阴阳平衡，以达到康复治疗目的的一种中国传统康复治疗方法。拔罐技术不仅可以祛邪安正，扶助正气，同时具有逐寒祛湿、行气活血、消肿止痛、泄热解毒的作用。拔罐技术方便实用、运用广泛。

罐的种类较多，根据制罐材料临床常用的有竹罐、陶罐、玻璃罐和塑料罐四种。拔罐前，应根据患者病情和操作需要选择适宜的罐种。拔罐时，需将罐中空气排除，产生负压，这一过程称"吸拔"。临床常用的吸拔法有火吸法和抽气法。火吸法指借助火燃烧时产生的热力，排空罐内空气形成负压，使之吸于体表的方法。抽气法将抽气罐紧扣于应拔部位，用抽气筒套在抽气罐活塞上，将空气抽出罐即能吸住。罐吸于皮肤后，施罐手法可分为留罐法、闪罐法、走罐法与其他罐法（包括针罐法、刺血拔罐法、煮药罐法）。留罐法是将罐吸拔于施术部位后，留置 10～15 分钟，然后取下。闪罐是指将罐拔住后，迅速取下再拔住，如此反复直至皮肤潮红。走罐法通过在罐口或欲拔部位涂一层润滑剂，将罐拔住后，双手握住罐子，上下左右往返推移，直至所拔部位皮肤潮红、充血甚或瘀血。拔罐操作时，应充分掌握拔罐技术的适应证和禁忌证以及拔罐意外的处理，规范操作，注意拔罐器具的消毒，玻璃罐等在容易消毒方面优于竹罐、塑料罐等。

拔罐常用于肌肉骨骼康复、神经康复，如下背痛、肩周炎、颈椎病、痤疮、慢性疲劳综合征、疼痛等的康复治疗。拔罐也被广泛运用于中医养生保健。

39.3.4　中药熏洗和熏蒸

熏洗和熏蒸作为中国传统康复外治法，具有简便廉验、易学易用、容易推广、毒副作用小等特点。

1.熏洗疗法

熏洗疗法是先利用煎煮后的药物的热气熏蒸患处，待温度稍低后再以药液淋洗、浸泡局部的一种康复治疗方法。熏洗疗法可以使热力和药力通过皮肤黏膜作用于机体，使腠理疏通、经络调和、气血通畅，祛除伤口毒邪。

2.熏蒸疗法

熏蒸疗法是利用中药加水煮沸后产生的蒸气作用于患处，以防治疾病和康复的一种方法。熏蒸疗法具有热疗和药疗的双重作用。其作用机制：熏蒸产生热效应，在热效应的刺激下毛细血管扩张，血流加快，能疏通腠理、舒筋活络、放松肌肉、松弛肌腱、促进血液循环和淋巴循环,改善周围组织的营养状况,促进新陈代谢;高浓度的中药离子能够透过皮肤刺激神经末梢、止痛、活血化瘀、通经走络、开窍透骨(见图 39 - 2)。

熏蒸疗法可分为全身熏蒸法和局部熏蒸法。

熏洗疗法和熏蒸疗法适用于各种功能障碍,如脑卒中偏瘫、肌肉痉挛、慢性风湿性疾病、骨关节炎、腰椎间盘突出症、强直性脊柱炎、下肢血管病变及卒中后肩手综合征等的治疗。

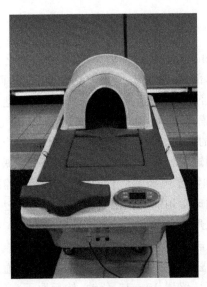

图 39 - 2　中药熏蒸治疗仪

39.3.5　传统运动疗法

传统运动疗法(traditional exercise therapy),古称"导引按跷",是指在中医康复理论指导下,根据患者病情特点,运用特定运动形式并选取其中对应的段式,安排合理的运动量,强调患者主动参与完成,以达到康复治疗疾病的一种运动疗法。

传统运动疗法内容丰富,形式多样,一般分为操术、拳术和械术等。操术是成套单一动作的组合,如五禽戏、八段锦、易筋经等。拳术是动作连贯而紧密的徒手技法操练,如太极拳、长拳、南拳等。械术主要借助器械来进行,如刀、剑、枪、棒等。传统运动疗法具有调节神经兴奋性、调摄情志、提高机体代偿功能、促进肢体功能恢复等多重功效。传统运动疗法动静适宜、松静自然,强调三因制宜、循序渐进、劳逸结合、安全第一。

1. 太极拳

太极拳是传统运动疗法之一。太极拳是依据太极阴阳之理,结合中医经络学说和导引吐纳之术编创出来的一套符合"天人合一"之道的拳术。现代临床和实验研究表明,太极拳在改善平衡和运动功能、心肺功能、认知功能方面优势明显。如最新的一项太极拳训练对慢性阻塞性肺疾病患者身心健康状况影响的系统评价和荟萃分析结果显示:太极拳和肺康复在改善患者的生活质量方面起着同等作用。肺康复可改善 COPD 患者的生活质量和运动表现,一旦肺康复训练停止,效果就会消失;而太极拳在训练停止后仍可以改善患者的生活质量。

另一项最新的评估太极拳对老年新型冠状病毒肺炎患者康复有效性和安全性的荟萃分析研究表明,太极拳运动可以增强体内促红细胞生成素和白细胞刺激因子的分泌,导致血液系统的生理适应性变化,从而增强血液功能,尤其是免疫功能,因此,太极拳具有突出的优势。各式太极拳运动强度不同,如杨式太极拳属于中等偏低强度,适合中老年人;陈式太极拳强度较大,但因时间短,运动量与杨式太极拳相近。国家体育总局于1956年以杨氏太极拳为基础创编《二十四式简化太极拳》,依据简练明确、易学易练的原则,既保留太极拳传统风格,又突出太极拳的群众性和实用性。操练由起势、左右野马分鬃、白鹤亮翅、左右搂膝拗步等24式动作组成,其平均能量代谢率不超过2.9METs,生理强度不超过$40\%\mathrm{VO}_{2\,\mathrm{max}}$,属于低强度运动,易于掌握并容易推广。

2. 八段锦

八段锦,"八段"指动作共有八节,"锦"有典雅华美之意,通过肢体躯干协调屈伸俯仰,以伸拉舒展全身筋脉,起到行气活血、通经活络、调和脏腑、增智强体的作用。八段锦就其姿势分为立式和坐式。本节介绍的是由清代梁世昌所编《易筋经图说》中的立式八段锦。

八段锦动作要领由预备式、第一式(两手托天理三焦)、第二式(左右开弓似射雕)、第三式(调理脾胃需单举)、第四式(五劳七伤往后瞧)、第五式(摇头摆尾去心火)、第六式(两手攀足固肾腰)、第七式(攒拳怒目增气力)、第八式(背后七颠百病消)组成。八段锦可强身健体,舒筋活络。患者可针对性选择其中一式或几式进行锻炼,如脾虚气滞者,可选择二、三式;心肾不交者,可选择五、六式;肝阳上亢者,可选用四、八式。心脑血管病者选用前四式为宜;呼吸系统疾病者,多练习一、二、三、七式。习练时形体动作要柔和匀缓,圆活连贯,刚柔相济,松紧结合。运动量因人而异,以运动后不觉疲劳、微微有汗为宜。

3. 五禽戏

五禽戏,是通过模仿虎、鹿、熊、猿、鸟五种动物嬉戏、活动时的动态达到健身的目的,由虎爪、鹿角、熊掌、猿钩、鸟翅、握固六种手势,配以弓步、虚步、丁步、提膝平衡、后举腿平衡五种步态组合而成。五禽戏不仅外形效仿动物活动时的动作,而且要内蕴"五禽"神韵,做到形神合一,通过肢体关节的屈伸、舒展活动,有助于颈项、肩背、腰腿部病症以及慢性疾病的康复,达到舒展筋骨、调畅气血、强身健体的目的。习练时要静心安神,思想集中,呼吸自然,动作到位,灵活运用,量力而行。

小结

本章介绍了中国传统康复医学的定义和发展史,分析了中国传统康复技术的原理、特色和优势,阐述了常用中国传统康复技术的作用原理及其临床应用。

思考题

1. 中国传统康复医学的定义是什么?
2. 中国传统康复技术有哪些特色和优势?

3. 常用的中国传统康复技术有哪些?

4. 中国传统康复医学理论的基本特点有哪些?

5. 中国传统康复医学有哪些新的发展趋势?

6. 中国传统康复医学为什么能在很多疾病的康复治疗过程中起到很好的作用?

(陈健尔 梁 康)

参考文献

[1] 陈健尔,李艳生.中国传统康复技术[M]. 3 版. 北京:人民卫生出版社,2019.

[2] 万小凤,唐成林,赵丹丹,等. 推拿对失神经骨骼肌萎缩大鼠的治疗作用及其机制[J]. 中国应用生理学杂志,2019,35(3):223 - 227.

[3] 刘晓晓,王欢,刘春泽,等. 超声针灸相控阵声场及控制模式研究[J]. 声学技术,2020,39(2):184 - 189.

[4] GUO C, XIANG G, XIE L, et al. Effects of Tai Chi training on the physical and mental health status in patients with chronic obstructive pulmonary disease: a systematic review and meta-analysis[J]. Journal of thoracic disease vol,2020,12(3):504 - 521.

[5] LUO Z, CHEN Y, WANG L, et al. The effect of Tai Chi on the quality of life in the elderly patients recovering from coronavirus disease 2019: a protocol for systematic review and meta-analysis [J]. Medicine, 2020,99(49):23509.

第 40 章　高压氧医学

学习要点

　　了解高压氧治疗的概念,掌握高压氧治疗原理、适应证及禁忌证,掌握氧舱的结构、氧舱操作技术,了解高压氧治疗与康复医学的融合发展。

　　高压氧医学(hyperbaric oxygenation medicine)是临床医学的一门新学科,主要任务是研究机体在高压环境下吸氧时组织器官产生的一系列生理功能变化,发生变化的条件、原因,以及高压氧对机体的影响,从而阐明高压氧治疗多种疾病的机制。高压氧治疗(hyperbaric oxygen treatments,HBOT)广泛应用于缺血缺氧疾病或缺血缺氧引起的疾病,对医院整体医疗水平的提高、支撑各临床中心和各科室的医疗工作意义重大。1967年李温仁教授率先开展高压氧舱内心脏直视手术,开创了我国高压氧医学先河。

40.1　概　述

40.1.1　高压氧治疗的定义

　　高压氧治疗是涉及多个临床学科的物理治疗方法,是综合治疗方法中具有多重治疗作用的非辅助物理治疗方法。

　　不同国家和地区有不同的命名和定义。中华医学会高压氧医学学会对其的命名及定义:HBOT 是指患者在高于一个大气压的密闭环境下呼吸气体中氧分压超过 1 个绝对大气压(>1.0ATA)治疗疾病的方法。欧洲高气压医学会的命名和定义与我国的相同。美国水下和高气压医学会(Undersea and Hyperbaric Medicine Society,UHMS)对其的命名及定义:HBOT 是指患者必须在超过 1.39 个标准大气压(环境压力≥1.39ATA)的压力舱内吸入 100%氧气治疗疾病的方法。

40.1.2　医用氧舱分类

　　根据加压用介质、承载人数量及专用属性,医用氧舱可分为医用空气加压舱、医用氧气加压舱和婴儿氧舱。

　　(1)医用空气加压舱是以压缩空气作为加压介质,患者需要使用密闭式吸氧装具(面罩、头盔或气切回路)吸氧,氧舱外排氧的医用氧舱。医用空气加压氧舱可容纳两个以上患者进行治疗,称为多人氧舱。该舱安全性高,适用于对无禁忌证患者的抢救和治疗(图 40-1)。

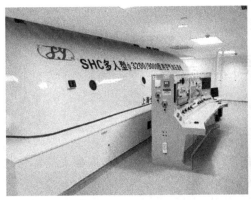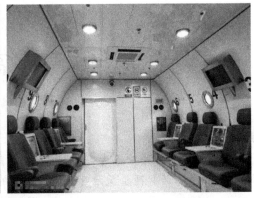

图 40-1 医用空气加压舱

(2)医用氧气加压舱用氧气作为加压介质,患者不使用吸氧用具吸氧,舱内可容纳1人,称为单人纯氧舱。其优点是患者不使用吸氧装具吸氧。缺点是没有过渡舱,患者在氧舱内出现异常时,医护人员无法进入处理,消防要求高。必须保持氧舱内湿度≥70%且有可靠静电释放装置,防止静电火花产生(图40-2)。

(3)婴儿氧舱用氧气作为加压介质,是容纳婴幼儿治疗的医用氧气加压舱。其优缺点及消防安全要求与医用氧气加压舱相同(图40-3)。

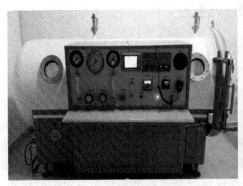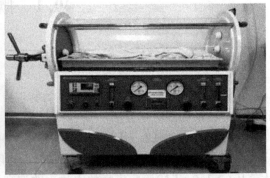

图 40-2 医用氧气加压舱　　　图 40-3 婴儿氧舱

40.2　基本概念

高压氧医学及治疗涉及物理学等基础理论和知识,包括气体定律等,具体归纳如下。

(1)压力(pressure):表示物理学压力,是指发生在两个物体接触表面的作用力,或是气体对固体和液体表面垂直作用力,或是液体对固体表面垂直作用力。

(2)压强(pressure):是单位面积所承受压力,物体所受压力与受力面积之比称为压强,压强用于比较压力产生的效果。

(3)标准大气压(standard atmospheric pressure):又称为物理大气压,是压强的非国际单位制单位,符号 atm,是指在纬度45°海平面,当温度0℃时,760mmHg 水银柱产生的压力,约等于 101.325kPa(1atm),实际定义为100kPa,即 1atm=100kPa=760mmHg。

(4)常压(atmosphere pressure):是1个大气压的简称,不是常数,与海拔高度、环境温湿度有关,海拔增高、气温升高、湿度增加时气压降低,反之亦然。

(5)高压(hyperbaric pressure):属生理学范畴,即环境压力超过 1 个大气压,如潜水、隧道作业等环境。其与工程用压力容器、空气压缩机、阀门等分类的"高压"概念不同。

(6)低压(hypobaric pressure):是指环境压力低于 1 个大气压,如在高原。

(7)表压:也称附加压(gage pressure 或 manometer pressure),用压力表、真空表、U 形管等仪器测量,得出的压力即"表压力"。

(8)绝对压(absolute atmosphere,ATA):是指直接作用于容器或物体表面的压力,即物体承受的实际压力,即常压+表压。

(9)氧浓度(oxygen concentration):指空气中氧所占的体积分数。

(10)常氧(normoxic oxygen):指常压常温下空气中氧的体积分数(volume fraction),氧在空气中约占 20.9%,即空气中氧浓度为 20.9%。

(11)氧分压(pressure oxygen,PO_2):指氧气在空气的压强,数值为 760mmHg × 20.9% = 159mmHg。

(12)氧张力:指氧溶解在液体内的压强,以物理状态溶解在液体的氧分子向液体外产生的张力。

(13)富氧:指氧浓度大于 21%、小于 99.99% 混合气体。

(14)纯氧:指实际氧浓度为 99.5% 的医用氧,所以医用氧浓度约为 100%。

40.2.1 压力单位

压力的单位是帕(Pa)、千帕(kPa)、兆帕(MPa)、ATA、bar 等。在书写论文、书稿及产品标识中以中华人民共和国法定计量单位(简称法定单位)为准,该法定计量单位以国际单位制为基础,也选用一些非国际单位制单位构成。我国高气压/潜水医学、高压氧医学论文及书籍以 MPa 表示加压舱内压力,在治疗方案标示压力均为绝对压力;国外则以 ATA 表示加压舱内压力。各单位之间关系如下:

$$1 \text{ 标准大气压} = 0.1013\text{MPa} = 760\text{mmHg}$$
$$1 \text{ 兆帕(MPa)} = 10^3 \text{ kPa} = 10^6 \text{ Pa}$$
$$1\text{bar} = 1000\text{mbar} = 100 \text{ kPa}$$

高压氧治疗剂量单位(unit of hyperbaric oxygen therapy,UHBOT):

$$\text{UHBOT} = P \cdot O_2(\%) \cdot t \cdot n$$

式中:P 为舱压(单位为 ATA),$O_2(\%)$ 为舱内氧浓度,t 为每次吸氧总时间(单位为 h),n 为吸氧总次数。

40.2.2 气体物理学定律

波义耳马略特(Boyle-Mariotte)定律是指一定质量的气体,在温度保持不变时,其压强和体积成反比;或者说,其压强 P 与体积 V 的乘积为一常量。

$$PV = C(\text{常数})(T \text{ 不变时})$$
$$\text{或 } p_1 V_1 = p_2 V_2$$

亨利(Henry)定律是指在一定温度下,气体在液体的溶解量与该气体分压成正比,H

为 Henry 常数，x 为气体摩尔分数溶解度，P_g 为气体分压。

$$P_g = Hx$$

道尔顿（Dolton）定律（Dolton 分压定律）是指在任何容器内的混合气体，如果各组分之间不发生化学反应，混合气体总压强（$\sum P$）等于各组成气体所产生的压强（P_i）之和，各组成气体自身所产生的各自压强称为分压。

$$\sum P = \sum P_i$$

盖吕萨克（Gay-Lussac）定律是指压力恒定时，一定量气体的体积（V）与其温度（T）成正比，p 为绝对压力，V 为体积，T 为开氏温度。

$$p_1 V_1 / T_1 = p_2 V_2 / T_2$$

40.3　治疗原理

高压氧治疗原理源于波义耳-马略特定律、亨利定律及高分压氧的衍生作用。在海平面（1.0atm）给予 100％氧气时，血浆物理溶解氧量从 0.3mL/dL 增至 1.5mL/dL，3.0atm水平的 HBO 可使物理溶解氧量达 6.6mL/dL。无论血红蛋白结合氧量是否足够，物理溶解氧量都可满足组织细胞对氧的需求。在常压空气下机体毛细血管内氧弥散半径为 30μm，而在 3ATA 氧下，有效弥散半径可增至 100μm 以上，靠近毛细血管周围的组织细胞和体液内氧含量及氧分压也增加，可作为氧储库。

根据波义耳-马略特定律，加压时气体会压缩变小。体内血管或组织发生气泡栓塞时，气泡一般呈圆形或椭圆形。高压氧下气泡很快被压缩，在 2ATA 时，气泡不断缩小至原大小的 1/2；3ATA 氧下，气泡缩至 1/3。随着压力升高，气泡不断缩小，被气泡堵塞的血管恢复血液供应。血中的氧可将气泡内氮气置换出来，加以利用，气泡很快消失，因此，首选高压氧治疗用于气栓症及减压病。

高分压氧衍生作用可提高机体内氧分压，使血氧分压及组织氧含量增加，纠正全身及局部缺氧。具有抗菌作用及抗生素增敏剂作用，抑制厌氧菌生长，与某些抗生素有协同作用；能收缩脑血管，使脑血流量减少，脑水肿减轻，降低颅内压；刺激新生血管和纤维蛋白增生，促进侧支循环形成；促进体内一氧化碳（CO）的清除，因 CO 与 Hb 的亲和力比 O_2 与 Hb 的亲和力大 240 倍；而碳氧血红蛋白（carboxyhemoglobin，COHb）的存在会导致氧合血红蛋白解离曲线左移，影响组织氧供，导致低氧血症；COHb 在环境空气下半衰期为 4～6 小时，在 100％常压氧（normobaric oxygen，NBO）环境中降至 40～80 分钟；3ATA HBOT 时，COHb 半衰期进一步降至 15～30 分钟；高分压氧增加椎动脉血流量，增加脑干网状系统氧分压，修复上行激活系统，促进觉醒及生命中枢功能活动；纠正代谢障碍，促进重要器官的供氧，改善心肌缺血、缺氧及肺水肿、肺内感染，改善肝、肾功能，促进解毒、排尿功能，保持水电解质平衡，改善营养等，有利于提高机体整体防卫功能；刺激内皮细胞增生，减轻淤血和瘢痕形成；调节免疫系统；改善神经末梢功能，减轻疼痛；促进内源性神经干细胞动员；逆转或延缓机体细胞的衰老。

40.4　适应证、禁忌证和副作用

40.4.1　适应证

全球各地氧舱的占有率及保健政策不同,各国家、区域认定的高压氧治疗适应证不同。本章结合 2018 年中华医学会高压氧医学分会确定的高压氧治疗适应证,将高压氧治疗适应证分为认定的急诊适应证、认定的非急诊适应证、疗效不稳定的探索性/预干预适应证,以规范高压氧治疗临床应用,提高高压氧治疗效果,有效使用高压氧舱,有效调配医务人员人力资源。

1.认定的急诊适应证

认定的急诊适应证指发病 72 小时内,危及组织/器官/肢体功能及完整性,危及生命,需要及时用高压氧抢救治疗的情况:包括急性中度以上一氧化碳中毒及其他有害气体中毒;气性坏疽、其他厌氧菌和或兼性厌氧菌感染;各种原因引起急性脑功能障碍、急性缺血缺氧性脑病及脑水肿;肢体、神经急性创伤,如创伤性周围动脉供血不足(acute peripheral arterial insufficiency,APTI)、筋膜室综合征(compartment syndrome,CS)、挤压伤、严重受损组织、器官及肢体缝合再植术后、撕脱伤、危兆性皮瓣和皮片(compromised skin grafts and flaps)、创伤致缺血/再灌注损伤、脊髓损伤术后、整形术后血运障碍、组织水肿及周围组织损伤等;急性突发性耳聋;减压病(隧道作业、潜水及航空);气体栓塞;烧伤/烫伤;急性视网膜中央动脉及分支阻塞。

2.认定的非急诊适应证

认定的非急诊适应证包括以下情况。中毒性脑病、神经损伤及其他后遗症(一氧化碳中毒、其他有害气体、药物中毒及化学物中毒、痴呆、帕金森病、颅脑外伤、脑血管意外、感染、变态反应疾病及颅脑手术后、热射病等);突发性聋伴或不伴耳鸣;各种急、慢性伤口:急性感染性伤口(甲沟炎、化脓性指头炎、伤口感染等),问题伤口及慢性难愈性溃疡(糖尿病足、褥疮、下肢静脉曲张、血栓闭塞性脉管炎、肢端动脉痉挛症、动脉栓塞、血栓性静脉炎等),手术伤口不愈合、冻伤;放射性损伤(骨髓炎、脑炎、肠炎、肺炎、膀胱炎、软组织及周围神经损伤);骨折、骨折后骨愈合不良、难治性骨髓炎;无菌性股骨头坏死及股骨头置换术后;皮肤疾病(慢性湿疹、药物性皮炎、脓疱疹、玫瑰糠疹、硬皮病、红斑狼疮等);周围神经损伤(周围性面瘫、视神经损伤及其他周围神经损伤);眼底病变(葡萄膜炎、色素性视网膜炎、黄斑病变、中心性浆液性脉络膜视网膜炎等);糖尿病并发周围神经病变、周围动脉阻塞;免疫系统疾病(多发性硬化症、进行性肌营养不良症、重症肌无力、视神经脊髓炎、红斑狼疮等);毛霉菌感染;眩晕性疾病:椎-基底动脉供血不全、颈椎病、梅尼埃病、药物中毒性眩晕(如庆大霉素、链霉素中毒等);头痛,如颈性头痛、偏头痛、丛集性头痛等;睡眠障碍;高原病及高原不适应证;运动性损伤及软组织损伤;联合放疗、化疗治疗实质性恶性肿瘤(髓母细胞瘤);消化系统疾病:坏死性肠炎、肠气囊病、麻痹性或黏性肠梗阻。

4.婴幼儿及儿童疾病

婴幼儿及儿童疾病有围生期所致新生儿缺氧缺血性脑病、新生儿颅内出血、新生儿黄疸等所致中枢神经系统后遗症,如小儿精神运动发育落后、孤独症谱系障碍(autism spectrum disorder,ASD)及注意缺陷多动障碍(attention deficit and hyperactive disorder,ADHD)。

40.4.2　禁忌证

1.绝对禁忌证

未经治疗(处理)的张力性气胸及气颅,未经治疗或诊断不清的大量、活动性出血,这些情况未经处理,为绝对禁忌证。

2.相对禁忌证

相对禁忌证包括:急性上呼吸道感染;急性、慢性副鼻窦炎急性发作;严重肺部感染;严重肺气肿或肺大泡形成;合并慢阻肺伴 CO_2 潴留及 Ⅱ 型呼吸衰竭;携带或安装未在压力环境下证实其安全性的医疗设备;高压氧治疗副作用与并发症。

40.4.3　副作用

1.气压伤

气压伤指机体某些空腔部位,在加压过程中不均匀受压,造成压差,致使局部组织损伤,如充血、水肿、疼痛、出血、破裂等。①中耳气压伤:鼓膜内外压力相差 60mmHg 时,发生耳痛;压差 80mmHg,疼痛剧烈,鼓膜充血;压差达 120mmHg 以上则鼓膜破裂。因此在加压时应嘱患者做鼓气、吞咽等动作。有上呼吸道感染致咽鼓管不通畅时或阻塞时,不宜进舱治疗。②鼻旁窦气压伤:由于急慢性副鼻窦炎引起窦口狭窄,气体进出困难,使腔内与外界产生压差,引起疼痛及鼻出血。③肺气压伤:在减压过程中屏气、呼吸道阻塞或突然停止呼吸,肺泡内压力较外界压力大,肺泡内气体过度膨胀,引起肺组织撕裂伤,引起出血、气栓塞或气胸,故在减压过程中,绝对不准屏气。

2.氧中毒

常压下连续吸氧 12～24 小时及 24 小时以上,2ATA 下连续吸氧 4～6 小时,3ATA 下连续吸氧 2～3 小时就会产生毒性。如中枢神经型氧中毒,纯氧可使巯基被氧化,许多含－SH 的酶(如辅酶 A、硫辛酸、谷胱甘肽、脱氢酶、转氨酶等)被灭活,造成代谢障碍,使中枢神经不能正常活动而发生神经型中毒。纯氧还可以抑制脑组织中的 γ-氨酪酸,致神经传导增强,引起中枢性抽搐。

临床表现:轻型或早期患者可有眩晕,恶心,口唇、面肌轻微抽动;重型患者发生类似癫痫大发作。一般认为在 3～4ATA 氧下易发生中枢神经氧中毒。肺型氧中毒:高压氧下停留时间较长时,可抑制或损害肺泡表面的染色体细胞,减少肺泡表面活性物质的生成所致;临床上出现胸骨后疼痛、咳嗽、气促等,体查可闻双肺干湿啰音;一般认为在 2～2.5ATA 氧下易发生。

发生氧中毒时,应马上停止吸入纯氧,改吸空气。严格掌握高压氧使用的压力和时限,通常采用间断给氧法,可防止氧中毒发生。

3.减压病

在高气压的条件下,各种气体按其分压的增加而增加其溶解量,氮气与氧气不同,氧气被利用,而氮气仅以物理状态溶解于体内。在高压舱内呼吸压缩空气时,氮所占比例最大,每增加一个大气压,体内可再多溶一升氮。当高压下减压过快,大量氮气逸出形成气泡,在血管内外形成栓塞和压迫,结果发生减压病。严格按照减压治疗方案执行操作,密切观察患者,可防止减压病发生。

40.5　高压氧舱的结构及配套

医用气舱组成见图 40－4。

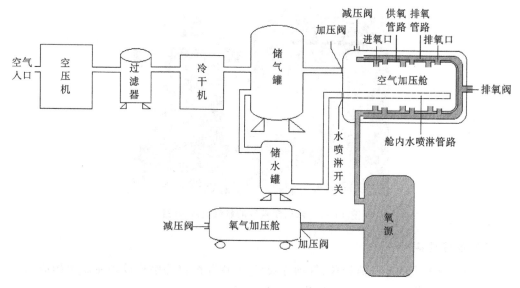

图 40－4　医用氧舱组成

1.舱体

舱体包括舱门、观察窗、递物筒、舱内供排氧接口、呼吸气体抢救接口、水喷淋消防装置、舱内座椅等。

2.供气及排气系统

供气及排气系统包括空气压缩机、气水分离器、冷干机、储气罐,压缩空气过滤系统等,以及加压、减压管路和阀门。

3.供氧及排氧系统

供氧及排氧系统包括①氧气源:氧气瓶供氧或液态氧,在边远地区或高原,也可采用制氧机;②供排氧管路及阀门。

4.安全附件

安全附件包括压力表、安全阀。

5.多媒体及照明系统

多媒体及照明系统包括对讲机、多媒体播放器、照明系统。

6.空调系统

空调系统包括制冷、制暖系统。

7. 监控系统

监控系统包括舱内氧浓度、湿度控制监控系统。

8. 控制台

控制台包括压力表、加减压阀门、电脑控制系统、水喷淋控制开关、空调控制开关等。

9. 水消防系统(图 40-5)

水消防系统包括压缩空气或高压氮气、储水罐、氧舱内喷淋装置。

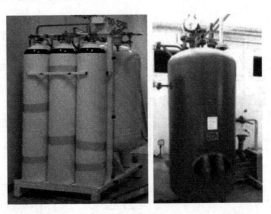

图 40-5　水消防系统的氮气瓶、储水罐

10. 医疗设备

符合本质安全的心电监护仪、气动呼吸机、专用除颤仪等医疗设备在舱内的应用,为急危重症患者早期高压氧治疗提供充分与必要条件。

40.6　高压氧治疗技术

40.6.1　高压氧治疗过程

高压氧治疗过程分 3 个阶段。第一阶段为加压过程:舱内压力从常压到预定治疗压力的过程。第二阶段为稳压吸氧过程:从到达治疗压力,压力恒定下吸氧的过程。第三阶段为减压过程:从开始预定治疗压力到舱压常压的过程。

40.6.2　高压氧舱操作规程

开舱前设备检查,患者准备:氧气加压舱须固定好静电释放装置,新生儿入舱前 1 小时喂半量奶。

高压氧舱工作运行时,加压阶段应严格掌握加压速度,加压原则先慢后快。询问舱内人员双耳感觉。出现耳痛则立即停止加压,并通知医生做好对症处理。稳压阶段当舱内压力加至预设治疗压力时,通知舱内患者戴好吸氧装置开始吸氧。监测舱内氧浓度,严格控制在 23% 以内。如氧浓度增高过快,应立即通风换气,同时尽快查明原因并及时排除。确保氧气加压舱内氧浓度≥75%,舱内湿度≥70%。减压阶段按规定减压方案操作。患者出舱后,关闭操作台电源及各种阀门,对舱内进行常规的检查、清理和消毒。

加强患者进舱前宣教,严禁将火种(如打火机、火柴、手机等)及易燃、易爆、易挥发物品(如汽油、油脂、发胶等)带入舱内,不宜化妆,不得穿戴毛料及化纤类衣物进舱治疗;加压过程要做好中耳调压动作,当出现耳痛等不适要及时告知医务人员。

40.6.3　危重症患者高压氧治疗的配置条件

在应对危重症患者进行高压氧治疗时,要有充分准备和配套设备仪器和多学科多专业参与,包括气动呼吸机、生命体征监护设备和舱内负压吸引装置,可用于高气压环境下微量注射泵,及可在空气加压氧舱内使用的除颤仪。根据专科情况,安排相关医护人员全程陪舱,强调多学科协作。

高压氧治疗是一种具有多种机制的特殊“药物”,能有效地纠正人体组织器官缺氧状态,促进氧利用,具有类脱水剂、神经细胞营养剂、干细胞激动剂、免疫系统调节剂等多重治疗作用,联合临床诊疗和康复干预,可有效提高疾病的治疗效果和功能结局。

小结

本章介绍高压氧治疗的机制和原理、高压氧治疗的适应证和禁忌证、氧舱主要结构和作用,以及临床常见多发病症的高压氧治疗效应及处置。

思考题

1. 试述高压氧治疗及过程。
2. 医用高压氧治疗设备有哪些组成部分及作用?
3. 物理学气体定律与高压氧治疗机制及原理的关系是什么?
4. 如何避免高压氧治疗的副作用及并发症?
5. 列举常见高压氧治疗的适应证,并说明高压氧治疗在康复中的运用。

(龙　颖　谭杰文)

参考文献

[1] HADANNY A,RITTBLAT M,BITTERMAN M,et al. Hyperbaric oxygen therapy improves neurocognitive functions of post-stroke patients - a retrospective analysis[J]. Restor Neurol Neurosci, 2020, 38: 93 - 107.

[2] HADANNNY A, DANIEL-KOTOVSKY M, SUZIN G, et al. Cognitive enhancement of healthy older adults using hyperbaric oxygen: a randomized controlled trial[J]. Aging (Albany NY), 2020, 12: 13740 - 13761.

[3] HACHMO Y, HADNNY A, ABU HAMED R, et al. Hyperbaric oxygen therapy increases telomere length and decreases immunosenescence in isolated blood cells: a prospective trial[J]. Aging (Albany NY), 2020, 12(22): 22445 - 22456.

[4] 中国人民解放军总医院第六医学中心. 中华医学会高压氧分会关于“高压氧治疗适应证与禁忌证”的共识(2018 版)[J]. 中华航海医学与高气压医学杂志, 2019, 26(1): 1 - 5.

[5] BURMAN F. Low-pressure fabric hyperbaric chambers[J]. S Afr Med J, 2019, 109(4): 12574.

第41章　音乐治疗学

学习要点

掌握音乐治疗的定义及其过程；熟悉音乐治疗的临床应用原理及其在康复医学中的应用；了解音乐治疗在肢体、言语和语言、认知、情绪调节及其他功能康复的应用和方法；认识音乐治疗在意识障碍、获得性脑损伤及阿尔茨海默病人群中的应用；认识音乐治疗与多学科小组的合作模式。

41.1　概　述

音乐治疗是音乐与治疗的融合，既是一门艺术，也是一门科学。美国著名音乐治疗学专家 Brusica 认为，"音乐治疗是一个系统的干预过程，在此过程中，音乐治疗师通过使用音乐体验及在治疗中发展起来的、作为治疗动力的治疗关系来帮助促进治疗对象的健康"。这是目前国际上关于音乐治疗的公认定义。为更深入地了解音乐治疗，不同国家的音乐治疗协会根据其侧重点差异对音乐治疗做了不同的定义。

1.音乐治疗的应用领域和理论流派

音乐治疗的应用几乎跨越人类从胎儿期到老年期的一生。不同的环境与年龄，治疗对象的特点和需求也不同。这意味着音乐治疗师所关注的基本信息和提供的治疗服务也不一样。如音乐治疗师在医院环境下的治疗模式及理论体系就有别于学校、社区等其他领域。

近年来，音乐治疗专家们总结出包括心理动力学流派、人本主义流派、认知-行为流派、发展性流派、鲁道夫-罗宾斯音乐治疗、邦尼式音乐引导想象、分析式音乐治疗、神经学音乐治疗和社区音乐治疗九大不同特点的治疗模式和流派。

2.音乐治疗的应用方法

目前，音乐治疗的经典方法主要包括即兴式、再创造式、作曲式和接受式这四大类型，具体如下。

（1）即兴式音乐治疗方法：主要使用乐器即兴演奏的方式，有时也会用到歌唱式即兴方法或歌曲即兴方式。

（2）再创作式音乐治疗方法：主要为歌曲演唱、歌曲演奏和随音乐舞动方式。

（3）作曲式音乐治疗方法：即歌曲写作。

（4）接受式音乐治疗方法：主要包含歌曲讨论、音乐同步、音乐想象等方法。

3.音乐治疗的研究

音乐治疗是强调以科学研究为基础的学科。音乐治疗的研究能帮助和指导音乐治疗师更系统地将音乐治疗方法运用于临床工作中。音乐治疗的研究方法包含随机对照组研究、个案研究、定性和定量研究等。近年来还有专门针对音乐治疗的道德伦理标准、多元文化性、数据收集方法等的深入探讨。

4.音乐治疗师资格认证及伦理道德

获得音乐治疗师认证资格需完成专业的课程培训。不同国家的音乐治疗师资格认证课程体系不完全相同。大部分国家均将此课程设置在大学和/或更高层次的教育体系中。另外,部分国家的音乐治疗协会还要求已完成注册的音乐治疗师进行继续教育。音乐治疗职业伦理道德的相关内容可参考《音乐治疗手册》和《牛津音乐治疗手册》。

41.1.2　音乐治疗的临床应用原理

1.音乐的普遍性

音乐作为一种非语言的沟通形式,具有普遍性的特点。不管处于人生任何阶段的个体,都能对其产生反应。

儿童时期音乐有助于童年自然、愉悦情感的体验,同时可促进其感觉、认知、社交功能与肢体功能的进一步发展。青春期时,青少年形成自己独特的音乐文化,音乐能成为陪伴他们的良好的情感出口。无论是否有音乐背景,成人关注更多的是音乐聆听或娱乐性的群体音乐活动为其生活带来的乐趣及社交互动,促进自我表达。相对于被动式的音乐聆听,老年人更喜欢主动式的音乐活动。他们常常通过音乐活动来建立与他人以及与过去生活的连接。另外,承载不同文化差异性的音乐也能陪伴老年人度过临终关怀阶段。

2.音乐在治疗中的作用

音乐在治疗中的作用,与音乐和音乐元素对大脑的影响密切相关。而了解这些信息,能更好地帮助那些患有神经系统疾病的治疗对象,也有助于治疗师丰富治疗及优化治疗结果。图 41-1 为声音从外界传导至大脑并在大脑中进行加工处理的流程图。从中可发现,音乐能带来生理和心理上的多层次体验,如运动控制、记忆促进、情绪的激发等。

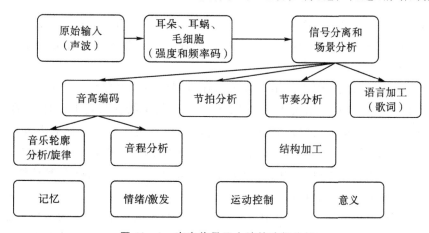

图 41-1　声音传导至大脑的路径分析

1)音乐的生理作用　主要有以下几方面。

(1)作为一种声音能量和感官刺激：音乐是由听觉和触觉所感知到的一种能量形式。无论声源来自钢琴、大提琴还是歌声，每一种声源都会通过声波而产生声音能量。除听觉以外，声波也能通过触觉被感知。如在音乐聆听的过程中，人体腹部和胸部会感受到声音的震动。

(2)对自主神经功能的影响：音乐对人体的自主神经功能，如脉搏、呼吸频率、血压和肌肉伸展等，有着重要的影响。研究证实，音乐可升高皮温、降低肌肉电位、增加血管容积等，从而促进人体内的稳态平衡，增强放松感。同时，由于听觉中枢与痛觉中枢在大脑皮层的位置邻近，音乐刺激引起听觉中枢的兴奋可有效抑制痛觉中枢的兴奋，增加循环血液中内啡肽的含量，从而降低疼痛感。

(3)引起的运动反应：音乐节奏信号的可预测性和规律性特点被视为促进运动模式中肌肉控制的良好媒介。音乐具有节奏性听觉-动作同步作用，随节奏性音乐舞动、随鼓点进行乐器演奏等，都是体现节奏引起运动反应的实例。同时，听觉刺激也可分散人对身体不适感和疲惫感的注意力，协助运动/动作的持续性。

(4)治疗作用：音乐的听觉和触觉刺激作用吸引治疗对象注意力的同时，也增加互动的可能性。一些由于严重脑损伤无法与他人进行交流的患者，在熟悉的音乐的刺激下，可能会出现眨眼、发声和流泪等觉醒反应。另外，音乐的触觉震动作用也能帮助失语或严重听力障碍者更好地接收感觉输入，引发相应的反应。

2)音乐的认知促进作用　主要有以下几方面。

人体大脑的不同区域可通过复杂的神经网络连接来感知音乐。音乐影响人类的认知功能可从以下几个方面来理解。

(1)注意力：音乐能有效地吸引人们的注意力。在治疗中，作为一种动力来源，喜好音乐能帮助吸引治疗对象的注意。

(2)感知处理：音乐的节奏、旋律及和声中的结构性特点能增强感知过程，促进信息的过滤和组织等进一步加工处理。

(3)记忆力：音乐是一种有效的记忆工具。音乐在帮助治疗对象集中注意力的同时也能促进记忆。在治疗过程中，治疗对象通过对音乐中重复部分进行反复练习与配对，有助于其将此部分信息储存在长期记忆里。

3)音乐的情绪与表达促进作用　音乐治疗过程中治疗对象可通过音乐来表达他们的情绪。部分专家认为，音乐表达与口语表达时产生的情绪音调变化相关，即音乐元素，如音调、旋律等，与口语表达时声音的音调、韵律是相对应的。还有专家认为，使用乐器演奏的方式，即通过演奏时沟通式躯体动作来引发内在的与潜在的情绪交流过程。此外，在治疗中，音乐治疗师也时常鼓励治疗对象体会自己的情绪，并用与其情绪接近的音乐或即兴乐器演奏的方式表现出来。

4)音乐的环境协调作用　音乐作为一种非语言交流的艺术形式，为治疗对象营造了一个安全愉快的环境。作为一种非入侵式的心身干预，环境音乐治疗使用带有治疗目的性的现场音乐，减少了因环境因素(噪音等)带来的紧张和疲惫感，满足治疗对象尤其是在医疗机构诊疗的患者、患者家属或工作人员的身心需要。

41.1.3　音乐治疗的过程

音乐治疗的过程一般包含五个阶段,即转介、治疗前评估、治疗计划、治疗记录、治疗后评估与治疗终止。

(1)转介:是整个治疗过程的第一步。治疗对象通常由医生、心理治疗师、教师、家长、社工等转介而来,偶尔也可直接来源于治疗对象本人。

(2)治疗前评估:指采用系统的方法来评估、评价和观察治疗对象的能力、需要和问题,从而针对性地准备治疗计划。这是开始音乐治疗干预的一个关键步骤。治疗前评估主要分为初次评估、全面评估和跟踪式评估三种形式。评估的范围包含疾病史、生理、情绪、行为、社交、认知、音乐、家庭、职业/教育等。其所收集到的信息能帮助治疗师确定音乐治疗是否适用于该治疗对象,明确适用者的治疗范围,为治疗对象设定长期和短期目标、选择适合的干预方式等。

(3)治疗计划:在治疗前评估结束后,由音乐治疗师根据治疗的长、短期目标及治疗对象的喜好而制订的个性化治疗方案。治疗计划建立在长期和短期目标的基础上,以区分治疗的优先顺序。制订治疗计划时,治疗师可根据治疗对象的状态、能量水平和需要来灵活选择治疗方法。

(4)治疗记录:在音乐治疗中,递交常规的、准确的书面报告是音乐治疗师的基本职责。此书面报告即治疗记录。通常,治疗记录的要求和形式会根据不同机构特点进行调整。Luksch 提出一个在医院里常用的文档记录方法——APIE:A(assessment,评估)、P(plan,计划)、I(intervention,介入)、E(evaluation,评价)。音乐治疗的 APIE 文档记录方法在临床中能帮助多学科小组更深入地了解治疗进程和音乐治疗对治疗对象的作用。这些记录是以音乐为中心,包含能体现评估的数据、长期与短期目标、干预和计划以及体现治疗对象功能变化和维持的证据。需要注意的是,所有治疗记录都需要被妥善保存,注意遵从保密原则及职业伦理道德条款。

(5)治疗后评估与治疗终止:当治疗对象达到治疗师所设定的治疗目标时,或是多学科治疗团队评价治疗对象在治疗过程中已有最大疗效时,可建议治疗终止。

41.2　音乐治疗在康复中的应用

近年来的深入研究发现,音乐治疗在神经康复领域的作用可能与其促进神经可塑性功能,通过连接之前某些非相关性大脑区域的未受损神经,建立新的神经通路,促进受损神经功能的康复有关。以下将根据神经功能康复的重点部分,从肢体康复、言语和语言康复、认知康复、情绪调节、特殊人群的康复等方面进行阐述。

41.2.1　音乐治疗与肢体康复

音乐治疗在肢体康复中的应用结果表明,其对无论是步法训练还是其他精细和粗大运动功能的康复都有持续、积极的效果。音乐支持性肢体康复训练的应用原理包括:

①节奏是肢体协调的基本前提;②音乐能引起肢体无意识的反应;③音乐能增强治疗对象内在动机及完成所设定的肢体康复训练的动力;④音乐能减少疲劳感;⑤乐器演奏不仅能产生视觉反馈,也能引起运动觉和听觉反馈。

在肢体康复临床工作中,音乐治疗师会针对性使用不同的音乐治疗方法,除上文中提到的再创造式音乐治疗方法,运用得更多的是由 Michael H. Thaut 所研发的神经学音乐治疗方法(neurological music therapy,NMT),包含节奏听觉刺激、模式化感官强化和治疗性乐器演奏三种技术,详见表 41-1。

表 41-1　肢体康复的神经学音乐治疗技术

方法	定义	应用范围
节奏听觉刺激(rhythmic auditory stimulation,RAS)	利用听觉节奏在运动系统上的生理作用,促进人类固有生物节奏的运动功能康复、发展和维持	主要用于步伐训练,也可辅助训练行走时摆臂的节奏,适用于帕金森病、卒中、脑创伤、多发性硬化、脑瘫和大部分骨科患者等
模式化感官强化(patterned sensory enhancement,PSE)	利用音乐的节奏、旋律、和声等元素来进行干预,为影响日常生活的动作提供时间、空间、力度(强弱)的信号	常用于增强肢体力量和持久性、改善平衡和姿势以及增加上肢功能性运动技能等的康复,适用于各个年龄段的神经科和骨科患者
治疗性乐器演奏(therapeutic instrumental music performance,TIMP)	利用乐器演奏的方式来训练、刺激和恢复功能性动作模式	用于强化肢体移动范围、耐力、力量、灵活性等,适用于脑创伤、脊髓损伤、脑出血、脑瘫和小儿麻痹症等有运动障碍的神经系统疾病患者

41.2.2　音乐治疗与言语和语言康复

音乐治疗在言语和语言康复中起着重要的作用。研究发现在音乐治疗过程中,患者的口语表达清晰度、字和短语的产生、讲话音调、语速和音量均有所改善。

音乐支持性言语和语言康复的应用原理包括:①音乐的时序机制可同步大脑语言中枢的振荡回路;②音乐节奏性语言-运动的同步可促进言语流畅度和辅助速度的控制;③音乐的启动效应,即通过熟悉的歌词诱发患者重新获得言语;④音乐能辅助改善呼吸功能;⑤唱歌可刺激大脑可塑性,激活未受损大脑半球或同时激活双侧大脑半球的语言中枢。

针对言语和语言康复,NMT 主要有旋律式发音疗法、音乐性言语刺激法、节奏性言语提示、语调发音疗法、治疗性歌唱、口腔运动和呼吸、音乐介导的发展性言语和语言训练及音乐介导的符号交流训练这 8 种技术,详见表 41-2。

表 41 - 2 言语和语言康复的神经学音乐治疗技术

方法	定义	应用范围
旋律式发音疗法 （melodic intonation therapy, MIT）	通过吟唱旋律与自然言语声调模式类似的歌曲来促进自发性和自主性的言语表达	运动性失语症患者,也可用于自闭症以及唐氏综合征等患者
音乐性言语刺激法 （musical speech stimulation, MUSTIM）	利用音乐素材,如歌曲、童谣、吟诵和乐句,来刺激言语语调模式和引发自然语言	失语症和言语失用症的患者
节奏性言语提示 （rhythmic speech cuing, RSC）	利用节奏提示来控制言语的速度,改善言语流畅度、发音清晰度、停顿时间等	辅助言语失用症患者制订言语相关动作计划,协调构音障碍患者的肌肉控制,或协助口吃患者控制节奏
语调发音疗法 （vocal intonation therapy, VIT）	使用乐句吟诵的方式刺激语言韵律、音调变化和正常讲话的速度	获得性脑损伤、帕金森病、脑瘫、卒中等患者
治疗性歌唱 （therapeutic singing, TS）	使用歌唱活动促进言语和语言的开始、发展以及清晰发音	各种言语和语言障碍患者
口腔运动和呼吸练习 （oral motor and respiratory exercise, OMREX）	利用音乐素材,通过发声和管乐器的演奏加强发音控制、呼吸强度	获得性脑损伤、卒中、帕金森病、亨廷顿氏舞蹈症和发展性障碍等患者
音乐介导的发展性言语和语言训练 （developmental speech and language training through music, DSLM）	使用适合发展性的音乐素材和体验,通过唱歌、吟诵、乐器演奏及音乐、语言和动作的结合来增强言语和语言发展	发育性语音失用症、自闭症、脑瘫、智力障碍和特定型语言障碍患者
音乐介导的符号交流训练 （symbolic communication training through Music, SYCOM）	使用结构性的乐器即兴和即兴演唱等音乐演奏练习,刺激和训练交流行为、语言应用、演讲姿势以及非言语性情感交流	由卒中、脑损伤和神经系统疾病引起的语言功能丧失或缺乏功能性表达语言的患者

41.2.3 音乐治疗与认知康复

音乐能给大脑提供一个丰富的感知觉环境,其固有的"时效性"和"结构性"特点提示音乐具有良好的治疗意义,能促进记忆力、口头表达习得和执行功能。针对脑损伤引起的认知障碍,音乐性认知训练有显著的效果。

在 NMT 技术中,主要通过针对性干预注意力、知觉、记忆力和执行功能这些认知域来促进认知康复,常用的有音乐感知觉定位训练、音乐性忽视训练、听觉感知训练、音乐注意力控制训练、音乐记忆力训练、情绪与记忆关联性训练和音乐执行功能训练这七大技术,详见表 41-3。

表 41-3 认知康复的神经学音乐治疗技术

方法	定义	应用范围
音乐感知觉定位训练 (musical sensory orientation training, MSOT)	使用现场或录制的音乐刺激患者唤醒和恢复清醒状态,促进有意义的反应和对时间、地点和人物的现实定位	阿尔茨海默病、发展性障碍和意识障碍患者
音乐性忽视训练 (musical neglect training, MNT)	包含一系列速度、节拍和节奏具有结构化特点的音乐的主动式乐器演奏训练,同时结合乐器的空间外形,将注意力集中于被忽视或非治疗视野区域	偏侧空间忽视症患者
听觉感知训练 (auditory perception training, APT)	结合听觉感知和感官整合的认知训练	发展性障碍、智能障碍、听觉障碍、唐氏综合征、自闭症、获得性脑损伤等患者
音乐注意力控制训练 (musical attention control training, MACT)	使用已创作好的音乐演奏或即兴演奏,通过音乐元素诱导产生不同的音乐反应来进行注意力控制训练	获得性脑损伤、卒中、自闭症和阿尔茨海默病患者
音乐记忆力训练 (musical mnemonics training, MMT)	运用音乐练习来提高不同的记忆编码和记忆回想/译码功能	获得性脑损伤、卒中、脑瘤、多发性硬化症、帕金森病、中毒等其他神经系统疾病患者
情绪与记忆关联性训练 (associative mood and memory training, AMMT)	包含音乐情绪诱导技术:①建立与情绪状态相一致的情绪促进回忆;②在学习和回忆过程中通过诱导出一种积极情绪状态来接触相关的情绪和记忆功能	由神经性疾病引起的记忆障碍或失忆症患者
音乐执行功能训练 (musical executive function training, MEFT)	在小组或个体中使用即兴演奏或歌曲创作练习,练习执行功能技巧,如组织、解决问题、做决定、推理和理解	注意力缺损症、获得性脑损伤和中风等患者

41.2.4　音乐治疗与情绪调节

脑损伤患者在康复过程中面临着严重的情绪问题。音乐不仅能与人的情绪强烈连接，同时还具有高度的文化契合性，帮助患者更好地进行自我表达和情绪表达。音乐治疗在神经康复领域的运用能满足患者的情绪需要，更好地促进其身心健康。在此领域常用的音乐治疗方法有音乐聆听、即兴、歌曲写作和歌曲讨论。

音乐治疗的情绪调节作用主要体现在以下三个方面。

（1）脑损伤患者在历经生活质量的重大改变后，音乐治疗过程中的音乐体验，作为一种充满愉悦的"奖励"，能促进放松感、缓解焦虑，从而改善患者的不良情绪。

（2）音乐治疗能促进患者接受自己的状态，积极应对损伤后的新生活模式。音乐治疗过程中的音乐体验，可有效地促进患者感受和表达因自身身体状况及未来生活变化而产生的情绪及想法。同时，对于情绪表达困难的患者，歌曲演唱、乐器演奏、歌曲写作和讨论等方式能辅助其情绪表达。

（3）音乐治疗过程中的音乐体验能满足脑损伤患者在社交互动和情感支持方面的需要。这种需要不仅仅是对患者本身而言，还包括照顾者之间的互助小组、患者与家人之间的情感交流及支持。

41.2.5　音乐治疗在特殊人群中的应用

1. 意识障碍人群

意识障碍患者是神经康复中最具挑战性的一类人群。处于植物状态的患者，缺乏对环境定位和人际接触的体验；而处于微意识状态的患者，则缺乏与外界沟通和互动的方式。音乐治疗主要运用即兴演唱和歌曲演唱的方式，利用对患者有意义的音乐，或与音乐治疗师之间的音乐联系来开展治疗，增加对患者持续的音乐性刺激，促进其更好地进行现实定位、减少躯体紧张感、协调呼吸节律，建立与他们良好的沟通和互动模式，同时音乐感知觉定位训练也能改善其注意力、觉醒和感官反应。由于昏迷患者脑损伤较为严重，为了避免其因受到过度刺激而造成疲惫，治疗时长建议为 10～15 分钟。而一天两次或多次的音乐治疗刺激对患者的疗效更佳。

2. 获得性脑损伤的儿童和青少年

由于获得性脑损伤对儿童和青少年的影响会伴随他们的一生，且对其家人造成极大的挑战，因而在音乐治疗介入前，需考虑脑损伤对儿童或青少年的长期影响以及不同年龄段大脑发育的差异性。

儿童的康复过程跨越了不同的阶段，具体如下。

（1）刚受伤/昏迷；

（2）开始对指令有反应；

（3）情绪急躁；

（4）早期认知康复；

（5）持续的认知康复；

（6）社会情绪康复；

（7）儿童发展性问题的重新规划和对损伤后遗症的重新适应。

在前三个阶段，音乐治疗师以提供家庭照顾者的情绪支持为主，帮助他们度过悲伤过程，给予他们在生活上所失去的控制感以及"休息"的时间去关注自己的需求。从儿童认知康复开始，音乐治疗师更多用音乐、歌曲帮助儿童去面对自己"丧失"的部分，适应新的生活模式，协助他们恢复和习得功能性技巧，同时也给予他们情感支持和自我表达的机会。

值得注意的是儿童和青少年的音乐喜好类型是丰富多变的，因而治疗过程中所使用的乐器要结合他们的年龄特定和康复目标来选择。

3.阿尔茨海默病人群

音乐治疗不仅能促进阿尔茨海默病患者和照顾者之间的交流，也对减少患者的焦虑和攻击性行为、恢复认知和运动功能以及改善患者的整体生活质量有积极作用。根据阿尔茨海默病患者的疾病严重程度不同，音乐治疗的关注点也不一样，详见表41-4。

表41-4　阿尔茨海默病人群的音乐治疗

分期	治疗目标	治疗方法
早期	缓解抑郁和恐惧	提供结构性的音乐活动，尽量鼓励患者做一些力所能及的事，如弹奏自己喜欢的歌曲或唱喜欢的歌曲
中期	帮助维持情绪和社交功能；训练其注意力和动作协调能力	主要采用唱歌、跳舞、做节奏性的活动的方式，鼓励照顾者在平时用音乐与患者互动；治疗时间一般约30分钟
晚期	安神与放松	通常在床旁进行，音乐喜好以儿童时期的睡眠曲以及放松音乐为主；治疗时间一般为15～20分钟

41.3　音乐治疗的生物反馈测量工具

一些生物反馈的测量工具也可应用于音乐治疗过程中对治疗对象的监测与评估，如肌电图、皮肤电阻描记法、皮温生物反馈、心率、心率变异性和脑电图等。肌电图可用于治疗对象肢体运动功能的监测。皮肤电阻描记法用于对治疗对象紧张程度的监测，这种实时监测仪器能让治疗师即时观察到音乐治疗过程对治疗对象情绪调节的效果。皮温生物反馈则用于治疗雷诺氏病、高血压、偏头痛和焦虑患者的皮温监测。治疗过程中，治疗对象的心率往往被用作音乐同步的素材，通过节奏同步的方式给予治疗对象即时的音乐反馈。研究发现心率变异性可反映音乐治疗对哮喘症状干预的效果。脑电图则用于对被音乐激活的大脑电活动输出的测量。

41.4　音乐治疗与多学科小组合作模式

临床中音乐治疗多采取多学科小组合作的模式进行。音乐治疗师通常需与言语和语言治疗师合作来应对患者的交流障碍;与物理治疗师或作业治疗师合作对患者的肢体功能和步伐康复进行治疗;在应对患者认知和情绪方面的需要时,音乐治疗师需与多学科小组的其他相关人员保持密切联系。而在音乐治疗过程中所使用的方法,如帮助患者进行情绪表达或投射应对机制的歌曲写作,音乐治疗师需与心理治疗师分享和讨论。

小结

　　大量文献和生物反馈测量证实音乐治疗对人体有显著影响。本章通过介绍音乐治疗的临床应用原理和治疗过程来强调其作为一门学科对人的生理、认知、情绪、社交等作用;探讨了音乐作为一种治疗方法在康复领域应用的可能性,强调音乐能刺激大脑功能改变,产生非音乐性及结构性的治疗结果。

　　音乐通过其自身不同元素及结构特点,为康复训练提供具有即时性和结构性的音乐信号,引起患者的动觉反馈、增强肢体运动、刺激注意力和记忆力等认知功能的康复。而音乐的旋律性能激活未受损大脑半球或同时激活双侧大脑半球的语言中枢来获得言语和语言的恢复和重新发展,刺激音乐相关联的记忆,也同时帮助康复患者通过治疗性歌唱、歌曲写作和即兴演唱/演奏的方式进行自我表达和情绪表达,缓解疼痛感。

　　音乐的普遍性证实音乐作为一种手段能增加患者参与到所有治疗活动的动力。每个人的音乐喜好不同,治疗计划并不能完全一致。音乐治疗师需要根据患者的心理需求、文化教育背景、音乐喜好及生理状况来灵活地、有目的性地运用不同的治疗方法。

思考题

1. 了解音乐治疗的应用原理后,音乐治疗能从哪些方面融入和完善康复计划?
2. 音乐治疗的哪些方法能帮助治疗对象进行肢体康复?如何与你的专业相结合?
3. 音乐治疗的哪些方法能帮助治疗对象进行言语和语言康复?如何与你的专业相结合?
4. 音乐治疗的哪些方法能帮助治疗对象进行认知康复?如何与你的专业相结合?
5. 思考音乐治疗在多学科小组合作模式中的角色是怎么样的。

（温　蕴　吕志红）

参考文献

[1] EDWARDS J. The oxford handbook of music therapy[M]. Oxford:Oxford University Press, 2016.
[2] WHEELER B L. Music therapy handbook[M]. New York:Guilford Publications,2015.
[3] CLAIR A A, MEMMOTT J. Therapeutic uses of music with older adults[M]. New York:American Music Therapy Association Inc,2008.

第 42 章　呼吸治疗学

学习要点

了解呼吸治疗、呼吸治疗师的概念和概况;掌握呼吸治疗师常见的工作内容;熟悉呼吸治疗的基本技术项目。

42.1　概　述

呼吸治疗(respiratory care)是一个新兴的专业,只有 60 多年的历史,是一门专注于心肺功能支持和康复的新兴健康治疗学科。其体系主要以心肺生理学、病理生理学和医学工程学为基础,由重症医学、呼吸、麻醉、物理治疗、康复、护理、预防等多学科交叉而成。呼吸治疗师(respiratory care practitioner,RCP)是从事呼吸治疗工作的专业技术人员,是在医师指导下,对心肺功能不全或异常的患者给予疾病预防、评价、诊断、治疗、管理和照顾。其业务范围包括重症监护室、急诊室、普通病房、门诊、辅助科室(如气管镜室、肺功能检查室、睡眠室等)、康复医疗中心、社区医疗、家庭治疗、护理院等。

呼吸治疗的概念及实践起源于美国,1947 年美国呼吸治疗学会(American Association for Respiratory Care)开始筹备及建立呼吸治疗学科。1956 年美国呼吸治疗国家委员会(National Board for Respiratory Care)开始逐步规范呼吸治疗执业体制,制订呼吸治疗的考核等。1970 年美国呼吸治疗教育鉴定委员会(Joint Review Committee For Respiratory Therapy Education)成立,标志美国呼吸治疗的教育体制正式完善。

相对于国外而言,目前国内的呼吸治疗尚处于起步阶段,医护人员对呼吸治疗认知和重视程度还远远不够,国内的呼吸治疗较其他学科发展相对缓慢,呼吸治疗师现有从业人员少,其业务涉及呼吸机管理、雾化吸入治疗等。近十几年来,随着我国危重病监护和治疗技术的日益重视和发展,很多医院特别是三级医院建立 ICU,少数大型综合性医院设立呼吸治疗学科或呼吸治疗小组,如浙江大学医学院附属邵逸夫医院、四川大学华西医院、北京协和医院等。其中浙江大学医学院附属邵逸夫医院于 1994 年设立呼吸治疗科(基本参考美国模式)。四川大学华西医院设立呼吸治疗师岗位始于 2004 年,当时仅 1 人为专职呼吸治疗师,其后逐年增加,目前已有具备多名呼吸治疗师的呼吸支持治疗中心,其开展的业务主要以机械通气和气道管理为主,同时负责呼吸治疗仪器的管理与维护,范围逐渐辐射至全院的住院患者和门诊患者。与初期情况相比,呼吸治疗工作分工和责任更加明确,医务人员更加重视和关注呼吸治疗。同时接受过系统理论知识培训的呼吸治疗师不断提升临床呼吸治疗技术,完善操作规范,加快设备更新,使呼吸治疗工作从内容到形式都逐渐与国际接轨。但专门的呼吸治疗人员还相对缺乏。

医院普通病房的患者,尤其是围手术期患者,尽管不需要机械通气,但部分患者为气管切开术后,或患有明显的呼吸系统基础疾病,或具有潜在的呼吸系统疾病等,对这些患者而言呼吸治疗经常被忽略,例如简单而实用的呼吸治疗相关配套装置(如氧疗、雾化吸入治疗等)的使用未得到重视、气道管理技术不规范等,相当数量的患者术后出现严重的呼吸系统疾病并发症,导致病情加重、治疗费用增高,甚至导致死亡。上述情况,迫切需要专门的呼吸治疗师给出专业的指导建议。

对社区或者基层社区卫生服务中心而言,慢性阻塞性肺疾病(COPD)的患者数量庞大,钟南山院士发表在 *CHEST* 的大规模调查研究表明我国年龄超过 40 岁的人群中,有 8.2% 患有 COPD,其中,仅有 6.5% 的患者得到及时的诊治。因此,社区或者基层社区卫生服务中心也同样亟须专业的呼吸治疗师参与社区的预防保健工作,从而早期指导呼吸康复治疗。

因此,我国的呼吸治疗职业教育——呼吸治疗专业开设具有充分的必要性和重要性:①我国大型综合医院需要呼吸治疗的占比高达 25%;呼吸治疗填补了常规医学模式的一个空白;②呼吸治疗新技术有助于提高危重患者及呼吸疾病患者抢救的成功率和慢性呼吸道疾病患者的生存质量。我国的呼吸治疗职业起步较晚,四川大学华西医学中心(原华西医科大学)于 1997 年开设呼吸治疗与危重症监护专业,成为我国第一个开办此专业本科教育的高等医科院校,2000 年首次招收四年制本科学生,毕业授予理学学士学位。中山大学新华学院康复医学系在 2012 年结合国际呼吸治疗专业的发展,从中山大学层次统筹规划,多学科合作,根据社会人才需求、高等院校教学特点、学生个体特征,在国内率先开展呼吸治疗亚专业,进行了全新的课程设计,以满足国内对呼吸治疗潜在的重大需求,而如何培养高水平、高起点的呼吸治疗师仍是一个挑战。

由中国医师协会呼吸医师分会、中华医学会呼吸病学分会等于 2018 年共同发起"呼吸与危重症医学学科规范化建设项目",正式把"呼吸治疗技术的实施与管理"作为一项重要的临床治疗技术加以强调。自此以后,呼吸治疗学科在临床医学及康复医学中占据了重要的一席之地。2020 年 2 月,中华人民共和国人力资源和社会保障部与国家市场监督管理总局、国家统计局联合向社会发布了智能制造工程技术人员等 16 个新职业。这是自 2015 年版《中华人民共和国职业分类大典》颁布以来发布的第二批新职业,其中就包括呼吸治疗师,这极大地推动了我国呼吸治疗专业的发展。

42.2 呼吸治疗师常见的工作内容

呼吸治疗师在书面医嘱、口头医嘱或经认可的操作规程指导下可进行相关工作:呼吸功能和血流动力学监测,机械通气的应用,辅助医生建立人工气道和人工气道的管理,氧疗(包括氧浓度调节、氧疗方式和装置的选择使用、氧疗效果评价),呼吸康复治疗,中心动/静脉置管,参与心肺复苏,高压氧舱治疗,睡眠呼吸暂停监测,雾化装置、加温装置、湿化装置、气管镜、振动排痰机、负压吸痰器、血气分析仪等的管理和操作,家庭治疗(指导患者及家属使用和维护家用简易呼吸机及相关氧疗仪器以确保其安全有效地使用、指导患者雾化吸入治疗和呼吸康复锻炼)及定期进行家庭随访并处理相关问题,戒烟指导,健康宣教等。

42.2.1　机械通气的应用

机械通气装置最早出现在 19 世纪中期,它的出现为呼吸衰竭的患者带来了希望。时至今天,机械通气已经成为呼吸衰竭不可或缺的重要治疗手段。经过多年来医学理论和呼吸机技术的发展,机械通气从仅作为肺脏通气功能的支持治疗,发展为涉及气体交换、呼吸做功、肺损伤、胸腔内器官压力及容积环境、循环功能等多方面影响的重要治疗措施。机械通气的应用包括呼吸机使用前自检与调试,模式与参数的调节,呼吸机相关并发症(如呼吸机相关肺损伤、呼吸机相关肺炎)的防治,机械通气撤离,呼吸机的清洁、消毒及性能测试,呼吸机管路的清洗、消毒与安装等。

机械通气的目的是改善肺的气体交换:纠正严重的呼吸性酸中毒,纠正严重的低氧血症,改善组织缺氧;降低呼吸功耗,缓解呼吸肌疲劳;防止肺不张,改善肺顺应性,预防肺损伤;为安全使用镇静和肌松剂提供通气保障;稳定胸壁。符合下述条件应实施机械通气:经积极治疗后病情仍继续恶化;意识障碍;呼吸形式严重异常,如呼吸频率 $>35\sim40$ 次/min 或 $<6\sim8$ 次/min,呼吸节律异常,自主呼吸微弱或消失;血气分析提示严重通气和/或氧合障碍:$PaO_2<50mmHg$,尤其是充分氧疗后仍 $<50mmHg$;$PaCO_2$ 进行性升高,pH 动态下降。下述情况应用机械通气时可能使病情加重:气胸及纵隔气肿未行引流,肺大泡和肺囊肿,低血容量性休克未补充血容量,严重肺出血,气管-食管瘘等。但在出现致命性通气和氧合障碍时,应积极处理原发病(如尽快行胸腔闭式引流,积极补充血容量等),同时不失时机地应用机械通气。

根据患者的病理生理基础和临床具体情况,正确选择和调整呼吸机参数和通气模式,是取得通气疗效、减少通气并发症的关键。基本参数设置包括潮气量(VT)的设定、呼吸频率的设定、流速调节、触发敏感度调节、吸气时间与吸/呼比值设置(I/R)、呼气末正压(PEEP)的设定、吸入氧浓度 FiO_2、报警参数设置和调节等。为达到目标氧合,可以通过增加吸入氧浓度、增加 PEEP、延长吸气时间、降低机体氧耗等方法达到目标氧合;为维持适当的二氧化碳分压和酸碱平衡,可以通过调节预设容量或者预设压力来改变潮气量,改变呼吸频率以改变每分通气量,改变呼吸时间以调节呼出气量三方面来调节;使用机械通气时,如果出现人机对抗不协调,可以对触发灵敏度、吸气流速、吸呼转换、潮气量或者呼吸频率进行调整,在选择呼吸模式时,尽可能保持自主呼吸,必要时给予适当的镇静治疗,但尽量避免使用肌肉松弛剂。

42.2.2　人工气道的建立与管理

人工气道的建立与管理包括经鼻/口气管插管、气管切开及在紧急情况下可独立行气管插管,导管位置的管理、导管气囊的压力监测、人工气道的温/湿化、拔管等。雾化治疗包括雾化药物和装置的选择、雾化装置的使用、雾化过程的监测、雾化效果评价等。

各种因素造成气道阻塞和需要人工辅助通气等情况均是建立人工气道的适应证,它的应用范围很广。如不能维持呼吸道通畅时,需要建立人工气道保证气道通畅;缺氧、高碳酸血症或者呼吸衰竭需要机械通气纠正时,要建立人工气道以实施机械通气。经口气管插管操作较易,插管的管径相对较大,便于气道内分泌物的清除,但影响会厌的功能,患者耐受性也较差。经口气管插管的关键在于暴露声门,在声门无法暴露的情况下,容易失败或出现并发症。经鼻气管插管较易固定,舒适性优于经口气管插管,患者较易耐受,但管径较小,导致呼吸功增加,不利于气道及鼻窦分泌物的引流。纤维支气管镜下气管插管用于经口或者经鼻插管;当预计患者为困难气道时,应该首先进行纤维支气管镜下气管插管,而不是在插管失败后才考虑使用;已知或者怀疑颈椎病变、头颈部肿瘤、病态肥胖、有困难插管病史、困难通气史时,均应该考虑纤维支气管镜下气管插管;插管操作者必须熟练操作,避免损伤和操作失败。对于需要较长时间机械通气的患者,气管切开是常选择的人工气道方式。与其他人工气道比较,由于其管腔较大、导管较短,因而气道阻力及通气无效腔较小,有利于气道分泌物的清除,减少呼吸机相关性肺炎的发生率。但是关于气管切开的时机仍有争议。目前,越来越多的研究倾向于不需要到 21 天后,2 周内可考虑气管切开。

人工气道的管理的重要方面是气囊压的监测,高容低压气管插管或气管切开套管套囊压力在 25~30cmH$_2$O 之间,既可有效封闭气道,又不高于气管黏膜毛细血管灌注压,可预防气道黏膜缺血性损伤、气管食管瘘及拔管后气管狭窄等并发症。当使用带有侧孔的气管插管或气管切开套管时,可进行持续声门下吸引,以清除声门下至插管气囊之间的分泌物,又不损伤声带;在长期进行机械通气的患者中持续声门下吸引可延缓呼吸机相关肺炎的发生,降低其发生率。

同时,气道湿化也是非常重要的。机械通气时的气道湿化包括主动湿化和被动湿化:主动湿化指在呼吸机管路内应用加热湿化器进行呼吸气体的加温加湿(包括不含加热导线、含吸气管路加热导线、含吸气呼气双管路加热导线);被动湿化指应用人工鼻(热湿交换器型)吸收患者呼出气的热量和水分进行吸入气体的加温加湿;不论何种湿化,都要求近端气道内的气体温度达到 37℃,相对湿度 100%,以维持气道黏膜完整、纤毛正常运动及气道分泌物的排出,降低呼吸道感染的发生。人工鼻(热湿交换器型)可较好进行加温加湿,与加热型湿化器相比不增加堵塞呼吸机管路的发生率,并可保持远端呼吸机管路的清洁,因能增加气道阻力、无效腔容积及吸气做功,故不推荐慢性呼吸衰竭尤其是撤机困难的患者使用。

42.2.3　呼吸康复

目前呼吸康复主要针对大部分慢性肺疾病患者治疗后期的慢性期康复,但有研究指出,对于一些急性加重期的重度呼吸系统慢性病及危重症患者可以在早期进行呼吸康复。

慢性期呼吸康复的适应证包括以下方面。①阻塞性肺疾病:慢性支气管炎、COPD、肺气肿、支气管哮喘等;②限制性肺疾病:胸膜炎所致胸膜粘连、胸部手术后等;③肺实质疾病:肺结核后遗症、尘肺、肺间质纤维化等;④呼吸功能障碍:颈髓及上段胸髓损伤、肌萎缩侧索硬化症、格林-巴利综合征所引起的呼吸肌无力。

急性期呼吸康复:部分研究指出对部分处于急性期的肺疾病,主要为慢性阻塞性肺疾病急性加重期(AECOPD),给予早期呼吸康复干预是安全的,能够早期提高患者的运动耐力,改善相关的生活质量,降低再住院率,并且不会增加死亡率。对于急性期的呼吸康复需要遵从下列原则安全进行:首先要做好沟通,教育患者和家属认识呼吸康复是

COPD 非药物治疗的重要手段；其次通过细致的评估，制订个体化的康复方案，密切监测患者在进行呼吸康复时的生命体征变化，并根据其反应及时调整方案；进行呼吸康复的强度建议从低开始，逐渐递增，最后达到患者能够耐受的强度；再次，加强营养支持，保证均衡膳食；最后做好出院后的随访。

呼吸康复的目的是改善通气状况，维护现存功能，早日促进身体功能恢复，预防并发症：①严重的肌萎缩和肌无力；②关节僵直、挛缩；③内分泌系统改变；④深静脉血栓形成（DVT）；⑤控制肺炎和预防 VAP 发生。

早期呼吸康复的介入时机：①血流动力学及呼吸功能稳定后，立即开始。②入重症医学科 24～48 小时后，符合以下标准：心率＞40 次/min 或＜120 次/min；收缩压（SBP）≥90mmHg 或≤180mmHg，或/和舒张压（DBP）≤110mmHg，平均动脉压（MBP）≥65mmHg 或≤110mmHg；呼吸频率≤25 次/min；血氧饱和度≥90%，机械通气吸入氧浓度（FIO_2）≤60%，呼气末正压（PEEP）≤10cmH_2O；使用小剂量血管活性药物支持，多巴胺≤10mg/(kg·min)、去甲肾上腺素/肾上腺素≤0.1mg/(kg·min)，即可实施康复介入。③生命体征稳定的患者，可逐渐过渡到每天选择适当时间做离床、坐位、站位、躯干控制、移动活动、耐力训练及适宜的物理治疗等。

呼吸康复训练的内容包括：①运动耐力训练，根据患者体能的评估情况制订相应的有氧运动及阻抗运动，有氧运动形式有步行、慢跑、踏车、游泳、有氧运动操、广场舞及太极拳等，抗阻运动初期首选弹力带和小量携重的运动形式，负荷渐增后可以采取哑铃或杠铃等运动器械辅助。②力量训练，以上肢为主的活动经常出现呼吸症状加重，上肢无支撑耐力训练能显著改善上肢运动耐力，可进行上肢踏车、阻抗训练。下肢联合训练方案优于单纯下肢运动训练。③呼吸肌训练，常用的呼吸肌训练方式主要包括缩唇呼吸、腹式呼吸、呼吸操、呼吸训练器等。④胸廓放松训练，方法包括肋间肌动松术、胸廓松动术、胸廓辅助法、胸部放松法等。

42.2.4　对患者的健康教育与患者的自我管理

患者呼吸功能及生活质量的改善不仅包括身体干预，还包括心理支持和健康教育。需根据患者的需要，制订教育计划，主要针对以下主题：呼吸系统疾病和合并症（糖尿病、心血管疾病、肥胖症、抑郁症、焦虑症），治疗方法（坚持最佳药物治疗），急性发作的预防和识别，体育锻炼，睡眠，家庭环境改造及辅助器的使用，均衡饮食和体重控制，戒烟，定期随访等。

42.3　发展近况与展望

呼吸治疗在国外推广较早，在国内尚处于起步阶段，医护人员对呼吸治疗认知和重视程度还远远不够，同时缺少专业的呼吸治疗师，国内 ICU 大部分呼吸治疗工作由医生、护士以及工程技术人员等共同完成，如呼吸机操作、机械通气的撤离、气道管理及呼吸机检测与维护等，但缺乏统一的认识和规范，具体分工各单位尚不统一。目前基本上所有 ICU 都配备呼吸机，各 ICU 的呼吸机数量和性能大为提高，但是简单而实用的呼吸治疗相关配套装置（如氧疗、雾化吸入治疗等）的使用却未得到重视。

国内 ICU 呼吸治疗工作尚未完全开展且缺乏规范,各单位做法不一致。如呼吸机的应用与管理,各医院呼吸机的种类和型号繁多,因此,对呼吸机的使用及维护要求较高,临床风险也较大。因为使用、维护及维修不当导致对患者造成直接或间接的伤害时有发生,即使在大型综合性医院也不例外。

在国内呼吸治疗专业教育开办之前,部分医院采用将一部分临床护理人员转型的方式来满足对这部分专业的工作需求。临床转型人员虽具备一定的临床工作经验,但未接受呼吸治疗专业知识和技能的系统培训,缺乏专业工作基础知识。呼吸治疗缺乏专业职称和考评制度,其晋升也成为各从业人员面前的一道难题。

结合呼吸治疗的发展历程与经验,针对上述呼吸治疗工作的困难与挑战,未来国内呼吸治疗学科建设需提高专业素养,规范操作,这是呼吸治疗专业发展的根本,同时拓展呼吸治疗业务,并加强自身宣传,在危重病医学界开拓出一片天地。加强对从业人员理论知识、临床技能以及责任心的培训。临床转型人员,不应满足于目前所负责完成的部分呼吸治疗工作,需进一步加强系统理论知识的学习和相关技能培训;呼吸治疗专业学生,既要注重呼吸治疗技能的培训,又要加强临床实习工作,培养专业方面的思维和动手能力;积极针对临床现有医护人员(如呼吸科和 ICU 医师)进行呼吸治疗技能方面的宣传和培训,让其充分了解和熟悉呼吸治疗工作的内容和特点,认识呼吸治疗专业的价值以便将来指导呼吸治疗工作。从业人员紧缺是目前呼吸治疗学科建设面临的主要问题之一,具有一定学历的护士进行危重病医学相关的呼吸治疗专业理论知识和临床技能培训,短期职业培训结业后能独立完成常规呼吸治疗工作,可能是迅速扩大从业人员队伍的办法之一。

未来根据国内外进展及各单位实际情况建立相关的规范和制度,结合实际条件编写专业教材,有条件的单位可开办呼吸治疗本科教育,以满足临床需求并扩大专业队伍。此外,还需要长期不懈的努力。

小结

本章介绍了呼吸治疗学,一门专注于心肺功能支持和康复的新兴学科;阐述了呼吸治疗师的工作内容,包括呼吸功能和血流动力学监测、机械通气的应用、人工气道的建立和管理、氧疗、呼吸康复治疗、家庭治疗和健康宣教等。

思考题

1. 简述呼吸治疗学的定义。
2. 简述呼吸治疗师的工作范围。
3. 简述机械通气的基本参数设置。
4. 简述人工气道的日常管理。
5. 试述我国呼吸治疗工作中存在的困难与展望。

(蒋龙元 何志捷)

参考文献

[1]　武亮,郭琪,胡菱,等. 中国呼吸重症康复治疗技术专家共识[J]. 中国老年保健医学,2018,16 (05):3－11.

[2]　王辰. 呼吸康复基础教程[M]. 北京:人民卫生出版社,2019.

[3]　YOSEF-BRAUNER O,ADI N,BEN SHAHAR T,et al. Effect of physical therapy on muscle strength, respiratory muscles and functional parameters in patients with intensive care unit-acquired weakness[J]. Clin RespirJ,2015,9(1):1-6.

[4]　梁国鹏,杨福,康焰,等. 中国呼吸治疗的现状与发展[J]. 中国呼吸与危重监护杂志,2020,19(6): 533－535.

第四部分

康复科技

第 43 章 康复工程及科技简况

学习要点

掌握康复工程学科涉及的研究内容及主要应用场景、现代多学科交叉可以提供的科学技术方法和手段，以及其在临床康复医学中的运用；熟悉康复工程的功能代偿作用及康复器械的发展过程，以及不同科技方法和产品在康复工程中的应用，如多功能神经假肢、康复机器人、医疗机器人、虚拟现实技术、生物传感与医用可穿戴设备；了解康复工程前沿技术，如脑机接口、神经调控、人工智能等技术的发展情况。

康复工程(rehabilitation engineering)是一门以设计、开发、调整、测试、评估、应用和分配技术解决方案来帮助人们恢复因疾病或损伤而丧失正常身体和认知功能的系统应用工程科学。

康复工程主要涉及医学与工程学两大学科的若干专业，包括解剖学、生理学、康复医学、人体生物力学、运动生物力学、机械学、材料学、电子学、高分子化学等(图 43-1)。患者使用的，特别生产或一般能有效地预防、代偿、抵消残损(病损)、残疾(失能)的任何产品、器械、设备或技术系统均称为康复辅助器具，又称为康复器械。

康复工程在康复医学中占有重要地位，起着不可替代的作用。两者的共同目标都是帮助功能障碍者消除功能障碍，回归社会和生活。康复医学为康复工程提供目标和方向指导，并能直接应用于观察康复工程产品的效果。康复工程为康复医学提供技术和工程方法，解决一些康复医学范围内无法解决的问题。在实际临床过程中，落实医工结合的理念是康复工程技术取得康复疗效的关键之一。

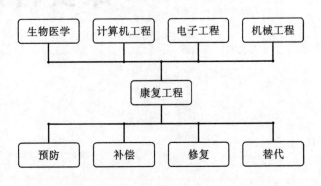

图 43-1　康复工程是结合多学科的新型应用科学

43.1　康复工程的发展过程

康复工程诞生于 1919 年，德国的 *Erzatzglieder and Arbeitshilfen*(《替代肢体和工作辅助》)，是康复工程第一批出版物之一。在 1915—1916 年间，柏林 Ferdinand Sauer-bruch 博士设计了一种人造手臂。他在隧道电影成形术工作期间开发了系统方法，用于肌肉直接控制人造手臂和手。俄罗斯 Nickolai Bernstein 采用科学的运动控制方法修复假肢。经历第二次世界大战后,康复工程在美国20世纪60年代末至70年代初被广泛运用,最初为支持战后退伍军人肢体修复术和矫形器的研究。骨科和关节外科医生不断研究新的治疗方法和设备,以帮助患者应对肢体缺失带来的残疾。至此,康复工程这个术语变得清晰,但仍局限于针对简单的运动功能障碍。科研和医疗的进一步深入,加速了康复工程的发展,促进了其攻克多维度更复杂的功能障碍。

康复工程发展至今,针对的主要功能障碍和相应的解决手段或康复设备见表43-1。

表 43-1　康复工程的主要应用场景和相应设备(Andrew Szeto,2012)

主要应用场景	相应设备	
运动功能障碍	·人工上肢(手、腕、臂) ·人工下肢(足、腿)	·上肢固定装置(手夹板、上肢支架) ·功能性电刺激矫形器
视觉功能障碍	·读写设备(如闭环电视放大镜、电子盲文、阅读机、听觉和触觉视觉替代系统等) ·独立移动设备(如激光手杖、双耳超声眼镜、手持式超声波手电筒、电子发声器、导盲机器狗等)	
听觉功能障碍	·数字助听器 ·电话辅助	·唇语阅读器 ·语音文本转换器
触觉功能障碍	·触觉缓冲 ·定制座位	·触觉感官替代器(电子皮肤) ·减压泵和警报器
语言功能障碍	·言语发育和退化功能评估器 ·言语发音训练器	·情感交流训练设备
脑损伤功能障碍	·脑机接口和仿真 ·神经调控	·生物传感器感觉反馈
替代和增强通信设备	·计算机虚拟现实	·增强现实
操作与移动辅助装置	·抓取器、送纸器、嵌入系统和翻页机 ·环境控制器 ·机器人辅助	·手动和专用轮椅 ·电动轮椅,滑板车和活动躺椅 ·自适应辅助驾驶装置

43.2　康复工程的应用

康复工程和日常生活息息相关,其应用目的是充分利用现代科学技术手段克服人类由于意外事故、先天缺陷、疾病、战争和机体老化等因素导致的功能障碍或残疾,最大限度地恢复或代替患者和伤残者原有受损功能,实现最大限度地生活自理及回归社会,以提高人们特别是伤残人士和老年人的独立生活水平。

43.2.1　神经假肢在康复工程中的应用

先进的信号处理技术的发展及高性能微处理器的出现,使得通过体表肌电解码实现多功能神经假肢控制的想法成为可能。当截肢者通过想象,用他们的"幻影"(phantom)肢体做不同动作时,来自大脑的运动神经信号使残存肌肉收缩产生肌电(electromyography，EMG)信号;用体表电极记录 EMG 信号,并用模式识别方法解码 EMG 信号,得到截肢者想要做的肢体动作类型;根据识别的动作类型操控假肢完成相应的动作。图 43-2 为具有控制和感觉反馈功能的智能康复机器人系统示意图。利用这种控制方法,假肢使用者可以自然而直接选择和完成他们想要做的各种不同肢体动作。神经假肢以肌电信号解码得到的运动神经信息为基础,通过增加非肌电信号作为辅助控制信息(如关节角度、触觉信号、视听觉信息等),达到增加假肢可操控自由度、提高假肢操控的灵活性、扩大神经假肢对不同程度截肢者(包括高位截肢者)实用性的目的。

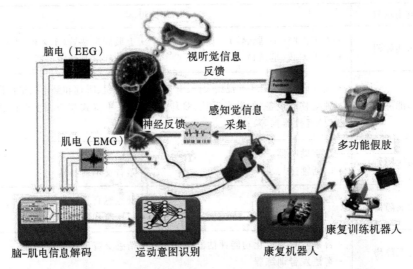

图 43-2　具有控制和感觉反馈功能的智能康复机器人系统示意图

43.2.2　康复机器人在康复工程中的应用

以脑卒中后肢体运动障碍患者的运动功能康复训练为例,日常运动物理治疗需要治疗师一对一或者一对多地对患者进行人工的肢体功能恢复训练,任务繁重且专业人员缺乏。通过科技手段借助康复机器人,如外骨骼康复机器人,进行康复训练,一方面,患者可在康复机器人的帮助下,对患侧肢体进行准确的重复运动练习,加快运动功能的康复进程;另一方面,康复机器人还可帮助患者实现镜像运动练习,即使用位置传感器、速度传感器和肌电信号等对患者健侧的动作信息进行捕捉,然后通过电刺激等方式,驱动患侧进行相应的动作。这种方式可激发患者对康复过程的参与度,加快运动中枢受损部分的重组和功能重建。

43.2.3　医疗机器人在康复工程中的应用

机器人技术将有可能应用到医疗健康的诸多领域,但目前主要用于外科手术、辅助护理等方面,如微创外科手术机器人、脊柱手术机器人、血管介入机器人、护理机器人等。目前已在临床使用的达芬奇(Da Vinci)机器人手术系统,可开展成人和儿童的普通外科、胸外科、泌尿外科、妇产科、头颈外科及心脏手术,和传统手术相比,达芬奇手术机器人手术操作更精确、创伤更小、患者恢复更快(图 43-5)。

在如日本研发的 Robear 护理机器人,身上装有视觉传感器,在移动过程中可以避免与人或者障碍物发生碰撞。同时,该机器人在关节部位装有力传感器,可实时测试力量,模拟出人的环抱感。该机器人不仅能将卧床不起者从床上扶起,还能将坐着的人抱起。

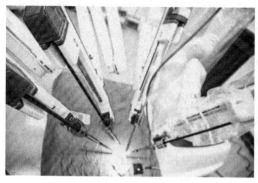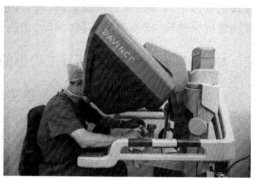

图 43-3　医疗机器人

43.2.4　虚拟现实技术在康复工程中的应用

虚拟现实技术(virtual reality,VR)包括模拟环境、感知、自然技能和传感设备等方面,是在计算机中建立一个模拟真实世界效果的特殊环境,通过各种传感器设备,使用户沉浸在这个虚拟环境中并进行操作和控制,以达到特殊的目的。VR 可打破传统康复训练方式的局限性,可针对不同类型功能障碍提供不同的虚拟训练平台,让使用者通过做游戏等交互方式进行康复训练,调动患者积极性。此外,VR 可建立虚拟的人体模型,在虚拟环境下模拟外科手术。VR 在步态及行走训练、上下肢康复训练等方面的应用具有现实意义。图 43-4 显示一款基于 VR 的手部康复运动系统,通过手指动作控制 VR 游戏里动画人物完成指定任务,达到患者主动参与康复运动的目的。

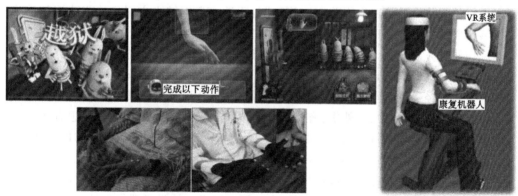

图 43-4　基于 VR 的运动康复系统

43.2.5　可穿戴设备在康复工程中的应用

20 世纪 60 年代,美国麻省理工学院提出可穿戴技术,利用该技术可以把多媒体、传感器以及无线通信等技术嵌入人们的衣着和配件中,可支持手势和眼动操作等多种交互方式。除穿戴或佩戴在人身体上的硬件设备外,还需要通过数据交互、远程交互等软件来支持。可穿戴技术在康复工程中的应用涉及早期诊断、功能康复、康复评定以及远程监测等。可穿戴技术不仅能为患者、运动员、儿童以及老年慢性病患者监测生命体征,而且还能够为偏远地区提供远程监测,再将监测和收集到的数据及生命体征反馈给用户端或医疗健康机构,以有效地预防、诊断、治疗和控制疾病。

43.2.6　康复辅具在康复工程中的应用

康复辅助器具包括装配于人体四肢、躯干等部位的体外器具矫形器,肢体伤残者和行动不便人士的代步工具轮椅,帮助听力残弱者改善听力的助听器,目前正在研制的人工视网膜,还有呼吸辅助器具、刺激器、感觉训练辅助器具等,其在康复工程中得到应用,在帮助功能障碍患者恢复运动功能、提高生活能力方面发挥着重要作用。

43.3　康复工程及科技前沿进展

43.3.1　神经机器接口与感觉反馈刺激

对于肢体缺失和脑损伤导致的运动功能障碍患者,研发先进的神经假肢和康复机器人是代偿和恢复其运动功能的重要手段。借助机器人实现对外部物体的精准控制需要运动控制信息和感觉反馈信息的协调利用。神经机器接口技术为实现基于自主运动意图的运动控制提供了可能。当前,神经机器接口技术主要涉及三种类型:脑-机接口(brain - computer interface,BCI)、周围神经接口(peripheral nerve interface,PNI)和肌-机接口(muscle - computer interface,MCI)。对截肢者来说,BCI 与 PNI 都具有实现神经假肢控制的潜能,但因存在检测的神经信号微弱或信噪比低、检测信号传输到体外困难及电极植入体内的长期生物兼容性等问题,还没能产生较为实用化的假肢控制系统。利用残留肢体的肌电信息源,对神经假肢进行自然、直觉、连续的仿生控制是科学家们致力解决的研究方向之一。为给高位截肢的患者提供更多的肌电信息源,美国芝加哥康复研究院提出目标肌肉神经分布重建(targeted muscle reinnervation,TMR),即将截肢后残留的肢体神经通过手术连到特定的"目标"肌肉中,从而重建因截肢所失去的肌电信息源。对脑损伤(如脑卒中、脑外伤、脑瘫)及脊髓损伤等原因导致的肢体瘫痪患者而言,利用患者自身运动意图进行主动康复训练有望提高康复效果,促进患者大脑功能重塑。为此,科学家们在 BCI 领域进行长期研究,取得了瞩目成绩。2012 年 *Nature* 杂志报道科学家在两个长期四肢瘫痪患者大脑皮层植入微电极阵列,通过对神经信息进行解码,帮助患者实现三维空间内机器手臂的抓、握动作的研究成果。神经机器接口技术为运动控制指令下达给机器人提供可能,但感觉信息如何反馈到人体,使人体感知并实现闭环、精准的控制仍是挑战。

43.3.2　神经调控技术

对于抑郁症、帕金森病、癫痫等脑功能疾病,利用电、磁或光刺激等改变大脑特定神经回路的活性可达到治疗疾病的目的。目前,临床主要采用三种神经调控技术对于机体细胞进行神经干预与调节,包括深部脑刺激(deep brain stimulation,DBS)、经颅直流电刺激(transcranial direct current stimulation,TDCS)和经颅磁刺激(transcranial magnetic stimulation,TMS)。目前临床上已经成熟应用的侵入性 DBS 需要通过手术将电极植入到大脑的深部,通过植入到体内的神经刺激器持续放电刺激神经中枢相应部位,对部分癫痫和帕金森病等疾病有一定的治疗作用。尽管 DBS 在脑外科手术中是安全的,但仍需开颅,存在颅内出血和感染等风险。2017 年,Edward S. Boyden 教授团队在 *Cell* 杂志上发表无创大脑深部电刺激疗法的研究工作,取得 DBS 领域的重大技术突破。目前,该技术还很难达到侵入式 DBS 的定位精度,因此距离临床应用还存在一定的距离。

TMS 作为一种无创的神经调控技术,已在临床上用于评价神经电生理传导通路,并尝试用于抑郁症、癫痫、脑卒中、精神分裂症、自闭症等疾病的神经康复治疗,但是 TMS 存在刺激深度浅、空间分辨率低等缺点,因此难以准确定位。Polina Anikeeva 教授等创造性地提出用磁场控制神经元的思路,即将有磁性的金属纳米颗粒通过血液运输到大脑特定部位,然后通过外加磁场使这种磁性产生对目标神经元兴奋的调节作用,从而无创伤地对在体神经元进行准确干预的方法,该技术有望成为非常有前景的临床治疗手段。

除了上述基于电和磁的神经调控技术,光遗传技术(optogenetics)是近十年来神经科学领域内最受关注的神经调控技术,其核心原理是通过一些遗传学和光学的手段来操控神经元的活动,从而实现对动物行为的控制。该技术克服传统电、磁刺激缺乏细胞选择性的缺点,具有更高的时空分辨率。近年来我国科学家提出基于超声进行神经调控的思路,并通过动物实验取得初步的研究成果。

43.3.3　柔性传感器与机器人电子皮肤

在康复工程的可穿戴技术的研究中,柔性传感器的研制是重要的研究方向之一。柔性传感器具有体积小、灵敏度高、可弯曲、安全舒适等优良特性,能实现与柔软的人体组织高度贴合,可满足人体不同部位的穿戴要求。当人体运动引起身体组织变形时,柔性传感器也会随之发生形变而不会产生相对滑动,从而减少运动噪声。

对智能机器人而言,需要利用触觉传感技术实现如同人类对外部世界一样的感知,实现对象与环境的连接和对话,进行智能控制。机器人智能电子皮肤是机器人触觉功能实现的重要形式,能模仿人体皮肤保护、感知、调节等功能的柔性电子系统是研发智能机器人领域的革命性技术。2010 年,R. S. Fearing 和鲍哲楠所带领的两个课题组同时在 *Nature Materials* 上分别发表具有分辨率的基于压阻场效应晶体管(FET)和电容式的力学传感器。前者有毫米级分辨率,且具有明显的信号串行,后者仅有三个像素点,这两项研究真正揭开电子皮肤的研究序幕。有关电子皮肤的研究大部分是可黏贴在皮肤上的各类传感器,真正作为具有像素分辨率的"触觉"传感器特征的电子皮肤所占比例不大。随着人工智能和工业机器人领域的兴起,触觉传感电子皮肤逐渐被人们认识,并正在成为机器人传感器研究的重要领域。

43.3.4　听力损失检测新技术

我国约有 15.84% 的人患有不同程度听力损失,常见的原因是新生儿出生缺陷,听力损失也是困扰老年人的第二大问题。听力损失的精准诊断和客观评估为后期配制助听器、人工耳蜗等干预措施提供重要依据。目前听力筛查方法仍存在信号失真严重、检测时间过长、对患者和测试环境要求过高等问题。针对上述问题,科学家提出一种基于扫频技术的听力筛查新方法,通过连续测量无数频率,在极短时间内完成对外耳、中耳、内耳、听神经和各级听觉中枢的功能扫描,其检测结果可反映以上各部分生理结构的任何微小损伤,能对损伤程度进行精确量化。

小结

康复工程作为一门结合设计、开发、调整、测试、评估、应用和分配技术解决方案来帮助人们恢复因疾病或受伤而丧失的正常身体和认知功能的系统应用工程科学,在康复应用中需要医学与工程等多学科交叉。通过设计和制造设备及系统,替代或补偿个人因功能减退与丧失的运动、交流、听觉、视觉、语言和认知能力,使患者最大限度地开发潜能,恢复日常独立生活、学习和工作能力,回归社会。因此,康复工程在康复医学具有重要作用。采用医工结合理念提高康复工程技术水平,解决康复医学实际临床问题,为功能障碍者消除功能障碍,回归社会,验证康复工程产品的疗效,是康复工程的关键。

思考题

1. 除已经列入的应用于康复工程的器具,你还能想到其他有助于康复的器具吗?
2. 除本章提到的感觉信息反馈方法,还有哪些相关的前沿研究?
3. 举例说明现有技术对康复工程的推动作用。

（李光林）

参考文献

[1] WANG L, XUE X Y, ZHAN Y, et al. A pilot study of neural stimulation and motion Intervention via self - powered wearable electronic[C]. IEEE, 2018.

第 44 章　康复辅助技术

学习要点

　　了解康复辅助技术的基本概念，了解辅助技术与人类障碍、活动、环境间的模型；了解临床常见辅助器具（假肢、矫形器、移动辅助器具）的适配服务技术。通过学习康复辅助技术知识，将其运用在个体康复的前、中、后阶段，补偿或代偿伤残人的功能活动，促进其重返家庭、社会。

　　随着社会、经济和科学技术的发展，让功能障碍者"全面康复"的理念越来越深入人心。2001 年 WHO 发布的《国际功能、残疾和健康分类》(ICF)与同年 WHO 发布的《世界残疾报告》(WRD)明确指出，康复措施主要是康复医学、治疗学和辅助技术。在全面康复里，辅助技术已经成为现代康复的三大措施之一，特别是对永久损伤的残疾人的康复，对于促进他们融入家庭、社会发挥着不可替代的重要作用。

44.1　康复辅助技术的概念及应用范围

44.1.1　辅助技术的基本概念

　　辅助技术(assistive technology，AT)是运用科学和工程手段，为改善功能障碍者所面临的困难，帮助个人进行功能性活动的技术，如辅助装置、服务、策略和实践。它包括辅助技术装置（辅助器具）和辅助技术服务两大方面。

　　(1)辅助器具在国家标准 GB/T 16432—2016《康复辅助器具 分类和术语》中，定义为功能障碍者使用的，特殊制作或一般可得到的用于如下目的的任何产品（包括器械、仪器、设备和软件）：对身体功能（结构）和活动起保护、支撑、训练、测量或替代作用；为防止损伤、活动受限或参与限制。

　　(2)辅助技术服务是指直接帮助功能障碍者来选择、获取和使用辅助技术装置所做的任何服务。这些服务包括对功能障碍者辅助器具的需求评估，以及对功能障碍者在其习惯环境中使用辅助技术服务的功能评估；通过租、购买，帮助功能障碍者获得辅助器具服务；选用、设计、装配、改制、定制、维修或更换的辅助技术系统的服务；在必要的康复治疗、干预或服务中协调和使用辅助器具；对功能障碍者个人、家属或相关服务提供者进行辅助技术的培训或技术支持。

44.1.2　辅助技术与人类活动模型

当个体发生机能损伤时，会引起活动受限和参与局限，而辅助技术则是功能障碍者—辅助器具—功能活动—与空间、社会环境动的接口技术。图 44-1 为国际著名康复工程和辅助技术专家 A. M. Cook 提出的人类活动辅助技术模型（HAAT）。

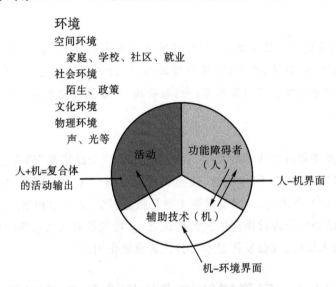

图 44-1　HAAT 模型解析

此模型呈现整个辅助技术系统及各成分之间的关系，辅助技术服务的有效性，除与四个要素（人、机、活动和环境）有关之外，还与人机等各个界面的接口技术相关。

44.1.3　辅助技术的应用范围

辅助技术装置可以是体内，也可以是体外。因国际标准规定辅助器具不包括植入器，所以一般体外辅助技术装置就是指辅助器具。随着科技发展和功能康复的结合，J. DeLisa提出基于 ICF 观点的辅助技术应用范围形成各类技术，即行动能力障碍的辅助技术、沟通失调的辅助技术、视觉障碍的辅助技术、听觉障碍的辅助技术、学习和认知障碍的辅助技术、生活自理障碍的辅助技术。

44.2　康复辅助器具分类

根据国际标准 ISO 9999—2016《功能障碍者辅助产品分类和术语》，辅助产品可分为 12 个主类、132 个次类和 802 个支类（表 44-1）。

表 44-1　辅助器具分类与应用举例

辅助器具分类		应用举例
主类编号	名称	
04	测量、支持、训练或替代身体机能的辅助产品	呼吸机、刺激器、脊柱牵引装置
05	教育技能训练辅助产品	认知技能训练辅助产品、失禁训练产品
06	矫形器和假肢	脊柱矫形器、矫形鞋、小腿假肢，前臂假肢
09	自理活动和自我参与的辅助产品	头部防护产品、安全腰带、轮椅手套
12	为活动和参与的个人移动及转移的辅助产品	拐杖、助行器、轮椅、电动轮椅、移位机
15	家务活动和参与家庭生活的辅助产品	单手砧板、抹布绞干机、防洒碗、穿针器
18	在室内外人造环境里支持活动的家具、固定装置和其他辅助产品	坐姿椅、起身器、护理床、升降橱柜、衣柜
22	沟通和信息管理辅助产品	放大镜、电子助视器、助听器、沟通卡片，语音烟雾报警器
24	控制携带、移动和操作物体及器具的辅助产品	杆式开门把手、环境控制系统、抓握适配件、口叼屏幕操作杆
27	用于控制、调整或测量物质环境元件的辅助产品	语音温度调节器、防眩目窗帘万能量角器、颜色识别仪
28	工作活动和参与就业的辅助产品	升高工作椅、轮椅工作台、杠杆滑车
30	娱乐和休闲辅助产品	盲人扑克、扑克牌固定架、轮椅秋千、盲人乒乓球台

44.3　常用假肢

44.3.1　假肢概述

假肢是用于弥补人体肢体缺损和代偿其所缺失肢体功能和外观而制造、装配的人工肢体。假肢处方和效果评定由康复医生负责,假肢的设计和制作由假肢师负责完成,穿戴和使用训练由物理治疗师完成。

假肢按使用者截肢部位分为上肢假肢和下肢假肢(表 44-2)。

表 44-2　各截肢部位与假肢

上肢截肢	上肢假肢	下肢截肢	下肢假肢
1.肩胛带切除	肩离断假肢	1.半骨盆切除	半骨盆假肢
2.肩关节离断	肩离断假肢	2.髋关节离断	髋离断假肢
3.上臂截肢	上臂假肢	3.大腿截肢	大腿假肢
4.肘部截肢	肘离断假肢	4.膝关节离断	膝离断假肢
5.前臂截肢	前臂假肢	5.小腿截肢	小腿假肢
6.腕关节离断	腕离断假肢	6.Syme 截肢	Syme 假肢
7.经掌骨截肢	掌骨截肢假手	7.足部截肢	半足假肢
8.手指截肢	假手指/义指		

假肢的基本结构包括接受腔、功能部件、支撑连接件、外装饰套和悬吊装置。上肢假肢的基本结构,包括假手、前臂连接件、肩关节、肘关节、接受腔,有的还有悬吊及牵引带。下肢假肢的基本结构包括假足、髋、膝、踝关节、支撑连接构件、接受腔和悬吊固定装置。

44.3.2　上肢假肢

不同部位的上肢截肢,根据其需求和特点均可装配成装饰性假肢、机械索控式假肢和肌电假肢(表 44-3)。

表 44-3　上肢假肢的分类与功能表

分类	装饰性美观手	机械索控式功能手	肌电式功能手
肩离断假肢	无运动功能,主要起装饰用,安装假肢后的外观与健全人无太大区别,可以起到心理安慰作用,也可以改善躯干的平衡	自身力源控制,两个自由度	肌电控制,四个自由度
上臂假肢		自身力源控制,两个自由度	肌电控制,三个自由度
肘离断假肢		自身力源控制,两个自由度	肌电控制,二个自由度
前臂假肢		自身力源控制,一个自由度	肌电控制,二个自由度
腕离断假肢		自身力源控制,一个自由度	肌电控制,一个自由度
手部假肢		安装功能机械式手指	根据情况,可以安装肌电控制部分手假肢

44.3.3　下肢假肢

髋离断假肢适用髋关节离断、半骨盆截肢及大腿短残肢的截肢者。

大腿假肢适用于膝关节以上、髋关节以下大腿截肢者。骨骼式大腿假肢是目前比较先进的下肢假肢,一般不需要其他悬吊和固定装置,依靠负压使接受腔吸在残肢上,使用者行走时步态优美;其外形逼真、穿戴舒适、维修方便,可随时调整步态和进行动、静态对线。但安装这种假肢对残肢要求较高,残肢外表应为圆柱形,肌肉丰满,表皮瘢痕较少。大腿假肢优良很重要的因素源自膝关节的选择,目前有以下几种:①带锁膝关节;②四连杆膝关节;③气压膝关节;④液压膝关节;⑤智能膝关节。患者需根据需要来选择。

小腿假肢适用于胫骨粗隆以下、踝关节以上各部位截肢的患者,且其残肢无并发症,有良好的杠杆力量。小腿的功能发挥与截肢部位密切相关,一般在小腿中 1/3 处截肢最为理想。目前较先进的小腿假肢主要为全面承重假肢,根据接受腔口型形式,分为环带式髌韧带承重小腿假肢(patellar tendon bearing below-knee prosthesis,PTB)、包膝式小腿假肢(prosthese tibiale emboitage supracondylienne,PTES)、髁部插楔式小腿假肢 (kondylen bettung munster below-knee prosthesis,KBM) 和双耳式的 PTK(prosthese fibiale kegel)小腿假肢等(图 44-2)。其共同特点是以残肢全面承重、不需要额外悬吊和固定装置。重量轻、穿脱方便、残肢不易萎缩、行走时步态自然等。

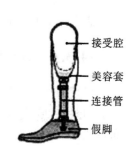

接受腔

美容套

连接管

假脚

图 44-2　小腿假肢

44.3.4　假肢处方

为患者开出假肢处方,不仅需要考虑患者的身体及残肢状况,还要考虑患者的职业、生活方式及环境等因素,通过假肢康复协作组来确定假肢接受腔、关节、假脚和支撑部件的选择。假肢康复多学科 MDT 团队成员有临床医生、假肢师、护士、康复治疗师、心理咨询师、社会工作者等。

具有假肢知识的临床或康复科医生在评估截肢者残肢等情况后,征求假肢康复MDT 团队成员的建议,书写假肢处方。一般按上、下肢分别开具处方。上肢假肢处方内容包括假肢名称和形式、接受腔、支撑部件和手部装置。上肢假肢安装的主要目的是弥补上肢外观,部分代偿上肢的功能。

下肢假肢处方内容包括假肢名称和形式、接受腔、支撑部件、膝关节和假足。下肢假肢安装的主要目的是为弥补下肢缺失,代偿人体支撑和行走功能。

44.3.5　假肢的适配性检查

以下肢假肢为例,适配性检查如下。

1. 接受腔

评定接受腔的松紧度,残肢与接受腔是否能全面接触,重点负重的部分是否合适,压力敏感部位是否受压,是否有局部压迫和疼痛等。

2. 悬吊能力悬吊情况

评定主要取决于残肢长度及接受腔的适配程度。如悬吊情况差,行走时假肢会出现上下窜动,影响其代偿功能,可考虑不同的悬吊方式。

3.对线

工作台对线指在三维空间里将假肢接受腔、关节、假脚等按照一定的规则组装,在矢状面和额状面上进行调试,确保截肢者能平衡站立及行走。

4.假肢长度

一般小腿假肢要求两侧肢体等长,而大腿假肢可比健侧短1cm。

5.步态评定与分析

患者穿上假肢后观察其步态,并进行相应的对线和动态调整。

44.3.6 假肢使用训练

(1)假肢穿脱训练:先在残肢和接受腔壁间涂上滑石粉,然后套上残肢袜套,对有内衬套的假肢,应先穿上内衬套,再将残肢穿进假肢接受腔内。在穿戴吸着式假肢时,先用布带或丝带绕在残肢上、一端伸出阀门口外,边拉残肢带,边将残肢伸入接受腔,然后关闭阀门。

(2)起坐和站立训练:站起时,假肢在前,健肢在后,双手压大腿下部,以健侧支撑体重站起。坐下时假肢靠近椅子,身体外旋45°以健侧支撑,屈膝时假肢侧的手扶着椅子坐下。

(3)平衡训练:患者站立于平行杠内,扶杠练习重心转移,体重由健侧移至假肢侧,再移回健侧,交替移动,要求肩胛与骨盆平行移动,体会假肢承重的感觉和利用假肢支撑体重的控制方法;还可以练习身体重心前移、后移。

(4)步行训练:最好在平行杠内进行。先进行健肢站立、假肢迈步的练习,而后过渡到假肢站立、健肢迈步的练习,再进行交替迈步训练等。当截肢者步行能力改善后,可训练在不同路面的行走,以及上楼(健肢先上)、下楼(假肢先下)、跨越障碍物训练等。

44.4 常用矫形器

44.4.1 矫形器概述

矫形器是装配于人体外部,通过力的作用,以预防、矫正畸形,具有补偿功能和辅助治疗骨关节及神经肌肉病损作用的器械的总称。随着科技发展和社会需求增加,矫形器使用越来越广泛。

矫形器的基本作用为固定和保护作用。通过对病变肢体的固定和保护,促进炎症消散、水肿吸收,保持肢体、关节的正常对线关系,从而促进病变愈合;具有稳定和支持作用。通过限制关节的异常活动范围,稳定关节,减轻疼痛或恢复其承重功能;可以预防和矫正畸形。通过三点力作用原理矫正肢体已出现的畸形,预防潜在畸形的发生和发展;具有代偿和助动作用。通过矫形器的外力源装置(如橡皮筋、弹簧等)代偿已瘫痪肌肉的功能,对肌力较弱者予以助力,使其维持正常运动。

矫形器按安装部位可分为上肢矫形器、下肢矫形器和脊柱矫形器。1992年国际标准矫形器按安装部位分类命名见表 44-4。矩形器按治疗目的可分为固定性矫形器、活动性矫形器、矫正性矫形器和免负荷式矫形器等。

表 44-4 矫形器的命名

中文名称	英文名称	英文缩写
骶髂矫形器	sacro-iliac orthosis	SIO
腰骶矫形器	lumbo-sacral orthosis	LSO
胸腰骶矫形器	thoraco-lumbo-sacral orthosis	TLSO
颈部矫形器	cervical orthosis	CO
颈胸矫形器	cervical-thoracic orthosis	CTO
颈胸腰骶矫形器	cervical-thoraco-lumbo-sacral orthosis	CTLSO
手矫形器	hand orthosis	HO
腕矫形器	wrist orthosis	WO
肘矫形器	elbow orthosis	EO
肘腕矫形器	elbow-wrist orthosis	EWO
肩矫形器	shoulder orthosis	SO
肩肘矫形器	shoulder-elbow orthosis	SE
肩肘腕矫形器	shoulder-elbow-wrist orthosis	SEWO
肩肘腕手矫形器	shoulder-elbow-wrist-hand orthosis	SEWHO
足矫形器	foot orthosis	FO
踝足矫形器	ankle-foot orthosis	AFO
膝矫形器	knee orthosis	KO
膝踝足矫形器	knee-ankle-foot orthosis	KAFO
髋矫形器	hip orthosis	HO
髋膝踝足矫形器	hip-knee-ankle-foot orthosis	HKAFO

44.4.2 上肢矫形器

上肢矫形器主要用于保持不稳定的肢体于功能位,提供牵引力以防止挛缩,预防或矫正肢体畸形以及补偿失去的肌力,帮助无力的肢体运动等。其按功能分为固定性(静止性)和功能性(可动性)两大类。前者没有运动装置,用于固定、支持、制动;后者有运动装置,可允许机体活动,或能控制、帮助肢体运动,促进运动功能的恢复。

(1)肩矫形器主要有肩外展固定性矫形器和功能性上肢矫形器,通常由热塑板材和轻金属制成,包括腋下三角支撑架、胸腰板、腰带、上臂托、前臂托和斜肩带等;将肩关节固定在外展、前屈、内旋、屈肘、伸腕的功能位,以减轻肩关节周围肌肉韧带的负荷。

(2)肘关节矫形器主要有固定性肘矫形器和活动性肘矫形器,通常由热塑板材、支条等制作而成,包括上臂托、前臂托和环带等;用于限制、保护和代偿肘关节屈伸功能。

(3)腕手矫形器主要有腕手固定性矫形器和腕手活动性矫形器,由低温热塑板材或铝合金、皮革等制成,可辅以支条、弹簧圈和橡皮筋;用于固定或提高腕关节的伸展和屈曲能力,可预防或矫正关节挛缩畸形。

(4)手部矫形器主要有手指固定性矫形器、手指活动性矫形器和对掌矫形器,由低温热塑板材或铝合金、皮革制成,可辅以弹簧圈和橡皮筋等;用于限制、固定或辅助手指活动,矫正或预防手部畸形。

44.4.3　下肢矫形器

下肢矫形器主要作用是固定和保护肢体、支撑体重、辅助或替代肢体的功能、预防和矫正畸形等,分为足矫形器、踝足矫形器、膝矫形器、膝踝足矫形器、截瘫行走器、髋矫形器等,其中踝足矫形器是使用最多的品种。

(1)足部矫形器是用于足部矫正或减压的矫形器,包括足垫和足弓托等。

(2)踝足矫形器是用于踝关节及足部固定或支撑或矫正作用的矫形器,通常由高强韧性的热塑板材塑形而成,并根据热塑板包容和支撑小腿的情况分为前支条式、后支条式、侧支条式和螺旋式;该类踝足矫形器的特点为强度高、韧性好、使用轻便,通常可穿入鞋内使用。踝足矫形器可以根据不同的需求,选择不同的踝关节配置方案,也可以根据患者的需求,选用碳纤维、硅橡胶等材料。

(3)膝矫形器是用于膝部固定或运动控制的矫形器,由热塑板材制成或由热塑板材、金属膝铰链和支条制成。

(4)膝踝足矫形器是用于膝关节、踝关节和足部整体固定或支撑或运动控制的矫形器。其在踝足矫形器的基础上增加了金属膝铰链、大腿支条和大腿箍。

(5)截瘫行走矫形器是帮助截瘫患者实现站立和行走的下肢矫形器,由膝踝足矫形器或髋膝踝足矫形器和互动式铰链装置组成。使用者在行走时需使用行走器或肘拐来支撑身体,当摆动一侧下肢离地时,因该腿的髋关节中心高于身体重心,由于重力和惯性的影响,被动产生一个向前的钟摆式运动,使患者达到向前行走的目的。

44.4.4　脊柱矫形器

脊柱矫形器的作用主要为限制脊柱的运动,辅助稳定病变椎间关节,减少椎体承重,减轻局部疼痛,促进病变的愈合,矫正畸形和防止畸形发展。归纳起来为八个字,即支撑、固定、矫正、保护。常用的脊柱矫形器具体介绍如下。

颈部矫形器可限制颈部活动、减轻颈椎承重和椎体压迫,保持颈椎良好对线、减轻疼痛,有利于病变愈合。固定要点是上部将下颌和后枕骨托起,下部支撑于胸廓上部。

胸腰矫形器(固定式)由高温热塑板材经加热软化后在石膏阳型上塑形而成,用于胸腰椎的屈伸运动控制,起固定支撑和保护作用。

脊椎侧弯矫形器由高温热塑板材经加热软化后在石膏阳型上塑形而成,用于矫正脊椎侧弯。一般有密尔沃基矫形器、波士顿矫形器、色努矫形器、里昂矫形器等,现常用的新型脊柱侧弯矫形器有 RSC 支具(the Rigo-system-Chêneau brace)、索本海姆脊柱侧弯矫形器(spine concept Sobernheim,SCS)等,都是基于色努矫形器的基本原理进行改进。

(4)腰围是由布料或软皮革制成腰束,内加金属支条或高强度纤维以增加强度,围于腰骶部,以限制腰椎活动,增加腹压,减轻椎体承重。

44.4.5 矫形器处方

临床专科或康复医师根据患者的具体情况和矫形器的适应证开出矫形器处方。处方需将矫形器治疗目的、功能要求、品种、材料、所用的零部件种类及要求、固定人体范围、固定于何种体位、作用力的分布、矫形器使用时间等写清楚。

病例:

[**诊断**] 小儿麻痹后遗症(右下肢)

[**功能障碍摘要**] 股四头肌肌力弱,垂足,外翻足,踝关节背屈、跖屈运动范围正常,右下肢短缩 2.5cm。

[**肌力**] 包括以下方面。髋:全部4级;膝:伸3级,屈4级;足:背屈1级,跖屈2级。

[**矫形器目的**] 改善步行功能,恢复下肢对线,补偿下肢长度差。

[**技术分析、描述**] ①增加膝关节支撑期稳定性;②恢复足部对线,控制足的运动:足托帮助足矫正外翻,恢复对线;踝铰链背屈5°止动,既有利于膝关节的支撑稳定,也有利于跖屈肌的作用发挥;踝铰链跖屈7°止动有利于足跟触地时膝关节的稳定性;③补偿肢体长度差:在足托上补高 2.5cm。

44.4.6 矫形器设计制作

矫形器的适配包括设计、测量、绘图、取模、制造成型、装配、试穿调整、成品制作等程序。

44.3.13 矫形器的检查和使用训练

1.初检

矫形器正式使用前,要进行试穿,即初检,了解矫形器是否达到处方要求,舒适性及对线是否正确,动力装置是否可靠,并进行相应的调整。

2.穿脱训练

指导并教会患者如何穿脱矫形器,如何穿上矫形器进行一些功能活动。

3.终检

专业人员负责检查矫形器的装配是否符合生物力学原理,是否达到预期的目的和效果,了解患者使用矫形器后的感觉和反应,这一过程称为终检。终检合格后方可交付患者正式使用。

4.定期复查

对需要长期使用矫形器的患者,应每3个月或半年随访1次,以了解矫形器的使用效果及病情变化,必要时进行修改和调整。

44.5　移动辅助器具与适配服务

44.5.1　概述

常见的移动活动困难一般是在"卧床—翻身—起身—坐起—站立—行走"全过程的一个或多个环节出现活动障碍及依赖。

移动困难带来的影响是体能下降、关节变形、痉挛、骨质疏松、循环功能下降、排泄功能下降、认知功能障碍等。当移动活动发生困难时,则需要移动辅助器具,简称移动辅具的帮助。

移动辅具是为解决功能障碍者转移或步行困难而采用的辅助支撑、促进平衡的器具,ICF 在环境因素中拟定移动辅具的代码和内容为 e1201,即个人室内或室外移动和交通用的辅助产品和技术,为辅助人们在建筑物内外移动而改制或专门设计的设备、产品和技术,如行走器具和转移器具等。

移动辅具的分类按 GB/T16432—2016《康复辅助器具分类和术语》的主类 12 个人移动和转移辅助产品,下分 16 个次类和 103 个支类。16 个次类见表 44-5。

表 44-5　移动辅助器具的分类与举例

移动辅助器具分类			应用举例
主类编号	次类编号	名称	
12	03	单臂操作助行器	手杖、肘杖、腋杖、盲杖
12	06	双臂操作助行器	框式助行架,轮式、台式助行架
12	07	助行器附件	轮式助行器手闸
12	10	轿车、货车	底盘高度可调节轿车。
12	11	公共交通车辆	无障碍巴士
12	12	汽车配件	制动踏板适配器、方向盘手控系统,安全背带
12	16	机动脚踏两用车和摩托车	机动脚踏两用车、电动摩托车、电动三轮摩托车
12	17	多样化的机动车	电动爬楼梯机
12	18	人力车	手摇自行车、脚踏三轮车
12	22	人力轮椅车	普通轮椅、高靠背轮椅、坐便轮椅
12	23	动力轮椅车	电动带步车、电动轮椅、机动轮椅车
12	24	轮椅车配件	轮椅车的转向和控制系统、轮椅雨衣
12	27	各种人力车	儿童轻便推车、婴儿车,有轮担架车

续表

移动辅助器具分类			应用举例
主类编号	次类编号	名称	
12	31	改变身体位置的辅助产品	滑动垫、轮椅升降
12	36	搬移人升降的辅助产品	移位机
12	39	导向的辅助产品	听觉导向辅助产品、盲用指南针

44.5.2　助行辅助器具的选用

单臂或双臂操作助行辅助器具的选择要素与下列因素有关。承重能力：患测下肢所需的承重量；站立能力：独立站立，用单点协助，还是多点或他人协助；平衡能力：站立稳定，须单点支撑，还是多点宽底面支撑；上肢控制能力：有正常的肌力，有抓握能力，还有控制异常的能力。

1.单臂助行辅助器具稳定性和支撑性比较

单臂助行辅助器具稳定性由小至大依序为：手杖—多脚手杖—肘拐—前臂支撑手杖—腋杖。稳定性能越小，速度越快，所需个体的站立平衡能力和肌力要求则越高。

单臂助行辅助器具支撑性能从小到大依次为：手杖（20%～25%）、肘拐（40%～50%）、腋拐（70%～80%）。

2.双臂操作助行辅助器具的稳定性比较

双臂操作助行辅助器具稳定性由小到大依序为：差动框式助行器—四轮助行器—两轮助行器—折叠框式助行器—固定框式助行器。

掌握这些辅助器具的性能特点，康复工作者可根据康复目标，个案功能情况而进行选择。

44.5.3　手动轮椅的适配服务

在移动辅助器具中，轮椅是最常见且对适配有要求的一类辅具。但由于普遍缺乏专业化的轮椅服务，大部分残疾人获得的轮椅不合适。为此 2012 年 WHO 出版《轮椅服务初级（中级）教程》。如轮椅使用者能在轮椅上独立坐直，则提供初级轮椅服务；如轮椅使用者不能在轮椅上独立坐直，有轻度到中度的体位畸形或异常，需要附加的体位支撑，则应提供中级轮椅服务。手动轮椅的适配服务步骤如下。

1.面谈评估

不同身体状况对轮椅处方要求不同。①脑瘫：良好的支撑很重要，可在轮椅上根据需要附加体位支撑。②脊髓灰质炎后遗症：虽脊髓灰质炎后遗症者有正常感觉，但坐垫的舒适性仍很重要，较高的坐垫可使推动轮椅更为舒适。③脊髓损伤：需减压坐垫。其中四肢瘫者，不仅需要减压坐垫，而且需高靠背带手柄轮椅。④偏瘫：良好的支撑很重要。检查其是否存在感觉障碍，以确定是否需要减压坐垫。偏瘫患者可能更适合脚踏板可移开的轮椅,便于站立式转移。⑤下肢截肢:截肢者首次试坐轮椅时,需非常小心。使用轮椅时需检查平衡,后轮需有防后倾装置。

2.体格检查

了解和检查身体发生压疮的风险的部位或/和病史,并做标记。对轮椅使用者进行五项测量,以便为其挑选出最佳尺寸的轮椅(图 44-3 和表 44-6)。

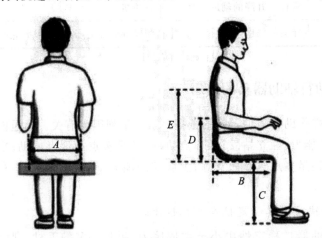

图 44-3　对轮椅使用者进行测量图

表 44-6　对轮椅使用者进行测量

代码	身体测量		测量值/mm	把身体测量换成理想的轮椅尺寸
A	臀宽			臀宽＝椅座宽度(或两边各加 1~2.5cm)
B	臀后部至腘窝处	左		B－(3~6)cm＝椅座深度(如果左右两边长度不同,取较短的一个数值)
		右		
C	腘窝处至足底	左		＝坐垫顶端到脚踏板高度
		右		＝坐垫顶端到地面高度(脚推行者)
D	胸腔下缘至座面			＝坐垫顶端到靠背顶端(根据使用者需求测量 D 或 E)
E	肩胛下角至座面			

3.轮椅处方

根据面谈评估,选择正确的轮椅类型、坐垫和轮椅部件。根据体格检查,选择正确的轮椅和坐垫尺寸。与轮椅使用者商定所需培训。

4.准备轮椅

优先考虑当地可得到的轮椅和坐垫。①准备符合处方的轮椅,检查轮椅座宽和座深是否与处方一致,检查坐垫的宽度和深度与椅座是否匹配。②检查轮椅,确保所有部件安全正常运行,如整台轮椅、前小脚轮、前小脚轮套、后轮、刹车、脚踏板、轮椅架、坐垫。

5. 适配

按处方选配轮椅后对使用者逐项进行使用调试。①检查尺寸和调整,包括椅座宽度和深度、脚踏板高度、靠背高度、后轮位置。②检查使用者姿势,在轮椅上是否坐直。③检查压力,对有发生压疮风险的轮椅使用者,检查坐骨下的压力是否在安全范围。④在轮椅使用者移动过程中检查适配。

6. 对使用者的培训

对使用者的培训有六个方面:①操作轮椅,如折叠、抬起、刹车。②上下轮椅,各种位置的转移。③移动轮椅,如平地、斜坡、台阶的操控和推行。④预防压疮及发生压疮后的处理。⑤在家保养轮椅和坐垫。⑥遇到问题时如何寻求支持和解决方案。

从功能上讲,轮椅不仅是推送患者的工具,而且更多是成为失能者的行动工具。不能简单购置,而是要量身适配、正确使用。

小结

本章介绍了辅助技术的基本概念、应用范围及分类等,并对常用辅助器具(如假肢、矫形器)的结构、分类、处方及使用训练做讲解;还介绍了移动辅助器具的分类及轮椅适配服务,选择轮椅的步骤,从面谈评估、检查测量、处方、选配轮椅到使用训练等专业适配服务过程。

思考题

1. 辅助技术服务的内容有哪些?
2. 从辅助技术与人类活动模型中,举例解释障碍者与辅助器具、活动的关系。
3. 简述辅助技术的应用范围。
4. 下肢假肢按照截肢部位可分为哪些种类?
5. 小腿假肢适配性检查有哪些内容?
6. KAFO、AFO、CTLSO、EWO 各代表什么矫形器?
7. 踝足矫形器的分类有哪几种?
8. 简述手动轮椅适配服务的 6 个步骤。
9. 轮椅坐宽过宽会带来什么问题?
10. 双大腿截肢者坐轮椅有可能发生什么问题? 可采取哪些措施来防止事故的发生?

(范佳进　刘劲松　朱图陵)

参考文献

[1] 朱图陵. 功能障碍者辅助器具基础与应用[M]. 2 版. 深圳:海天出版社,2019.
[2] IT BOUGIE. ISO 9999 Assistive products for persons with disability: classification and terminology [M]. 6th ed. Geneva: John Wiley & SONS, 2016.

第 45 章　生物力学技术与功能康复

学习要点

　　掌握生物力学技术在康复评定、康复治疗和康复辅助技术中的应用实例；了解足底压力分析的发展史；掌握足底压力常用参数的定义和临床意义；熟悉步态分析的主要内容；了解肌骨超声评估的原理；掌握肌骨超声的主要参数；掌握肌骨超声在康复中的应用实例；了解矫形器的发展历史；掌握矫形器和矫形鞋垫的生物力学原理和临床应用；掌握康复辅助技术的优点和应用举例。

45.1　生物力学在康复评定中的应用

45.1.1　足底压力分析

　　足底压力分析是康复评定中常用的人体生物力学评定方法之一，对生物力学原因所致疾患的病因分析、诊断以及疗效评定有重要意义。足底压力分析也是定量化步态分析的主要组成，是识别分析异常足底应力改变和步态的有效措施。足底压力的科学研究可追溯至 19 世纪 80 年代，而其临床应用及系统分析始于 20 世纪 50 年代。21 世纪以来，足底压力分析技术发展迅猛，已从实验室理论研究转化为临床上常用的评定和诊断工具。

　　足底压力最早的应用范例是在鞋类评估方面。有学者运用平均足底压力峰值作为评估参数研究弹性鞋垫对足底压力的影响，发现减小神经源性病变前脚掌压力的有效办法是穿有较高足弓的鞋。研究认为这类鞋可有效减小第 1 及第 5 跖骨下的压力，从而对病变足起到保护作用。发展至今，足底压力分析除应用于鞋类设计外，也在肢体功能评估及疾病诊断中发挥重要作用。在应用发展过程中，足底压力分析参数数据库得到有效扩充。图 45-1 为一种足底压力测试设备。

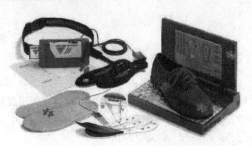

图 45-1　一种足底压力测试设备

　　足底压力评估的参数，包括应力和压力、应(压)力峰值和平均应(压)力、接触面积、应(压)力-时间积分、单(双)足站立时间、足底压力中心轨迹等。目前在实验研究和临床应用上,压力峰值、足底压力中心轨迹使用较多。

(1)压力峰值:在步态周期中,足部与地面的垂直作用力呈现周期性的变化。通过压力传感器测试步行过程中足部与地面的垂直作用力,可绘制出足底各区域压力随步态周期的动态图像,分析总结步态周期中人体与地面垂直作用力的特点。足底压力在步行过程中会出现两个高峰和一个低谷。第一高峰值出现在对侧足离地时。双腿支撑期末,由于对侧足离地瞬间使体重支撑全部转到支撑足,有向上的加速度,作用力达到最大,足底压力也达到峰值。单腿支撑期,人体重心随躯干向前移动不断上移,达到最高点。与此同时,向上的加速度不断减小,在重心达到最高点时减小到最小值(零)。随后重心不断下降,人体有向下的加速度,直至足底压力出现低谷。随躯干继续前移,支撑腿的足跟离地、前足蹬地,重心再次提高,再次出现人体向上的加速度,形成足底压力的第二个高峰。

足底的不同区域,其站立位的静态足底压力大小不一样,步态周期中动态足底压力变化更是各有不同。临床上对足底分区方法多达数十种,常用九分区法,分为拇趾、第2-3趾、第4-5趾、第1跖骨头、第2跖骨头、第3-4跖骨头、第5跖骨头、中足、足跟。将足底区域划分,可更精确地描述足底不同区域压力变化,更细致地研究足底压力与各类疾病的关系,从而更科学有效地指导临床工作。

(2)压力中心轨迹:在双足与地面接触过程中,人体向地面施加压力的作用点(或者称重心)在地面的投影轨迹称为压力中心轨迹。压力中心轨迹可用于评估平衡功能、姿势控制能力等,是评估步行稳定性的重要参数。静态站立或坐位时,人体压力中心轨迹在一个较小的范围内活动。若受试者压力中心轨迹较大,提示可能静态的站立或坐位平衡能力较差。在站立或坐位时,人体可控制肢体在一定范围内活动并保持平衡。活动过程中压力中心轨迹越大,则动态的平衡越好。若受试者的动态压力中心轨迹较小,提示其动态平衡能力较差。也有学者使用压力中心漂移与压力中心漂移速率指标来评价姿势控制。压力中心过度漂移是姿势控制能力受损的表现。压力中心的变化与下肢周围肌肉的变化及整个重心运动相关联。足部的压力中心曲线直接反映踝足部乃至下肢和躯干肌肉的神经控制,增加足底屈肌活动时压力中心前移,增加伸肌活动时压力中心后移。

足底压力测量分析有助于生物力学相关疾患的诊断、治疗及评价和指导康复训练、体育训练等。通过对足结构、足底压力、步态特征的研究,设计更适合患者的矫形器或假肢,帮助其改善步行功能,亦可预防足及关节的慢性损伤。在对矫形器或假肢的设计和质量评估上有积极作用。

45.1.2　步态分析

步态是一项需要身体多个系统、多个关节、多组肌肉共同协调参与的功能性活动。步态分析和训练是脑卒中、下肢外伤等疾病康复治疗的重要部分。随着各项测量技术不断发展与普及,步态数据采集也越来越方便快捷。全面细致的步态生物力学数据采集与分析已在临床应用。步态分析主要包括步幅分析、关节角运动学分析、测力台和足底压力分析以及肌电分析等。

步态分析系统主要由测力台、动作捕捉摄像头和数据采集记录电脑组成。由压力传感器记录步态周期中人体足底压力的动态变化;高速摄像头摄取贴于人体特定部位多个标志点的反光标记,记录步态周期中各个关节位置角度变化。数据采集与分析软件结合数据分析得出步态周期各项时间空间参数、各关节角度变化及重心转移情况。也可结合表面肌电图仪,同步分析步态周期中各主要肌肉肌群收缩的肌电变化情况(图 45-2)。

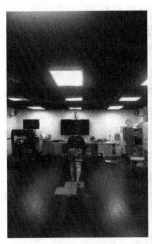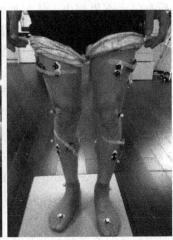

图 45-2　步态分析系统示例

45.1.3　超声成像技术

超声成像技术作为一种人体肌肉特征变化的测量方式得到重视。超声指高于人耳听觉范围的声波,通常指频率高于 20kHz 高频振动的机械波,应用于医学诊断的超声频率一般在 1MHz 至几十 MHz 之间。超声成像技术的基本机制是产生回声,即通过高频探头发出一系列超声波在人体组织中传播,当遇到声阻抗不同组织构成的界面时产生反射。由于组织密度等特性,反射回来声波可能会被吸收,因此,反射振幅这些强弱变化就形成不同的映像,形成组织断层图像。超声是第一种可以辅助诊断肌肉疾病的成像技术,随着该技术不断发展,其临床及实验研究应用越来越广泛。20 世纪 90 年代,有学者认为超声可提供详细的解剖结构,是诊断肌肉骨骼系统疾病的首选方法,可用于辅助诊断评估神经、肌腱、肌肉、韧带和关节病变并指导康复治疗。和 MR 一样,超声测量可较好地发现肌肉和脂肪的差别,具有良好的软组织对比能力,同时避免暴露于电离辐射。其优势在于超声更便宜,使用更方便,且可在肌肉静态和动态条件下和其他测力设备联合使用,得出良好图像(图 45-3)。

目前二维超声检查仪应用广泛,能获得丰富且有评估意义的肌肉形态参数,反映肌肉形态和功能状态变化,肌肉结构在声像图上显示为低回声,纤维膜、筋膜和肌腱显示为强回声。在骨骼肌形态结构评估中,超声成像技术主要采用羽状角(pinnation angle,PA)、肌肉厚度(muscle thickness,MT)和肌纤维长度(fascicle length,FL)等形态结构参数表述肌肉状态变化,这些参数可进一步用于计算肌肉生理横截面积(physiological cross-section area,PCSA)。

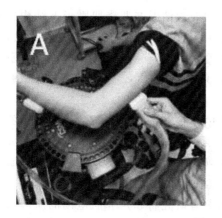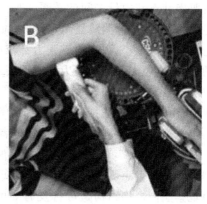

图 45 - 3　肌肉骨骼超声图像采集

1. 骨骼肌超声评估参数

（1）肌纤维长度（fascicle length）：指肌纤维两端分别与浅层筋膜和深层筋膜交叉点的连线长。肌肉纤维长度是最重要的肌肉形态参数，因肌纤维长度增加使特定的肌筋膜产生更大移动距离，即肌肉收缩肌纤维缩短时将肌筋膜牵拉向运动中心的距离。同样，肌肉收缩速率也提高，肌纤维每分钟被拉长的长度增加提供更佳的收缩效率。肌纤维长度的增加使力量-速率曲线的最大收缩速率增加，使大部分骨骼肌肉的力量-长度曲线变得更宽。虽在力量-长度曲线中对长肌纤维和短肌纤维来说峰值都一样，但长肌纤维肌肉主动收缩的范围增大，与关节主动活动度直接相关。因此，在临床评估中超声对这一参数的测量有重要意义。

（2）羽状角（pinnation angle）：羽状角是指肌束与深层筋膜所成的角度。羽状角决定肌肉中收缩组织启动的数目，角度越大肌肉能启动的收缩组织越多，从而增加肌肉发力的能力。羽状角是对肌纤维收缩力量向筋膜传递的重要因素之一。羽状角在 45°以内的力量传递效果较好，随角度变大，力量传递变得较低效，也导致肌纤维长度变短，进而使肌肉收缩速率降低及筋膜移动距离的范围变小。

（3）肌肉厚度（muscle thickness）：矢状面中肌肉厚度指浅层筋膜到深层筋膜之间的最短直线距离。肌肉厚度大小直接反映肌肉含量多少。有研究用超声成像技术测量肱二头肌进行等长收缩时肌肉厚度的变化，发现在肌肉处于疲劳状态时肌肉厚度增加，认为肌肉厚度可作为判断肌肉是否处于疲劳状态的重要参数。

（4）横截面积（cross-section area）：横截面积分为解剖横截面积和生理横截面积。肌肉生理横断面积越大，肌肉力量就越大。肌肉生理横断面积与肌纤维的角度和长度有关。相关研究利用超声探测到腓肠肌从放松到完全收缩的状态，肌纤维角度增加到原来的两倍，肌纤维长度增加 35%，从而导致肌肉生理横断面积增加 35%。

2. 肌骨超声影像技术的实用意义

肌肉收缩可产生身体运动，因此肌肉收缩是反映运动功能的重要指标，目前认为最大等长收缩（maximum isometric voluntary contraction，MIVC）是定量评定肌肉功能的可靠指标。当肌肉处于放松和收缩状态时，肌纤维长度和羽状角有显著差别。随肌肉收缩程度的变化，肌纤维长度和羽状角也产生相应变化。通过肌肉收缩可产生力，利用超声可分析肌肉状态和力量之间的关系。肌肉的发力情况与肌肉肌腱形态结构参数密切相关。经典的长度-张力曲线显示,骨骼肌强直收缩张力在静止长度附近为最大,而肌肉长度不论增加还是减小,强直收缩张力都减小。1993年有研究发现肌肉厚度和羽状角是正相关的,而病态肥大肌肉的发力效率因羽状角增大而减小。已有的大部分试验是通过正常人或运动员来完成的。

近年来开始利用超声对脑卒中或脑瘫等中枢神经系统损伤所致异常张力的肌肉进行形态结构观察。有研究发现脑卒中后患者肘关节肌肉肌腱参数的改变情况,如肌纤维长度缩短、羽状角变大等,这些参数与关节所处位置及发力情况均有关。也有研究用超声观测到脑卒中患者患侧腓肠肌内侧头肌纤维长度缩短,羽状角变小。

超声观察肌肉形态结构是可行及有效的。有研究将超声和肌电图的肌肉活动性评估结果进行对比,发现超声对低水平肌肉活动探测的敏感性不亚于肌电图,但对高水平肌肉活动相对不敏感。从探测部位看,超声探测对腹肌相对不敏感,用于下肢肌肉则表现良好。此外,超声探测的可重复性也经过验证得到肯定。有研究小组由不同医师对股四头肌用力收缩前后进行形态学测量,并将结果与 MRI 测量结果对比,证实超声进行股四头肌形态测量有较好的有效性及可重复性。

3.超声成像技术在肌骨康复中的应用

超声成像技术能从肌肉肌腱形态结构的变化揭示和阐明患病后肌肉功能改变的生物力学机制。步态作为一个复杂的行为动作,受到神经肌肉骨骼系统的控制和影响,包括中枢神经系统兴奋产生和传递到周围神经系统,最后由肌肉肌腱系统(musculotendon system)接收指令并到达骨骼和关节完成运动指令的全部过程,步态完成和肌肉肌腱系统是分不开的。肌纤维长度、羽状肌的肌纤维角度和肌肉厚度等结构形态参数变化能影响肌肉肌腱的力学特征。

针对肌肉肌腱形态结构的评估,在脑卒中后神经肌肉探测应用逐渐兴起。脑卒中可引起身体偏瘫,主要为偏身肢体运动功能障碍,同时(或)伴有偏身感觉障碍。脑损伤导致运动细胞和运动传导通路受损,引起主动控制能力减弱,肌张力改变,肌肉功能下降,使患者不能行走或出现异常步态,表现为行走缓慢、稳定性差、效率低下。有研究发现脑卒中患者的肌肉肌腱参数在发病后患侧和健侧有明显不同,提示可将肌肉肌腱形态学参数作为评估患者肌肉收缩功能改变的指标,引入超声成像技术应用于脑卒中后康复评估。

45.2　生物力学在康复治疗中的应用

45.2.1　矫形器

矫形器,又称夹板或支具,是装配于人体外部,通过力的作用以预防、矫正畸形,具有补偿功能,能辅助治疗骨关节及神经肌肉疾患的体外使用装置的总称。图 45-4 为脊柱及四肢常见矫形器。

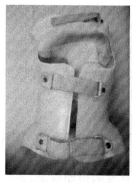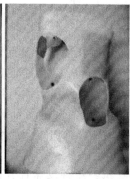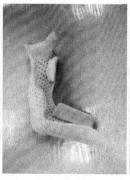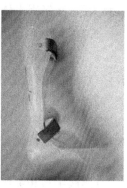

图 45 - 4　脊柱及四肢常见矫形器

随着高分子材料学、生物力学及矫形外科和康复医学的发展,矫形器研发、制作、装配技术取得长足进步。矫形器目前主要应用于神经康复、烧伤康复、运动损伤康复和骨科康复领域,已成为制动、固定、治疗、康复训练的主要辅助装置。

45.2.2　矫形鞋垫

足部正常的生物力学是人体正常负重、行走的基础。长期异常生物力学环境可导致足部骨小梁微骨折,降低对行走的控制,引发各种不适症状。足部异常还会影响到膝关节、髋关节、脊柱以及相关的肌肉、韧带等软组织。矫形鞋垫是根据足踝部解剖结构特点设计制作,以恢复人体正常生物力学为目的的矫正辅助器具(图 45 - 5)。

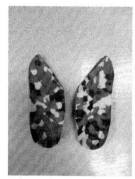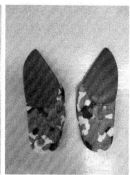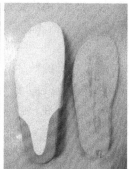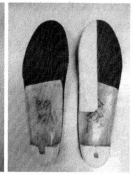

图 45 - 5　几类常见矫形鞋垫

1.矫形鞋垫的作用机制

(1)重新建立较为理想的足底压力分布:足部与地面接触时,在重力作用下对地面产生压力。正常情况下足底压力分散于前足和足根部。疾病或长期异常生物力学导致足底压力分布改变而引起足部不适。如长期局部压力导致糖尿病患者足部压疮;局部压力增高引起足部疼痛;踇外翻引起踇囊肿,足跟痛、足底筋膜炎以及膝关节内侧疼痛等。矫形鞋垫在足部给予相应支撑改变,重新分布足底压力,纠正生物力线,可改善足部不适。

(2)改善足底皮肤感觉和本体感觉:矫形鞋垫提供更良好更合适的足部支撑,一方面改善足部皮肤浅感觉,解决因局部受压导致不适,另一方面改善足踝本体感觉,纠正下肢生物力线,减轻因本体感觉或生物力学异常引起的症状。

2.矫形鞋垫的临床应用

(1)足踝部相关疾病的干预和治疗:配穿矫形鞋垫对治疗足底筋膜炎、跟骨痛症均有较好疗效。矫形鞋垫不仅可改善扁平足和内翻膝的步态,还能增加外侧支撑力,减轻踝关节旋前。扁平足受试者穿着扁平足垫后,足底各部位压力均有所减小,基本达到正常受试者足底压力的分布水平,起到矫正作用。矫形鞋垫在足部力学问题处理,如扁平足、拇趾外翻、足底筋膜炎、足跟骨刺等方面有较多应用,也用于跟骨骨折的术后康复,可减轻疼痛,提高步行能力。

(2)膝关节相关疾病的干预和治疗:矫形鞋垫对髌骨疼痛具有良好的短期效果,是治疗髌骨疼痛的有效方法。矫形鞋垫具有一定减震作用,可降低行走过程中髌骨内翻力矩和内侧间室压力,从而减轻疼痛。膝关节骨性关节炎的主要生物力学因素是膝关节软骨盘负荷过重。矫形鞋垫通过对足部生物力学的调整,改变膝关节关节盘的应力分布,从而改善骨性关节炎引起的疼痛。

(3)神经系统相关疾病的干预和治疗:个性化定制的矫形鞋垫可释放糖尿病患者足部的局部受压,从而改善足部循环,降低足部感觉异常,预防糖尿病足的发生与发展。矫形鞋垫可显著提高偏瘫患者的平衡能力,有效改善步态异常。

45.3　生物力学在康复辅助技术方面的应用

康复机器人参照人体功能活动时的生物力学特征,结合特定病症需求,运用相应技术设计制作,是近年来发展迅速、应用广泛的康复辅助技术。随着虚拟现实技术、机电交互、智能控制及机器人等科学技术的不断改良进步,功能康复辅助机器人已逐步成为康复治疗的重要技术手段。

对于中枢神经系统疾病等患者的肢体运动功能障碍的康复,传统通常由物理治疗师来进行人工的肢体训练。训练存在主动参与度较低、缺乏趣味性、效率差等缺点。康复机器人技术在康复治疗中的应用能在一定程度上帮助恢复脑卒中患者长期瘫痪肢体主动控制的能力。在康复机器人辅助下,患者可主动对肢体进行准确重复性的运动练习,同时可结合游戏,提升训练的趣味性,加快运动功能康复。脑神经可塑性理论强调患者应主观参与脑功能重组的恢复训练。按运动学习方法对患者进行再教育以恢复其运动功能,促使患者积极参与到功能恢复训练中,获得更好的恢复效果。在基于工业机器人控制模式的传统康复机器人中引入肢体-机器人互动功能,使患者能主动参与到治疗过程中,有利于提高康复治疗效果。

上肢康复机器人系统(MIT-MANUS)利用一系列视频游戏,可辅助脑卒中患者进行手臂肩关节及肘关节功能的康复训练。进一步扩展 MIT-MANUS 的功能,可开发不同版本的上肢康复机器人系统,如三自由度腕关节康复机器人及手部功能康复机器人。

下肢康复机器人系统(REO)通过大量重复性训练,诱导患者形成正确步态。这些肢体功能康复机器人系统在临床应用中取得了一定效果。

辅助外骨骼机器人是一种可穿戴人机一体化机械装置,是机器人与康复医学工程交叉领域的研究成果,将人和机器人整合在一起,利用人来指挥、控制机器人,通过机器人来实现辅助患者正常站立行走、抓握等功能。外骨骼机器人的应用使丧失行走能力或有行走障碍的患者能重新正常站立、行走；也可改善患者血管神经调节功能，防止因久坐引起肌肉萎缩、痤疮等，还能防止下肢关节挛缩，减轻骨质疏松，促进血液循环等。近几年，部分外骨骼机器人已经开始进入实际应用阶段。

小结

本章阐述了生物力学在康复医学中的具体应用。在康复评定方面，介绍了足底压力分析、步态分析和肌骨超声常用的生物力学评估技术；在康复治疗方面，概括介绍了应用生物力学原理促进康复的矫形器，以及矫形鞋垫和其他新兴生物力学技术的原理与应用。

思考题

1. 生物力学在康复评定、康复治疗和康复辅助技术方面有哪些新的应用实例？
2. 足底压力常用参数的定义和临床意义是什么？
3. 步态分析的主要内容是什么？
4. 采用超声技术观察骨骼肌形态结构有哪些优点？
5. 在采用超声技术测量受试者相关的肌肉形态结构参数时，为保证测量结果的准确性，应该注意哪些问题？

（李　乐　卞瑞豪）

参考文献

［1］ 杨凤娇，王艻斌，侯美金，等. 三维步态分析比较青年人与老年人双任务下步态特征的差异［J］. 中国组织工程研究，2021，25(3)：344 - 349.

［2］ RUBEM P, JOAQUIM M, AMAURI A. Image reconstruction utilizing median filtering applied to elastography［J］. Biomed Eng Online，2019，18(1)：22 - 31.

第 46 章　3D 打印技术在康复中的应用

学习要点

　　了解 3D 打印技术的分类;了解 3D 打印技术在康复中的应用进展;了解目前 3D 打印技术应用于康复医学的优势和不足。

　　3D 打印(3D printing),又称增材制造(additivemanufacturing),就是以处理后的数字模型文件为基础,运用粉末状金属或塑料等可热熔黏合材料,通过分层加工、叠加成型的方式"逐层增加材料",完成整个实体构建。3D 打印作为一种新型的快速成型及快速制造技术,可制作传统加工方法不能制作的高度复杂的结构,生产个性化定制的专用医疗产品。

　　3D 打印技术是实现数字化的重要手段。基于 3D 打印技术,综合应用各种先进技术包括人工智能、有限元分析、拓扑结构优化等技术,数字化智能化制造才能真正从构想变为现实。3D 打印技术在康复辅具方面应用的最大优势就是自由成型,可根据患者需要设计各种精细复杂的结构和外形。3D 打印技术应用于康复医学,尤其是康复辅具制造,可实现创新、创造,有效解决临床疑难问题,救死扶伤、造福社会。

46.1　3D 打印技术的分类

　　目前 3D 打印技术按照使用工艺方法和材料种类的不同,分为选择性激光烧结(selective laser sintering,SLS)、熔融沉积制造(fused deposition modeling,FDM)、光固化立体成型(stereo lithography appearance,SLA)、数字光处理成型(digital light processing,DLP)、三维立体喷印(three dimensional printing,3DP)、分层实体制造(laminated object manufacturing,LOM)、多头喷射技术(material jetting),以及材料喷射(PolyJet)等。康复领域应用较多的打印技术包括光固化立体成型(SLA)、熔融沉积制造(FDM)、选择性激光烧结(SLS)等。应用较多的打印材料包括尼龙、聚乳酸、光敏树脂等。

46.2　3D 打印技术在生物医学中的应用

　　3D 打印的医疗用途可分为几大类,包括组织和器官制造;定制康复辅具;定制植入物、医学模型和手术导板;研发药物剂型,开展药物研究。3D 打印的医疗应用正在迅速扩大,并有望改变医疗现状。3D 打印在医学中的应用可带来许多好处,包括医疗产品、药品及设备的定制和个性化;提高成本效益;提高生产力;设计和制造的大众化。

46.3 3D打印技术在康复医学中的应用

把 3D 打印这项先进的增材制造技术应用于辅助器具的研发制造中,将提升我国康复辅助器具个性化、定制化、精准化的水平,满足个体化医疗的需求,促进康复医学及相关医学的飞速发展。康复辅具的 3D 打印研究领域非常广阔,包括颅脑外伤、脑卒中、脊髓损伤患者需要穿戴的各种矫形器,骨折、关节炎、韧带损伤患者所佩戴的矫形器,脊柱侧弯患者的脊柱矫形器,烧伤患者预防瘢痕增生的压力衣,儿童和青少年漏斗胸无创负压吸盘,颅形发育异常婴儿的矫形头盔,截肢患者所需的假肢,糖尿病足、足底筋膜炎等足部疾病患者所需的矫形鞋垫等。例如,在 3D 打印鞋垫的研究中,利用 SLS 打印机(EOSINT P700),打印材料为 PA2200,打印制作鞋垫,结果表明这种鞋垫能显著减轻压力,改善踝关节动力学。Andre 等利用 SLS 打印机、打印材料为 Nylon 12,打印制作鞋垫,针对长跑人员的研究表明这种鞋垫的舒适性及力学性能而言效果是满意的。Dombroski 等采用材料 ABS 定制鞋垫,与传统制作的鞋垫比较,其足弓高度、足弓支撑类似,取得了令人满意的效果。

研究证实 3D 打印 AFO 在临床可行,力学测试(包括精确度、抗弯强度等)符合要求,而且一些临床研究表明 3D 打印制作完成的 AFO,与传统制作的 AFO 产品比较,具备同样的临床效果。Mario 等采用 CT 扫描碳纤维 AFO 获取 AFO 模型,成功打印 AFO,打印方式为 SLS,打印材料为 DuraForm™ PA, DuraForm™ GF 和 Rilsan™ D80。Elisa 等通过人体的关键标记点经计算机处理获取 AFO 模型,打印方式为 SLS,打印材料为 DuraForm EX Natural Plastic,打印后的 AFO 精度测试满意。Elisa 等经过有限元分析,打印 AFO,打印方式为 FDM,打印材料为 PC-ISO,此研究弯曲强度测试满意。Mavroidis 等采用 3D 扫描仪(Facecam)扫描踝足后获取 AFO 模型,打印两种 AFO,第一种打印方式为 SLS,打印材料为 Accura 40 resin,第二种打印方式为 SLA,打印材料为 DSM Somos 9120,两种材料不同,打印的 AFO 也不同,如材料 Accura 40 resin 打印的较硬,材料 DSM Somos 9120 打印的较软,与传统制作的 AFO 产品比较,两种 AFO 具备同等的临床效果。Creylman 等采用 3D 扫描仪(polhemus cobra optical scanner)扫描获取 AFO 模型,打印方式为 SLS,打印材料为 PA 2201,与传统制作的 AFO 比较,步态分析结果表明至少具有同等的临床效果。

Gibson 等针对类风湿性关节炎患者 3D 打印制作手指支具,采用两种打印方式,分别使用 SLS 打印机、打印材料为 PA2200 和使用 FDM 打印机、打印材料为 polylactide,表明 3D 打印制作手指支具是可行的,且取得了一定临床效果。

46.4 3D打印技术在康复领域应用的局限性和挑战

打印材料的局限是 3D 打印技术发展的一大障碍。以 3D 打印 AFO 应用为例,3D 打印 AFO 的技术和打印材料多种多样:采用 SLS 技术,材料有 PA2200、PA2201、DuraForm™ PA、DuraForm™ GF、Rilsan™ D80、DuraForm EX Natural Plastic、Accura

40 resin；采用 FDM 技术，材料有 PC-ISO、Polylactide；采用 SLA 技术，材料有 DSM Somos 9120 等。有些 FDM、SLS 打印的 AFO 较硬、表面粗糙、精度不高，患者穿戴的舒适度差。

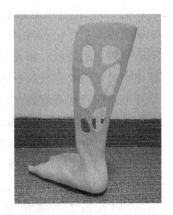

**图 46 - 1　Somos NeXt
打印的 AFO**

有研究采用 Artec 三维扫描仪扫描患肢，利用软件 Meshlab 进行 STL 文件的表面处理；通过软件 Instep 将 STL 文件转换成 STP 文件；利用 Abaqus 软件，建立有限元模型，对 AFO 进行有限元分析；利用软件 Evolve 对 AFO 模型结构优化，去除多余结构；最后通过 3D 打印机打印制作所需的 AFO。结果显示，结构优化后 AFO 减少 17% 的重量，三种材料 PA2200、Somos NeXt 和 PA12 打印的 AFO 轻便，打印成本也有降低（图 46-1）。

随着 3D 打印技术的发展，各种新型打印材料将不断出现，在选择适合的打印材料的同时，可采取有限元分析、结构优化等技术，优化打印产品的结构，减少打印材料的消耗，可有效降低成本。

46.5　3D 打印技术在康复领域的应用实例

46.5.1　3D 打印脑卒中患者的踝足矫形器

对踝背伸障碍的脑卒中患者，配置踝足矫形器（AFO）可有效地改善偏瘫步态（图 46-4），改善步行功能。但传统方法制作的 AFO 存在许多不足，包括制作流程复杂、制作时间长、矫形器不能完全匹配患者等，此外，还存在笨重、不美观等缺点，患者穿戴 AFO 时容易产生自卑情绪，患者往往不愿意穿戴或者穿戴后不愿意走出户外，导致患者难以重返社会。3D 打印 AFO 轻便、透气，实现 AFO 制作个性化、美观，临床试验证明可提高患者的步行功能，提高患者生存质量。

1.3D 打印 AFO 制作流程

步骤一，采用 3D 扫描仪扫描瘫痪肢体的小腿、踝、足部位，扫描后即可得到初始的 AFO 三维模型图像（STL 文件）。

步骤二，利用设计软件（Geomagic Studio 等）进行 AFO 模型的修饰和表面处理，将多余的部分删除，设计合理的 AFO 外形。

步骤三，设计完毕后，AFO 模型以 STL 文件格式输出，通过 3D 打印机打印制作所需的 AFO。

2.3D 打印 AFO 的临床应用

患者早期穿戴 3D 打印的 AFO 可预防踝关节挛缩变形（图 46-2），有助于早期站立训练（图 46-3），恢复步行时可改善偏瘫步态，改善步行功能（图 46-4）。

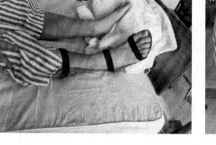
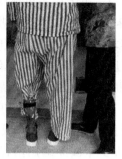
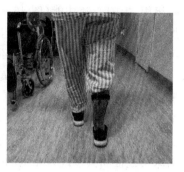

图 46-2　卧床期间穿戴 AFO　　图 46-3　穿戴 AFO　　图 46-4　穿戴 AFO 改善偏瘫步态
　　　　　　　　　　　　　　　　　早期站立训练

46.5.2　3D 打印颅形发育异常患儿矫形头盔

婴儿颅形发育异常为婴儿头部形状不对称,表现为颅顶或头颅高度与前后左右宽度不对称,伴有面部器官不对称。对严重的颅形异常,矫形头盔可以改善颅骨发育异常。矫形头盔的原理是根据头颅外形扫描建立三维模型,根据患儿颅形异常特点来制作头盔,限制颅骨异常部位继续生长,对颅骨结构进行调整。

1.3D 打印矫形头盔的制作流程

步骤一:采用三维扫描仪扫描患儿头部,得到初始的三维模型图像。

步骤二:利用软件 Geomagic Studio 等进行 STL 文件的修饰,对缺损部分进行填补,将异常形变修改到正常。

步骤三:导出 STL 文件,将头颅模型 3D 打印制作出来,患儿穿戴。

2.3D 打印矫形头盔的临床应用

接诊颅形发育异常的患儿,按照制作流程为其制作矫形头盔(图 46-5)。穿戴初期注意避免过紧,待适应后再调整尺寸,定时观察患儿反应,定时取下头盔,观察皮肤情况,若出现局部皮肤受压及疼痛,应及时去除头盔,调整尺寸后再穿戴(图 46-6)。若患儿出汗较多,应及时擦汗,避免着凉。

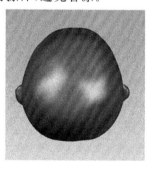
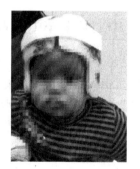

图 46-5　修饰好的计算机模型　　　　图 46-6　穿戴矫形头盔

46.5.3　3D 打印漏斗胸负压吸盘

漏斗胸指胸骨、肋软骨及部分肋骨向背侧凹陷畸形,形成漏斗状,病变严重时压迫心肺组织,影响心肺功能(图46-7)。患者容易出现反复呼吸道感染,往往消瘦,随着病情加重,可出现活动后胸闷、呼吸困难等症状,有些患者因肺大疱破裂导致气胸。外科手术可矫正胸壁畸形,改善呼吸循环功能,但手术治疗风险大,费用高,且有一定复发率。

3D打印制作漏斗胸真空负压吸盘,首先采用三维扫描仪扫描胸部,得到初始的三维模型图像(图46-8),通过计算机软件的多重修饰,最后将计算机模型3D打印制作出来。个性化定制的漏斗胸负压吸盘,为儿童和青少年提供一种有效、简单、安全的保守治疗方法,通过制造局部真空从而达到抬举肋骨和胸骨、减少心肺压迫的治疗目的(图46-9)。临床实践证明其可改善儿童和青少年漏斗胸凹陷程度。对成年人漏斗胸而言治疗目标则是避免漏斗胸加重、减轻症状。

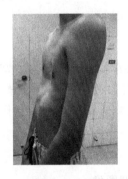　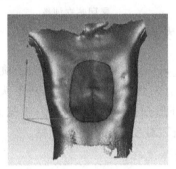　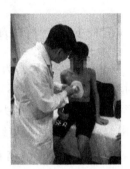

图46-7　漏斗胸　　　　　图46-8　提取原始模型　　　　图46-9　使用负压吸盘

46.5.3　3D打印矫形鞋垫

儿童足内外翻及成人扁平足、糖尿病足、类风湿性关节病变、骨性关节炎、足底筋膜炎、足外伤、足部变形等患者,往往需要穿戴矫正鞋垫改善下肢和足姿势异常,改善足踝和膝关节疼痛,预防病情加重。3D打印矫形鞋垫可重塑下肢、足部正常的生物力线,改善疼痛和避免畸形加重,为患者提供简单、安全的保守治疗方法,延缓疾病进展,预防致残,提高生活质量。

46.5.4　3D打印脑卒中患者的上肢矫形器

脑卒中常见的发病部位往往累及内囊后肢,由于此处皮质脊髓束严重受损,上肢和下肢瘫痪严重,尤其是上肢很难恢复功能,预后多为废用手(图46-10)。部分患者随着痉挛的逐渐加重,需要配置上肢矫形器以维持于功能位,避免手、腕屈曲挛缩。3D打印技术为脑卒中患者提供一种轻便、透气的上肢矫形器,可预防和改善手、腕关节屈曲挛缩(图46-11)。

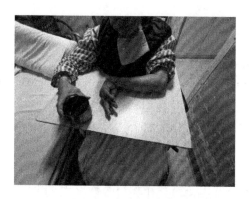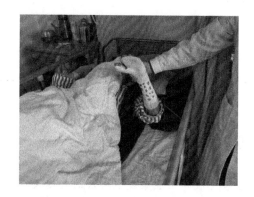

图 46-10　脑卒中后严重上肢屈曲痉挛　　　　图 46-11　聚乳酸打印的上肢矫形器

小结

　　本章介绍了 3D 打印技术的分类和 3D 打印技术在生物医学中的应用,提出了 3D 打印技术在康复医学中应用的挑战和困难,介绍了 3D 打印技术在康复中的应用实例。3D打印技术可作为医务人员治疗疾病的重要武器,利用 3D 打印技术,可切实有效解决临床复杂疑难问题,实现临床各学科多种类型的成人和儿童康复辅具的数字化智能制造。

思考题

1. 3D 打印技术在康复医学中的应用有哪些方面?

2. 如何利用 3D 打印技术实现康复辅具的创新、创造,解决临床疑难问题?

(刘　震)

参考文献

[1]　LIU Z, ZHANG P, YAN M, et al. The application study of specific ankle-foot orthoses for stroke patients by 3D printing Somos Next[J]. J Biomater Tiss Eng, 2019, 9:745-750.

[2]　WOJCIECHOWSKI E, CHANG A Y, BALASSONE D. Feasibility of designing, manufacturing and delivering 3D printed ankle-foot orthoses: a systematic review[J]. J Foot Ankle Res, 2019, 12:11.

第 47 章　康复机器人

学习要点

了解上肢和下肢康复机器人的分类与特征；掌握不同构型康复机器人的设计特点；了解上肢和下肢康复机器人的关键技术，掌握上肢和下肢康复机器人系统的工作原理和设计思想；通过关键技术了解康复机器人的发展演变。

康复机器人针对上肢或下肢运动功能障碍，为患者进行系统的专业功能康复干预，改善患肢关节活动度，防止肌肉萎缩，增强肌力并促进功能恢复，是一个有效途径。一般认为康复功能训练效果取决于训练开始时间、训练持续时间、训练强度和任务导向，以及患者健康状况、注意力和主动意愿。临床长时间高强度的康复训练，对康复治疗师专业要求高，体力也有很大消耗；另一方面，患者的参与意识和顺应性对康复效果可产生一定影响。因此，使用康复机器人进行功能干预成为机器人领域及康复科技领域的研究重点。

1989 年，MIT-MANUS 上肢康复机器人的开发标志着康复机器人技术进入应用发展时期，第一套机器人康复系统基于串联工业机械臂的构型设计。下肢康复机器人开发始于 1994 年，Lokomat 设计将体重悬吊支持下跑步机训练与机器人步态矫形器相结合，提供患者下肢步行功能康复训练。目前，针对康复机器人技术尚没有明确的定义，本章主要介绍上肢和下肢康复机器人技术的应用，以及康复机器人的设计原理与关键技术。

47.1　康复机器人的应用领域和目标群体

康复设备的设计要求由应用领域和目标群体决定。康复设备应用领域有两个方面：日常生活辅助(activities in daily life，ADL)和康复治疗训练。日常生活辅助的康复机器人是指对于具有运动功能障碍的患者，在借助于外部力的情况下，能辅助患者完成自主生活动作，目标是为功能运动障碍患者提供完成日常生活动作所需的外部辅助力。所以，这类康复机器人对便携性有较高要求，在提供足够辅助力的情况下，还要求患者穿戴舒适。由于下肢机器人设备应用要求专业程度高，故而一般需要在康复治疗师监督和指导下处置及完成功能训练。

47.2　上肢康复机器人

47.2.1　上肢康复机器人的分类

上肢康复机器人按训练方式可分为主动、被动和主被动三类；按驱动方式可分为电动、气动和自身力源三类；按活动范围可分为空间式和平面式两类；按减重支撑方式可分为端点支撑、外骨骼支撑、悬吊支撑等类型。常用分类方式是按机器人构型，将上肢康复机器人系统分为两类，即末端执行器式和外骨骼式。

47.2.2　末端执行器式上肢康复机器人

末端执行器式康复机器人，基于末端执行器，分为平面型和空间型。对于平面型末端执行器式上肢康复机器人，一般将手以握持方式固定在设备末端，通过平面机构带动手臂完成平面康复动作。专为康复训练设计的机器人装置 MIT - Manus 及通用的 In Motion Arm 采用连杆机构，其主体是五连杆结构，具有两个自由度，可帮助患者完成手臂平面运动，同时引导使用者手臂沿着不同轨迹运动，同步反馈手臂运动参数。

除刚性机构外，电缆也被用来引导上肢平面运动，如 Sophia - 3 机器人是利用三条电缆控制患者抓握的手柄，还可调节平面倾斜角度实现不同角度平面内上肢的康复训练，类似作业治疗的磨砂板练习（图 47 - 1）。

由于末端执行器式上肢康复机器人只在末端作用于患者，比较多见的是桌面式上肢康复机器人，如 MOTORE 机器人，由三个全向轮驱动受损的上肢托躺在前臂支撑上，并将设备放在专用桌面上利用光学读取位置。

除平面运动外，辅助患者进行多自由度空间范围内运动的末端执行器式上肢康复机器人也种类多样，如 DARTAGNAN 机器人，采用混合串并联结构，利用杠杆原理添加配重平衡整个结构重量，患者手臂可在不同高度进行主动、被动及抗阻模式训练（图 47 - 2）。

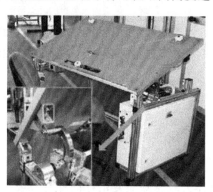 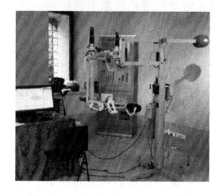

图 47 - 1　电缆引导的 Sophia - 3 机器人　　　**图 47 - 2　DARTAGNAN 机器人**

用于神经康复的末端执行器式上肢康复机器人的 WAM 手臂连杆可提供三个运动平面，感测患者作用力进而相应调整其扭矩，可针对肩部复合体和肘部进行上肢康复训练。类似设备有双机器人系统 Ipammk2，该系统拥有两个相同的机器人手臂，通过远端矫形器附着在靠近手腕的前臂上，而近端矫形器附着在上臂中点，每个机器人提供三个活动自由度，可实现肩部前进后退、屈伸收展、内外旋转以及肘部屈伸运动。

47.2.3　外骨骼式上肢康复机器人

1.刚性外骨骼上肢康复机器人

外骨骼机器人,可分为穿戴式和非穿戴式。穿戴式外骨骼完全穿戴在使用者身上,要求体积小、重量轻,因此结构较为简单,多无外动力,主要用于人体力量增强或辅助,帮助特殊职业人群减轻肌肉疲劳和劳动强度,提高工作效率。利用现成轮椅作为平台的上肢外骨骼康复机器人适配在轮椅上使用(图 47 - 3)。轮椅平台的优点是移动便捷性,但嫁接在轮椅平台的上肢康复机器人不可能集成复杂的外骨骼机械臂,功能多样性受限。

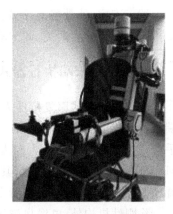

图 47 - 3　上肢外骨骼康复机器人

2.柔性外骨骼上肢康复机器人

柔性外骨骼机器人和刚性外骨骼机器人设计的工作原理类似,都是利用驱动外部机械力,帮助患者进行所需的关节运动。传统刚性材料外骨骼尽管尺寸紧凑,但很重且顺应性相对较低。为满足患者的舒适性及自然运动流畅性,采用柔性材料构建软机器人用于上肢康复。柔性材料包括鲍登电缆、气动肌肉、气囊或由于热或电流而收缩的合成细丝等。UPER 机器人的一侧袖子装有非接触式传感器,另一侧袖子装有 8 个充气肌肉,可通过正常手臂带动患侧手臂运动。

另外,也有设计用于肩部康复的可穿戴软机器人,该装置上部穿有集成的电缆驱动系统和嵌入式肢体位置感应系统,电动执行器组件和控制器可穿在上半身上以产生有效的扭矩使手臂进行辅助运动。

另一种被称为"移动的 exo 神经肌肉骨骼"的机械臂,通过应用神经肌肉电刺激收缩肌肉引导外部机械力帮助患者进行所需关节运动。

47.2.4　上肢康复机器人的临床应用

目前仍缺乏随机对照试验证明上肢康复机器人较常规康复治疗同样有效或更有效。临床初步观察经上肢康复机器人训练后,急性期和慢性期脑卒中患者上肢运动功能均得到改善,日常生活活动能力提高,偏瘫侧上肢肩肘部力量、速度和运动控制协调等功能改善明显,而对腕手运动功能改善较小。穿戴上肢康复机器人可改善亚急性期脑卒中患者手指灵巧度和握力,进而改善手部运动控制。肌电介导上肢康复机器人可降低脑卒中慢性期患者上肢肌张力,并进一步改善手部运动协调能力。另一方面,也有研究观察到慢性期脑卒中患者接受上肢康复机器人训练后,偏瘫上肢肌张力异常痉挛状态无明显改善,或引起上肢肌张力增高;上肢机器人干预也没有使患者日常生活能力得到进一步提高。分析可能原因,一是脑卒中患者日常生活能力提高较小,主观量表测量不敏感;二是上肢康复机器人注重单关节训练,或将近端和远端关节训练结合效果更好;三是上肢康复机器人训练任务缺乏日常生活能力训练单元,或任务不适用于提高日常生活能力。这些问题还待研究解决。

47.3 下肢康复机器人

下肢正常步态运动是由节律性关节运动构成,康复中对下肢运动功能的辅助较对上肢运动功能的辅助更为简单。利用下肢康复机器人可通过垂直方向上适当支撑和体重减轻,使患者主动参与预设活动。当患者的能力增加,机器人系统提供的支持则逐步减少。在康复的不同阶段,采用不同的机械设计。

47.3.1 下肢康复机器人的分类

下肢康复机器人分类方式多样。按照患者康复作业姿态,下肢康复机器人可分成坐卧式和站立式两大类:坐卧式下肢康复机器人可细分为脚踏板式和外骨骼式两种,站立式下肢康复机器人分为悬挂减重式和独立可穿戴式两种;按照机器人结构形式和作业姿态,下肢康复机器人可分为跑步机步态训练器、脚踏板步态训练器、地面步态训练器、静止步态训练器以及踝关节康复训练系统;按照患者与康复机器人的人机交互方式,下肢康复机器人可进行的训练可分为跑步康复训练、步态康复训练、地面步态康复训练、静止步态康复训练以及足部康复训练等模式;按照训练模式不同,下肢康复机器人可进行的训练可分为主动训练、被动训练和阻抗训练等模式。常用的分类方式是按机器人构型将下肢康复机器人系统分为两类:末端执行器式和外骨骼式。

47.3.2 几种常见下肢康复机器人

1. 末端执行器式下肢康复机器人

以脚踏板坐卧式康复机器人 Nustep 四肢联动全身功能康复训练器为例,其包括基座、旋转座椅、可调手柄、脚踏板、紧急停止按钮和显示屏等部分。患者以坐姿通过手脚配合运动实现四肢关节的训练动作,通过髋、膝关节支撑架维持正常下肢功能运动体位,为适应不同身高与腿的患者使用,还设计了基座长度调节装置。Nustep 训练器多采用主动训练模式,以患者主动意识作为主导,为患者提供助力功能或阻抗作用,通过调整训练目标速度锻炼患者运动控制能力(图 47 - 4)。该机器人可通过逐渐增加阻力,提高患者心率、血压、耗氧量和能量消耗,同时改善患者的运动功能障碍。

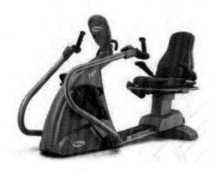

图 47 - 4 Nustep 四肢联动全身功能康复训练器

2. 外骨骼坐卧式下肢康复机器人

以外骨骼型坐卧式下肢康复机器人 MotionMaker 为例，其主要由两条三个自由度的机械腿、倾斜度可调的座椅、控制单元以及闭链功能电刺激模块组成。机械腿对称安装在座椅两侧，各个关节处均通过直流电机驱动丝杠螺母机构，进而推动连杆运动实现髋、膝、踝关节处在矢状面内的屈伸运动。丝杠螺母处安装有力传感器，连杆旋转中心安装有绝对式角度传感器，传感器的反馈信息作为控制单元的连续输入，实时调控功能电刺激模块产生肌肉电刺激，使患者模拟自然运动。在训练过程中，患者肢体附着在足部矫形器上，以模拟自然情况下地面与双足的相互作用，由传感器实时反馈信号来控制练习模式与速率等。MotionMaker 配有痉挛检测与疲劳检测模块，能识别和控制痉挛发生，检测肌肉疲劳，防止运动过度等。由于患者体重由座椅承担，通过调整座椅倾斜角度为患者提供最佳坐卧位置，可减缓肌肉疲劳，提高康复训练效率，根据患者不同康复阶段可选择被动训练模式或主动训练模式，患者满意度较高。

3. 外骨骼式下肢康复机器人

外骨骼式下肢康复机器人可分为基于跑步机（treadmill-based）和直接允许地面行走（ground walking）二类系统。1999 年瑞士研制推出 Lokomat 下肢康复机器人，是第一套能够辅助下肢运动障碍患者在医用跑步台上进行减重步行训练的设备。Lokomat 下肢康复机器人属于悬挂减重站立式机器人，由下肢步态矫正驱动装置、智能减重系统、医用训练跑台及控制系统和软件五个重要部分组成。Lokomat 下肢康复机器人应用于多种运动功能障碍康复，可帮助患者在急性和亚急性期改善运动功能，包括步态、平衡及肌力等。Lokomat 下肢康复机器人具有人工智能装置，可实现人机协调性康复训练。

国内外对 Lokomat 下肢康复机器人临床应用的研究较多。有研究显示 Lokomat 机器人辅助治疗对提高脑卒中后患者步态功能的效果优于常规物理治疗。针对亚急性期脑卒中后患者，Lokomat 机器人辅助治疗在恢复步态功能方面的效果与多样性步态训练相比，机器人辅助训练对提高患者步行能力的效果较好。Lokomat 下肢外骨骼康复机器人可辅助肢体进行高强度、高重复性康复训练，促使脑卒中后患者神经控制机制重建，改善患者肢体运动功能。为增强患者积极主动参与，结合虚拟现实等多媒体技术，使患者在使用康复机器人系统进行康复训练时更加专注，康复治疗效果更佳。在体能上，患者以较低心率、较少能量消耗进行较长时间训练，提高耐力。

目前 Lokomat 机器人仍面临诸多问题，包括结构复杂、控制难度较大、价格昂贵等。在机械结构和控制系统上仍不完善，对患者关节角度、力矩、速度等缺乏实时准确控制。患者主动参与性还较差，依赖机器人完成训练，影响康复训练效果。这些设备技术提升和使用方法上的问题有待进一步研究和解决。

4. 独立可穿戴式下肢康复机器人

下肢外骨骼机器人（hybrid assistive limb，HAL）是可穿戴式下肢外骨骼康复机器人，该机器人是改善、辅助、扩展身体功能的穿戴式医疗辅助设备，帮助下肢运动功能障碍者完成直立行走、起立、坐下以及上下楼梯等日常动作。HAL 机器人由无线 LAN（局域网）系统、电动驱动系统、传感系统（足底压力传感器、表面肌电传感器、角度传感器）、执行装置等组成,主动运动关节处均采用电机驱动。HAL 下肢外骨骼机器人控制策略的特点是利用 EMG(electromyogram)信号实现主动型训练,机器人辅助行走过程利用贴附于皮肤表面的 EMG 传感器拾取生物体电位信号,通过处理器分析判断穿戴者运动意图,发出运动指令,使驱动系统工作,同步将"行走"动作的响应状态持续反馈回大脑,刺激神经回路重建脑部行走指令及肌肉运动关联,促使患者恢复自主行走能力。此外,考虑人腿具有黏性和弹性的特性,采用阻抗控制技术调节 HAL 黏性的控制,分析顺应肌肉黏性和弹性,提高穿戴者舒适度。采集足底压力传感器反馈信号通过阻抗控制方法减小脚底触地时的冲击力,提高行走稳定性。使用 HAL 的患者在功能性步行分级评分方面有改善,而步速及耐力改善不明显。

ReWalk 下肢外骨骼康复机器人的机械构成包括两侧对称的机械腿、腰部支架、平衡拐杖和背包,每条机械腿具有两个旋转自由度,分别对应髋关节和膝关节屈伸运动;腰部支架用于两侧机械腿与背包连接,承担背包大部分重量;背包内集成可充电电池与控制系统,保证机器人不依附其他装置协助人体独立运动。平衡拐杖用于维持身体平衡和动作执行。

5. 柔性康复外骨骼

柔性康复外骨骼有很多优点,如重量轻,其重量置于人体腰部以降低肢体末端运动惯量;柔性高,易适应不同人群的解剖学差异以及穿戴者不同运动模态的生理性关节变化;助力更自然,可提供与人体肌肉或肌腱平行的拉力;在社交与心理层面,柔性康复外骨骼可穿戴在衣服内部,减轻穿戴者心理负担。柔性康复外骨骼对于肢体仍残留部分运动功能的偏瘫患者和行动不便的老年人群,可帮助其重获正常肢体运动能力,因此受到越来越多的关注。柔性康复外骨骼将绳驱和气动肌肉作为下肢外骨骼机器人系统的驱动方式。柔性康复外骨骼可作为正常人的助力和脑卒中患者步行辅助。

47.4　康复机器人关键技术

康复机器人的关键技术有五个方面:柔性驱动和柔性结构技术、运动意图感知与识别、控制系统设计、融合康复需求和人-机耦合控制。

47.4.1　柔性驱动和柔性结构技术

机器人执行器的能量以三种形式提供:电流、液压油或气压。能源的选择决定系统使用执行器的类型。电执行器最常见,其能提供相对较高的功率。串联弹性执行器相对于电机直驱,惯性和阻抗小,具有一定的柔顺性和耐冲击性,能提供准确稳定的力控制,从而提高安全性。设计的 SEA 能产生高保真力控制和低输出阻抗,还能扩大力的作用范围。

气动执行器比电动执行器更轻,固有阻抗更低。气动执行器使用较多气动人工肌肉(pneumatic artificial muscles,PAM),这种执行器由内部气囊组成,内部气囊被编织的网状壳体包围,壳体有柔性但不延伸的螺纹。

47.4.2　运动意图的感知与识别

对人体运动意图进行快速捕捉并进行定性定量分析,输入控制系统,实现患者主动控制,是康复机器人提供更合理的康复辅助的基础。用于运动意图感知的传感器一般分为机电式传感器(如力传感器和位置传感器等)及生物电传感器(如肌电传感器和脑电传感器等)。

编码器和陀螺仪是较为常见的位置传感器。编码器用于具有刚性结构的康复机器人,直接提供关节旋转角度。陀螺仪具有体积较小的优点,多用于柔性康复外骨骼机器人。力传感器是机器人和患者之间交互的桥梁,提供力控制所需的相互作用力,如拉压力传感器、多轴力传感器及压力分布传感器。生物信息传感器能为康复训练和康复效果评价提供直接反应患者神经肌肉系统状态的相关生理信息,这些生理电信号可提供比运动信号更超前的数据信息,提升系统响应速度,增强人机系统同步性能。一般有脑电传感器、肌电传感器、眼电传感器及近红外光谱仪,其中表面肌电 EMG 和脑电 EEG 使用较多。脑机接口(brain-computer interface,BCI)技术是通过对 EEG 信号解码,获取人体运动意图,提升患者康复训练的主动参与。BCI 使用较多的是非植入式电极,存在数据不稳定等问题。植入式脑电电极技术尚未成熟到让穿戴者可以轻易接受的程度。

47.4.4　控制系统设计

康复机器人系统使用分级控制策略,控制系统一般分两个级别。上层是决策层,实现控制决策和轨迹生成;下层是伺服层,实现驱动系统伺服控制。在两层之间,可增加人机交互层以适应各种动作训练需求。

47.4.5　融合康复需求

康复策略是实施康复机器人控制的基础。一般将机器人康复策略分为三种,分别是被动训练模式(passive mode,robot-driven)、主动训练模式(active mode,patient-driven)及按需辅助训练模式(assist-as-need)。根据按需辅助的康复要求,制订针对性的按需辅助康复策略和方案。根据与康复训练轨迹的距离,将空间划分为三个区域,分别是人主导区域(human-dominant region)、机器人主导区域(robot-dominant region)及安全停止区域(safety-stop region)。在距离期望轨迹点一定距离范围内,由患者自主进行康复轨迹跟踪;超出该范围,则机器人介入辅助,辅助力随距离增加而增大;若距离超出允许范围,则机器人从安全出发,紧急实施停止指令。

47.4.6　人机耦合控制

康复机器人运动功能康复训练技术的本质是人机耦合。以功能康复为目标的人机耦合控制系统(图 47-5),除需要满足辅助安全性,还需具备识别患者不同阶段病理特征差异及不同患者之间病理特征的差异,横向时间轴上的差异和纵向个体间的差异的能力;能根据临床需求,调整康复辅助策略,做到针对性自适应辅助。从物理人机交互上来说,康复机器人的辅助功效需具备柔顺性。除使用柔顺结构,机器人柔顺控制也是提升辅助柔顺性的重要方式。

小结

　　本章介绍了康复机器人的基本知识,包括上肢康复机器人和下肢康复机器人,以及不同的分类方式;描述了康复机器人的关键技术,如柔性驱动和柔性结构技术、运动意图感知与识别、控制系统设计、融合康复需求和人机耦合控制等;展望了机器人技术发展将使康复功能干预从一对一的人力资源密集型治疗转变为智能技术驱动方式,如视频游戏、虚拟现实、脑机接口、智能人机交互等元素的整合。

思考题

1. 末端执行器式康复机器人采用何种策略应对中枢神经系统损伤导致的痉挛问题?
2. 康复机器人运动意图感知和识别的常用方式与方法有哪些?
3. 在脑卒中患者偏瘫步态训练方面,下肢机器外骨骼式康复机器人采用何种关键技术?

（王　朴）

参考文献

[1] BAO G J, PAN L F, FANG H, et al. Academic review and rerspectives on robotic exoskeletons [J]. IEEE transactions on neural systems and rehabilitation engineering, 2019, 27(11): 2294 - 2304.

[2] ZHOU M G, WANG H D, ZENG X Y, et al. Mortality, morbidity, and risk factors in China and its provinces, 1990 - 2017: a systematic analysis for the Global Burden of Disease Study 2017[J]. Lancet, 2019, 394(10204): 1145 - 1158.

第 48 章　脑机接口

学习要点

掌握脑机接口技术的定义；熟悉脑机接口技术的应用领域及现状；了解脑机接口技术的组成模块。

脑机接口(brain-computer interface，BCI，或 brain-machine interface，BMI)是神经科学和工程学相结合的创新技术。基于此项技术，患者可通过记录并解码运动皮层的电信号，用于驱动机械臂或通过刺激患肢的肌肉来恢复瘫痪侧肢体的运动功能。同时，BCI与感觉皮层的整合将进一步增强肢体的灵活性和对精细运动的控制。随着 BCI 技术的不断进步，还可用于控制外骨骼机器人实现截瘫患者的步行能力、监测和控制癫痫发作等。目前，BCI 技术仍处于开发的早期阶段，尚待进一步的技术改进和更大的多中心临床试验，未来有望广泛地应用于临床实践。

48.1　脑机接口的定义

脑机接口，又称神经控制接口(neural-control interface，NCI)，是一种不依赖外周神经和肌肉的常规大脑输出通路方式，是由大脑与外部设备直接沟通的途径，将大脑发出的信息直接转换成能够驱动外部设备的命令，并代替人的肢体或语言器官实现人对外界环境的控制及对外界的交流，实现人机交互。对 BCI 的研究始于 20 世纪 70 年代；经过多年的动物实验，1998 年 BCI 设备首次用于人类大脑研究。

48.2　脑机接口的应用

脑机接口系统构建人脑与外部世界之间的交互桥梁，通过采集并解码从人脑发出的信号，并通过各种外接设备，实验用意识控制机器帮助残障人士表达他们的意见和想法，例如拼写应用、语义分类以及语音交流，辅助支持日常生活活动及工作。BCI 的功能可扩展至健康人作为一种监测个人情绪、认知或情感状态变化的生理测量工具，并控制或提供特定功能的替代。目前 BCI 的研究领域涉及医学、神经人体工程学、智能环境、教育和自我调节、游戏和娱乐，以及安防和鉴定认证领域，不仅可帮助恢复因各种破坏性神经肌肉疾病而严重致残患者的有效功能，还可用于增强健康人的特定功能。

研究表明 BCI 可重组与脑卒中后损伤的相关脑结构，通过神经可塑性恢复受损部位的运动功能。例如借助基于 BCI 的移动机器人或假肢(也称为神经假体装置)辅助无法恢复先前活动水平或沟通水平的患者完成日常交流及生活活动。2016 年 *Nature* 子刊

《科学报告》报道 8 名完全性脊髓损伤患者,通过 BCI 控制仿生外骨骼和虚拟现实(virtual reality,VR)技术重建触觉的反馈通路,实现患者下肢肌肉功能和感觉功能的部分恢复。明尼苏达大学贺斌等的研究,选取 13 名健康人作为受试者,女性 7 名,男性 6 名,平均年龄为 27.3 岁。所有受试者均佩戴一个 64 通道的 EEG 帽子。当受试者执行运动或想象运动任务时,运动皮层的神经元被激活,产生微弱电流,被 EEG 帽子记录下来,并将电信号传送到负责控制的计算机,并转化为相关运动。颈髓损伤(spinal cord injury,SCI)引起的慢性四肢瘫痪患者可通过其他保留但无关的意志运动(例如面部肌肉活动、头部运动)借助功能性电刺激(functional electrical stimulation,FES)实现对周围肌肉的控制。例如,一名创伤性高位 SCI 患者,通过 BCI 系统将采集获取的皮质信号转化为运动指令,并借助 FES 实现瘫痪手臂和手进行协调的伸展和抓握动作。

48.3　脑机接口的组成

脑机接口系统主要由四个基本模块组成,包括信号采集(signal acquisition)、信号预处理、信号分析(signal analysis)和控制外接设备。通过不同方式采集来的脑电信号发送到脑机接口系统的信号分析模块,进行信号的预处理(主要包括信号的增强和降噪),然后对修正后的信号进行信号分析(包括特征提取、模式识别与分类),最后将已分类的信号转化为输出设备命令,如在显示器上的光标移动、文字的输入、机械手的运动以完成特定的功能活动及控制轮椅和空调电视等实际动作。

48.4　脑机接口的分类

根据信号采集方式的不同 BCI 主要可分为两种:侵入式脑机接口 (invasive BCI)和非侵入式脑机接口(noninvasive BCI)。

1)侵入式 BCI　指通过神经外科手术将电极植入大脑运动皮层内用于测量大脑的神经活动。侵入式 BCI 的最大优点是提供较高的时间和空间分辨率,提高所获信号的质量及其信噪比。由于其位于灰质中,侵入性装置可产生高质量的 BCI 信号,但也带来一些弊端,比如容易产生瘢痕组织,导致信号变弱,甚至消失;监测大脑区域的范围受到植入物大小的限制,电极一旦植入,就不能转移以测量另一个区域的大脑活动;机体对于新物体的适应能力可能会使得信号越来越弱;植入物的稳定性和防止感染的问题也不可避免。皮质内植入单个电极或电极阵列的方式是侵入性方法。因此,在现实世界中使用侵入性记录通常仅限于 BCI 系统的动物实验和少数四肢瘫痪患者。例如肌萎缩侧索硬化症(amyotrophic lateral sclerosis,ALS),是一种破坏患者神经细胞并导致残疾的进行性神经系统疾病。在将单个电极植入运动皮层后,ALS 患者能在计算机屏幕上移动光标以选择并控制所呈现的项目。2012 年,研究人员通过 BrainGate 系统实现两名脑干卒中的患者用意念控制 3D 机器人手臂到达和抓握物体。另外,皮层脑电图(electrocorticography,ECoG)主要采集颅骨下方的大脑活动的电信号,属于半侵入式 BCI,电极嵌入在一个放置于皮层上方、硬脑膜下方的薄塑料垫上。现有研究表明 ECoG 的优势体现在运动任务和语言相关任务的分类上,如利用

ECoG 信号来预测五级手指屈曲的运动学参数、区分多个运动图像任务和图片命名任务。美国华盛顿大学的科学家曾利用这项技术让一名少年患者只靠脑电玩《太空侵略者》游戏。但研究者同时指出，利用基于皮层脑电图实现超过一维的运动很困难。

2）非侵入式 BCI　是不需要将外部物体植入受试者大脑的方法，从而避免侵入性采集所需的外科手术或永久性装置附着，以及由此带来的弊端。目前主要的信号采集方式包括功能磁共振成像（functional magnetic resonance imaging，fMRI）、功能性近红外光谱成像技术（functional near infrared spectroscopy imaging technology，fNIRS）、脑磁图（magnetoencephalography，MEG）和脑电图（EEG）。

（1）fMRI 通过磁振造影检测与大脑中的神经元活动相关的血液动力的改变，利用血氧水平依赖对比反映脑组织中脱氧血红蛋白浓度的变化，有助于将活动映射到相应的大脑区域，突显 fMRI 的高空间分辨率特性及可从大脑深部获取信息的能力。

（2）fNIRS 通过使用近红外范围内的光来测量大脑中的血液动力，以检测神经元活动。与 fMRI 相比，fNIRS 具有便携及价格优势，但成像能力不及 fMRI。

（3）MEG 可测量大脑中自然产生的电流产生的磁场，具有便携性和成本相对较低的优势，且与电场相比，颅骨层的 MEG 信号失真较小。但 MEG 信号可能会干扰其他磁信号，例如地球磁场，因此这种记录方法需要使用屏蔽和特定设备进行实验室配置。

（4）脑电图是通过头皮电极记录大脑内细胞群的自发性、节律性电活动。脑电图的优势在于易于使用、便携且价格低廉，同时可提供较高的时间分辨率。新型的脑控轮椅就是通过使用者佩戴一顶电极帽，想一想目的地，这台轮椅便会自动规划前进的方向、速度，甚至完成避障，为残障人士提供最大程度的自理帮助。但与其他方式相比 EEG 的信噪比和空间分辨率较低，为该项技术的应用提出了挑战。研究者早在 1992 年就提出基于有效视觉诱发电位（visual evoked potential，VEP）的 BCI 系统。通过采用 8×8 拼写器在视觉皮层记录 VEP 用以识别眼睛注视的方向来确定用户的意图。该研究报道了 VEP-BCI 的第一次临床应用。

BCI 作为一个通过用脑电信号实现新兴的提供大脑和外部设备之间的交流和控制方式，使人们摆脱语言和动作交流的局限，对特定人群（如残疾人、聋哑人）的应用前景更为广阔。现阶段 BCI 技术还处于萌芽阶段，一方面，无论是信息的获取还是信息传输速率和分类精度方面都还需要相应的软硬件来支持，BCI 的发展仍然面临着重大挑战。同时用户控制表现存在很大差异，包括被试间的差异和被试在不同状态下的自身差异，严重降低 BCI 系统的可靠性。未来，人工智能与大数据技术将与 BCI 技术相结合，拓展外置设备的学习能力，使得人脑可以进一步控制更多的机体。

小结

本章介绍了脑机接口技术的定义；熟悉了脑机接口系统构建人脑与外部世界之间的交互桥梁，通过采集并解码从人脑发出的信号，通过各种外接设备，实验用意识控制机器，涉及医学、神经人体工程学、智能环境、教育等领域；了解了脑机接口系统的四个基本模块，包括信号采集、信号预处理、信号分析和控制外接设备。

思考题

1. 脑机接口系统主要模块组成是什么？
2. 列举脑机接口系统非侵入性方式的信号采集方式。

（林　强）

参考文献

［1］　KHAN M A，DAS R，LVERSEN H K，et al. Review on motor imagery based BCI systems for upper limb post-stroke neurorehabilitation：from designing to application［J］. Comput Biol Med，2020，123：103843.

［2］　MANE R，CHOUHAN T，GUAN C. BCI for stroke rehabilitation：motor and beyond［J］. Journal of neural engineering，2020，17（4）：041001.

第 49 章　人工智能与远程康复

学习要点

掌握人工智能、远程康复和云康复的概念;熟悉人工智能在康复医学中的应用。

49.1　概　述

49.1.1　人工智能

人工智能(artificial Intelligence,AI),也称机器智能,是指由人工制造系统所表现的智能。在计算机科学中,将人工智能定义为"智能主体的研究与设计",即可观察周围环境并做出行动以达成目标的系统。从人工智能研究本质来看,人工智能是给计算机传授知识,通过计算机的学习能力,形成语言识别、图像识别、自然语言处理和智能专家系统,从而部分或全部替代人类劳动。人工智能相关技术包括信息识别、数据收集、知识整理、数据挖掘、模糊计算、决策支持系统、自我学习、人工神经网络、专家系统等多个领域。

1956 年,达特茅斯会议首次提出人工智能这个术语。20 世纪 70 年代人工智能研究进入第一次低谷,直到 1981 年逐渐回暖,相关研究团队希望研究出可以和人对话、能像人一样分析和处理图片的机器人。在 1997 年 IBM 深蓝机器人战胜国际象棋世界冠军,被称为人工智能研究的里程碑。2006 年,研究人员提出深度学习理论,与大数据、图形处理器等技术相结合,人工智能开始超越人类逻辑思维,自主发现规律,并在一些细分领域展现超越人类的决策能力,从理论研究逐步进入市场化阶段,改变人们的生产生活方式。随着越来越多科学家投入人工智能方向的研究,人工智能迅速发展,其研究方向可分为认知计算、机器学习和深度学习,功能也越来越多,包括语音识别、自然语言理解、数据挖掘、计算机感知、计算机辅助、自动化操作等。

近年来,人工智能逐渐运用于医学领域,包括医学图像分析、可穿戴设备检测数据、智能手术机器人、智能随动步态机器人等。从全球范围来看,随着人类对自身健康的不懈追求,优质医疗资源缺乏变得越来越严峻,人工智能的加入能提高医疗效率,缓解资源不足,节省成本,形成潜在的巨大市场。人工智能应用或能减少医务人员的疲劳程度,从而降低医疗失误。长远来看,人工智能将助推个性化精准医疗的发展,并与行业发展趋势相一致。

49.1.2　远程云康复

远程康复(tele rehabilitation,TR)必须实时利用电话、在线视频、网络留言、录像传送等方式使医务人员与非真实可视区域患者或专业人员建立联系,实现患者在家中、社区、养老中心、其他医疗点等场所接受康复干预。由于患者需求是随机无序提出的,既往的远程康复要消耗大量人力、物力提供实时服务。完成远程康复服务往往要求在规定时间、规定人员和规定通信设备间进行。由于同一时间排程或网络质量差异,因此患者对服务时限和服务内容满意度不高。

远程云康复体系加入基于人工智能的算法和数据库,除医务人员实时指导外,可由人工智能自动及时推送最优干预方案给患者。远程云康复既有远程康复的优势,又不需要医务人员实时参与,可提高患者获得及时回复和指导的满意度。云康复可更加高效安排服务人数,更加灵活地利用医务人员的碎片时间,提高医务人员参与远程康复的积极性(图 49-1)。

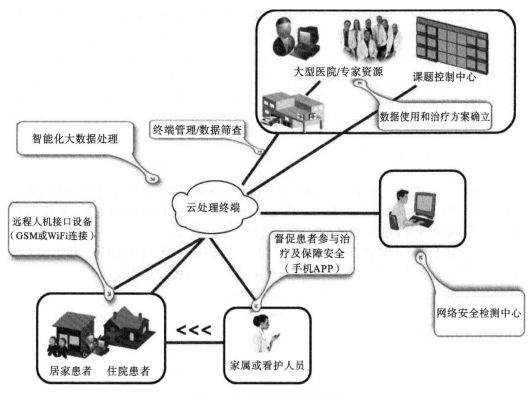

图 49-1　远程云康复流程图

康复是降低致残率的有效方法,但由于时间、经济、交通、康复资源等多重原因,患者无法在优质专科康复医院进行长期康复治疗。随着互联网、计算机及无线通信传输等多媒体技术迅猛发展,远程云康复提供一种新的康复治疗思路,可满足患者在不同地点获取优质康复服务的需求。远程云康复只需电脑或手机、互联网、摄像头和交互设备(鼠标、数据手套、感知设备、跟踪设备、3D 虚拟设备、传感器或带传感器的康复设备等)就可为需要长期接受康复治疗、行动不方便及缺少康复医疗资源的患者提供治疗。其有助于偏远地区和经济欠发达地区患者的康复和保健,弥补了康复资源短缺及分布不均衡。随着通信及相关技术快速发展,远程云康复将会更加简、便、廉、效。

49.2　人工智能在远程云康复中的应用

随着收集的数据越来越多,数据整理和挖掘需要投入更多后续人工服务。在智能化数据整理和挖掘,甚至数据使用等方面,人工智能表现出技术发展超强的优势,人工智能将逐渐大量应用在远程云康复方面,目前主要运用于数据简单处置和智慧应用。

49.2.1　信息采集、储存及利用

采用人工智能技术可实现对多种躯体结构和功能信息采集、储存及利用。高精度传感器可准确捕捉肢体运动变化和人类活动变化,记录肢体轨迹、速度、角度等,记录人体血压、呼吸、心率、体温、出汗、睡眠等生命数据;还可根据动作整体完成情况对患者运动功能进行评估,根据个体生活节律对生命质量进行评估。通过植入系统的各项评估量表,可对患者生命体征、认知功能、日常生活活动能力、情绪状况等多方面进行评估。利用评估结果与大数据库进行匹配,还可生成相应的任务处方。

49.2.2　云平台

互联网的所谓"云"(cloud)是指远程互联网服务的储存器和服务器,而非本地电脑的储存空间。"云平台"(cloud platforms)或"云计算中心"(cloud computing center)是提供基于"云"存储和计算的远程服务,供开发者创建应用时采用。

远程云康复设备在常规康复设备的基础上整合大数据技术和智能算法,提供基于康复云平台的综合康复技术与服务。以创新的云端服务,实现康复处方自动生成与调整、训练结果同步反馈,并与医生随时远程监督和指导。

49.2.3　智能处方及监控

远程云康复设备可根据评估结果,利用大数据库自动生成智能处方,对个体治疗方案、强度做出规划,依据患者每次训练情况反馈,循序渐进增加训练强度。根据患者不同需求,还可推送不同形式的智能个体化处方,比如智能推荐、专家优先、患者优先、避免疼痛、不要劳累、真实指导等,真正做到因人制宜,以患者为中心。

远程云康复设备具有智能化监控功能,当患者在训练过程中出现错误活动时,患者佩戴的传感器自动感应功能使设备发出语音提醒和文字警示,引起患者注意并及时纠正动作,以避免形成错误的功能模式,从而代替医务人员在旁监督的作用。

远程云康复设备还可直接连接移动手机客户端,保持医师和患者、患者和患者、患者和家属之间的技术指导及情感沟通,是远程云康复融入人文元素的设计。

49.3　远程云康复技术与应用

49.3.1　远程云康复技术

远程云康复技术近 10 年逐渐从实验室进入临床应用,发展趋势紧跟数字技术前沿方向。较为成熟的远程云康复技术包括以下几个方面。

(1)机器人技术:远程云康复训练机器人是康复训练机器人与远程通信技术有机结合的作品。康复训练机器人可提供长期、稳定的定量运动输入,提供实时反馈信息,保证训练过程的一致性和持续性,实现训练方案及康复评估参数化。远程通信技术可实现医师远程指导、监督患者,使患者接受正确连续的重复训练,提高机体的运动功能。

(2)虚拟现实技术:虚拟现实(virtual reality,VR)基于传感器和软件模块系统,模拟现实环境,从听、视、触等多方面对患者进行刺激。基于 VR 的远程设备可在运动过程中采集关节活动度、运动速度等参数;通过模拟现实环境,增强训练活动的趣味性。

(3)可穿戴技术:可穿戴设备具有体积小、价格低、易于穿戴等特点,可弥补目前康复设备种类少、体积大、笨重且价格高的缺点。它是由微型传感器、数据传输模块、加速度传感器、陀螺仪和磁传感器等硬件,辅以运动捕捉技术组成。目前研究较为成熟的基于微型传感器的远程云康复设备(iK care system)克服了现有设备的缺点,依赖微型传感器,实现单关节到多关节运动流畅无延迟追踪及动作评定的量化考核。该系统采集的数据与大数据库对接,可直接智能推送康复治疗处方,通过 3D 动画展示,达到康复治疗同质化和方案措施精准化的特点,有利于加快患者功能恢复,有效、便利,有着广泛的应用前景。

(4)移动通信技术:智能手机是日常生活的必需工具,具有便携、使用方便等优势。通过手机应用程序可实现医患沟通、评估、治疗方案制订、监督等功能。随着通信技术创新发展,促进柔性制造实施,低延时、模块化快重组生产线的改进可进一步促进康复辅助设备的个体化、精准化定制。

49.3.2　远程云康复技术与运动康复

目前远程云康复技术在运动康复领域应用较为广泛。康复机器人、传感器等可通过位置、速度、力等变化进行远程评估。在治疗上,主要针对四肢肌力和关节活动度进行运动训练。如上肢远程云康复系统通过主被动运动,模拟上肢关节粗大和精细运动促进上肢肌肉功能;下肢远程云康复训练系统通过模拟正常人行走姿势及步行规律,在悬吊承担部分人体重量的状态下,训练下肢肌肉,达到恢复下肢运动功能的目的,帮助患者重返家庭和社会。

基于网络的远程云康复训练机器人是康复训练机器人与远程通信技术的有机结合。在 GSM(global system for mobile communication)远程外骨骼下肢康复机器人系统集成外骨骼下肢康复机器人终端、信息管理系统以及用户定制的短信提醒服务,通过收集检查来自不同地点外骨骼机器人运行与操作过程的信息,实现远程状态监控与信息管理,通过远程电话、互联网远程监督控制和指导治疗过程。

　　基于虚拟现实的远程云康复机器人系统包括患者端、医生端和两者之间的网络传输，在患者康复训练过程融入虚拟现实技术。家用远程云康复机器人系统包括带有图形加速器的电脑、跟踪器和多用途触觉控制接口，采用相关软件开发虚拟康复程序库，用于患者手、肘、膝、踝的运动训练。患者可进行虚拟现实练习，专业人员在门诊通过计算机远程系统运行远程服务器维护患者数据库、监视进程及改变练习级别难度。在远程云康复训练系统还可引入虚拟现实技术使康复训练界面生动活泼，引入遥操作机器人技术使医生可远程监控多个患者康复训练。

　　基于传感器的远程智能云康复跟踪训练系统，包括人工智能、边缘赋能、人类增强技术等应用，用于人体运动功能、认知功能、言语功能和心肺功能训练。其由中央智能终端、无线移动智能终端、可穿戴运动传感器及蓝牙传输的远程云康复系统组成，具有成本低、穿戴便利、操作简单、情景丰富等诸多优势，临床研究表明对脑卒中患者运动功能障碍恢复有效。该系统可允许患者和虚拟智能人或远程真实治疗师定期进行视频电话会议。

49.3.3　远程云康复技术与认知康复

　　远程认知云康复技术可用于评估、监督、防治、辅导、教育、会诊和指导等服务。临床应用集中在注意力、记忆力、视空间能力、功能性语言交流、执行功能和解决问题能力等方面。患者与康复专业人员的交流可通过多种方式进行，如电话、网络视频会议或电子传感器。也可以虚拟现实技术作为媒介，让患者在计算机生成的虚拟环境中完成训练任务，并将数据反馈给治疗师。

　　远程认知评定是通过反应模式自动分析系统将结果转入数据库进一步分析，常模资料采集或与现存常模数据库比较；远程系统对出现的测试刺激可精确控制，提高评估信度；测试软件控制视、听刺激特征，如颜色、画面、声音，包括测试指令融合在评估整个过程。

　　远程认知云康复技术有多种方式。远程云康复互联网辅助认知训练是将互联网远程通信、多媒体技术与康复医学相结合，建立人-机交互的方式，对认知障碍患者进行远程干预的方法，通过远程云康复治疗模式，建立治疗人员与患者、基层医院、社区医院的信息交流和诊疗服务网络。通过多媒体游戏方式，给予患者任务性训练，增加患者兴趣，使患者更加投入，这种远程技术对卒中后认知功能障碍恢复有较好疗效。远程云康复治疗手段在国内外互联网认知康复领域较为成熟，运用广泛。

　　虚拟现实技术方式具有沉浸性、交互性和构想性三大特点，使患者在虚拟场景中与各种对象相互联系，利用认知功能与想象，提升患者认知功能。可利用沉浸式虚拟现实环境配合具有陀螺仪的固定自行车，通过在不同地形地域的骑行，对患者记忆力、注意力及学习能力等进行训练。采用3D平台设计的游戏引擎，通过头盔式显示器等设备对患者记忆力进行训练。

　　利用移动终端方式，康复治疗师可与患者实时通话、信息交流以及网络实时视频，实现远程对患者认知功能评估及训练。使用手机端认知训练工具（cognitive training kit COGNI-TRAcK）对患者工作记忆进行密集和个性化康复干预，且实用性及患者依从性都好。有研究显示，脑损伤后患者前瞻记忆在云康复治疗介入后有所改善。

49.4　远程云康复的发展趋势

随着人工智能发展相关的大数据、计算能力和算法等核心技术的不断突破,互联网远程通信技术和器械设计的发展,一种或者多种技术交叉融合已成为趋势,安全有效、实时数据采集、用户体验感高、方便携带的个性化远程云康复设备将为患者带来新的康复治疗体验。"人工智能＋互联网＋康复医学"结合模式,将继续推动远程云康复的发展,探索解决在模拟人性情感、亲情体验、疑难病诊治和创新技术方面的不足,实现人工智能远程云康复体系提供低成本优质康复服务惠及基层和家庭患者。

小结

本章介绍了人工智能及远程康复的概念和基本知识;讲解云康复流程及有关运动和认知康复的应用;期待人工智能与远程康复能够加快康复服务和技术的发展。

（屈　云）

思考题

1. 如何将人工智能更好地应用到康复现场服务体系中?
2. 在临床上人工智能如何与远程康复更好地结合?

参考文献

[1]　王婷婷,屈云.中国脑卒中云康复现状[J].华西医学,2020,35(6):652-657.

第50章 虚拟现实技术与康复

学习要点

了解虚拟现实的定义、虚拟现实技术的构成和特点；掌握虚拟现实技术在康复医学领域中的开展和应用范围；通过学习虚拟现实技术在不同康复领域中的应用实例，进一步加深理解虚拟现实技术的设计思想和工作原理；同时结合康复医学未来发展趋势，利用虚拟现实技术，帮助解决满足康复诊疗需求的软件设计方法。

50.1 概 述

虚拟现实技术通过20多年的研究探索，于20世纪80年代末走出实验室，开始进入实用化阶段。目前，世界上一些发达国家在经济、艺术、教育，乃至军事等领域，已开始广泛应用这种高新技术，并取得显著的综合效益。虚拟现实技术在康复医学领域的应用，近年来也越来越受到关注。

50.1.1 定义

虚拟现实的英文为 virtual reality，简写为"VR"（译为灵境、幻真），这一名词是由美国 VPL 公司创建人拉尼尔（Jaron Lanier）在20世纪80年代初提出的，也称灵境技术或人工环境。虚拟现实中的"现实"泛指在物理意义上或功能意义上存在于世界上的任何事物或环境，可以是可实现的，也可以是难以实现的或根本无法实现的。而"虚拟"则是指用计算机生成的意思。因此，虚拟现实是指用计算机生成的一种特殊环境，人可以通过使用各种特殊装置将自己"投射"到这个环境中，并操作和控制环境，实现特殊的目的，即人是这种环境的主宰。

50.1.2 VR 技术构成

VR 技术主要包括3种：①三维计算图形技术；②高清晰度和高更新速度的显示技术；③采用多功能传感器的交互式接口技术。借助这些技术让使用者产生身临其境的感受。

50.1.3 VR 的特点

与传统的信息系统相比，VR 系统属于一种新型多维化人机和谐的信息系统。在 VR 系统内，人们感受到最突出的特点是其沉浸性、交互性和构想性。沉浸性（immersion）是指用户对虚拟世界的逼真感，此种逼真感使用户难以觉察、分辨出其自身正处于一个由计算机生成的虚拟环境；交互性（interaction）是指用户对虚拟世界中物体的可操作性；构想性（imagination）是指用户在虚拟世界的多维信息空间中，依靠自身的感知和认知能力可全方位地获取知识，发挥主观能动性，寻求对问题的完美解决。

50.2　虚拟现实技术在康复中的应用

可视化虚拟康复疗法由 Warn 和 Turnbull 于 1993 年首次提出。他们通过调查发现，传统的生物反馈方法受到太多的限制，而且不能较好地转换为功能性任务；因此，他们开始使用计算机增强疗法，即为患者提供一个虚拟环境，利用计算机生成的世界让患者看见其自身执行功能任务，获得良好效果。可视化虚拟康复的概念由此应运而生，也被称为计算机辅助疗法。可视化康复计划可让患者更清楚地了解治疗过程，使患者更易于接受治疗，节约治疗师的时间，而且虚拟现实技术目前在心血管病、脑血管病、脑外伤等多种疾病康复方面已取得一定效果。

50.2.1　VR 的作用机制及优越性

VR 用于康复治疗的作用机制主要是重复、反馈和动机三个关键环节。反复练习是学会一项技能的首要因素，但仅仅不断重复练习是不够的，还必须逐步获得成功的反馈和体验。视觉和本体感觉所提供的反馈，可不断强化练习者在练习过程的正确行为，维持练习者的动机水平和积极性，使其获得愉快的成功体验，促使其不断地练习直至习得该行为。VR 提供重复练习、成绩反馈和维持动机这 3 个关键要素的技术手段。VR 用于康复训练的优势如下：①可使患者能以自然方式与具有多种感官刺激的虚拟环境中的对象进行交互；②比教练人员更有耐心和一致性，患者可根据自己的情况反复观察模仿练习；③减少在真实环境中由错误操作导致的危险；④可提供多种形式的反馈信息，使枯燥单调的运动康复训练过程更轻松、更有趣和更容易；⑤VR 允许用户进行个性化设置，将运动训练、心理治疗及功能测评有机地结合起来，针对患者个人的实际情况制订恰当的康复训练计划；⑥由于虚拟环境与真实世界的高度相似性，在虚拟环境中习得的运动技能能更好地迁移到现实环境中。

50.2.2　VR 技术的临床应用

VR 技术已被广泛应用于康复治疗的各个方面，如在注意力缺陷、空间感知障碍、记忆障碍等认知功能障碍的康复治疗，焦虑、抑郁、恐怖等情绪障碍和其他精神疾患的康复治疗，以及运动不能、平衡协调性差和舞蹈症等运动障碍的康复治疗等方面都取得了很好疗效。

1.运动康复训练

（1）平衡和协调训练：最早用于平衡训练的 VR 系统，是由一辆固定的自行车和提供 VR 环境的 VR 平面显示器组成。图 50-1 为 VR 平衡训练系统的部分任务图片。

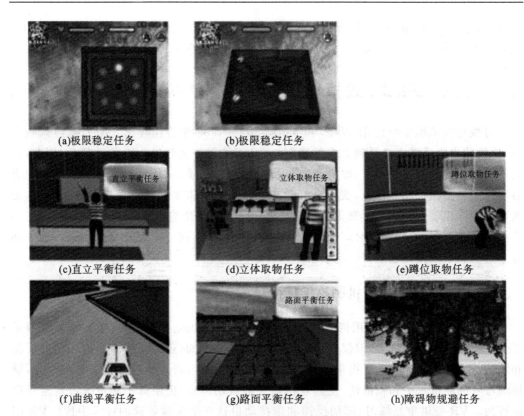

(a)极限稳定任务　　　　(b)极限稳定任务

(c)直立平衡任务　　(d)立体取物任务　　(e)蹲位取物任务

(f)曲线平衡任务　　(g)路面平衡任务　　(h)障碍物规避任务

图 50-1　VR 平衡训练系统的部分任务图片

远程 VR 支持的平衡训练方法可改善脑卒中患者的平衡功能,而且与常规临床环境的平衡训练效果类似。如果在家中继续这种平衡训练不仅可减少患者复诊的次数、降低有关费用,而且能够使更多的患者受益。

(2)行走及步态训练:脑卒中偏瘫患者常出现身体的前倾运动感,从而导致站立姿势和步态不协调。GAITRite® 是最新研发出的虚拟现实步态训练系统,由一条尺寸为 90cm×7m×3.2mm 的走道、一台电脑和 HTC Vive 头戴式显示器设备(HMD)组成(图 50-2)。患者首先在起点保持直立姿势,然后以一定速度在走道上行走并在终点停止。患者返回时必须沿 Gaitrate® 走道走回起点。该系统包含 7 种不同的训练程序,训练前应根据患者自身情况选择合适的训练程序。

VR 技术不仅可增强亚急性脑卒中患者在机器人辅助步态训练的主动参与控制能力,还有助于帕金森病患者借助外部视觉线索训练,达到改善其持续行走能力的目的。

(3)上肢运动康复训练:虚拟环境强化反馈(reinforced feedback in virtual environment,RFVR)疗法对脑卒中后上肢功能恢复治疗很有益处。研究者将 RFVR 技术与传统神经运动康复(traditional neuromotor rehabilitation,TNR)疗法进行比较,结果显示,RFVE 疗法结合 TNR 较单用 TNR 疗法能更好地改善脑卒中后患者的上肢功能。

颅脑损伤会导致上肢与躯干和下肢之间的中枢执行机制的协调性紊乱。USnoa 等对 3D 沉浸性可视游戏"章鱼"的研究显示,参与者在游戏完成、上肢运动时间和精确度上都有所改善,支持使用定制的 3D 游戏再训练,对颅脑损伤后上肢姿势协调紊乱的康复是可行的。研究者用脚踝关节运动控制康复训练程序,即在虚拟飞行任务中,患者将脚放在与设备(6 个自由度活动与反馈)相连的踏板上,训练利用脚驾驶虚拟飞机的运动控制能力。他们的几项研究都发现,利用 VR 技术能提高患者脚踝运动功能的康复速度。

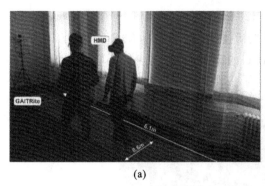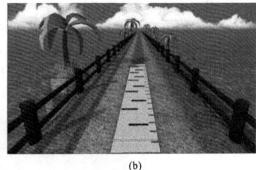

(a)　　　　　　　　　　　　　　　　　　(b)

(a)参与者在实际工作空间中行走,头戴式显示器(HMD)位于 Gaitrate® 行走表面上。(b)参与者在 HMD 上对虚拟环境的视图。虚拟环境中的走道与 Gaitrate® 系统走道完全匹配。

图 50 - 2　患者使用虚拟现实步态训练系统

　　Jintronix 康复训练系统是一基于 Kinect 相机的交互式练习系统(图 50 - 3),使用此系统时患者不需要佩戴任何传感器,Kinect 相机可实时追踪患者身体的运动情况,提供 5 种针对上肢运动的活动:①水平或垂直方向的活动;②触碰目标;③用双手抓住、移动和放下物体;④拍手活动以及抓住双手之间的物体;⑤选择和移动厨房里的物体。所有活动均在坐位下进行,训练开始前患者需先在矢状面和水平面移动上肢来校准系统。随后由治疗师根据患者的功能状况、兴趣和疲劳程度选择合适的训练项目和强度。每次训练持续 30 分钟。在训练过程中,疼痛和疲劳程度分别用 VAS 量表和 Borg 量表进行监测。若患者出现疼痛或疲劳程度增加则会提供休息时间。每次训练都会被记录下来以方便康复治疗师在之后进行回顾分析。

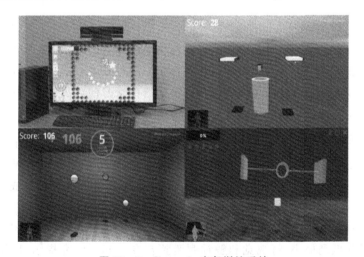

图 50 - 3　Jintronix 康复训练系统

　　国内将 VR 技术应用于运动康复也进入了实践阶段,如河北工业大学自主研制利用 VR 和外骨骼技术进行手臂外骨骼康复治疗,清华大学研制的虚拟健身车能以自行车骑行方式训练和恢复受损的下肢运动功能,还有上海大学机器人实验室研制的上肢虚拟训练平台等。

2.日常生活行为康复训练

VR 技术在模拟真实生活场景,提供日常生活技能训练方面具有不可比拟的优越性。研究者提出一种能够结合机器人辅助支持 ADL 的康复系统,在虚拟环境中跟随计算机程序学习诸如倒茶、烹饪、打扫、购物等日常行为,不仅可保证训练指导的一致性,还能降低错误操作导致的危险(图 50-4,图 50-5)。

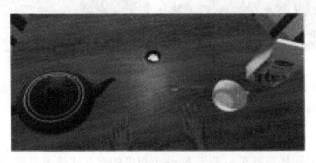

图 50-4　制茶任务

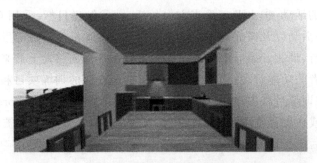

图 50-5　训练时的虚拟环境

研究者还开发了虚拟超市及虚拟超市中购物的程序等,均可提高患者按照清单采购商品的能力。非沉浸性 VR 模拟自动柜员机(automatic teller machine,ATM)可作为一种有效地评价和训练获得性脑损伤患者在真实生活中学习使用 ATM 的工具。新设计的基于社区生活技巧的 VR 技术对获得性脑损伤患者同样实用和有效。

3.认知功能训练

应用 3D 电子游戏进行记忆康复。虚拟航行是一种允许参与者编码环境的空间安排,能激活记忆程序区域。Cal 等的研究结果提示,强化航行训练可改善成人脑损伤患者的记忆功能。

一项研究对急性住院康复期颅脑损伤患者,连续 2 天进行虚拟环境 3D 删除训练,此环境可将干扰降低到最小,将视觉和触觉刺激整合在一起。研究提示,应用虚拟环境进行注意训练有较好的耐受性,对严重颅脑损伤患者有益。

还有研究显示,视觉捕获 VR 技术对儿童脑瘫、老年颅脑损伤患者的康复过程有促进作用。VR 训练不仅可改善脑卒中偏瘫患者的空间忽略和空间感知记忆功能,还有益于创伤性脑损伤患者的康复。

由于购物要进行选择商品、计算价格等需要一定认知功能的活动,在 VR 环境内进行购物活动非常有益于认知功能的康复。SeeMe 虚拟交互购物系统可安装在任何一台电脑上,通过 Kinet 3D 传感器捕捉用户身体的运动。该系统包含 3 个不同的商店:生活超市、玩具店和五金店。每个商店的产品类型、数量和位置都可轻松调整。参与者通过触摸方向箭头在购物通道内移动。当一个产品被触摸时,系统会播放其名字。选择后,产品的图像将放置在虚拟购物车中。通过触摸菜单图标,可随时查看购物清单和购物车的内容。错误购买的产品可从购物车中取出。任务完成后,将生成一份详细的购物活动报告,包括选择哪些产品,是否退回错误购买的产品、购买项目的总成本以及购物时经过的距离。该系统有不同购物任务,患者被要求在预算范围内购买不同商品,因此需要考虑到金额、产品品牌、在商店里的位置等。

4.轮椅使用

开发和验证轮椅虚拟驱动环境可提供定量评测驾驶能力、提供驾驶员训练及评测选择性控制。Spaeth 等设计虚拟驱动环境,将轮椅图标显示在约 3.5cm×5.3cm 的鸟瞰显示器上,配有一逼真的转向器,结果显示,带有仪表的真实轮椅试验能证实虚拟驾驶环境和虚拟驾驶技术能替代真实驾驶。

5.言语失用症

有学者针对传统言语失用症康复训练中患者主动训练积极性逐渐减弱的问题,设计一种基于虚拟现实的言语失用症康复训练系统。采用虚拟人嘴型动画模拟汉语 26 个音节发音的嘴型,用于学习模块。利用孤立字语音识别的算法识别 26 个音节,提高识别准确率。系统还用训练模块、场景模块辅助患者康复训练。观察显示虚拟人发音过程能模拟真实发音器官运动,对提高患者语言能力具有积极作用。

6.前庭康复训练

有学者在前庭康复训练(vestibular rehabilitation training,VRT)时引入 VR 技术,为患者提供有趣的互动,鼓励患者积极主动参与康复锻炼,达到良好效果。VR 技术在患者无视力障碍前提下对主观平衡康复有促进作用。

7.乳腺癌术后康复训练

有专家采用集成高性能计算机软硬件及各类传感器,构建乳腺癌患者术后康复训练虚拟现实系统,根据淋巴水肿变化和运动功能情况,分 4 期进行康复训练,结果显示 VR 辅助治疗以游戏参与的形式控制患者肢体训练过程,可帮助患者肢体功能恢复。

8.脑损伤后认知评定

创伤性脑损伤(traumatic brain injuries,TBI)会影响到真实环境下的导航功能。这些探路缺陷似乎是由于基本导航认知过程中断或破坏(依次是海马和额叶损伤)所致。Livingston 等对 TBI 后的导向定位问题通过水迷宫(morris water maze)虚拟刺激进行干预研究。标准化的海马功能实验是在一虚拟大房间放置一大平台,房间四壁是自然风景。观察显示,由于其能够形成、记忆或使用认知地图,从而对评定 TBI 后导航能力损伤提供更多证据。但轻度 TBI 没有明显的外部特征,因此需要一种创新性评测技术。这种技术超越传统的纸和笔检测,是使用自动化认知评测以增加精确度和有效性。虚拟环境技术应用可提高生态学上有效性和功能评估。VR 斯特鲁普效应任务(virtual reality strop task,VRST),即受试者专注一台虚拟的车辆,任务刺激显示在挡风玻璃上。M. Pasnsf的研究显示,最初作为评价神经认知功能的 VR 任务,当与纸和笔测试及自动化神经心理评估任务指标版本对比时,VRST 可更好地显示参与者沉浸于某种军事模拟训练时控制优势的反应能力和反应时间。

50.3　虚拟现实技术的优势和展望

　　VR 技术基于软件、硬件及计算机来呈现,虽然虚拟环境不能显示现实环境,但虚拟环境可按照用户需求进行设计和交互。其具有标准化、可重复利用、可控性强等优势,可根据不同患者需要创造不同的虚拟环境,也可为同一患者提供不同难度的治疗方式,并且可提供治疗效果的评估和验证。尽管目前 VR 康复技术仍存在许多理论问题和技术难点,尚未形成统一的疗效评价标准,但随着科技的进步,VR 技术在康复领域将被更加广泛应用,推动康复训练技术日臻完善,进而提高患者的康复疗效。

小结

　　本章介绍虚拟现实的定义、虚拟现实技术的构成和特点,以及虚拟现实技术在康复领域应用的作用机制及优越性;详细介绍虚拟现实技术在运动康复训练(如平衡协调训练、行走和步态训练、上肢运动训练)、日常生活行为康复训练、认知功能训练、轮椅使用、前庭康复、言语失用症、乳腺癌术后及脑损伤康复评定方面的应用;展示了平衡、步行、上肢活动、轮椅使用、日常生活活动、购物等虚拟现实训练系统的部件构成、工作原理、康复训练程序等。

思考题

1. 虚拟现实技术相对于传统的康复训练方法具有哪些优势和不足?
2. 简述虚拟现实技术在康复领域应用方面的新进展。

(李红玲)

参考文献

[1] OMAR JANEH, ODETTE FRÜNDT, Beate SCHÖNWALD, et al. Gait training in virtual reality: short-term effects of different virtual manipulation techniques in Parkinson's disease[J]. Cell, 2019, 8(5):419.
[2] NOROUZI-GHEIDARI N, HERNANDEZ A, ARCHAMBAULT P S, et al. Feasibility, safety and efficacy of a virtual reality exergame system to supplement upper extremity rehabilitation post-stroke: a pilot randomized clinical trial and proof of principle[J]. Int J Environ Res Public Health, 2019, 17(1):113.